Inhalt

Einleitung

Die Auseinandersetzung mit Verhaltensstörungen hat in den letzten Jahren an Bedeutung und Brisanz gewonnen. Mit verantwortlich dafür sind sicherlich spektakuläre Gewaltakte an Schulen, insbesondere von Schülern gegen Lehrer und Mitschüler. Auch wird verbreitet eine erhebliche Zunahme problematischen Verhaltens und Erlebens bei Kindern und Jugendlichen in unserer Gesellschaft wahrgenommen und viel diskutiert. In jedem Falle bedeutsam sind die vielfältigen Alltagsbelastungen mit solchen Auffälligkeiten in verschiedensten Feldern der pädagogischen Praxis: nicht nur in Sonder- bzw. Förderschulen, sondern auch in Haupt- und Grundschulen, in Berufsschulen, Realschulen und Gymnasien, in Heimen, Kindergärten, Horten, Ausbildungswerkstätten, Jugendtreffs usw. Auch professionelle Erzieher stehen hier oft vor erheblichen Problemen, kommen an die Grenzen ihrer Belastbarkeit und suchen Rat.

Die wissenschaftliche Disziplin, die hier Pädagogik bei Verhaltensstörungen genannt wird, firmiert unter unterschiedlichen Begriffen: neben dem erwähnten insbesondere als Verhaltensgestörtenpädagogik, Erziehungsschwierigenpädagogik oder Pädagogik mit dem Förderschwerpunkt emotionale und soziale Entwicklung. Ihre systematische Grundlegung erfolgte in den vergangenen dreißig Jahren (vgl. insbesondere GOETZE & NEUKÄTER 1989; MYSCHKER 1993) – aber gerade in jüngerer Zeit sind dazu einige Grundlagenarbeiten entstanden (vgl. GOETZE 2001; MUTZECK 2000; VERNOOIJ & WITTROCK 2004; HILLENBRAND 1999b und 2006; STEIN & STEIN 2006; GASTEIGER-KLICPERA, JULIUS & KLICPERA 2008; AHRBECK & WILLMANN 2010).

Erstes Ziel dieses Buches ist es, einen Überblick zur Thematik zu geben und Grundlagenwissen für die Disziplin Pädagogik bei Verhaltensstörungen zusammenzutragen – auf Basis eines differenzierten, systematischen Verständnisses des Gegenstandes. Zu diesem Zwecke werden verschiedene Grundfragen der Thematik erörtert: Erscheinungsweisen, Begrifflichkeit, Bereiche einer auffälligen Persönlichkeit, Normabhängigkeit, die Frage der Klassifikation und Einteilung, Epidemiologie, Diagnostik, zentrale Erklärungsperspektiven und -konzepte, relevante Handlungsfelder, Einrichtungen und gesetzliche Regelungen, pädagogische Aufgabenstellungen, Konzepte und Ansatzpunkte für die pädagogische und pädagogisch-therapeutische Förderung – sowie besondere, auch aktuelle Problemstellungen und Herausforderungen.

Ein zweites zentrales Ziel dieser Einführung besteht darin, eine kritische Sicht auf das Phänomen der Verhaltensauffälligkeiten zu fördern.

Nachdenklichkeit ist die unverzichtbare Grundlage eines gezielten, förderlichen und vor allen Dingen professionellen Umganges mit Verhaltensauffälligkeiten. Dazu gehört, das eigene professionelle Handeln gut zu durchdenken und zu planen, es immer wieder auf Erfolge und Misserfolge hin zu untersuchen, daraus Schlüsse zu ziehen – und zu sich selbst dabei eine kritische Distanz einnehmen zu können.

Zur 2., überarbeiteten Auflage

Die 1. Auflage dieses Buches erschien 2008; die Arbeiten wurden im September 2007 abgeschlossen. Als das Buch vergriffen war, ergaben sich daraus zwei Gelegenheiten:

Zum einen konnten formale Fehler korrigiert werden, die sich in die Erstauflage eingeschlichen hatten.

Zum anderen war es möglich, das Buch an verschiedenen Stellen gezielt zu aktualisieren. Diverse kleinere Ergänzungen in Text und Literaturverzeichnis wurden ebenso aufgenommen wie ein neues Teilkapitel zur Diskussion des Spannungsfeldes zwischen Separation und Integration, auch angesichts der Debatte um Inklusion.

Ich hoffe, all das trägt zur Verbesserung dieser Einführung in die Pädagogik bei Verhaltensstörungen bei – und ich freue mich über kritische Rückmeldungen.

Würzburg, im Oktober 2010

Roland Stein

Danksagungen

Das vorliegende Buch basiert teilweise auf Textpassagen eines Studienbriefes „Pädagogik bei Verhaltensstörungen", welchen ich für den Fernstudiengang Heilpädagogik der Katholischen Erwachsenenbildung Rheinland-Pfalz geschrieben habe (vgl. STEIN 2005b). Der Katholischen Erwachsenenbildung Rheinland-Pfalz und insbesondere persönlich Frau Birgit Lattschar sowie Frau Elisabeth Vanderheiden sei an dieser Stelle ein herzlicher Dank für die sehr gute und unkomplizierte Zusammenarbeit ausgesprochen. Des Weiteren möchte ich den Cartoonisten Barbara Henniger und Thomas Plassmann für die freundlichen Abdruckgenehmigungen von Abbildungen danken.

Ein ganz besonderer Dank gilt meiner Frau Alexandra Stein und meinem Kollegen Gerhard Schad für die unermüdliche kritische Hinterfragung von Sachverhalten und für viele sehr anregende fachliche Diskussionen.

Roland Stein

1. ‚Verhaltensauffälligkeiten' und ‚Verhaltensstörungen': zum Phänomen

Jeder Mensch hat eine alltagspsychologische Vorstellung und damit einen eigenen Begriff von ‚Verhaltensstörungen'. Dieser ganz persönliche Begriff ist geprägt von eigenen Erfahrungen und auch von eigenen Überlegungen. Im Hintergrund des jeweiligen Verständnisses steht ein bestimmtes Menschenbild. Diese Vorstellungen gehen als ‚Vortheorien' zum Thema ‚Verhaltensstörungen' in die wissenschaftliche Auseinandersetzung mit ein. Neben (rationalen) Vorstellungen sind, gerade im Hinblick auf persönliche Erfahrungen, auch Gefühle und emotionale Reaktionen mit zu bedenken. Es ist hilfreich, zu versuchen, sich dieser Vortheorien zu vergegenwärtigen, sie bewusst zu machen – vor und während einer Auseinandersetzung mit Verhaltensstörungen als einem wissenschaftlichen Phänomen.

1.1 Eine Disziplin ‚im Schnittbereich'

Pädagogik bei Verhaltensstörungen ist eine noch recht junge wissenschaftliche Disziplin, die sich insbesondere seit den 70er Jahren des 20. Jahrhunderts im Zuge des Ausbaues der Sonderpädagogik an den Universitäten entwickelt hat. Auf der anderen Seite blickt die Pädagogik bei Verhaltensstörungen im Bereich der Praxisinstitutionen und der Pädagogen, die sich mit der Problematik solcher Störungen und mit der Problematik der Erziehung auffälliger Kinder und Jugendlicher beschäftigen, auf eine Jahrhunderte lange Geschichte zurück. Insbesondere im 18. und 19. Jahrhundert entstanden spezielle Einrichtungen, die sich solcher Kinder und Jugendlichen annahmen – nur ein (prominentes) Beispiel ist das „Rauhe Haus" in Hamburg (vgl. LINDMEIER 1998). Diese Einrichtungen hatten und haben insbesondere sozialpädagogische, schulpädagogische, aber auch arbeits- und berufspädagogische Hintergründe und Ausrichtungen. Verschiedene sehr namhafte Pädagogen widmeten sich der Problematik eines besonderen Erziehungsbedarfs, allen voran PESTALOZZI oder WICHERN (vgl. GÖPPEL 1989).

Pädagogik bei Verhaltensstörungen liegt im Schnittbereich einer ganzen Reihe von wissenschaftlichen Disziplinen. Ihre Basis ist die Pädagogik, welche sich hier als ‚besondere' Pädagogik versteht. Aufgrund der spezifischen Position als Teildisziplin der Sonderpädagogik ergibt sich aber auch ein Verhältnis zur allgemeinen oder sonstigen Pädagogik. Zugleich bestehen enge Verbindungen zur Sozialpädagogik, die teilweise sehr ähnliche Aufgabenstellungen hat. Oft arbeiten Sonderpädagogen und Sozialpädagogen in der Praxis sehr eng zusammen. Aus der Psychologie bezieht die Pädagogik bei Verhaltensstörungen Wissen und Konzepte für die systematische Beschreibung und Erklärung, aber auch für das pädagogische Handeln: insbesondere für die sonderpädagogische Diagnostik, aber auch für die Förderung im Sinne von Prävention und Intervention sowie für die Beratung. Weitere wichtige Erklärungskonzepte für die Entstehung von Verhaltensstörungen kommen aus der Soziologie. Auch mit der Medizin, vor allen Dingen mit der Kinder- und Jugendpsychiatrie sowie mit der Neurologie, ist eine Zusammenarbeit im Hinblick auf die Behandlung von organisch (mit-) bedingten Störungen notwendig. Ihre Diagnosesysteme wie die „International Classification of Diseases“ (ICD-10; DILLING, MOMBOUR & SCHMIDT 1993) dienen der gemeinsamen Verständigung.

Pädagogik bei Verhaltensstörungen ist also ein stark interdisziplinär geprägtes Fach; die engen Bezüge zu Nachbardisziplinen sowie zu anderen pädagogischen, aber auch nichtpädagogischen Berufsgruppen machen das Besondere der Pädagogik bei Verhaltensstörungen aus. Allerdings ist zu betonen, dass es sich um eine *pädagogische* Disziplin handelt. Daher stellt sich ihr auch die Aufgabe, das, was aus den Nachbarfeldern an Erkenntnissen und Aussagen kommt, aufzunehmen – jedoch stets kritisch betrachtend und abwägend sowie unter der Fragestellung, was davon in welcher Form sinnvoll für pädagogische Handlungsfelder verwendbar ist. Aufgabe der Pädagogik bei Verhaltensstörungen ist es, Problematiken des Verhaltens und Erlebens in den Kontext von Erziehung und Bildung zu setzen und aus diesem heraus zu betrachten. Die Vielzahl und Vielfalt an Bezugswissenschaften ist charakteristisch für die Pädagogik bei Verhaltensstörungen; sie bedeutet zum einen eine erhebliche Bereicherung hinsichtlich methodischer Vielfalt und Auseinandersetzung in unterschiedlichsten Diskussionszusammenhängen, ist Herausforderung und ständiger Impuls der Weiterentwicklung – zum anderen jedoch ergeben sich aus diesen großflächigen Berührungsbereichen zu anderen Wissenschaftsbereichen auch Probleme, Schwierigkeiten und Konflikte.

1.2 Erscheinungsweisen und Begrifflichkeit

1.2.1 Erscheinungsweisen

Drei Beispiele sollen zunächst das Phänomen illustrieren. Dabei ist es nicht unproblematisch, zu einem so breiten Gegenstand wie demjenigen der Verhaltensauffälligkeiten Beispiele auszuwählen. Sie werden sicher nicht dem gesamten Spektrum gerecht, wurden aber hier mit Bedacht gewählt, um einige zentrale Momente deutlich zu machen:

Beispiel 1: Jonathan, neun Jahre alt, fällt den Menschen, die mit ihm zu tun haben, sehr häufig als stimmungsschwankend auf: Rasch wechseln seine Gefühlsregungen, teilweise auch in extremem Maße. Zudem ist er offenbar leicht irritierbar, alles Ungewohnte bringt ihn völlig aus dem Konzept, und er reagiert darauf stark und überschießend. Neben solchen neuen, unbekannten und aus dem täglichen Trott herausfallenden Situationen bereiten insbesondere Provokationen durch andere Kinder Jonathan erhebliche Probleme, da er sich in solchen Situationen außerordentlich wenig unter Kontrolle hat. – Zudem ist er sehr an seinen eigenen Vorstellungen verhaftet und kann sich nichts anderes vorstellen als das, was er sich zu einer Situation denkt. So hat bei einem Klassenausflug einer der Betreuer eine Kamera dabei und leiht sie einem der Kinder aus. Jonathan vertritt daraufhin zunehmend heftig den Standpunkt, Kinder dürften keine Fotos machen. Er ist kaum zu beruhigen und steigert sich in eine immer größere Wut hinein, bis der Betreuer nachgibt und die Kamera einsteckt. In verschiedenen Situationen verliert Jonathan auch völlig die Fassung und Kontrolle über sich. Dann wird er hochaggressiv und droht schier ‚besinnungslos' auf andere Kinder, aber durchaus auch auf Pädagogen einzuschlagen. In jüngerer Zeit hat er selbst sich die Möglichkeit erarbeitet, dann, wenn er durchzudrehen droht, aus der Situation herauszugehen, bis er sich wieder beruhigt hat. Es ist aber nicht immer leicht für seine Betreuer, auszuhalten, dass er dann irgendwo ‚steckt' und niemand weiß, was er tut. Die große Sorge der Klassenlehrerin ist, dass Jonathan in einigen Jahren, wenn er größer und kräftiger ist, in völliger Rage jemanden erschlagen könnte.

Hier treten zwei ‚klassische' Problematiken zutage: aggressives Verhalten sowie mangelnde Selbstkontrolle. Es wird aber auch ein wichtiger, komplexer Zusammenhang deutlich, der im späteren Verlauf noch eine besondere Rolle spielen wird: Bei Verhaltensstörungen kommen häufig Charakteristika einer besonderen Persönlichkeit sowie besondere situative Umstände zusammen. Nur in ihrer Interaktion entsteht die ‚Brisanz' der Problematik.

Beispiel 2: Melanie, elf Jahre alt, ist außerordentlich scheu und zurückhaltend in allen Sozialkontakten. Über lange Zeit hinweg ist sie dem Lehrer der Regelschulklasse mit ihren 25 Schülern kaum aufgefallen. Erst ein in dieser Klasse integriert fördernder Lehrer für Sonderpädagogik, der sich eigentlich um ein anderes Kind kümmert, hat sein Augenmerk auf Melanie gerichtet: Ihm ist deutlich geworden, dass sie im Klassenverband vollständig vereinsamt und isoliert ist. In verschiedenen Arbeitssituationen hat er den Eindruck gewonnen, dass sie eigentlich recht leistungsstark ist, allerdings keine bemerkenswerten Noten erzielt. Sie scheint oft unter erheblicher psychischer Anspannung zu stehen und erledigt Aufträge fahrig, unvollständig und zu wenig konzentriert. Häufig wirkt sie gedanklich abwesend und depressiv. Auf dem Pausenhof und in den Fluren wird sie immer wieder zum leichten Opfer von subtilen und offenen Aggressionen anderer Schüler, wobei sie sich gegenüber diesen kaum zur Wehr zu setzen vermag.

Im besonderen Vordergrund der öffentlichen Aufmerksamkeit stehen Aggressivität und Hyperaktivität. Wie hier deutlich wird, gibt es aber ganz andere, erhebliche und für die betroffenen Kinder und Jugendlichen belastende Problematiken, deren Bedeutung häufig unterschätzt wird.

Beispiel 3: Vanessa ist neun Jahre alt und stellt ihren Klassenlehrer vor gewaltige Herausforderungen. Fast täglich zeigt sie, insbesondere bei schulischen Anforderungen, ein kleinkindhaftes Verhalten: Sie hopst herum und singt laut und stereotyp vor sich hin; oft sind es nur sinnlose Silben. Wird sie offensiv mit Anforderungen konfrontiert, reagiert sie mit oppositionellem Trotzverhalten und Verweigerung. An einem Morgen sind die Mitschüler sehr aufgeregt, als sie in die Klasse kommen. Eines der Mädchen weint, und der Lehrer stellt fest, dass ihr ein Haarbüschel ausgerissen wurde, mit der Folge einer beträchtlichen, klaffenden Wunde in der Kopfhaut. Die Mitschüler erklären, dass Vanessa die Täterin war, dass sie das Haarbüschel in die Tasche gesteckt und mehrmals stolz vorgezeigt habe. Auf Nachfragen gibt diese die Tat auch unumwunden zu. Eine Begründung nennt sie nicht und gibt an, dies ‚einfach so' getan zu haben. Ein Anlass ist auch bei genauerer Untersuchung des Herganges nicht erkennbar. Einige Tage später gibt ihr der Lehrer einen Arbeitsauftrag, den sie verweigert. Als der Lehrer insistiert, droht Vanessa, wenn er sie nicht in Ruhe lasse, werde sie in den Papierkorb urinieren. Der Lehrer lässt sich nicht beeindrucken, worauf Vanessa ihre Hose herunterzieht und sich auf den Papierkorb hockt. Auch nun gibt der Lehrer nicht nach, woraufhin Vanessa ihre Drohung wahr macht. Als der Lehrer sie vom Papierkorb hebt, beginnt sie zu schreien und um sich zu schlagen. Der Lehrer ruft Hilfe, um die tobende Vanessa aus dem Klassenraum zu entfernen. Als zwei Pädagogen sich um sie bemühen, schlägt sie, völlig außer sich, mit Hüfte und Kopf gegen die Türe. Die Situation eskaliert immer weiter, und Vanessa ist nicht zu beruhigen. Die Schulleiterin ruft einen Krankenwagen, der Vanessa in eine Klinik bringt.

Verhaltensauffälligkeiten können durchaus erhebliche, auch extreme Ausmaße annehmen. Pädagogische Reaktionen, die förderliche Effekte haben, werden dabei oft zunehmend schwierig. Vor solchen Extremreaktionen bestehen beträchtliche Ängste auch bei erfahrenen Pädagogen. Andererseits sind Extremreaktionen wie die Dargestellte eher selten; im Vordergrund stehen alltägliche, weniger dramatische Störungen und Auffälligkeiten. Allerdings gilt es, sich auch der Realität extremerer Formen zu stellen und hierfür nach geeigneten Konzepten zu suchen.

In den Beispielen werden drei typische Formen von Verhaltensauffälligkeiten angesprochen: Bei Jonathan treten in beträchtlichem Maße impulsive Verhaltensweisen zutage. Das Verhalten von Melanie zeichnet sich durch Ängstlichkeit und soziale Unsicherheit aus. Vanessa hingegen verhält sich häufig und in besonderer Form aggressiv. Andere Erscheinungsformen auffälligen Verhaltens und Erlebens, die häufiger im Vordergrund der Diskussion stehen, sind Hyperaktivität und Aufmerksamkeitsstörungen, Delinquenz, autistische Erscheinungsweisen, autoaggressive Handlungen oder auch Essstörungen.

1.2.2 Begrifflichkeit innerhalb der Disziplin

Bis hierher wurden sowohl die Begriffe ‚Verhaltensstörung' als auch ‚Verhaltensauffälligkeit' verwendet. Zur Beschreibung des Gegenstandes findet man allerdings eine erhebliche Fülle von Begriffen. Eine kleine Sammlung von Adjektiven und Substantiven mag die Vielfalt deutlich machen: Verhaltensstörung, verhaltensgestört, verhaltensauffällig, Verhaltensprobleme, abweichendes Verhalten, erziehungsschwierig, gestört, neurotisch, gemeinschaftsschwierig, Psychopathen, Verhaltensbehinderung, verhaltensoriginell, Kinder und Jugendliche mit überraschendem Verhalten. All diese Begriffe fanden oder finden aktuell Verwendung.

Begriffe sind durchaus ernst zu nehmen und kritisch zu betrachten: Zum einen stellen sie einen Ausdruck des dahinter stehenden Denkens und Verstehens, also der Auffassung des Gegenstandes dar. Zum anderen wirken sie aber potentiell auch zurück auf das Verständnis dessen, was gemeint ist. Auf diesem Wege haben Begriffe oft einen bestimmenden Einfluss auf die Wahrnehmung von Verhaltensweisen und auf das eigene (pädagogische) Handeln – man bedenke nur den Unterschied der Sichtweisen, der in den Begriffen ‚verhaltensbehindert' oder ‚überraschendes Verhalten' aufscheint. Eine möglichst weitreichende Klarheit der eingesetzten Begriffe ist also von enormer Bedeutung.

Der definitorische ‚Klassiker', der vermutlich die meiste Verbreitung und Akzeptanz gefunden hat, ist die Definition von MYSCHKER (2005, 45; im Original kursiv):

> „Verhaltensstörung ist ein von den zeit- und kulturspezifischen Erwartungsnormen abweichendes maladaptives Verhalten, das organogen und/oder milieureaktiv bedingt ist, wegen der Mehrdimensionalität, der Häufigkeit und des Schweregrades die Entwicklungs-, Lern- und Arbeitsfähigkeit sowie das Interaktionsgeschehen in der

Umwelt beeinträchtigt und ohne besondere pädagogisch-therapeutische Hilfe nicht oder nur unzureichend überwunden werden kann".

Hier finden sich verschiedene zentrale Aspekte eines fehlangepassten oder schlecht angepassten (‚maladaptiven') Verhaltens angesprochen, die im weiteren Verlauf noch einmal aufgenommen werden sollen:

- die Frage der Kriterien, nach denen man ein Verhalten als ‚gestört' oder ‚störend' beurteilt (‚Erwartungsnormen');
- die Frage des grundsätzlichen Entstehens solcher Störungen (organisch oder durch Milieu, Sozialisation und Erziehung);
- die Frage der Auswirkung solcher Störungen auf verschiedene Lebens- und Entwicklungsbereiche des Individuums – sowie
- die Frage des Schweregrades, bei dem man von einer ‚Störung' sprechen sollte (ohne besondere Hilfe kaum behebbar).

Die Frage des Schweregrades wird besonders hervorgehoben in der Definition von BACH, der für verschiedene Schweregrade unterschiedliche Begriffe reservieren möchte und in diesem Sinne als definitorischer ‚Systematiker' gelten kann: Nach BACH (1989, 6) soll unter einer Verhaltensstörung

> „die Art des Umgangs eines Menschen mit anderen, mit sich selbst und mit Sachen verstanden werden, die von der erwarteten Handlungsweise negativ abweicht, indem sie als sinnvolle Zustände oder Handlungsabläufe, Zusammenleben oder individuale Entwicklung gefährdend, beeinträchtigend oder verhindernd angesehen wird" (im Original tlw. kursiv).

Implizit sind, wenn von Verhaltensauffälligkeiten die Rede ist, letztlich Abweichungen mit negativer Qualität gemeint. Denkbar wären durchaus auch positive Abweichungen von Normen oder Erwartungen, die ebenso ins Auge fallen könnten. Nicht ein Verhalten an sich macht BACH zufolge die Störung aus, sondern die Abweichung des gezeigten Verhaltens von den Erwartungen eines Beobachters. Die Verhaltensstörung ergibt sich somit aus dem Eindruck, den eine Person mit ihrem Verhalten auf einen oder mehrere Beurteiler macht. BACHs Systematisierung geht nun dahin, drei Formen von Besonderheiten zu unterscheiden:

- ‚Pseudoverhaltensstörungen' bezeichnen solche festgestellten Auffälligkeiten, die letztlich auf unangemessenen Erwartungen oder Wahrnehmungsfehlern eines Beob achters beruhen. Es handelt sich also im Grunde um Fehleinschätzungen. Hierunter sind auch einmalige Abweichungen des Verhaltens zu fassen, die durch Zufall oder auch den Zwang einer bestimmten Situation zustande kommen.
- ‚Verhaltensstörungen' als solche sind BACH zufolge dann gegeben, wenn dem Verhalten eine abweichende Verhaltensdisposition zugrunde liegt, welche für die Diskrepanz zwischen dem erwarteten und dem gezeigten Verhalten ausschlaggebend ist, während unangemessene Erwartungen des Beurteilenden eine untergeordnete Rolle spielen. Unter Verhaltensdispositionen sind hier bestimmte Eigenarten und Eigenschaften der betrachteten Person zu verstehen.

- ‚Verhaltensbehinderungen' schließlich sollen solche Störungen genannt werden, die besonders umfangreich, in verschiedensten Situationen, schwerwiegend und zeitlich überdauernd zutage treten.

Die Begriffe ‚Verhaltensbehinderung', ‚Verhaltensstörung' und ‚Pseudoverhaltensstörung' werden unter dem Oberbegriff der ‚Verhaltensbeeinträchtigungen' zusammengefasst.

Im Hinblick auf das Verständnis von ‚Verhaltensstörungen' wird sowohl bei MYSCHKER als auch bei BACH der Blick auf die Dispositionen eines (auffälligen) Kindes oder Jugendlichen gerichtet – die Auffälligkeiten werden an der Person festgemacht. Auffälliges Verhalten kommt aber häufig auch in bestimmten Situationen zustande, und es findet ohnedies immer in einer Situation statt. Dieser wichtige Aspekt hat einen besonderen Stellenwert im Verständnis von ‚Verhaltensstörungen' von SEITZ, dessen Definition daher nun im Vordergrund stehen soll (vgl. SEITZ 1982; 1991; 1998):

Eine Verhaltensstörung definiert SEITZ (1991, 7) als „eine Auffälligkeit ..., die in einer Störung eines Funktionsgleichgewichts des Person-Umwelt-Bezugs liegt, sei es, daß für eine bestimmte Funktion ... unangemessene, nicht regelgerechte Mittel ... eingesetzt werden oder daß eine bestimmte Teilfunktion des Gesamtsystems ... zu sehr in den Vordergrund tritt." Verhaltensauffälligkeiten werden hier als Abweichungen des Erlebens und Verhaltens einer Person von einer Norm betrachtet, wobei den Abweichungen eine negative Qualität zukommt.

Eine Funktion könnte beispielsweise darin bestehen, die Zuwendung durch den Lehrer oder Mitschüler zu erreichen. Dies ist als solches zunächst ein Grundbedürfnis. Mögliche unangemessene Mittel, um es zu erreichen, könnten aber etwa lautes Reden, aggressives Verhalten oder möglicherweise auch eine übertriebene Hilfsbereitschaft sein. Die Suche nach Zuwendung könnte aber auch als Funktion zu sehr in den Vordergrund treten und andere Funktionen überlagern, beispielsweise das intrinsisch motivierte Lernen. Dies kann einerseits im Schüler selbst begründet sein, in einem übersteigerten Zuwendungsbedürfnis. Es könnte aber auch durch das Verhalten des Lehrers oder die Lerngruppe geprägt sein, indem ein Lehrer nur auf auffälliges soziales Verhalten reagiert und angemessenem Verhalten kaum oder keine Aufmerksamkeit schenkt, so dass das Zuwendungsbedürfnis bestimmter Schüler nicht befriedigt wird.

Im Vordergrund der Betrachtung steht bei SEITZ nicht die Auffälligkeit eines Kindes oder Jugendlichen, sondern die Abweichung des Zusammenspiels zwischen Person und Umwelt von einem ‚regelgerechten' Zusammenspiel. Es gibt jedoch einen Zusammenhang zwischen Verhaltensauffälligkeiten und Verhaltensstörungen, indem sich die Störung im Person-Umwelt-System in einem ‚auffälligen' Erleben und Verhalten des beteiligten Kindes oder Jugendlichen zeigt. Die Verhaltensauffälligkeit kann also als ein Signal für eine Störung betrachtet werden: Hinter der zutage tretenden Auffälligkeit steht eine Störung des Person-Umwelt-Bezugs. Ähnliches meint KOBI (vgl. 2000, 18), wenn er von einer ‚Verhältnisstörung' spricht. In Abgrenzung zu den beiden zuvor dargestellten Auffassungen von ‚Verhaltensstörungen' kann diese Sichtweise als interaktionistisch oder systemorientiert bezeichnet werden. Sie wird unter 2. noch einmal aufgenommen, um von ihr ausgehend verschiedene grundlegende Perspektiven der Erklärung zu erörtern, sowie unter 1.3, um näher zu betrachten, was denn ein auffälliges Verhalten und Erleben meinen kann.

Wenn also im Weiteren insbesondere von einer solchen interaktionistischen Perspektive ausgegangen wird, kann sich das Interessen- und Aufgabenfeld einer Pädagogik bei Verhaltensstörungen nicht allein auf extremere überdauernde Ausprägungen des Verhaltens und Erlebens bei Kindern und Jugendlichen zentrieren. Man könnte das Feld zwar dergestalt einschränken (vgl. AHRBECK 2005), würde den Fokus jedoch auf eine personorientierte Sicht reduzieren. Mit der hier verfolgten Perspektive kommen die als auffällig ins Auge tretenden Kinder und Jugendlichen ebenso in den Blick wie ihr Umfeld und Situationen, mit denen sie sich auseinandersetzen (müssen) – sowie die Personen, die sie als ‚auffällig' sehen bzw. bezeichnen.

Auf die Bedeutung der Unterscheidung von ‚Verhaltensauffälligkeiten' und von ‚verhaltensauffälligen' oder ‚verhaltensgestörten' Kindern oder Jugendlichen macht SPECK (vgl. 1979, 2) aufmerksam: Ein Mensch verhält sich keineswegs nur und in allen Situationen auffällig oder ‚gestört'. Es ist daher nicht zulässig, ihn als ‚auffällige Person' zu bezeichnen und damit implizit lediglich durch seine Auffälligkeiten zu ‚definieren'.

Begriffe wie ‚verhaltensoriginell' oder ‚Kinder mit überraschendem Verhalten' entstammen einem konstruktivistischen Kontext: Mit solchen Begriffen soll der negativ akzentuierenden Sicht, die den anderen Begriffen wie Auffälligkeit oder Störung zueigen ist, eine neutrale oder sogar positive Sicht entgegengesetzt werden. Sie entstanden aus der Kritik heraus, dass hier Kinder und Jugendliche negativ ‚etikettiert' werden und die Begriffe das Denken und (pädagogische) Handeln bestimmen. Die Wahrnehmung solcher Kinder und Jugendlicher soll also durch die Begrifflichkeit verändert werden (vgl. etwa VOSS 2000). Die Gefahr besteht allerdings darin, dass über der neutralen oder positiven Sicht die Problematiken nicht mehr gesehen werden. Dies ist weder im Sinne der betroffenen, oft genug hilfebedürftigen Kinder und Jugendlichen noch ihrer Mitschüler oder der Pädagogen, die mit ihnen unter schwierigen Bedingungen arbeiten.

Begriffe wie ‚Erziehungsschwierigkeiten' (HAVERS 1981) nehmen gleich enger den Bereich in den Blick, in dem die Probleme auftreten: eben die Erziehung. Allerdings kann man solche Begriffe in zweifacher Weise auffassen. Es könnten Störungen und Schwierigkeiten auf Seiten der Kinder gemeint sein – aber auch die Erzieher, die ‚Erziehungs-Schwierigkeiten' haben oder ‚verhaltens-gestört' sind, indem sie erhebliche Probleme mit der Erziehung von (bestimmten, vielen allen) Kindern und Jugendlichen haben. ‚Schwererziehbarkeit' hingegen bezieht sich eindeutig auf die Seite der Zu-Erziehenden. Noch stärker akzentuiert ist der früher bisweilen verwendete Begriff der ‚Unerziehbarkeit' – eine ‚Annullation' von Erziehungsmöglichkeiten, welche im Grunde jegliches Erziehungsverhältnis sinnlos und unmöglich macht (vgl. KOBI 1993, 77).

Oft wird der Begriff des Verhaltens zu wenig hinterfragt und geklärt, der bei verschiedenen der häufig verwendeten Begriffe im Zentrum steht. Hier kann ein enges und ein weites Verständnis von Verhalten zugrunde gelegt werden. ‚Verhalten' meint zunächst „die Gesamtheit aller beobachtbaren, feststellbaren oder meßbaren Aktivitäten des lebenden Organismus" (FRÖHLICH 1994, 417). Allerdings werden unter ‚Verhaltensstörungen', auch im Sinne MYSCHKERS, sicher nicht allein alle klar beobachtbaren oder gar zu messenden Aktivitäten verstanden. Schon der klassische Behaviorismus unterscheidet einerseits offenes Verhalten (im Sinne aller direkt beobachtbaren Veränderungen), andererseits verdecktes Verhalten (als meist physiologische Veränderungen, die erst durch Einsatz besonderer Techniken beobachtbar werden). Aber auch dies entspricht einem ‚engen' Verhaltensbegriff. Nicht in Betracht gezogen wird dabei das innere Erleben, welches sich direkten ‚Messungen' entzieht, aber gleichwohl für das hier Gemeinte unverzichtbar ist: etwa bestimmte auffällige, problematische Gefühle oder auch der Leidensdruck, den ein Kind oder Jugendlicher empfindet.

Ein ‚weiter' Verhaltensbegriff im Sinne des Verhaltens und Erlebens schließt neben dem ‚objektiv' Beobachtbaren, also neben dem ‚manifesten' Verhalten, auch geistige Tätigkeiten und Vorgänge mit ein: Denkvorgänge, bewusstes Erleben, Absichten oder auch Gefühle – das ‚psychische' Verhalten in weiterem Sinne. Eine Person ‚verhält sich zur Situation', und dieses ‚Sich-Verhalten-Zu ...' spielt sich nicht nur äußerlich sichtbar ab.

Anhand der bis hierher erörterten Kriterien könnte auch ein körperbehindertes Kind letztlich als ‚verhaltensauffällig' beschrieben werden: Es verhält sich allein aufgrund bestimmter motorischer Einschränkungen in vielen Situationen anders als nicht körperbehinderte Kinder und fällt damit im Vergleich auf. Ähnliches gilt etwa für eine blinde Jugendliche im Vergleich zu Sehenden oder für einen lernschwachen Jungen im Vergleich zu anderen Schülern: Sie alle fallen im Hinblick auf ihr Verhalten vergleichsweise ins Auge. Auf diesem Wege könnte man alle möglichen Formen von Behinderungen und Beeinträchtigungen auch als ‚Verhaltensauffälligkeiten' verstehen. Das ist aber ja eigentlich nicht gemeint, denn dann wären letztlich alle Formen von Behinderungen und Beeinträchtigungen spezifische ‚Unterformen' von Verhaltensauffälligkeiten. Weil dies nicht sinnvoll ist, soll im Folgenden das Verständnis von Verhaltensauffälligkeiten eingegrenzt werden, indem hier kognitive, motorische und physiologische Leistungen im engeren Sinne nicht unmittelbar gemeint sind, auch wenn sie prinzipiell zum Bereich des Verhaltens gezählt werden können. Negative Auffälligkeiten in diesen Bereichen werden traditionell als Lernbeeinträchtigungen, Körperbehinderungen oder Sinnesbehinderungen beschrieben. Im Vordergrund der Betrachtung stehen vielmehr solche Aspekte des Verhaltens und Erlebens, die nicht primär leistungsbezogen sind, also Aspekte der „nicht primär leistungsbezogenen Persönlichkeit" (vgl. SEITZ 1992, 111).

Auch wenn sich die Begriffe Verhaltensstörungen und Verhaltensauffälligkeiten gegenwärtig durchgesetzt haben, ernten sie teilweise heftige Kritik. SCHLEE (vgl. 1989) sieht, als entschiedener Kritiker, im Begriff ‚Verhaltensstörung' erhebliche theoretische Schwächen:

- eine heimliche Wertigkeit, indem etwas eher (negativ) beurteilt als sachlich beschrieben wird;
- einen unklaren Gegenstand des Begriffes, weil das Phänomen ‚Verhalten' kaum einzuschränken ist, indem es keinen Moment gibt, an dem ein Mensch kein Verhalten zeigt;
- eine Machtzuweisung an Erwachsene, bestimmte Verhaltensweisen von Kindern und Jugendlichen als ‚gestört' zu bezeichnen, während die Kinder und Jugendlichen dem ausgeliefert sind;
- ein unterschiedliches Menschenbild im Hinblick auf Erwachsene einerseits und Kinder andererseits, indem Kinder als ‚Reiz-Reaktions-Maschinen', Erwachsene aber als rationale, selbstbestimmte Wesen gesehen werden.

Aus seiner Kritik zieht SCHLEE den Schluss, dass der Begriff ‚Verhaltensstörung' eine Leerformel ist, bei dem Beschreibung und Wertung miteinander vermischt sind.

Diese Kritik ist keineswegs vollständig zu entkräften. Sie stellt einen wichtigen Beitrag zur Diskussion dar, an dem eine ernsthafte Auseinandersetzung nicht vorbei kommt. Allerdings gibt es auch eine pragmatische Seite: Es wird kaum möglich sein, ohne Begriffe auszukommen, wenn bestimmte Phänomene und Probleme beschrieben und angegangen werden sollen. So lange keine besseren Alternativen in Sicht sind, scheinen daher Begriffe wie ‚Verhaltensstörungen' oder ‚Verhaltensauffälligkeiten' notwendig und hilfreich. Zudem muss darauf hingewiesen werden, dass sich das Verständnis des Phänomens ‚Verhaltensstörungen' im Wandel befindet:

- von einem älteren, stark personorientierten Störungsverständnis zu einer interaktionistisch-systemischen Auffassung, wie sie oben am Beispiel der Sicht von SEITZ dargestellt wurde;
- von einer unbedachten Anwendung der ‚Definitionsmacht' von Erwachsenen und professionellen Erziehern hin zu einem kritisch-hinterfragenden Begriffs-Einsatz.

Etliche kritische Gedanken wurden in diesem Kapitel zusammengetragen, um zu einem differenzierten, sorgfältigen Verständnis dessen zu kommen, was gemeint ist. Ein solcher Umgang mit zentralen Begriffen ist allerdings unverzichtbar und wappnet auch gegen einige mögliche Problematiken, auf die Kritiker hinweisen.

1.2.3 Begrifflichkeit in Nachbardisziplinen

Nachdem bis hierher der pädagogische Begriffskontext erörtert wurde, gilt es nun noch, Bezüge zu den unter 1.1 angesprochenen Nachbardisziplinen herzustellen. Hier werden ähnlich gemeinte, bisweilen analoge, bisweilen aber auch völlig anders zu verstehende Begriffe verwendet. Deren Kenntnis und die Kenntnis des Verhältnisses zu den (sonder-) pädagogischen Auffassungen sind für eine fruchtbare Zusammenarbeit unverzichtbar.

Im Überblick sollen nun zentrale Begriffe der Pädagogik und Sonderpädagogik sowie der wesentlichen Nachbarbereiche in Tabelle 01 zusammengestellt werden. Der Tabelle folgt eine knappe Erläuterung derjenigen Begriffe, die bis hierher noch nicht zur Sprache kamen:

Tab. 01: Begrifflichkeit im Kontext von ‚Verhaltensstörungen'

(Schul-) Pädagogik	Erziehungsschwierigkeit, Schwererziehbarkeit, sogenannte ‚Unerziehbarkeit', Verhaltensauffälligkeit, Förderbedarf im Bereich des emotionalen Erlebens und sozialen Handelns
Psychologie und Medizin	Neurose, Psychose, Psychopathie, (Persönlichkeits-) Störung
Sozialpädagogik sowie Kinder- und Jugendrecht	Verwahrlosung, seelische Behinderung, Delinquenz, Kriminalität
Soziologie	abweichendes Verhalten
Berufspädagogik	Benachteiligung, Lernbehinderung

Förderbedarf im Bereich des emotionalen Erlebens und sozialen Handelns, kürzer gefasst Förderbedarf im Bereich der emotionalen und sozialen Entwicklung, ist ein jüngerer Begriff, der sich aus den Empfehlungen der KULTUSMINISTERKONFERENZ (vgl. 1994; 2000) ergibt und sukzessive auch in Form der Umbenennungen von Arbeitsbereichen und Schulformen in den Bundesländern Verbreitung gefunden hat. Mit der Bezeichnung von Förderschwerpunkten war der Versuch verbunden, von einer Zentrierung auf Defizite und Störungen wegzukommen und statt dessen Entwicklungsbereiche und Kompetenzen in den Vordergrund zu stellen. Verbreitet wird mittlerweile auch von Verhaltens- und emotionalen Störungen gesprochen. Der Begriff des Förderbedarfs im emotionalen und sozialen Bereich ist nicht ganz unproblematisch, indem für die Problematiken, die hier angesprochen werden, durchaus Aspekte einer *kognitiven* Förderung mit von Bedeutung sind: beispielsweise die Förderung von Bewusstheit, Selbstkontrolle und Selbstregulation oder auch die Bearbeitung von (problematischen) ‚Glaubenssystemen' im Hinblick auf sich selbst und die Welt. Allerdings liegt der *Fokus* im emotionalen und sozialen Bereich, und dies dient der Abgrenzung von anderen sonderpädagogischen Förderschwerpunkten.

Neurose ist der klassische Begriff für solche psychischen Störungen, die zu erheblichen Beeinträchtigungen des täglichen Lebens führen, wobei ein grundsätzlicher Bezug zur Realität gewahrt bleibt (vgl. FRÖHLICH 1994, 283). Im engeren Sinne nach dem psychoanalytischen Verständnis FREUDs bezeichnen Neurosen Störungen im Sinne der überstarken inneren Kontrolle, einer Hemmung durch Gewissensimpulse. Klassische neurotische Störungen sind Angststörungen und Phobien oder auch Zwangsneurosen. Der Begriff der Neurose war lange Zeit sehr verbreitet, ist jedoch mittlerweile in der psychiatrischen und psychologischen Begrifflichkeit zugunsten des Begriffs ‚Störung' in den Hintergrund getreten.

Psychose bezeichnet schwere Affekt-, Denk-, Verhaltens- und Persönlichkeitsstörungen bei abnormen Erlebnis- und Verhaltensweisen, „mit der teilweisen oder allgemeinen Unfähigkeit, den objektiven Gehalt von Erfahrungen und subjektive Erlebnisweisen auseinander zu halten, mit fehlender Einsicht in die Störung, mit Beeinträchtigungen der Kommunikationsfähigkeit und sozialen Anpassung sowie (in extremen Fällen) mit einer Desintegration der gesamten Persönlichkeit" (FRÖHLICH 1994, 323). Während in neueren Diagnosesystemen eher Symptomlisten und daraus gebildete Syndrome im Vordergrund stehen, unterscheidet man als klassische Psychosen die ‚Zyklothymien' des manisch-depressiven Formenkreises sowie die verschiedenen Formen von Schizophrenie.

Psychopathie bezeichnet eine breite „Klasse von *Persönlichkeitsstörungen* (sog. ‚Charakterstörungen'), die sich – ohne Anzeichen für intellektuelle Defizite – in relativ überdauernden, von sozial geprägten Erwartungen und Normen abweichenden und das Zusammenleben erschwerenden Affekten, Einstellungen und Verhaltensweisen äußern" (FRÖHLICH 1994, 318). Über diesen Konsens hinaus lassen sich verschiedenste Verständnisweisen des Phänomens finden. Traditionell werden in Deutschland Psychopathie und ‚abnorme Persönlichkeit' synonym verwendet. Das Verständnis von ‚psychopathy' im englischsprachigen Raum liegt hingegen eng an der Bedeutung des Begriffes im FREUD'schen Konzept: Unter Psychopathie werden hier insbesondere „konstitutionell bedingte moralische Anfälligkeiten, die sich vor allem in antisozialem Verhalten und Neigungen zu sozialen Delikten äußern" (FRÖHLICH 1994, 319), verstanden. Darunter finden sich alle Spielarten einer von überstarker Triebhaftigkeit geprägten ‚antisozialen

Persönlichkeit': „Impulsivität, Hedonismus, mangelnde Selbstkontrolle und Einfühlung in andere sowie Mangel an sozialer Verantwortung, Einsicht, Furcht-, Reue- und Schuldgefühlen" (ebd.). Neurose und Psychopathie (bzw. Charakterneurose) gelten mittlerweile als eher veraltete Begriffe, die in dieser Form nicht mehr verwendet werden und deren Bedeutungsgehalt in ein modernes Verständnis von ‚Persönlichkeitsstörungen' eingeflossen ist (vgl. SWILDENS in STUMM & PRITZ 2000, 509f.).

Persönlichkeitsstörung: Persönlichkeitsstörungen bezeichnen relativ „überdauernde Verhaltensmuster, die zu erheblichen Fehlanpassungen, deutlichen Beeinträchtigungen des sozialen Verhaltens und/oder zu schwerwiegenden subjektiven Belastungen und Beschwerden führen" (FRÖHLICH 1994, 300). Das Diagnosesystem DSM IV der American Psychiatric Association (APA) unterscheidet drei Gruppen und eine Restkategorie:

- Persönlichkeitsstörungen „aus der Gruppe A sind allgemein durch Sonderbarkeiten und Exzentrizität des Verhaltens gekennzeichnet" (ebd., 300). Hierzu zählen die paranoide, die schizoide und die schizotypische Persönlichkeitsstörung.
- Persönlichkeitsstörungen „aus der Gruppe B haben die allgemeinen Kennzeichen der Launenhaftigkeit, Dramatik des Auftretens und starker Emotionalität" (ebd., 300). Hierzu zählen die antisoziale Persönlichkeitsstörung, die Borderline-Persönlichkeitsstörung, die histrionische (hysterisch geformte) und die narzißtische Persönlichkeitsstörung.
- Störungen „der Gruppe C zeichnen sich durch Symptome extremer Ängstlichkeit bzw. Furchtsamkeit aus" (ebd., 300). Dazu zählen die selbstunsichere (bzw. vermeidend-selbstunsichere), die dependente und die zwanghafte Persönlichkeitsstörung. – Im älteren DSM III-R wurde hierunter auch noch die passiv-aggressive (widerständige) Persönlichkeitsstörung gefasst. Diese Kategorie wurde jedoch im DSM-IV wegen bestimmter Probleme (vgl. FIEDLER 2001, 330ff.) aus der Gruppe herausgenommen und probeweise als ‚negativistische Persönlichkeitsstörung' weitergeführt.

Es wird von hier aus wiederum deutlich, dass die Abgrenzung zu verschiedenen Psychosen und vor allem dem früheren Verständnis von Neurosen teilweise durchaus problematisch ist – allerdings wird die letztgenannte Kategorie ja kaum noch genutzt. Besonders erwähnenswert ist, dass die Diagnose einer Persönlichkeitsstörung unter strengen Kriterien gestellt werden sollte – und dass sie im Grunde erst ab dem frühen Erwachsenenalter erfolgt. „Üblicherweise lassen sich die für die Persönlichkeitsstörungen typischen Verhaltensmuster bereits in der Kindheit und Jugend beobachten ... Nur in Ausnahmefällen werden in den Diagnosesystemen Persönlichkeitsstörungsdiagnosen bereits in der Kindheit oder Jugend zugelassen, und zwar *nur dann*,

- wenn die geforderte Mindestzahl der Kriterien der jeweiligen Persönlichkeitsstörung bereits voll erfüllt ist ... *und dann*,
- wenn die Störung selbst durchgängig und anhaltend (im DSM-IV: bereits mindestens ein Jahr) beobachtbar ist" (FIEDLER 2001, 40).

Verwahrlosung: In der früheren sozialpädagogischen Diskussion stand der Begriff der Verwahrlosung im Vordergrund. Er bezeichnet den Zustand eines in erheblichem Maße vernachlässigten Kindes oder Jugendlichen im Sinne einer äußeren Verwahrlosung (in Form mangelnder körperlicher Pflege, schmutziger, kaputter Kleidung usw.) sowie einer inneren Verwahrlosung (in Form persönlicher Haltlosigkeit, die verschiedenste soziale Auffälligkeiten, Lernversagen, kriminelle Delikte und ähnliches nach sich zieht).

Seelische Behinderung: Dies ist ein zentraler Begriff aus dem Kinder- und Jugendhilfe-Gesetz (KJHG) bzw. dem Sozialgesetzbuch (SGB) VIII (vgl. Jugendrecht 1997), basierend auf dem Bundessozialhilfegesetz (BSHG). Er hat für die Jugendhilfe maßgebliche Bedeutung, da mit der Änderung des KJHG der Jugendhilfe die Eingliederungshilfe für Kinder und Jugendliche mit seelischer Behinderung zugewiesen wurde. So können sie nun in Einrichtungen der Kinder- und Jugendhilfe (beispielsweise Heimen) untergebracht werden. Zu den seelischen Behinderungen zählen körperlich nicht begründbare Psychosen, seelische Störungen als Folge von Krankheiten oder Verletzungen des Gehirns, von Anfallsleiden oder von anderen Krankheiten oder körperlichen Beeinträchtigungen, Suchtkrankheiten sowie Neurosen und Persönlichkeitsstörungen. Es handelt sich also um schwerwiegendere psychische Störungen. Eine Abgrenzung der seelischen Behinderung gegenüber der Verhaltensstörung ist schwierig. Bei ‚seelischer Behinderung' handelt es sich um einen juristischen Terminus, der wie z.B. der Begriff der ‚geistigen Behinderung' zur Inanspruchnahme bestimmter Hilfen berechtigt. Damit ist Art, Erscheinungsbild und Ursache der konkreten Behinderung noch lange nicht beschrieben. In ihrer Erscheinungsform äußert sich eine ‚seelische Behinderung' in der Regel durch Verhaltensauffälligkeiten, also ein von geltenden Normen abweichendes Verhalten. Die pädagogische und therapeutische Förderung für Kinder und Jugendliche mit Verhaltensauffälligkeiten oder mit seelischer Behinderung ist häufig analog und erfolgt in den gleichen Institutionen. Seelische Behinderung kann also als Überbegriff gelten, der unterschiedliche Formen von Störungen und Erkrankungen beinhaltet. Verhaltensauffälligkeiten dagegen werden weniger medizinisch-psychiatrisch, sondern eher pädagogisch-psychologisch diagnostiziert. Der Begriff beinhaltet denn auch eher im Vordergrund eine erzieherische Problematik.

Delinquenz und Kriminalität: Unter Kriminalität wird allgemein ein gegen Gesetze verstoßendes Verhalten im Sinne von Pflichtverletzung, Missetat, Vergehen oder Verbrechen verstanden. Dabei fasst man Delinquenz in der Regel als ein im Hinblick auf Strafgesetze abweichendes Verhalten von Kindern und Jugendlichen auf, womit sie einen Teilaspekt von Devianz (sozial abweichendem Verhalten) bezeichnet. Delinquenz bezieht sich dann auf Kinder und Jugendliche und Kriminalität analog auf entsprechende Phänomene bei Erwachsenen.

Benachteiligung und Lernbehinderung: Benachteiligung ist ein Begriff aus der Arbeitsförderung (Sozialgesetzbuch III; vgl. SGB III 2001 und siehe auch Kap. 4.3.2), unter den neben Migranten und ausländischen jungen Frauen sowie Personen mit Lernbeeinträchtigungen auch junge Menschen mit Verhaltensauffälligkeiten gefasst werden. Unterschieden werden Benachteiligungen, die mit der Person zu tun haben (etwa soziale Herkunft oder Geschlecht) sowie Benachteiligungen, die sich aus der Struktur des Berufsbildungs- und Beschäftigungssystems ergeben (etwa regionaler Arbeitsmarkt, schulische Bildungsmöglichkeiten). Die ‚Benachteiligtenförderung' gewährt bei Feststellung einer Benachteiligung bestimmte Maßnahmen zur Unterstützung der Berufsausbildung wie die Ausbildung in einer außerbetrieblichen Einrichtung, Stützunterricht oder eine sozialpädagogische Begleitung (‚ausbildungsbegleitende Hilfen', abH). Da eine ‚Lernbehinderung' (zumindest derzeit noch) Möglichkeiten der Beruflichen Rehabilitation nach Sozialgesetzbuch IX (vgl. LACHWITZ, SCHELLHORN & WELTI 2001) eröffnet, also die Finanzierung von Fördermaßnahmen für Menschen mit Behinderungen, ist festzustellen, dass unter Umständen auch junge Menschen mit Verhaltensauffälligkeiten nach der Schulzeit als ‚lernbehindert' diagnostiziert werden, um ihnen eine entsprechende berufliche Förderung zukommen zu lassen – beispielsweise eine Ausbildung in einem Berufsbildungswerk (siehe 4.2.5). Solche speziellen Maßnahmen werden also mit dem zusätzlichen Stigma der ‚Lernbehinderung' ‚erkauft'.

In unterschiedlichen Arbeitsfeldern und von unterschiedlichen Berufsgruppen werden also auch unterschiedliche Begriffe verwendet. MYSCHKER (vgl. 2005, 44ff.) schlägt vor, ‚Verhaltensstörungen' als einen Oberbegriff zu verstehen. Er argumentiert allerdings aus einer pädagogischen Position heraus; eine Einigung im Hinblick auf einen Oberbegriff scheint de facto derzeit nicht in Sicht, da die hier betrachteten Disziplinen gleichberechtigt nebeneinander stehen.

1.3 Verhaltensauffälligkeiten als Auffälligkeiten der nicht-leistungsbezogenen Persönlichkeit

Auch wenn Verhaltensstörungen hier im Sinne von SEITZ als Interaktionsphänomen zwischen Person und Situation betrachtet werden, was unter 2. noch deutlicher werden wird, geht es doch immer wieder auch um überdauernde Besonderheiten bzw. Auffälligkeiten der Persönlichkeit von Kindern und Jugendlichen. Diese auffälligen Besonderheiten wurden eingegrenzt auf diejenigen, die den nicht primär leistungsbezogenen Bereich der Persönlichkeit ausmachen. Nun soll dieser Bereich genauer betrachtet werden.

Die menschliche Persönlichkeit kann grundsätzlich durch verschiedene zentrale Eigenschaften oder Dimensionen beschrieben werden, die alle Menschen in irgendeiner Form ausmachen. Unterschiedlich wäre dann die Ausprägung der einzelnen Eigenschaften. Dies ist nur eine bestimmte Vorstellung – eine andere wäre, dass jeder durch ganz individuelle Eigenschaften beschrieben werden muss. In den letzten Jahrzehnten haben sich im Rahmen der persönlichkeitspsychologischen Forschung immer wieder bestimmte Basiseigenschaften herauskristallisiert, die eine grundlegende Beschreibung menschlicher Persönlichkeit zu ermöglichen scheinen. Diese werden als sogenannte ‚Big Five' bezeichnet (vgl. ASENDORPF 1996, 121ff.): fünf relativ unabhängige Faktoren. Es sind die Folgenden:

- *Extraversion*: insbesondere Geselligkeit, Humor, Optimismus, Zurückhaltung, Verschlossenheit, Schweigsamkeit, Lebhaftigkeit, Temperament.
- *Soziale Verträglichkeit*: bescheiden, hilfsbereit, aufrichtig, warmherzig, rücksichtsvoll, altruistisch, mitfühlend, wohlwollend, kooperativ gutmütig, ehrlich.
- *Gewissenhaftigkeit*: Sorgfalt, Zuverlässigkeit, Gewissenhaftigkeit, Fleiß, Pflichtbewusstsein, Pünktlichkeit, Ordentlichkeit.
- *Neurotizismus*: Verlegenheit, Nervosität, Traurigkeit, Ängstlichkeit, Verletzbarkeit, Launenhaftigkeit, Unsicherheit.

- *Kultur (Intellekt)*: Bildungsstand, Wissbegierde, Phantasie, Schlagfertigkeit, Einfallsreichtum, Scharfsinnigkeit, Interessiertheit, Intelligenz, Kreativität.

Es wird anhand der Beispielaspekte deutlich, dass diese Big Five jeweils Dimensionen mit zwei Polen bezeichnen, auf denen Menschen individuell zugeordnet werden: so etwa von niedriger Extraversion (bzw. Introversion) bis hin zu hoher Extraversion. Damit wird es möglich, auch Auffälligkeiten der Persönlichkeit zu beschreiben – sie werden jeweils an den extremen Enden dieser bipolaren Dimensionen liegen. (Allerdings bleibt die Frage zu klären, ob solche Extreme aus soziokultureller Sicht immer als ‚negativ auffällig' bewertet werden, insbesondere eine hohe Ausprägung von ‚Kultur'.)

Man kann einen anderen Ansatzpunkt zur differenzierteren Beschreibung der Persönlichkeit wählen und direkt von der spezifischeren Persönlichkeitsforschung bei Kindern und Jugendlichen ausgehen. Hier lassen sich, SEITZ & RAUSCHE (vgl. 2004) folgend, fünf Bereiche der nicht-leistungsbezogenen Persönlichkeit herausstellen:

- *Verhaltensstile*: Hiermit sind Eigenarten gemeint, die den Stil, die Art und Weise des (öffentlich manifestierten) Verhaltens einer Person ausmachen. Ein Beispiel wäre fehlende Willenskontrolle, indem ein Schüler grundsätzlich nicht in der Lage ist, seine eigenen Bedürfnisse zu unterdrücken: Sie werden immer wieder relativ ungesteuert zu Tage treten. Im Vordergrund des Aspekts der Verhaltensstile steht das ‚Wie' des Verhaltens. Populärpsychologisch könnte man hier auch von ‚Temperamentsfaktoren' sprechen, welche die Art und Weise des gezeigten Verhaltens prägen. Andere Beispiele für Störungen im Bereich der Verhaltensstile sind etwa ein überstark extravertiertes oder auch ein introvertiertes Verhalten, ein erheblicher Mangel an sensibler Feinfühligkeit gegenüber anderen Menschen, ein übermäßiges Abhängigkeitsverhalten gegenüber anderen oder auch extreme Verschlossenheit.
- *Motive*: Darunter werden psychische Kräfte verstanden, die das Verhalten antreiben. Dabei können vier Gruppen von Motiven unterschieden werden: Bedürfnisse (die gegenstands-unspezifisch sind), Interessen und Einstellungen (die beide gegenstandsbezogen sind: ein Interesse *für* und eine Einstellung *zu* etwas) – sowie Werthaltungen (auf Objektklassen bezogen: beispielsweise eine ‚ökologische' Haltung zum Thema Umwelt). Als Beispiel für eine Störung im Bereich der Motive kann etwa das überdauernd starke Bedürfnis eines Kindes genannt werden, beim Spielen und Arbeiten alleine zu sein. Motive sind nicht direkt beobachtbar; sie müssen aus dem offen zu Tage liegenden Verhalten erschlossen werden.
- *Selbstbild*: Dieser Bereich umfasst die Gesamtheit der Meinungen, Vorstellungen und Gefühle einer Person gegenüber sich selbst auf Basis bisheriger Rückmeldungen und Erfahrungen sowie auch auf Basis der Selbst-Reflexion. Auffälligkeiten im Bereich des Selbstbildes können von starken, ständigen Minderwertigkeitsgefühlen bis zu egozentrischer Selbstüberschätzung reichen. Dieses Erleben kann sich auf bestimmte wichtige Bereiche beziehen (Leistung, Intellekt, Sozialkompetenz), aber auch auf die gesamte Person. Auch Neigungen zu Schuldgefühlen können hier als Beispiel angeführt werden: das Selbstbild, für verschiedene negative Geschehnisse verantwortlich zu sein.
- Das *Bild von der Um- und Mitwelt*: Wir machen uns ein Bild von der Welt, sowohl von der Umwelt als auch von anderen Personen. Dieses Bild kann in einer problematischen Form geprägt sein: etwa, indem andere Personen grundsätzlich als feind-

selig erlebt werden, was zu einem übersteigerten Misstrauen und Argwohn gegenüber allen Mitmenschen führt.

- *Gefühle und Stimmungen*: Hier sind insbesondere überdauernde Gefühle und Stimmungen von Interesse. Auffälligkeiten in diesem Bereich können sich zum einen dadurch ergeben, dass eine bestimmte Gefühlsqualität bei einem Menschen häufig und stark in den Vordergrund tritt: So wird vielleicht ein Mädchen häufig starke Angst erleben, oder ein Jugendlicher könnte depressiv sein. Zum anderen könnten Gefühle und Stimmungen extremen Veränderungen unterworfen sein: Die Stimmung schwankt beispielsweise rasch und extrem – wie der Volksmund sagt: zwischen ‚himmelhoch jauchzend' und ‚zu Tode betrübt'.

Treten Verhaltensauffälligkeiten primär in diesen Bereichen auf, so kann man von *primären Verhaltensauffälligkeiten* sprechen – beispielsweise im Unterschied zu primären Lern- und Leistungsstörungen. Davon sind *sekundäre Auffälligkeiten* zu unterscheiden. Im Falle ‚sekundärer Verhaltensauffälligkeiten' treten die die auffälligen Symptome zwar in den oben dargestellten fünf Teilbereichen der Persönlichkeit auf – die primären Ursachen bestehen aber in einem anderen Bereich, beispielsweise demjenigen der Leistung: Ein Junge könnte sich in extremer Form sozial zurückziehen, weil er frustriert ist von seinen Misserfolgen in schulischen Leistungssituationen. Von ‚sekundären Leistungsstörungen' kann die Rede sein, wenn Schwierigkeiten im Leistungsbereich als Folge von Verhaltensauffälligkeiten entstehen. So könnte beispielsweise die geringe Willenskontrolle eines Kindes dazu führen, dass es sich nicht nur impulsiv verhält, sondern auch weniger lernt und dadurch in seinen Leistungen gegenüber anderen Kindern zurückfällt.

Es wird deutlich, dass grundsätzliche Zusammenhänge zwischen Verhaltensauffälligkeiten und verschiedenen anderen Störungen und Behinderungen bestehen. Die Klärung einer möglichen Kausalrichtung ist oft sehr schwierig: Führen etwa die Leistungsstörungen zu Verhaltensauffälligkeiten – oder umgekehrt? MYSCHKER (vgl. 1993, 59ff.) unterscheidet in diesem Zusammenhang zwischen *obligaten* und *non-obligaten* Mehrfachbehinderungen. Als ‚obligat' wäre eine zwangsläufige Mehrfachbehinderung zu verstehen. So ist bei einer organisch bedingten schwereren geistigen Behinderung in aller Regel auch das Verhaltensrepertoire betroffen, und Verhaltensauffälligkeiten werden die Folge sein. Dagegen ist der Zusammenhang zwischen Verhaltensauffälligkeiten und Lernbehinderungen oder Körperbehinderungen in aller Regel ‚non-obligat': Aus Verhaltensauffälligkeiten können Lernschwierigkeiten resultieren; das muss jedoch nicht der Fall sein. Auf Basis einer Körperbehinderung könnte sich auch ein auffälliges Verhalten des betroffenen Kindes entwickeln, aber eben nicht zwingend (und es ist oft abhängig von den Reaktionen der Umgebung des betroffenen Menschen, jedoch auch von seiner Verarbeitung der Behinderung).

1.4 Kriterien zur Bestimmung eines Verhaltens als ‚auffällig'

Verhaltensauffälligkeiten sind ein soziales Phänomen: Neben einer Person, im Hinblick auf die Verhaltensauffälligkeiten festgestellt werden, gibt es immer eine oder mehrere andere, von denen diese Feststellung ausgeht. Letztere wiederum orientieren sich in ihrem Urteil an bestimmten Bezugsnormen, denn Auffälligkeiten ergeben sich stets aus einem Vergleichsmaßstab heraus: für das, was nicht auffällig oder auch ‚normal' ist. Derlei Bewertungsmaßstäbe sind von besonderer Bedeutung für Pädagogen, denn sie befinden sich im Grunde ständig in Situationen der Einschätzung von Verhaltensweisen. SPECK (vgl. 1979, 6f.) weist darauf hin, dass es im Rahmen der Pädagogik bei Verhaltensstörungen um solche Kinder und Jugendlichen geht, die sich an – eben pädagogisch – definierte Regeln oder Normen nicht halten, von diesen Normen abweichen oder sie verletzen.

Auf die Unsicherheiten, mit denen bei der Beurteilung von Verhaltensauffälligkeiten zu rechnen ist, macht die folgende Schilderung von SPECK (ebd., 7) deutlich aufmerksam:

> „Wie gravierend die Unterschiede sein können, wenn ein und dasselbe Kind von verschiedenen ‚pädagogischen Instanzen' (Lehrern) beurteilt wird, ergab eine Untersuchung, die wir 1973 in Nürnberg durchführen ließen ...: Das Schulamt hatte die Volksschulen aufgefordert, Schüler für eine geplante Schule für Verhaltensgestörte zu benennen. Die Erhebung ergab 105 Nennungen. Sie wurde im darauffolgenden Jahr wiederholt, da die Schule noch nicht errichtet worden war. Gemeldet wurden diesmal 114 Schüler. Das Bezeichnende des Vergleichs der Schüler war, daß nur in 53 Fällen derselbe Schüler beide Male genannt wurde, die übrigen galten offensichtlich nicht mehr als verhaltensgestört."

SPECK weist darauf hin, dass es sich bei den befragten Lehrern ja um „Fachleute des pädagogischen Beurteilens" handelte. Dennoch kam es offenbar zu erheblichen Unschärfen der Beurteilung.

Im Folgenden soll zunächst anhand unterschiedlicher Bezugsgrößen gezeigt werden, dass solche Normen relativ sind. Anschließend sollen einige wesentliche Bezugssysteme zur Sprache kommen, die für pädagogische Beurteilungen von besonderer Bedeutung sind. Anhand der Definition von Abweichungen gegenüber schulischen Normen soll anschließend deutlich werden, dass die jeweiligen Normen auch in erheblichem Maße von der Situation abhängig sind, in der Verhalten beobachtet und beurteilt wird. Und abschließend sollen einige Leitlinien des verantwortungsvollen Umganges mit der diskutierten Relativität der Beurteilung in diesem Bereich angesprochen werden.

1.4.1 Zur Relativität von Normen

Die Klärung der Frage, ob und inwiefern ein Verhalten als auffällig erscheint, ist zunächst stark davon abhängig, in welchen Rahmen das betrachtete Verhalten gestellt wird – aus diesem heraus erfolgt ja dann die Beurteilung. Das kann anhand der Unterscheidung dreier maßgeblicher Bezugssysteme deutlich gemacht werden – Individuum, Gesellschaft sowie Situation und Sache:

- *Bezug Individuum:* Man könnte die Beurteilung von Verhalten und Erleben in den Rahmen der Verhaltens- und Erlebensweisen des Individuums stellen und es an diesem selbst ‚messen': an seinen Fähigkeiten, seinen persönlichen Merkmalen, auch seinem Alter, Entwicklungsstand, seinen Eigenarten usw. Im Vordergrund steht dann die Frage, welche Verhaltensweisen für dieses Individuum typisch sind und ob das zu beurteilende Verhalten diesbezüglich ‚herausfällt': Wenn ein Kind beispielsweise vor dem Schlafen in aller Regel noch zu lesen pflegt, wird man es als auffällig werten, wenn dieses Kind einmal oder gar eine ganze Woche lang vor dem Schlafengehen nicht liest. Man wird sich fragen, was denn los ist.
- *Bezug Gesellschaft*: Personen orientieren sich in ihrem Verhalten sehr häufig an bestimmten, in einem Kulturkreis oder einer sozialen Gruppe herrschenden Normen und Werten. Diese Normen und Werte können immer wieder neu definiert werden, sind also zeitabhängig und zudem auch von Kulturkreis zu Kulturkreis verschieden. So kann etwa ein bei uns eher als auffällig bewertetes Verhalten in einem anderen Kulturkreis durchaus als ‚normal' bewertet werden. Um das zu illustrieren, kann beispielsweise folgende Geschichte dienen, die Paul WATZLAWICK (vgl. 1999) gerne in seinen Vorträgen erzählt: Die große Kulturanthropologin Margret MEAD untersuchte innerhalb einer umfangreichen Forschungsstudie nach dem Zweiten Weltkrieg das ‚Paarungsverhalten' zwischen amerikanischen, in England stationierten Soldaten und englischen Frauen. Man wunderte sich zunächst darüber, dass sowohl die amerikanischen Soldaten als auch die englischen Frauen von der jeweils anderen ‚Seite' behaupteten, diese Leute seien ‚taktlos, unverschämt und zu direkt'. Im Rahmen der Untersuchung stellte man fest, dass innerhalb des erotischen Kontaktverhaltens beider Kulturen der Kuss eine jeweils andere Wertigkeit und eine andere Stellung in der Abfolge innerhalb des Verhaltenskatalogs einnahm. Für die Amerikaner war der Kuss auf einer sehr frühen Stufe des Kontaktes angesiedelt. Bei den englischen Frauen hingegen war der Kuss schon ein Zeichen engster intimer Verbundenheit und stand kurz vor dem Vollzug des Geschlechtsverkehrs. Wenn also ein Amerikaner damals eine Engländerin küsste, dachte dieser sich noch nicht viel dabei, während die Engländerin nun in dem Zwiespalt war, sich entweder empört abzuwenden oder aber ihre Kleidung abzustreifen – was wiederum den Amerikaner sehr verwunderte, wenn sie sich denn zu letzterem entschloss.
- *Bezug Situation und Sache:* Die Beurteilung einer Auffälligkeit kann auch von der Situation ausgehen, in der das jeweilige Verhalten zu beobachten ist: Welches Verhalten ist in dieser oder ähnlichen Situationen angebracht, welches Verhalten kann hier also als ‚sachlich richtig' oder auch angemessen beurteilt werden? Dabei kann es um eine Situation als solche gehen, beispielsweise das angemessene Verhalten in der Situation Unterricht, wie es noch unter 1.4.3 näher zur Sprache kommen wird – es kann aber auch um den situationsangemessenen Umgang mit einer Sache gehen: Sachlich richtig meint beispielsweise, einen neuen Film für eine Kamera zu kaufen, wenn der alte Film voll ist – und nicht etwa die Kamera wegzuwerfen. Das wäre kein adäquater, also sinnvoller Umgang mit der ‚Sache Kamera'. Der sachlich richtige Umgang mit einer Toilettenschüssel besteht darin, sich bei Bedarf darauf zu setzen – und nicht, sie als ‚Treppe' zu nutzen, um in die nebenan befindliche Kabine

zu schauen. Die besondere Bedeutung des Bezugssystems Situation macht KOBI (vgl. 2000) wie folgt deutlich:

> „Jemandem den Bauch aufzuschlitzen oder unbekleidet in der Gegend herumzulaufen, kann eine antisoziale, wertwidrige, ja kriminelle Tat sein: nicht jedoch, wenn es sich im ersten Fall um einen sachnotwendigen, nach den Regeln der ärztlichen Kunst durchgeführten chirurgischen Eingriff, im zweiten um ein Nackedei am ‚definierten' FKK-Strand handelt" (ebd., 9, im Original kursiv).

Für die Beurteilung dessen, was wirklich störend oder auffällig ist und insbesondere, was einen Eingriff erfordert, ist neben der Perspektive des Individuums, wie sie eingangs eingenommen wurde, auch diejenige der sozialen Gruppe zu bedenken, in der es sich befindet: Unter *soziohygienischem* Aspekt, also im Sinne der Gemeinschaft oder auch Gruppe, könnte ein Verhalten wirklich störend sein und das Ziel darin bestehen, zu einem ruhigen Verhalten zu kommen. Unter *psychohygienischem* Aspekt, im Blick auf den Einzelnen, könnte jedoch das störende Verhalten enorme Bedeutung haben; Maßnahmen hin zu einem ruhigeren Verhalten könnten sich nachteilig auf die betroffene Person auswirken.

Verhaltensauffälligkeiten sind grundsätzlich *relativ*, das heißt je nach gewähltem Kontext mehr oder weniger auffällig. BACH (vgl. 1989, 11ff.) stellt verschiedene solcher Bezugskontexte oder *Relativitäten* zusammen; von jedem dieser Kontexte kann die Beurteilung eines Verhaltens als ‚gestört' oder ‚auffällig' abhängig gemacht werden:

- Der Kontext im Sinne der situativen Umstände, in denen das Verhalten auftritt, bildet die *‚situative Relativität'*. In der Schule wird von einem Kind mehr Disziplin erwartet als auf dem Spielplatz.
- Das jeweilige Herkunfts-Milieu oder die soziale Stellung der Person, die das Verhalten zeigt, bestimmt die *‚soziale Relativität'*. Von einem Richter am Landgericht wird in vielen Situationen eher ein anderes Verhalten erwarten als von einem einfachen Arbeiter.
- Das Alter der betreffenden Person bestimmt eine *‚altersmäßige Relativität'*: Bei einem Dreijährigen sind Daumenlutschen und öffentliches Nasebohren ‚normale' Verhaltensweisen – kaum jedoch bei einem fünfzehnjährigen Mädchen oder einem dreißigjährigen Familienvater.
- Abhängig von weltanschaulichen, religiösen und volkstumsbezogenen Positionen kann eine *‚weltanschauliche und ethnische Relativität'* bestimmt werden. Man denke nur an das Beispiel der amerikanischen Soldaten und britischen Frauen etwas weiter oben zurück. Zur Illustration kann hier aber auch eine weitere Geschichte dienen, die gerne von Paul WATZLAWICK (vgl. 1999) erzählt wird: Im Zuge der Überarbeitung des internationalen medizinischen Diagnosesystems DSM-III (siehe 1.5.2.3) strich man aus diesem Diagnostischen Manual, dem gesellschaftlichen Druck folgend, die Homosexualität heraus. Mit einem ‚Federstrich' waren Millionen von Menschen, die vorher als krank bezeichnet worden waren, ‚geheilt'. Die ‚Weltanschauung' gegenüber Homosexualität hatte sich verändert, und als Konsequenz wurden in diesem Diagnosesystem bestimmte Verhaltensweisen nicht mehr als ‚abnorm' definiert.

- Auch der jeweilige historische Hintergrund nimmt Einfluss auf die Beurteilung dessen, was als ‚normal' bezeichnet wird – es handelt sich um eine ‚*epochale Relativität*'. So waren bei den ‚alten Griechen' sexuelle Beziehungen von Männern zu minderjährigen Knaben akzeptiert und normal – wie steht die Öffentlichkeit in unserer Zeit dazu?
- Zwar werden sie von BACH (vgl. ebd.) nicht genannt – aber *geschlechtsbezogene Relativitäten* sind ebenfalls zu bedenken: Von einem Jungen wird man in verschiedensten Situationen andere Verhaltensweisen erwarten als von einem Mädchen, und Jungen erfahren auch tatsächlich häufig eine dementsprechend andere Sozialisation als Mädchen. Zwar wurde die Starrheit der Geschlechtsrollenstereotype in den vergangenen Jahrzehnten aufgeweicht, aber es lassen sich nach wie vor Unterschiede finden.
- Schließlich sind noch *Beurteilerrelativitäten* zu nennen, indem die genannten Bedingungen ja nicht nur für ein Kind oder einen Jugendlichen gelten, dessen Verhalten wir im Hinblick auf ‚Normalität' betrachten, sondern auch für den Beurteiler selbst: Für das Urteil, das er sich über ein Kind oder einen Jugendlichen bildet, spielen seine situativen Umstände, seine soziale Stellung und Herkunft, sein Alter sowie seine Werthaltung, Interessenlage und möglichen persönlichen Vorurteile eine Rolle.

KEUPP (vgl. 1983, 8f.) zufolge ist die Definition abweichenden oder auffälligen Verhaltens unauflöslich mit der *Funktion sozialer Kontrolle* verbunden. Aus der Wahrnehmung eines Verhaltens als auffällig, regelverletzend oder störend heraus kommen Aktivitäten zur Behebung der Störung in Gang. Diese Aktivitäten sind Vorgänge sozialer Kontrolle, die entscheidenden Einfluss auf das ‚soziale Schicksal' des Betroffenen nehmen. Man kann auch ganze Gesellschaften dahingehend unterscheiden, wie sie abweichendes Verhalten wahrnehmen und versuchen, es zu kontrollieren. Für zivilisierte Gesellschaften ist eine besondere Form sozialer Kontrolle festzustellen: „In fortgeschrittenen kapitalistischen Gesellschaften verschwinden zunehmend harte Ausgrenzungs- und Stigmatisierungsprozesse. Häufiger wird der Zugriff auf Sozialisationsprozesse" (ebd., 9). An die Stelle drakonischer Strafen tritt insbesondere der Versuch der Erziehung und Nacherziehung im Sinne gesellschaftlicher Erwartungen. Damit haben Erzieher grundsätzlich eine zentrale Funktion für die Ausübung einer solchen gesellschaftlichen Kontrolle.

1.4.2 Möglichkeiten der Normsetzung

Nachdem nun die vielfältige Relativität von Verhalten und auch grundsätzliche Bezugssysteme (Individuum, Gesellschaft, Situation und Sache) deutlich geworden sein sollten, können einige zentrale Normen betrachtet werden (vgl. SEITZ 1982, 16ff.):

Explizite Normen

Damit sind gesetzlich verankerte Normen und Regeln gemeint – etwa im Rahmen des Strafgesetzbuches, aber auch anderer gesetzlicher Regelungen. In Gesetzen ist normgerechtes wie normabweichendes Verhalten ‚explizit' festgeschrieben und definiert; es wird durch bestimmte Instanzen (Polizei, Gerichte) sanktioniert. Auch die möglichen Sanktionen sind zumeist geregelt (Gefängnis nicht unter drei Jahren ... Schulausschluss usw.). Ein schulisches Beispiel ist die Verletzung der Schulpflicht: ein Kind, das z.B. außerhalb der Ferienzeiten morgens im Kaufhaus entdeckt wird.

Soziokulturelle Normen

Diese Normen wurden bereits im Hinblick auf das Bezugssystem Gesellschaft sowie die ‚weltanschaulichen, religiösen und volkstumsbezogenen Relativitäten' angesprochen. Es handelt sich um grundsätzliche Normen, die in einer bestimmten Gruppe verbreitet sind. An ihnen orientiert sich das Verhalten der Mitglieder einer Gesellschaft, Gemeinschaft, Ethnie oder sozialen Gruppe sowie auch dessen Bewertung durch die übrigen Mitglieder. Diese Normen können sich bei verschiedenen gesellschaftlichen Gruppen erheblich unterscheiden, so dass ein Verhalten, welches in der einen Gruppe als angemessen gilt, beim Übergang in eine andere als auffällig bewertet wird. In unserer Gesellschaft werden in aller Regel diejenigen soziokulturellen Normen als Maßstab an ein Verhalten angelegt, die den vorherrschenden Gepflogenheiten entsprechen. So werden etwa auch von einem Kind von afrikanischen Asylbewerbern in einer Hortgruppe Regeleinhaltungen erwartet, wie sie dem Verhalten von deutschen Kindern in einer Hortgruppe entsprechen. Beispiele für (unterschiedliche) soziokulturelle Normen sind folgende:

- das Anfassen von Mädchen in einer Schulklasse durch türkische Jugendliche;
- die Pflicht in bestimmten Kulturkreisen, sich bedingungslos einzuschalten und zu wehren, wenn die eigene Verwandtschaft kritisiert oder angegriffen wird;
- das Fernbleiben von türkischen Mädchen aus der Schule, wenn zuhause etwas Besonderes zu tun ist (im Sinne einer Versorgerrolle, beispielsweise wenn ein kleineres Geschwister zum Arzt gebracht werden muss).

Statistische Normen

„Millionen Elvis-Fans können nicht irren!" So lautete einmal eine These. Ist es dann wirklich ‚nicht normal', kein Elvis-Fan zu sein, nur weil Millionen anderer dies sind? Hier wird das ‚Gesetz der Zahl' zur Normbildung herangezogen – als normal gilt dann das Verhalten, welches in einer Gruppe von Personen am häufigsten auftritt. Wie verhält sich die Mehrheit anderer Kinder? Dies ist eine der zentralen Aufgaben der Entwicklungspsychologie, die für bestimmte Entwicklungsphasen Altersnormen gewinnt. Man könnte beispielsweise die Häufigkeit aggressiver Selbstbehauptung in einer Kindergruppe betrachten. Vielleicht wird ein Mädchen versuchen, ständig seinen Willen gegenüber anderen durchzusetzen. Für dieses Mädchen wird eine Tendenz zu allzu häufiger und starker Aggressivität festgestellt. Andererseits wird man einem Jungen, der sich selbst angesichts der Attacken seiner Mitschüler gar nicht wehrt, etwas mehr Selbstbehauptung wünschen. Das Normalmaß in dieser Gruppe liegt vielleicht bei ein oder zwei Episoden aggressiver Selbstbehauptung pro Kind und Tag – und diese aggressiven Verhaltensweisen treten dann auf, wenn die Wünsche der Kinder durch andere allzu stark bedroht werden. An diesem Beispiel zeigt sich, dass anhand statistischer Normen Verhalten häufig (aber keineswegs immer) in zweierlei Richtung als auffällig definiert werden kann: als nach ‚unten' sowie als nach ‚oben' abweichend. Es wird des Weiteren an diesem Beispiel auch deutlich, dass es neben den ‚offiziellen' statistischen Normen, wie sie etwa die Entwicklungspsychologie als typische Verhaltensweisen für eine bestimmte Altersklasse ermitteln könnte, eine Art subjektiver ‚statistischer Normen in den Köpfen' gibt: Erfahrungen über das, was (in pädagogischen Situationen) normal ist, die Pädagogen im Zuge ihrer Sozialisation gesammelt haben.

Es ist wichtig, bedeutsame ‚offizielle' (beispielsweise entwicklungspsychologische) statistische Normen im Hinblick auf Verhalten und Erleben zu kennen – und es ist ebenso wichtig, zu versuchen, sich die eigenen ‚impliziten' statistischen Erfahrungen bewusst zu machen, da sie unweigerlich zur Beurteilung herangezogen werden.

Psychologisch-fachwissenschaftliche Aussagen über ‚regelgerechtes' bzw. ‚gesundes' Verhalten

Auch grundlegende und theoretische psychologische Erkenntnisse können zur Beurteilung des Verhaltens als auffällig (oder nicht) herangezogen werden. So ergibt sich beispielsweise aus der Bindungsforschung (siehe 2.2.3), dass bestimmte Verhaltensweisen kleiner Kinder gegenüber ihren engsten Bezugspersonen eine sehr ungünstige Prognose für die weitere Entwicklung nach sich ziehen. Ein Kind könnte im einen Moment sehr intensiv nach der Nähe der Mutter verlangen, um sich im nächsten Moment mit deutlicher Ablehnung von ihr abzuwenden. Zeigen kleine Kinder derlei Verhaltensweisen, dann fallen sie in ernst zu nehmender Hinsicht „aus der Norm" eines regulären Bindungsverhaltens. Diese wissenschaftlichen Erkenntnisse könnte man auch als ‚statistisch' verstehen – aber im Grunde handelt es sich hier um Verhaltensweisen, für die aufgrund eines bestimmten Modells (etwa der ‚Bindungstheorie') eine problematische Prognose aufgestellt werden muss.

Persönliche Norm- und Idealvorstellungen des Beobachters

Die Vorstellungen des Beobachters im Hinblick auf ‚Normalität' sind geprägt durch dessen familiäre, schulische und berufliche Sozialisation – dies wurde oben schon als ‚Beurteilerrelativitäten' beschrieben. Bedingt durch die jeweils zugrunde liegenden, auf persönlichen Erfahrungen und Überlegungen basierenden Maßstäbe kann dieselbe Verhaltensweise von einer Person als auffällig und unerwünscht, von einer anderen als angemessen und normal oder sogar als wünschenswert beurteilt werden. Es lässt sich häufig beobachten, dass die eine Pädagogenperson sich durch das Verhalten eines Kindes gestört fühlt, eine andere jedoch überhaupt nicht. Dies kann besonders dann zutage treten, wenn mehrere Pädagogen mit den gleichen Kindern oder Jugendlichen arbeiten.

Bisher wurden lediglich solche Maßstäbe angesprochen, die von außen an die betreffende Person gerichtet sind. Empfinden und Sichtweise der Person selbst, also ihr Erleben, sind aber auch von großer Bedeutung: Wie sieht ein Jugendlicher selbst sein Verhalten, das eine Pädagogenperson als ‚auffällig' beurteilt? Es gilt also ein letztes, sehr wichtiges Bezugssystem zu berücksichtigen:

Subjektive Maßstäbe der Person selbst

Es ist von besonderer Bedeutung, wie sich die Person selbst subjektiv erlebt: Wie sieht sie ihr eigenes Verhalten und Erleben? Bestimmte (als auffällig bewertete) Verhaltensweisen könnten für einen Jugendlichen aus eigener Sicht die einzige Möglichkeit darstellen, mit der Situation fertig zu werden, und erscheinen ihm daher völlig normal, während eine Erzieherin sie als extrem auffällig beurteilt. Es mag aber auch sein, dass ein Kind sich selbst als anders, als abweichend erlebt, ohne dass dies die Umgebung so beurteilt. Diese Selbstsicht der eigenen Person mit ihrem Verhalten und Erleben als vergleichsweise (völlig) ‚anders' kann mit einem erheblichen ‚Leidensdruck' verbunden sein. Für die Person selbst stehen natürlich viel stärker die oben angesprochenen individuellen Bezugsnormen im Vordergrund – sie beurteilt sich selbst aus ihrer eigenen Entwicklung heraus, anhand ihrer typischen Verhaltensweisen und ihres typischen Erlebens. Es ist unverzichtbar, aber nicht immer leicht, diese subjektiven Maßstäbe zu erfassen, um nachvollziehen zu können, wie ein Kind oder Jugendlicher Auffälligkeiten sieht.

1.4.3 Situationen und Normen

Es wurde unter 1.4.1 bereits deutlich, dass Verhaltensnormen oder Kriterien zur Beurteilung eines Verhaltens als (mehr oder weniger) auffällig auch aus oder anhand von Situationen gewonnen werden können. Dieser Gedanke ist interessant und bereichert die Sicht auffälligen Verhaltens, denn er orientiert sich nicht primär an einer betrachteten Person – und damit könnte ein Kind in der einen Situation auffallen, in der anderen weniger oder gar nicht. Einer der Autoren, die von diesem Gedanken ausgehen, ist HAVERS (vgl. 1978). Die Systematik von HAVERS und damit das von ihm beleuchtete schulische Feld sollen hier exemplarisch herangezogen werden, um deutlich zumachen, welche erhebliche Bedeutung Situationen für die ‚Definition' auffälligen Verhaltens haben.

HAVERS (vgl. 1978, 91ff.) unterscheidet, abhängig von ihrer jeweiligen juristischen Legitimation, für das Feld Schule drei Gruppen von Normen:

- „Normen, die ausdrücklich im Schulrecht genannt werden"[1] (ebd., 91): Hier ist zunächst die Verpflichtung zum Schulbesuch überhaupt zu nennen, deren Missachtung mit spezifischen, erheblichen Sanktionen versehen wird. Neben der Teilnahme am Unterricht sind aber auch die verbindliche Teilnahme an bestimmten Schulveranstaltungen, die ordentliche Vorbereitung auf den Unterricht, das Bereithalten von Arbeitsmitteln, die Mitarbeit im Unterrichtsgeschehen, die Pflege und das Sauberhalten von Gegenständen und Räumlichkeiten, das Verbot von Alkohol und sonstigen Rauschmitteln und anderes mehr von besonderer Bedeutung. Auch der Gebrauch von Gegenständen, die den Schulbetrieb stören oder gefährden können, ist hier erwähnenswert: das Mitbringen oder gar der Einsatz von Waffen wie Messer oder Tränengas und Laserpointer. Neben der Schulordnung ist die jeweilige Hausordnung von Bedeutung. HAVERS weist auf die Heterogenität der hier genannten Pflichten und Verbote hin, von denen nur wenige eine direkte Verbindung zu Lern-

---

1 im Original fett

und Erziehungszielen der Schule aufwiesen. „Die meisten dienen dem Ziel, einen ordnungsgemäßen Schulbetrieb aufrechtzuerhalten" (ebd., 92).

Sanktionierungen erfolgen durch allgemeine Ordnungsmaßnahmen wie verschiedenen Stufen von Verweisen, Unterrichtsausschluss, Entlassungsandrohung, Entlassung und Ausschluss von allen Schulen des Landes. Der Ermessensspielraum der Lehrer sei dabei jedoch groß. „In der schulischen Praxis werden die in der Schulordnung ausdrücklich erwähnten Normenverstöße keineswegs strenger bestraft als viele Verstöße gegen den ungeschriebenen Normenkodex der Schule. Zum Beispiel wird Schuleschwänzen oft weniger streng geahndet als grobe Beleidigung von Lehrern oder die Verbreitung obszöner Schriften" (ebd., 92).

- „Normen, die zwar durch allgemeine Bestimmungen des Schulrechts legitimiert sind, aber nicht ausdrücklich dort genannt werden"[2] (ebd., 92): Hierunter fällt der größte Teil schulischer Verhaltenserwartungen, wobei auch vom ‚heimlichen Lehrplan' gesprochen werde. Solcherlei Normen muss man aus Äußerungen, Verhaltensweisen und Interaktionen erschließen. HAVERS unterscheidet im Folgenden, unter Bezug auf Alltagserfahrungen von Lehrern, fünf Gruppen solcher Normen (vgl. ebd., 93ff.):
  - Verstöße gegen die Arbeitsanforderungen der Schule: Hier nennt HAVERS „die Angewohnheit, eine begonnene Arbeit nicht zu Ende zu führen, Unaufmerksamkeit, ‚Träumen', schlampige Durchführung oder Unterlassen der Hausaufgaben, Unordentlichkeit oder Trödeln beim Arbeiten in der Schule und mangelnde Beteiligung am Unterricht" (ebd., 93). Gerade die Nicht-Erledigung der Hausaufgaben ist ein häufiges Praxisproblem – aber auch die Verweigerung im Unterricht, bestimmte Aufgaben zu erfüllen (beispielsweise mit der Begründung, kein Buch dabei zu haben). Hier handelt es sich HAVERS zufolge um die häufigsten Erziehungsschwierigkeiten, die zu vielen Ermahnungen und Strafen führten, allerdings aus Sicht der Lehrer und Schüler weniger bedeutsam seien. Auch die Strafen seien wenig drastisch: Tadel, Strafaufgaben, schlechte Noten oder Mitteilungen an die Eltern. Einige, aber keineswegs alle dieser Verstöße seien in der Tat dysfunktional für das, was entscheidend sei: das schulische Lernen.
  - Verstöße gegen Interaktionsregeln für den Umgang mit Schulkameraden: „Einige von ihnen werden meist als harmlos beurteilt, z.B. Hänseleien oder Beschimpfen von Mitschülern. Andere gelten als schwerwiegend, z.B. Stehlen, gewohnheitsmäßiges Lügen, Verbreitung pornographischer Bilder oder Texte und physische Aggressionen gegen Mitschüler" (ebd., 94). Insbesondere stärkere verbale Drohungen gegenüber Klassenkameraden sind heute häufig zu beobachten – etwa den anderen zu schütteln und mit dem Spruch „Ich bring' dich um!" oder „Du bist tot!" zu konfrontieren, oft unterstützt durch entsprechende Gesten. Häufig in der Praxis ist das Missachten von Gesprächsregeln. – Es gibt HAVERS zufolge keine einheitlichen Maßstäbe für Sanktionen. Einige der hinter diesen Vergehen stehenden Normen seien durch die Bestimmungen des Strafrechts legitimiert, etwa Diebstahl und Körperverletzung; die Legitimität ande-

[2] im Original fett

rer Verstöße wie etwa Lügen oder Aggressionen sei nicht so eindeutig. Sie lasse sich teilweise aus der Aufsichtspflicht und aus der Erziehungs- und Fürsorgeaufgabe der Schule ableiten. Dazu gehöre etwa auch der Schutz der Schwächeren in der Klasse sowie das Einhalten elementarer moralischer Prinzipien.

- Verstöße gegen Interaktionsregeln für den Umgang mit Lehrern: Typische Verstöße dieser Art sind Ungehorsam, Provokationen und Wutanfälle. Es scheint, als würden Lehrer heute häufiger als es früher der Fall war beschimpft oder mit subtilen Drohungen bedacht, so etwa Gebärden. „Verhaltensstörungen dieser Art gelten allgemein bei Lehrern und auch bei Schülern als sehr schwerwiegend" (ebd., 95). Dementsprechend drakonisch seien oft die Strafen: Verweise und Strafarbeiten ohne Vorwarnung, Hilfeersuchen an Kollegen oder Meldungen beim Schulleiter. Legitimiert seien diese Normen in der Regel durch das Schulrecht – in der Form, dass Schüler den Anordnungen der Lehrer Folge zu leisten hätten. „Die *Funktion* dieser Interaktionsregeln besteht in erster Linie in der Herstellung oder im Aufrechterhalten der Machtposition des Lehrers in seiner Klasse ... Eine solche Machtposition erleichtert besonders in Konfliktsituationen die Arbeit des Lehrers" (ebd., 95). Das sei wiederum ein Ansatzpunkt für gesellschaftskritische Autoren: hier werde übergroße Konformität hervorgerufen.
- Verstöße gegen die Normen von Schulklasse und Schule: „In diesen Bereich fallen einige der am häufigsten vorkommenden Erziehungsschwierigkeiten, z.B. Schwätzen und Dazwischenrufen. Insbesondere das Missachten von Gesprächsregeln ist ein verbreitetes Problem ... Schwätzen, Lärmen, Aufspringen, nach vorne laufen, in die Klasse rufen, Lachen, albern sein, sich gegenseitig stören, knipsen beim Melden und den Namen des Lehrers rufen" (ebd., 96). Verbreitet sind unpünktliches Erscheinen im Klassenraum, Kauen von Kaugummis oder Aufbehalten von Mützen trotz Verbot bzw. entsprechender Klassenregeln. Hier ist auch der Gebrauch oder Missbrauch von solchen Gegenständen erwähnenswert, die nicht eindeutig durch Regelwerke wie etwa die Schul- und Hausordnung bestimmt werden: grelle Taschenlampen, Schlüsselanhänger, mit denen geschlagen wird, Sammelkarten und der Handel damit, Murmeln und die Verführung, im Unterricht zu spielen. Ein anderes Beispiel für Verstöße in diesem Bereich ist lautes, störendes Singen während des Unterrichts. Auch das Einhalten der Regel, dass nicht das Klingelzeichen, sondern erst das Signal der Lehrerin den Unterricht beendet (und daher nicht vorher eingepackt oder aufgesprungen wird), ist hier zu nennen. Dabei gibt es allerdings HAVERS zufolge große Unterschiede in den Reaktionen der Lehrer. Juristisch seien diese Normen im Schulrecht nur sehr allgemein begründet. Ihre Funktion liege insbesondere in der Vermeidung von Störungen des Unterrichts.
- Verstöße gegen Residualregeln: Dieser Gruppe uneindeutiger Verstöße, einer Art ‚Restkategorie', ordnet HAVERS (ebd.) beispielsweise folgende Auffälligkeiten zu: Äußerungen von Angst bei geringfügigen Anlässen, häufiges Weinen, Daumenlutschen, Nägelkauen, ungewöhnliche Zuckungen oder Grimassen und Verdrehen der Augen. Beispiele aus der heutigen Praxis sind Aufstehen und Herumlaufen, auffälliges Tänzeln und Hoppeln, Herumkramen, Lärmen,

Toben und Singen beim ‚Einzug' in die Klasse. Die Existenz der zugrunde liegenden Normen kann weder aus bestimmten Vorschriften noch aus der Bestrafung solcher Verhaltensweisen, sondern allenfalls aus Ermahnungen geschlossen werden. Residualregeln seien in der Regel nicht aus dem Schulrecht ableitbar, sondern eher aus der Unterstützung einer regelgerechten Entwicklung von Kindern. Damit liege eine Funktion in der Erfüllung schulischer Erziehungsziele, eine andere in der Aufrechterhaltung der schulischen Ordnung: Derlei Verhaltensweisen könnten Mitschüler ablenken und beeinträchtigen oder die leistungsbezogene Funktionsfähigkeit der betroffenen Schüler selbst herabsetzen. Entscheidend ist aber auch die störungs- und situationsangemessene Reaktion der Lehrer.

- „Normen, die nicht durch das Schulrecht legitimiert sind"[3] (ebd., 98) – diesbezüglich beschreibt HAVERS (vgl. ebd, 98f.) zwei große Gruppen:
  - „Eingriffe von Lehrern in Rechte der Schüler innerhalb der Schule"[4] (ebd., 98): Als wesentlichen Aspekt nennt HAVERS die Einschränkung des Rechts auf freie Meinungsäußerung. Darunter subsumiert er subtile Sanktionierungen des lehrerkritischen Verhaltens von Schülern, durch die Lehrer ihre Autorität und ihr Selbstbewusstsein bedroht sähen. Weitere Eingriffe von Lehrern in Schülerrechte können etwa Kleidung, Haartracht oder den Gebrauch von Kosmetika betreffen. Hier handelt es sich oft um rechtliche Grenzfälle. HAVERS sieht Sanktionierungen aus dem Geist der 1970er Jahre heraus grundsätzlich kritisch – aus heutiger Sicht sind durchaus Normverletzungen denkbar, bei denen Lehrer verständlicherweise in einem Zwiespalt kommen: erheblich sexualisierte Kleidung, mangelnde Hygiene in gesundheitsgefährdendem Maße und anderes.
  - „Vorschriften über das Verhalten von Schülern außerhalb der Schule"[5] (ebd., 99): Politische Betätigung sowie sexuelles Verhalten außerhalb der Schule führe immer wieder zu Versuchen der Beeinflussung oder auch der subtilen Sanktionierung durch Lehrer oder die Schulleitung. Auch dies sieht HAVERS mit Skepsis – aber Verhaltensweisen wie erhebliche sexuelle Promiskuität, Rassismus oder Gewalt auf dem Schulweg stellen erhebliche Probleme dar, die auch die Schule nicht ignorieren kann, will sie ihrem gesellschaftlichen Erziehungsauftrag gerecht werden.

Das Handlungsfeld Schule sollte hier als ein (wichtiges) Beispiel dienen – auch für andere (pädagogische) Lebensbereiche bietet diese Betrachtung von Normen in Abhängigkeit von situativen Anforderungen eine interessante Perspektive. Insofern könnte man auch für Heime, Freizeiteinrichtungen und weitere Kontexte ähnliche Unterscheidungen treffen. Es stellt natürlich wiederum eine personale Kompetenz von Kindern und Jugendlichen dar, die Anforderungen einer Situation an ein angemessenes Verhalten zu erkennen. Allerdings bedarf es dann, um nicht einen bloßen situativen Opportunismus zu fördern, auch der eigenständigen Kritikfähigkeit, um zu beurteilen, *wann* den Anforderungen der Situation nachzukommen ist und wann eben *nicht*. Letzteres kann nicht nur

---

3 im Original fett

4 im Original kursiv

5 im Original kursiv

Trotz, soziale Ignoranz oder Egozentrismus ausdrücken – sondern unter Umständen auch Zivilcourage.

1.4.4 Zum Umgang mit Relativitäten und Bezugssystemen

Es ist durchaus berechtigt zu fragen, wie denn Pädagogen überhaupt zu den Bezugssystemen und Normen kommen, an denen sie dann das Verhalten und Erleben von Kindern und Jugendlichen ‚messen'. Die These, dass Erzieher und Lehrer aufgrund einer ‚*Selektion*' in diese Berufe kommen, indem sich hier insbesondere Personen aus der sogenannten ‚Mittelschicht' mit den entsprechenden Einstellungen und Normvorstellungen finden, steht mittlerweile zugunsten einer ‚*Sozialisationsthese*' von Pädagogen als entscheidenderem Faktor zurück (vgl. KOCH 1972). Für die Sozialisation als Pädagoge sind dabei insbesondere folgende Phasen prägend:

- die eigene Schulzeit späterer Pädagogen als häufig übersehene, aber mächtige Sozialisationsphase, in deren Verlauf Standards im Hinblick auf den Umgang mit Arbeitsanforderungen, Regeln für den Umgang mit Lehrern und Mitschülern und weitere Normen der Schulklasse gelernt werden;
- die Einflüsse des (pädagogischen) Studiums, der Dozenten und Diskussionen mit Mitstudenten;
- die Erfahrungen der, wie viele Untersuchungen (vgl. ebd.) zeigen, sehr prägenden ersten Praxiszeit, bei späteren Lehrern der ‚Vorbereitungsdienst', also das Referendariat;
- die Einflüsse der langjährigen folgenden Praxis: Hier sind Interaktionen mit und Rückmeldungen von verschiedenen Rollenpartnern, jedoch auch aus dem privaten Raum zu bedenken: der Kinder („*Sie* sind aber ein strenger Erzieher!"), der Kollegen („Bei Dir war es aber wieder sehr laut in der Klasse ..."), der Dienstvorgesetzten, der Eltern („Sie sollten etwas mehr durchgreifen in der Gruppe!"), aber auch der Lebenspartner und anderer Personen. Hinzu kommen Reflexionen hinsichtlich der eigenen Rolle, der Erwartungen an sich selbst, der Verhaltensstandards von Zu-Erziehenden und manches mehr.

Angesichts all der angesprochenen Relativitäten und unterschiedlichen Bezugssysteme, die für die Beurteilung der Verhaltensweisen von zu Erziehenden herangezogen werden können, gilt es, mit der Feststellung von Verhaltensauffälligkeiten außerordentlich vorsichtig umzugehen. Die folgenden kritischen Fragen sollten bedacht werden:

Welches Bezugssystem lege ich bei der Beurteilung an? Ist dies auch sinnvoll für die Frage des pädagogischen Handelns – wie steht es mit der Gewichtung von Psycho- versus Soziohygiene?

- Welche der möglichen Normen liegt meiner Beurteilung zugrunde? Ist diese Norm sinnvoll gewählt?
- Welche Rechtfertigung habe ich für die Normen, die ich anlege? Inwiefern sind diese von ganz subjektiven (‚statistischen') Erfahrungen geprägt?
- In welchem situativen Kontext erscheint die Auffälligkeit? Welche Bedeutung hat dieser für die Definition einer Normabweichung?
- Aus welchem überdauernden sowie welchem situativen Kontext heraus beurteile ich selbst das Verhalten und Erleben des Kindes oder Jugendlichen? Welche Bedeutung hat dies für die Definition einer Normabweichung?

In unserer pluralistischen, ‚wertoffenen', auch ‚multikulturellen' Gesellschaft kann man kritisch fragen, was geschieht, wenn eine große Toleranz für ein weites Spektrum von Verhaltensweisen (als ‚normal') besteht. Das Spektrum des als ‚normal' Betrachteten ist nicht mehr so eng wie in früheren Zeiten. – Könnte es zu Folgendem kommen: „Das ‚nicht-gestörte' Kind wird zur Ausnahme, riskiert aber damit ebenfalls soziale Probleme" (SPECK 1996, 22)? SPECK sieht die Gefahr, dass gerade ‚nicht-gestörte' Kinder auffallen, und er wendet sich gegen eine allzu große Offenheit im Sinne eines ‚anything goes'. Seines Erachtens hat das Anlegen von bestimmten, allerdings gut durchdachten Normen an Verhalten eine große Bedeutung. Dies stellt er einem scheinbar toleranten, aber letztlich kriterienlosen ‚alles ist ok' gegenüber.

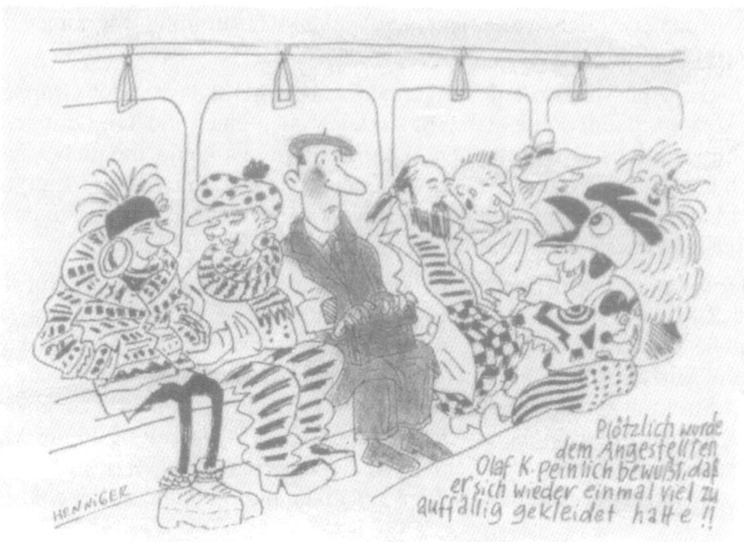

Abb. 01: Die Relativität des Normalen (Cartoon von Barbara Henniger)

Sicher ist es wichtig, nicht nur Normen und Bezugssysteme kritisch zu durchdenken, sondern sich für Bezüge zu entscheiden. Mit einer so großen Offenheit, dass sie zur Beliebigkeit wird, ist keine Erziehung zu leisten, denn Erziehung bedarf der normativen Orientierungen – für die Pädagogen wie für die Zu-Erziehenden.

1.5 Einteilung und Klassifikation von Verhaltensauffälligkeiten

Die Arten von Verhaltensauffälligkeiten, die man beschreiben könnte, bieten ein außerordentlich vielfältiges Spektrum. Beachtung im Alltag finden vor allem aggressive Erscheinungsweisen, da diese in besonderem Maße die Aufmerksamkeit von Pädagogen auf sich lenken und Betroffenheit auslösen, und ähnlich stark auch die Phänomene Hyperaktivität und Aufmerksamkeitsstörungen. Es sind jedoch ebenso ganz andere Formen von Auffälligkeiten von Bedeutung, wie bereits einleitend an Beispielen deutlich werden sollte: etwa starke, überdauernde Ängstlichkeit, autistische Verhaltensweisen, Essstörungen, Drogenmissbrauch oder auch Autoaggressivität sowie eine Fülle weiterer Besonderheiten des Verhaltens und Erlebens.

Angesichts des gewaltigen Spektrums von Erscheinungsweisen wäre es sinnvoll, diese in irgend einer Art und Weise in Subgruppen zu ordnen. Im engeren Sinne stellen solche Versuche eine *Klassifikation* dar. Allerdings muss eine Klassifikation im strengen wissenschaftlichen Verständnis insbesondere zwei Bedingungen gerecht werden:

- Es muss eindeutige Kriterien geben, wann eine Zuordnung in eine bestimmte Klasse oder Gruppe erfolgt.
- Zwischen den gebildeten Klassen muss anhand bestimmter Merkmale eine klare Abgrenzung möglich sein.

Eine Auffälligkeit müsste also eindeutig einer bestimmten Klasse oder Gruppe zugeordnet werden können; damit sollte sie nicht zugleich auch einer anderen Gruppe zugehörig sein. Es ist in sozialwissenschaftlichen Feldern allerdings kaum möglich, diesen Kriterien wirklich gerecht zu werden – die bestehenden Ansätze haben eher idealtypisch Charakter und erlauben kaum einmal die eindeutige Zuordnung einer bestimmten Auffälligkeit oder auch eines bestimmten Individuums in eine bestimmte Klasse.

Daher ist der offenere Begriff der *Einteilung* hier im Grunde passender. Auf dieses Problem weist REISER (1999, 145) auch für psychiatrische Klassifikationssysteme hin: „Psychiatrische Klassifizierungen ... mögen für wissenschaftliche Verlaufsstudien von beschränktem Nutzen sein, täuschen jedoch ... eine Genauigkeit vor, die aufgrund der sprachlichen Struktur der Problemformulierungen mit ihren subjektiv unterschiedlichen Bedeutungsgehalten grundsätzlich nicht erreichbar ist." Wenn aufgrund der Verbreitung in der Literatur im Folgenden trotzdem bisweilen der Begriff der Klassifikation verwendet wird, ist er angesichts dieser kritischen Gedanken mit Vorsicht zu sehen.

1.5.1 Grundfragen der Einteilung

Man kann, wenn man es genauer betrachtet, durchaus unterschiedliche Absichten der Einteilung oder Klassifikation unterscheiden – und entsprechend divergierende Konzepte wurden erarbeitet. SEITZ (vgl. 1982, 20ff.) unterscheidet in Anlehnung an andere Autoren drei Formen der Einteilung: ‚deskriptive' (beschreibende), ‚explanatorische' (erklärende) sowie ‚interventionsbezogene' Klassifikation. Als vierte Form wäre eine ‚funktionsbezogene' Einteilung denkbar. Diese vier Möglichkeiten sollen hier zunächst vorgestellt werden:

Deskriptive Einteilung

Die (scheinbar) einfachste Möglichkeit besteht darin, Verhaltensauffälligkeiten nach dem Erscheinen, vor allem nach bestimmten Symptomen zu strukturieren. Im Vordergrund stehen also die Gemeinsamkeiten des äußeren Bildes von Störungen bzw. Auffälligkeiten, welches zutage tritt. Mit HAVERS (vgl. 1978, 31) kann man Arten deskriptiver Klassifikation noch einmal unterscheiden in eine ‚phänomenologische' und eine ‚empirische' Klassifikation. Unter ‚phänomenologischer' Klassifikation wird dabei eine Klassifikation ‚nach Augenschein' verstanden: Nach Augenschein wird versucht, Gruppen von Auffälligkeiten zu bilden. ‚Empirische' Klassifikationen erfolgen dagegen auf Basis von konkret gewonnenen Daten. Diese letztgenannte Klassifikation sollte besonderen Ansprüchen der Exaktheit und des Theoriebezuges genügen. Weil eine vernünftige Klassifikation ‚nach Augenschein' eigentlich nie ohne grundsätzliche theoretische Überlegungen erfolgen wird, kann man auch von einer ‚theoretisch-phänomenologischen' und einer ‚empirisch-phänomenologischen' Klassifikation sprechen:

- *Theoretisch-phänomenologische Klassifikationen* orientieren sich rein an den Erscheinungsweisen, wobei ausgehend von theoretischen Überlegungen, anhand bestimmter Gesichtspunkte, Klassen für Verhaltensstörungen entworfen werden. Auf dieser Basis könnte man auch Klassen annehmen, die zwar denkbar sind, sich dann jedoch ‚empirisch' überhaupt nicht finden lassen.
- Bei einer *empirisch-phänomenologischen Klassifikation* versucht man anhand von Befragungen, Beobachtungen oder anderer Datenerhebungen zu ermitteln, welche Auffälligkeiten bei bestimmten Kindern und Jugendlichen häufig zusammen auftreten.

Im Hinblick auf das Vorgehen zur Ordnung solcher empirischer Befunde kann man, SEITZ (vgl. 1982, 23f.) folgend, zwei grundlegend unterschiedliche Strategien verfolgen:

Zum einen ist es möglich, *Verhaltensweisen* zu Merkmals-Gruppen zusammenzufassen: insbesondere solche, die immer wieder gemeinsam auftreten. Vielleicht könnte man beispielsweise die Verhaltensweisen ‚aggressive Bemerkungen', ‚Neigung zu körperlichen Auseinandersetzungen' und ‚Trotzverhalten' zusammenfassen und dieser Kombination von Merkmalen die Gesamtbezeichnung ‚Aggressivität' geben. Die Psychologie bezeichnet dies als einen ‚Faktor'. Es wäre im Anschluss auch möglich, solche gebildeten Faktoren heranzuziehen, um damit bestimmte Kinder oder Jugendliche zu beschreiben – anhand des gewählten Beispieles also etwa als schwach, mittelmäßig oder stark ‚aggressiv'.

Zum anderen könnte man aber auch *Personen* entsprechend ähnlicher (auffälliger) Verhaltensweisen zusammenfassen. Beispielsweise könnte man feststellen, dass sich in einer Hortgruppe unter anderem drei Kinder befinden, von denen sich eines sehr scheu gegenüber Erwachsenen verhält, ein zweites oft sehr besorgt nachfragt, was denn heute noch alles gemacht wird, und ein drittes sich regelmäßig vor seinen Kameraden versteckt. Vielleicht könnte man diese drei Kinder gemeinsam als die ‚ängstlichen' Kinder der Gruppe bezeichnen. In einem solchen Falle spricht die Psychologie von einer ‚Typen'-Gruppierung - es werden nicht Eigenschaften oder Merkmale, sondern Personen gruppiert.

Wenn unter 1.2 Wert darauf gelegt wurde, von Menschen mit Verhaltensauffälligkeiten zu sprechen und nicht von verhaltensauffälligen Menschen, ist das ‚typenorientierte' Vorgehen bei der Einteilung mit großer Vorsicht zu betrachten: Allzu schnell werden Kinder und Jugendliche hier mit der Kategorie ‚identifiziert', der sie zugeordnet wurden, also einer bestimmten Auffälligkeit. Dieses Problem sieht auch HAVERS:

> „So nützlich die phänomenologische Klassifikation für die Einteilung von Verhaltensstörungen ist, für die Kategorisierung verhaltensgestörter Schüler ist sie ungeeignet. Erziehungsschwierigkeiten, die etwa unter der Bezeichnung ‚Störungen des Sozialverhaltens' zusammengefaßt werden, sind viel zu heterogen, um eine Person charakterisieren zu können. Ein Schüler, der in einem Bereich des Sozialverhaltens auffällig ist, kann in anderen Bereichen ganz unauffällig und normal sein" (HAVERS 1978, 35).

Ohnedies ist der Nutzen deskriptiver Einteilungen beschränkt: Sie dienen im Grunde einer ‚Ordnung der Blicke' bzw. einer Ordnung der Vielfalt auffälliger Erscheinungsweisen. Damit ist aber noch nicht viel über das gesagt, was Pädagogen wirklich interessiert: die Frage der Erklärung und insbesondere des pädagogischen Handelns. Diesbezüglich führen die nachfolgend erläuterten Ideen der Einteilung weiter.

Explanatorische Einteilung

Im Sinne einer explanatorischen Klassifikation werden Gruppen anhand gemeinsamer Ursachen auffälligen Verhaltens gebildet. Die Auffälligkeiten werden also entsprechend ihrer Erklärung in Klassen geordnet. HAVERS (vgl. 1978, 32ff.) spricht in diesem Zusammenhang von einer ‚ätiologischen' Klassifikation, also einer Klassifikation entsprechend den Ursachen und der Entwicklung einer Störung. Eine solche Gruppenbildung kann in aller Regel nur auf Basis einer bestimmten Theorie zur Erklärung von Verhaltensstörungen erfolgen. Zieht man das allgemeine Erklärungsmodell zu Rate, welches in Kapitel 2 vorgestellt werden wird, so könnte man Verhaltensauffälligkeiten beispielsweise in zwei Gruppen einteilen: solche Auffälligkeiten, die organisch-genetisch zu erklären sind, und solche, die man auf bestimmte Bedingungen der Erziehung und Sozialisation zurückführen kann. Auf Basis einer bestimmten psychologischen Theorie, der Psychoanalyse (vgl. 2.2.1), könnte man Auffälligkeiten danach klassifizieren, ob sie auf Basis einer zu geringen Selbststeuerung zustande kommen – oder ganz im Gegenteil durch eine zu hohe Steuerung.

Bisher sind die Versuche, Verhaltensauffälligkeiten explanatorisch zu klassifizieren, eher als gescheitert zu bezeichnen. Das Hauptproblem liegt darin, dass die meisten Verhaltensauffälligkeiten mehrere und nicht eine Ursache haben (vgl. HAVERS 1978, 43).

Ein anderes Problem besteht in der Notwendigkeit, sich für die Erklärung in aller Regel auf eine bestimmte Theorie zu beziehen. Damit werden bestimmte Annahmen über die Ursachen einer Auffälligkeit getroffen, die aus Sicht anderer Theorien unter Umständen als nicht zutreffend beurteilt werden.

Allerdings wären explanatorische Klassifikationen im Vergleich zu deskriptiven durchaus hilfreich, da zusätzlich zu einer reinen Beschreibung etwas über Ursachen gesagt wird, was für das Verstehen und auch die Behandlung einer Störung hilfreich ist. Eine reine Beschreibung hilft hier nicht viel weiter.

Funktionsbezogene Einteilung

Ergänzend zu einer explanatorischen Einteilung kann man eine ähnliche, aber nicht identische Form nennen: die Einteilung von Verhaltensauffälligkeiten nach ihrer jeweiligen (dominanten) Funktion. So könnten etwa verschiedene Auffälligkeiten wie Schreien, Herumlaufen oder Zappeln der Funktion dienen, Aufmerksamkeit zu erregen, andere vielleicht der Funktion, vorhandene Spannungen abzubauen, sich mit anderen auseinander zu setzen und zu messen usw. Andererseits wäre es möglich, dass ein gleiches Verhalten zwei unterschiedlichen Funktionen dienen kann: etwa das unerlaubte Entfliehen aus dem Klassenraum, das zum einen zur Vermeidung von Leistungsanforderungen führt, zum anderen zum Erlangen der Aufmerksamkeit des Lehrerteams. Das Einteilungssystem würde sich hier also aus unterschiedlichen Funktionen konstituieren, die jeweils eine Gruppe bilden: etwa Auffälligkeiten mit der Funktion des Aufmerksamkeitserregens, des Machterlebens, der Durchsetzung, des Spannungsabbaus usw.

Interventionsbezogene Einteilung

Im Grunde wäre eigentlich eine Klassifikation besonders hilfreich, bei der Auffälligkeiten entsprechend der jeweils sinnvollen Förderansätze gruppiert werden, also entsprechend der angezeigten und Erfolg versprechenden Verfahren der Intervention. Dies ist mit einer ‚interventionsbezogenen Klassifikation' gemeint. Der Nutzen wäre, dass anhand des Klassifikationssystems für eine bestimmte Auffälligkeit gleich Handlungsmöglichkeiten erkennbar wären. Dies hätte großen Nutzen für die praktische pädagogische Arbeit.

Während es für die Idee einer explanatorischen Einteilung zumindest Ansätze gibt, ist ein solches System interventionsbezogener Einteilung oder Klassifikation bisher eher ein ‚Denkspiel' (vgl. SEITZ 1982, 22) – es müsste einem recht hohen Anspruch gerecht werden, und insofern existiert ein solches System im engeren Sinne bisher nicht.

1.5.2 Beispielhafte Klassifikationssysteme

Nach der Erörterung grundlegender Möglichkeiten und Ausrichtungen von Einteilungssystemen sollen im Folgenden vier konkrete, besonders namhafte Ansätze vorgestellt werden: das häufig zitierte, spezifischer auf Verhaltensauffälligkeiten hin zentrierte Konzept von QUAY & PETERSON, die psychiatrischen Klassifikationssysteme ICD-10 sowie DSM IV (wobei das erstgenannte ausführlichere und das zweite ergänzende Erwähnung findet) sowie die neuere Klassifikation der Funktionsfähigkeit der Weltgesundheitsorganisation WHO. Abgeschlossen wird diese Übersicht durch die Darstellung eines weniger bekannten fünften Konzeptes von SEITZ, weil in ihm in besonderer Weise verschiedene Momente der Einteilung, die unter 1.5.1 unterschieden wurden, Berücksichtigung finden.

1.5.2.1 QUAY und PETERSON

Das wohl bekannteste Modell der allgemeinen Klassifikation von Verhaltensstörungen ist empirisch-deskriptiv ausgerichtet. Es stammt von der Arbeitsgruppe um QUAY und PETERSON und wurde auf Basis verschiedener empirischer Untersuchungen gewonnen (vgl. PETERSON, QUAY & TIFFANY 1961; QUAY, MORSE & CUTLER 1976; QUAY & WERRY 1972). Das Modell unterscheidet vier Gruppen, wobei insbesondere die ersten beiden empirisch gut abgesichert sind. Im Folgenden werden wesentliche Kennzeichnungen dieser Gruppen zusammengestellt, wie sie HAVERS (vgl. 1978), SEITZ (vgl. 1982), GOETZE (vgl. 1996) und MYSCHKER (vgl. 2005) nennen:

- *Unsozialisiert-psychopathisch*: Hier stehen ‚Verhaltensprobleme' im Vordergrund, man kann auch von einem Problem der ‚Untersteuerung' sprechen. Darunter fallen folgende Verhaltensmerkmale: „Ungezügelte Aggression, Trotz und Widerstand; Erwartung, von anderen verfolgt und schlecht behandelt zu werden; interpersonelle Abwendung und Abneigung; Mangel an Rücksicht für andere; Impulsivität; Suche nach Spannung und Erregung" (SEITZ 1982, 25). Es handelt sich um sogenannte „externalisierende" Auffälligkeiten. HAVERS (1978, 37) sieht das Wesentliche hier in einer „aktiven unsozialen Aggressivität, die unvermeidlich zum Konflikt mit Eltern, Kameraden und sozialen Institutionen führt".
- *Internalisierend, ängstlich gehemmt*: Dies wird auch als ‚neurotische Störung' oder ‚neurotische Unausgeglichenheit' beschrieben; im Vordergrund stehen eine erhöhte Ängstlichkeit und eine Tendenz zu sozialem Rückzug. In Abgrenzung zur ersten Gruppe kann man von ‚Persönlichkeitsproblemen' und von ‚Übersteuerung' sprechen. Es finden sich folgende Kennzeichen: „Angst, soziales Zurückweichen; subjektiver Leidensdruck; Schuldgefühle; Flucht- und Vermeidungsreaktionen; Tendenz zum Grübeln; Überbesorgtheit; innere Spannung" (SEITZ 1982, 25). HAVERS (1978, 38) nennt dazu folgende Beispiele: „sich von anderen Kindern zurückziehen, schüchternes Auftreten gegenüber Erwachsenen, überempfindliche Reaktionen, Äußerungen von Minderwertigkeitsgefühlen und Angst, häufiges Weinen und chronische Traurigkeit".
- *Fehlende Reife, unreifes Verhalten bzw. Unreife*: Typische Merkmale sind hier die Folgenden: „Passivität; Abhängigkeit; Tendenz zum Tagträumen; Rückzugsverhalten; Unfähigkeit, mit der Welt fertig zu werden; Unaufmerksamkeit; Zerstreutheit" (SEITZ 1982, 26). Für schulische Situationen finden sich folgende weiteren Beispiele (vgl. HAVERS 1978, 39): Träumen, Trägheit, Gegenstände in den Mund nehmen und Spielen während des Unterrichts.

- *Subgruppen-sozialisiert bzw. sozialisiert delinquent*: Hier steht die Orientierung an subkulturellen Verhaltensnormen (des Umfeldes, der Familie, der Peer-Group) im Vordergrund; insofern kann im Unterschied zu ‚Untersteuerung' (Gruppe 1) und ‚Übersteuerung' (Gruppe 2) auch von ‚Fehlsteuerung' gesprochen werden (vgl. BACH 1989, 31). SEITZ (1982, 26) nennt folgende Aspekte: „Schlechter Umgang; Bandenaktivitäten; nächtliches Wegbleiben von zuhause. Es erfolgt ein Anschluß an solche Gruppen, die von den Wertvorstellungen der erzieherischen Autoritäten (Elternhaus, Schule) abweichen". Beschrieben werden häufig auch gemeinsame Diebstähle sowie Schuleschwänzen (vgl. HAVERS 1978, 40).

MYSCHKER (vgl. 2005, 52) spricht in seiner Darstellung des Konzepts von ‚Kindern und Jugendlichen mit (... externalisierendem, internalisierendem, sozial-unreifem, sozialisiert-delinquentem ...) Verhalten'. Mit diesem Klassifikationsmodell können jedoch sowohl *auffällige Verhaltensweisen* in Gruppen geordnet als auch *Kinder und Jugendliche* klassifiziert werden. Das Konzept von QUAY & PETERSON hat eindeutig eine stark deskriptive Ausrichtung; aber es beinhaltet durchaus auch erklärende Komponenten: Delinquentes Verhalten wird in Gruppe 4 durch die Sozialisation in Subkulturen erklärt – und bestimmte Verhaltensweisen in Gruppe 3 wie Unaufmerksamkeit und Träumen werden auf soziale Unreife zurückgeführt. Gerade das Letztgenannte ist noch keine Erklärung „in die Tiefe" – aber eben eine Erklärung.

1.5.2.2 Die ICD-10

Unter 1.1 wurden einige wesentliche Nachbardisziplinen der Pädagogik bei Verhaltensstörungen angesprochen. Gerade im Hinblick auf Klassifikation tritt hier die Medizin – spezifischer die Kinder- und Jugendpsychiatrie in Zusammenarbeit mit der Psychologie – in den Vordergrund, die zwei namhafte Klassifikationssysteme entwickelt hat: die ICD-10 und das DSM-IV. Diese beiden bedeutenden medizinisch-psychiatrischen Diagnosesysteme wurden im Wesentlichen unabhängig voneinander konzipiert, jedoch in den aktuellen Versionen teilweise aufeinander abgestimmt. Die Systeme wurden immer wieder sorgfältig überarbeitet, sie sind theorieübergreifend und beschreibend ausgerichtet. Sie sollen dazu dienen, *psychiatrische Störungen* zu klassifizieren.

Bei der „International Classification of Diseases" in der 10. Version (ICD-10) handelt es sich um ein von der Weltgesundheitsorganisation (WHO) entwickeltes und herausgegebenes medizinisches Diagnosesystem. In diesem wird der Versuch gemacht, unter dem Konzept der Störungen umfänglich alle Formen von Erkrankungen zu systematisieren (vgl. DILLING, MOMBOUR & SCHMIDT 1993; ZAUDIG, WITTCHEN & SASS 2000).

Von besonderem Interesse ist hier das psychiatrische Kapitel V (F). Dieses wird weiter unten vorgestellt. Zum Verständnis ist es allerdings zunächst wichtig herauszustellen, dass die ICD-10 wie auch das DSM-IV ‚multiaxial' aufgebaut sind: Eine konkrete, vorliegende Störung soll nicht nur im Hinblick auf ihr Erscheinungsbild eingeordnet werden, sondern zusätzlich auch in verschiedener anderer Hinsicht. Die ICD-10 bietet für eine multiaxiale Diagnose die folgenden sechs Achsen:

- ‚Verschlüsselung' des klinisch-psychiatrischen Syndroms (Achse 1);
- Erfassung von umschriebenen Entwicklungsstörungen (Achse 2);
- Erfassung des Intelligenzniveaus (Achse 3);
- körperliche Symptomatik (Achse 4);
- aktuelle abnorme psychosoziale Umstände (Achse 5);
- Globalbeurteilung der psychosozialen Anpassung (Achse 6).

Es soll also jeweils eine komplexe Diagnose einer Problematik auf diesen sechs Achsen vorgenommen werden. Damit finden hier neben der Auffälligkeit auf Seiten eines Kindes oder Jugendlichen beispielsweise auch soziale Problemstellungen (etwa eine Scheidung, ein Umzug, ein Schulwechsel, ein Kontaktverlust zum leiblichen Vater) Berücksichtigung.

Kapitel V(F) beinhaltet die Kategorien für psychische Störungen, mit deren Hilfe das klinisch-psychiatrische Syndrom (Achse 1) eingeordnet werden soll – zudem enthält es auch Informationen zu zwei weiteren Achsen. V(F) untergliedert sich in zehn Gruppen:

- F0: Organische, einschließlich symptomatischer psychischer Störungen: Hierunter fallen Demenzen, Amnesien und Delirien sowie verschiedene organisch bedingte Störungen wie Halluzinationen, Depressionen, Wahn, Angststörungen usw. sowie allgemein Persönlichkeits- und Verhaltensstörungen durch Hirnfunktionsstörungen.
- F1: Psychische und Verhaltensstörungen durch psychotrope Substanzen: Hier werden Störungen diagnostiziert durch verschiedenste Substanzen wie Alkohol, Opioide, Cannabinoide, Sedativa, Hypnotika, Kokain, Halluzinogene, Tabak, flüchtige Lösungsmittel und multiplen Substanzgebrauch.
- F2: Schizophrenie, schizotype und wahnhafte Störungen: Darunter fällt der gesamte Formenkreis der Schizophrenien und ähnlicher psychotischer Störungen akuter vorübergehender wie andauernder Art.
- F3: affektive Störungen: manische, bipolare, depressive Episoden und Störungen.
- F4: neurotische, Belastungs- und somatoforme Störungen: phobische Störungen, weitere Angststörungen, Zwangsstörungen, Reaktionen auf schwere Belastungen und Anpassungsstörungen, dissoziative Störungen (Konversionsstörungen) mit Auffälligkeiten wie Stupor, Krampanfällen, Empfindungsstörungen usw.; hierunter fallen auch multiple Persönlichkeitsstörungen.
- F5: Verhaltensauffälligkeiten mit körperlichen Störungen und Faktoren: Darunter werden Essstörungen, nichtorganische Schlafstörungen, nichtorganische sexuelle Funktionsstörungen, psychische und Verhaltensstörungen im Wochenbett sowie auch der Missbrauch von nicht abhängigkeitserzeugenden Substanzen (Vitamine, Naturheilmittel, Antidepressiva, Hormone usw.) gefasst.
- F6: Persönlichkeits- und Verhaltensstörungen: Hierunter fällt das gesamte Spektrum der Persönlichkeitsstörungen von der paranoiden über die dissoziale bis zu anankastischen und abhängigen Persönlichkeitsstörungen; hinzu kommen etwa abnorme Gewohnheiten und Störungen der Impulskontrolle (pathologisches Glücksspiel, Pyromanie, Kleptomanie), Störungen der Geschlechtsidentität (Transsexualismus, Transvestitismus), Störungen der Sexualpräferenz (Fetischismus, Exhibitionismus,

Voyeurismus, Pädophilie, Sadomasochismus usw.) sowie Störungen in Verbindung mit sexueller Entwicklung und Orientierung (Reifungskrisen).

- F7: Intelligenzminderung: Hier werden verschiedenste Grade unterschieden.
- F8: Entwicklungsstörungen – darunter fallen auch verschiedene Sprachstörungen, Lese- und Rechtschreibstörung, Rechenstörung, kombinierte Störung schulischer Fertigkeiten; hinzu kommen Entwicklungsstörungen motorischer Funktionen und etwa auch tiefgreifende Entwicklungsstörungen, insbesondere Autismus.
- F9: Verhaltens- und emotionale Störungen mit Beginn in der Kindheit und Jugend – dieses Kapitel wird unten ausführlich dargestellt.

Die Untergruppen F7 und F8 dienen zugleich einer Einordnung im Hinblick auf die Achsen 2 (F8) sowie 3 (F7).

Wie die Illustrierungen und Beispiele oben zeigen, fächert sich jede Gruppe nochmals in verschiedene Subgruppen auf. Dies soll exemplarisch gezeigt werden anhand der klinisch-psychiatrischen Syndrome der Gruppe F9, die hier von besonderem Interesse ist:

- Hyperkinetische Störungen: verschiedene Aktivitäts- und Aufmerksamkeitsstörungen;
- Störungen des Sozialverhaltens: dissoziales, aggressives oder aufsässiges Verhalten;
- kombinierte Störungen des Sozialverhaltens und der Emotionen: Verbindung von andauerndem aggressivem, dissozialem oder aufsässigem Verhalten mit offensichtlichen und deutlichen Symptomen von Depression, Angst oder sonstigen emotionalen Störungen;
- emotionale Störungen des Kindesalters: starke Trennungsängste, phobische Störungen (im Sinne von Furcht vor konkreten Objekten oder in umschriebenen Situationen), Störungen mit sozialer Ängstlichkeit im Sinne einer durchgängigen Furcht vor Fremden sowie abnorme Formen der Geschwisterrivalität mit starken negativen Gefühlen (enorme Eifersucht; unter Umständen erhebliche Feinseligkeit und böswillige Handlungen);
- Störungen sozialer Funktionen mit Beginn in der Kindheit und Jugend: elektiver Mutismus (Nichtsprechen des Kindes bei intakter Sprachfähigkeit) sowie verschiedene Bindungsstörungen (anhaltende Auffälligkeiten im Muster der sozialen Beziehungen des Kindes zu engen Kontaktpersonen sowie anderen Menschen wie Anklammerung, Abweisung, Übervorsichtigkeit oder unklares Kontaktverhalten);
- Ticstörungen: unwillkürliche, rasche, wiederholte und nichtrhythmische motorische Bewegungen oder auch Lautproduktionen (plötzlich einsetzend und ohne offensichtlichen Zweck);
- sonstige Verhaltens- oder emotionale Störungen mit Beginn in der Kindheit und Jugend: darunter fallen unter anderem Enuresis bzw. Einnässen sowie Enkopresis bzw. Einkoten, Pica im Sinne des Essens nicht-essbarer Gegenstände, aber auch spezifische Sprachstörungen wie Stottern, Stammeln oder Poltern;
- nicht näher bezeichnete psychische Störung: eine „Restkategorie“ für Störungen, die den anderen Kategorien nicht zugeordnet werden können.

Die ICD-10 ist im Kern ihres Charakters deskriptiv ausgerichtet. Dies erfolgte durchaus bewusst, da man bei dem Versuch einer stärker explanatorischen Klassifikation fast unweigerlich in erklärende Theorien hineingerät und damit in einen Theorienstreit – etwa zwischen einer psychoanalytisch, einer lernpsychologisch oder einer kognitionspsychologisch ausgerichteten Fraktion (siehe auch 2.2). Dies sollte durch eine beschreibende Orientierung vermieden und das System damit theorieneutral gehalten werden. Im Falle der Nutzung aller Achsen wird jedoch auf andere Weise der Schritt in eine explanatorische Richtung gegangen, da hier erklärende Momente für das auf Achse 1 diagnostizierte Syndrom mit hinzu kommen können.

1.5.2.3 Das DSM-IV

Das „Diagnostical and Statistical Manual" in der 4. Version (DSM-IV) wird von der American Psychiatric Association (APA) entwickelt und herausgegeben. Im Unterschied zur ICD-10 handelt es sich hier also um ein spezifisch psychiatrisches Diagnosesystem. Es ist insbesondere im nordamerikanischen Raum sehr verbreitet, wird allerdings gerade von Psychologen auch in Europa recht stark genutzt.

Es soll hier nur kurz und ergänzend zur ICD-10 vorgestellt werden, da diese für Europa bedeutsamer ist und sich beide Systeme einander, wie bereits erwähnt, über die Jahrzehnte beträchtlich genähert haben.

Auch das DSM-IV versteht sich als multiaxial und sieht Diagnosen auf fünf Achsen vor (vgl. PETERMANN, KUSCH, & NIEBANK 1998):

- klinische Störungen sowie andere klinisch relevante Probleme (Achse I),
- Persönlichkeitsstörungen, Geistige Behinderung (Achse II),
- medizinische Krankheitsfaktoren (Achse III),
- psychosoziale oder umgebungsbedingte Probleme (Achse IV),
- globale Beurteilung des Funktionsniveaus (Achse V).

Interessant ist hier das Kapitel „Störungen, die Gewöhnlich Zuerst im Kleinkindalter, in der Kindheit oder Adoleszenz Diagnostiziert werden" (vgl. ZAUDIG, WITTCHEN & SASS 2000). Hier werden verschiedenste Störungsgruppen genannt, darunter auch „Störungen der Aufmerksamkeit, der Aktivität und des Sozialverhaltens":

  - Geistige Behinderung
  - Lernstörungen
  - Störungen der Motorischen Fertigkeiten
  - Kommunikationsstörungen
  - Tiefgreifende Entwicklungsstörungen
  - Störungen der Aufmerksamkeit, der Aktivität und des Sozialverhaltens
  - Fütter- und Essstörungen im Säuglings- oder Kleinkindalter
  - Ticstörungen
  - Störungen der Ausscheidung

- Andere Störungen im Kleinkindalter, in der Kindheit oder Adoleszenz

Im Rahmen des DSM-IV wird noch stärker als in der ICD-10 versucht, für Diagnosen genaue, insbesondere quantifizierende Hilfestellungen zu bieten. So werden Symptomkataloge vorgegeben als Anleitung zur Bestimmung, wie viele welcher Symptome über einen längeren Zeitraum aufgetreten sein müssen, um die jeweilige Diagnose vornehmen zu können. Dies ist einerseits der Versuch, Diagnosen zielsicherer zu gestalten – andererseits ist zu fragen, ob eine Quantifizierung in dieser Form bei sozialen Phänomenen wirklich weiterhilft.

Für das DSM-IV gilt ganz ebenso wie für die ICD-10 ein insbesondere deskriptiver Charakter; auch hier kommen aber dann, wenn ein Diagnostiker multiaxial arbeitet, explanatorische Aspekte mit hinzu.

1.5.2.4 Die ICF

Von besonderer, jüngerer Bedeutung auch für die Sonderpädagogik ist ein weiteres Klassifikationssystem der WHO. Seit längerer Zeit versucht die Weltgesundheitsorganisation WHO die Komplexität von Beeinträchtigungen mit ihrem Konzept von Behinderung zu erfassen. In einer früheren Fassung dieses Verständnisses, der „International Classification of Impairment, Disability and Handicap" (ICIDH) wurde – eben – zwischen Impairment (Schädigung im Sinne einer Funktionsstörung auf der organischen Ebene), Disability (Behinderung im Sinne einer Störung auf der individuellen Ebene) sowie Handicap (im Sinne von Störungen und Konsequenzen auf der sozialen Ebene) unterschieden (vgl. VERNOOIJ 2005, 95). Mit VERNOOIJ (vgl. ebd.) kann man diese Dreiteilung auffassen im Sinne einer Unterscheidung medizinischer, psychologischer und soziologischer Probleme.

Ende der 90er Jahre wurde das Verständnis der WHO neu gefasst. Von einem störungs- und defizitorientierten Ansatz sollte zu einem funktionsorientierten gekommen werden. Nach wie vor werden drei Aspekte unterschieden, jedoch nun in der folgenden Form (vgl. DIMDI 2004):

- *Impairment*: Schädigungen im Sinne der Abweichungen von gewissen, allgemein anerkannten Standards bezüglich des biomedizinischen Zustands des Körpers und seiner Funktionen.
- *Activity*: die Funktionsfähigkeit aus individueller bzw. personaler Perspektive – konkret die (mehr oder weniger gelingende) Durchführung von Aufgaben oder Handlungen (Aktionen) durch einen Menschen.
- *Participation*: die Funktionsfähigkeit aus gesellschaftlicher Perspektive – konkret die (mehr oder weniger gelingende) Teilhabe im Sinne des Einbezogenseins in Lebenssituationen.

Bei dieser „International Classification of Functioning, Disability and Health" (ICF, auch ICIDH-2) handelt es sich um eine medizinische Klassifikation, die das Leben von Menschen in Bezug zu ihrem Gesundheitsstatus beschreiben will. Berücksichtigung finden körperliche Funktionen und Strukturen, Aktivitäten und (gesellschaftliche) Teilhabe sowie personengebundene Faktoren. Als „Internationale Klassifikation der Funktionsfähigkeit, Behinderung und Gesundheit" liegt sie auch in deutscher Übersetzung vor (vgl. DIMDI 2004).

Dieses Klassifikationssystem wird also von zwei zentralen Bestrebungen getragen: zum einen von einer Orientierung auf Probleme und Defizite hin zu einer ergänzenden Orientierung auf Möglichkeiten und Potentiale zu kommen – und zum anderen stärker als bisher eine systemorientierte Perspektive einzunehmen. Dabei versteht sich die ICF explizit als ressourcen- *und* defizitorientiert: Aktivität oder Partizipation können beeinträchtigt sein. Des Weiteren kommen in diesem Modell Faktoren des Umfeldes und der Situation in den Blick, die beeinträchtigend bzw. behindernd wirken können. Dies ist ein Aspekt, der zunehmend in die Aufmerksamkeit geraten ist und für das gesamte Spektrum der Beeinträchtigungen besondere Relevanz hat. Allerdings gilt es, solche situationalen Aspekte neben und in Interaktion mit den personenbezogenen Faktoren zu sehen.

Inwiefern dieses Konzept auch für die Pädagogik bei Verhaltensstörungen Bedeutung erlangen wird, muss sich noch zeigen. Es orientiert sich im Kern insbesondere an organischen Gesundheitsbeeinträchtigungen; insofern könnte es für die sonderpädagogischen Fachrichtungen Pädagogik bei Körperbehinderungen, Pädagogik bei Geistigen Behinderungen sowie im Hinblick auf die Pädagogik bei verschiedenen Sinnesbehinderungen besonders bedeutsam sein. Auf der anderen Seite spielen auch Aspekte der Persönlichkeit in der ICF eine Rolle und werden beurteilt, was sie für die Pädagogik bei Verhaltensstörungen interessant macht – allerdings stehen diese Aspekte nicht unbedingt im Zentrum des Konzepts.

Von besonderem Interesse wird die derzeit in der Forschungs- und Entwicklungsarbeit befindliche International Classification of Functioning, Disability and Health for Children and Youth (ICF-CY) sein, eine Version für Kinder und Jugendliche (vgl. LEE 2010). Diese wird mittlerweile auch für den deutschsprachigen Bereich adaptiert, weiterentwickelt und eingesetzt (vgl. www.dimdi.de; HOLLENWEGER & LIENHARD 2009).

1.5.2.5 Verhaltensauffälligkeiten in Abhängigkeit von familiärer Sozialisation

Es wurde bereits deutlich, dass rein deskriptive Einteilungen im Hinblick auf die (pädagogische) Praxis nur sehr bedingt befriedigen können. Aus diesem Grunde hat SEITZ (vgl. 1981) versucht, ein Einteilungskonzept zu entwickeln, in das neben beschreibenden auch erklärende und insbesondere auch funktionsbezogene Momente mit aufgenommen werden. Dieses Konzept ist bisher in der sonderpädagogischen Diskussion leider kaum rezipiert worden. Es ist zu beachten, dass es sich auf einen bestimmten Bereich beschränkt – denjenigen der familiären Sozialisation. Aufgrund seiner breiten Ausrichtung an verschiedenen Aspekten der Einteilung sowie auch, weil es sich um ein Konzept im Schnittbereich zwischen Psychologie und Pädagogik handelt, ist es allerdings interessant und soll hier abschließend als fünftes Beispiel der Einteilung kurz vorgestellt werden:

SEITZ (vgl. 1981) richtet den Blick sowohl auf die Kinder oder Jugendlichen, an denen ein auffälliges Verhalten und Erleben beobachtet wird, als auch auf die Eltern bzw. Erziehungspersonen. Im Hinblick darauf interessieren ihn jeweils sechs Aspekte:

- ein bestimmter *Ablaufprozess* von bestimmten (ungünstigen) Voraussetzungen zu bestimmten (auffälligen) Verhaltensweisen;
- die *Qualität des Erzieherverhaltens*;
- die *Determinanten* als bestimmende Variablen bzw. Hintergründe des im Vordergrund stehenden Erzieherverhaltens – wobei sowohl die Persönlichkeit der Erziehungspersonen als auch die familiären Rahmen- bzw. Lebensbedingungen Beachtung finden sollen;
- die *Funktionen des Erziehungsverhaltensverhaltens für die Erzieher*;
- die *Verhaltensauffälligkeiten* des Kindes oder Jugendlichen – sowie
- die *Funktionen des auffälligen Verhaltens für das Kind oder den Jugendlichen* – unter Berücksichtigung sowohl intrapsychischer Prozesse als auch der Person-Umwelt-Balance.

Das Modell umfasst acht Ablaufprozesse, für die jeweils die beschriebenen Aspekte betrachtet werden. Tabelle 02 fasst diese Ablaufprozesse in Kurzform zusammen:

Tab. 02: Ablaufprozesse nach SEITZ *(vgl. 1981)*

Ichschwäche und Angst des Kindes beim Erleben von fehlendem Verständnis der Eltern und bei überprotektivem Gängeln	Aggressivität und Bedürfnis nach Ich-Durchsetzung des Kindes bei aggressiver Zurückweisung durch die Eltern, bei Vorbildern und Bekräftigungen für aggressives, ichdominantes Verhalten
Zuwendungs- und Abhängigkeitsbedürfnis des Kindes bei emotionaler Vernachlässigung und fehlender Beachtung durch die Eltern / Erziehungspersonen	Scheu und Befangenheit des Kindes bei kontrollierender Strenge und den Pessimismus des Kindes fördernder Erziehung
fehlende Beherrschung und fehlende Selbstkontrolle des Kindes (Über-Ich-Schwäche) bei gestörter Identifikation mit den elterlichen Normen	geringe Selbstständigkeit des Kindes und geringe Selbstkontrolle gegenüber (schulischen) Aufgaben bei unangemessenen und inkonsequenten (Selbständigkeits-) Forderungen der Eltern
sogenanntes ‚Anomie'-Erleben und Ersatzhandlungen des Kindes bei einseitig ‚zielorientierter' Erziehung	negative Selbstidentität des Kindes bei Abhängigkeit von negativen Merkmalszuschreibungen durch die Eltern

Bereits in den Bezeichnungen der Ablaufprozesse wird deutlich, dass bestimmte Auffälligkeiten auf bestimmte Erziehungsverhaltensweisen zurückgeführt werden. Dieses Verhältnis wird allerdings noch genauer ausgelotet. Einer dieser Ablaufprozesse soll kurz exemplarisch betrachtet werden, um deutlich zu machen, wie hier eine differenziertere Einteilung von Problematiken erfolgt:

Für den Ablaufprozess „Scheu und Befangenheit des Kindes bei kontrollierender Strenge und den Pessimismus des Kindes fördernder Erziehung" wird beschreiben, dass die Probleme in der Regel auf ein Erzieher-Verhalten zurückgehen, bei dem das Kind nach starren, dogmatischen Moral- und Zielvorstellungen beurteilt und auf die individuelle Situation des Kindes wenig Rücksicht genommen wird. Die Eltern verhalten sich autoritär und dominant. Im Hinblick auf die Determinante der Elternpersönlichkeit lassen sich ihre stark subjektiv-egozentrische Weltinterpretation beschreiben sowie eine ‚autoritäre' Haltung der Eltern: Sie orientieren sich eng an traditionellen Normen und einer Anpassung nach außen hin. Des Weiteren lägen häufig ungelöste Konflikte der Eltern selbst vor sowie auch eine Konkurrenzangst vor dem heranwachsenden Kind. Neben der Erzieherpersönlichkeit sieht das Modell ja auch die Betrachtung der Determinante familiärer Rahmenbedingungen vor: Hier beschreibt SEITZ einen problematischen Normendruck durch gesellschaftliche Autoritäten (etwa die Nachbarn, Arbeitskollegen oder die Schule). Die Funktion des Erzieher-Verhalten liegt darin, dass die Eltern versuchen, auf diesem Wege Konflikte mit gesellschaftlichen Autoritäten und mit tradierten gesellschaftlichen Normen zu vermeiden. Auffälligkeiten des Kindes oder Jugendlichen äußern sich in einer negativen Selbstidentität als ‚Sündenbock' und Unruhestifter sowie in Minderwertigkeits-, Versagens- und Außenseitererlebnissen. Die Handlungsweisen des Kindes entsprechen der übernommenen negativen Selbstidentität: etwa in Form von Unaufmerksamkeit, Schuleschwänzen und Aggression, je nach Zuschreibungen seitens der Eltern. Das problematische Kind-Verhalten dient der ‚Quasi-Stabilisierung' der eigenen Identität und des affektiven Gleichgewichts mit der Umgebung – hier liegt also die Funktion dieses auffälligen Verhaltens.

Das Modell von SEITZ wurde sowohl auf Basis vorliegender empirischer Befunde zur Frage der familiären Erziehung und Sozialisation als auch auf Basis theoretischer Überlegungen entwickelt. Im Kern handelt es sich um ein theoretisch-phänomenologisch-explanatorisch-funktionsbezogenes Konzept. Aus der Differenziertheit der Beurteilung ergeben sich häufig implizit auch schon zumindest Ansatzpunkte der Intervention bzw. Förderung – etwa, wenn die Funktionen ‚entlarvt' werden, die das Erzieherverhalten für sie selbst hat, oder wenn sich problematische familiäre Umstände als Kern herausstellen, die zunächst angegangen werden müssten.

Mit der Beschränkung auf familiäre Erziehungsprozesse ist das Modell natürlich erweiterungsbedürftig. Andererseits wird hier ein ganz neuralgischer Bereich des Entstehens von Verhaltensauffälligkeiten in den Blick genommen, dessen Bedeutung enorm ist.

1.5.3 Zur Frage pädagogischer Klassifikation

Die beispielhaft unter 1.5.2 vorgestellten Klassifikationssysteme sind sehr heterogen. Besonders zu beachten ist, dass es sich bei der ICD-10 und dem DSM-IV um psychiatrische und keinesfalls um pädagogische Klassifikationssysteme handelt. Die Störungen, die beschrieben werden, sind also in aller Regel *schwerwiegend* – und die Diagnose sollte nur durch eine erfahrene Fachkraft erfolgen. Es ist jedoch für Sonderpädagogen hilfreich und wichtig, im Sinne der Kommunikation und Zusammenarbeit mit Nachbardisziplinen wie Psychiatern und Psychologen, diese sehr verbreiteten Diagnosesysteme sowie die diagnostischen Kategorien zu kennen. Zum anderen bieten diese Systeme einen fundierten, ordnenden Überblick zu Problemen, die auch von pädagogischer Bedeutung sind. Allerdings sind pädagogische Probleme im Kontext von Verhaltensauffälligkeiten damit keineswegs erschöpfend behandelt, wie man am Beispiel alltäglicher Unterrichtsstörungen beschreiben kann, die hier nur wenig Berücksichtigung finden. Zum anderen ist Vorsicht mit der Begrifflichkeit und den Kategorien der Systeme angebracht, denn es bestehen immer Gefahren, auf diesem Wege pädagogische Problemstellungen zu medizinisieren und unangemessen zu dramatisieren.

Wünschenswert wäre es sicherlich, bessere (zumindest deskriptive) pädagogische Einteilungssysteme mit – eben – pädagogischer Begrifflichkeit zu erarbeiten. Diesbezüglich gibt es allerdings einen Streit in der Sonderpädagogik, ob solche Systeme einer Einteilung und Ordnung überhaupt sinnvoll und wünschenswert sind. Insbesondere wird die Gefahr des ‚Schubladendenkens' dagegen ins Feld geführt. Wenn auf der anderen Seite allerdings verbreitet mangels eigener Konzepte auf psychiatrische Systeme Bezug genommen wird, scheint es, als sei ein pädagogisches Einteilungsmodell das ‚kleinere Übel'. Der Bedarf einer Systematisierung scheint zu bestehen und ist auch verständlich im Hinblick auf eine professionelle Arbeit in der Praxis und auch in der wissenschaftlichen Forschung.

HAVERS (vgl. 1978, 15ff.) selbst hat eine pädagogische, genauer schulbezogene Klassifikation für Verhaltensauffälligkeiten entwickelt – sie wurde unter 1.4.3 zur Illustrierung situationsabhängiger Normen bereits vorgestellt. Zur Rückerinnerung: HAVERS unterscheidet im Hinblick auf schulrechtlich legitimierte, aber nicht explizit dort genannte Normen verschiedene ‚Klassen': ‚Verstöße der Schüler gegen die Arbeitsanforderungen der Schule', ‚Verstöße gegen Interaktionsregeln für den Umgang mit Schulkameraden', ‚Verstöße gegen Interaktionsregeln für den Umgang mit Lehrern und anderem Schulpersonal', ‚Verstöße gegen die Normen von Schulklasse und Schule' sowie ‚residuale Verhaltensabweichungen von Schülern' (die Restkategorie). Hier handelt es sich zugleich um ein Einteilungssystem bestimmter, die Auffälligkeiten determinierender Situationen. Das Beispiel illustriert zudem den Aspekt der problematischen Trennschärfe der Kategorien – HAVERS selbst diskutiert kritisch, inwiefern diese Kategorien einander ausschließend sind und versucht dies trotz einiger Schwierigkeiten zu begründen. Das Modell bleibt letztlich ein Versuch, der sich zu eng auf ein Feld – die Schule – bezieht, nicht empirisch orientiert und nicht allzu weit ausgearbeitet ist.

Es sollte deutlich geworden sein, dass deskriptive Klassifikationen nur begrenzte Nützlichkeit für die Praxis haben. Andererseits sind sie am einfachsten zu entwickeln; und bisher existieren nur sehr unbefriedigende Ansätze zu einer explanatorischen Klassifikation, während Konzepte für interventionsbezogene Klassifikationen kaum zu finden sind. Optimal für die Praxis wäre wohl eine Verbindung aller drei Formen der Klassifikation, indem anhand eines bestimmten Symptombildes Rückschlüsse auf Ursachen gezogen werden könnten und sich von da aus Hinweise auf die beste Förderung ergeben würden – am nächsten kommt diesem Anspruch der unter 1.5.2.5 dargestellte Ansatz von SEITZ. Allerdings sind schon Verbindungen zwischen Erscheinungsweisen und der Gruppierung von Ursachen problematisch: So kann ein und dasselbe auffällige Verhalten durchaus unterschiedliche Ursachen haben. Aggressives Verhalten könnte sich durch Bekräftigung und Zuwendung von Seiten der Eltern verfestigt haben; es könnte aber auch an aggressiven elterlichen ‚Modellen' gelernt worden sein. Andererseits können gleiche Erziehungsbedingungen eines Kindes als Ursachen zu durchaus unterschiedlichen Auffälligkeiten führen. So könnte durch ein unklares, nicht eindeutiges und wenig konsequentes Elternverhalten zum einen kindliche Ängstlichkeit hervorgerufen werden, da das Kind ja die elterlichen Reaktionen als unkontrollierbar erfährt und nie weiß, woran es ist – es könnte sich aber zum anderen auch eine erhöhte Aggressivität des Kindes ergeben, da das aggressive Verhalten durch die inkonsequenten Reaktionen der Eltern zu wenig gebremst und unter Umständen sogar verstärkt wird.

Ein optimiertes Klassifikationssystem steht also noch aus – wenn es überhaupt jemals in Sicht sein wird. Die verfügbaren, insbesondere deskriptiv ausgerichteten Systeme bieten zunächst einmal die Möglichkeit, die Vielfalt der Erscheinungsweisen von Verhaltensauffälligkeiten zu ordnen und unter Umständen ganz allgemeine Hinweise auf praktikable Fördermaßnahmen zu erhalten. Eine nähere Klärung der Ursachen und des konkreten Förderbedarfes ist nur durch eine kritische Analyse der jeweiligen konkreten Problematik möglich. Zu einer solchen kritischen Analyse sollen die nachfolgenden Hauptkapitel 2, 3 und 6 weitere Hinweise geben, die sich mit Erklärungsansätzen, Diagnose und theoriegeleiteten Förderkonzepten beschäftigen.

1.6 Auftreten von Verhaltensauffälligkeiten

In öffentlichen Stellungnahmen wird immer wieder behauptet, Verhaltensauffälligkeiten hätten in den vergangenen Jahren zugenommen und seien sehr verbreitet. Es ist keine leichte Aufgabe, darüber etwas Genaueres zu erfahren; dabei werden damit einige interessante Fragestellungen angesprochen: Wie verbreitet sind überhaupt Verhaltensauffälligkeiten? Welche Entwicklung hat deren Verbreitung über die letzten Jahre und Jahrzehnte genommen, gibt es bestimmte Trends? Und: Welche Formen auffälligen Verhaltens und Erlebens sind denn wie stark verbreitet, beispielsweise Aggressionen, Drogenmissbrauch oder auch Ängstlichkeit?

Zur grundsätzlichen Frage der Häufigkeit von Verhaltensauffälligkeiten lassen sich außerordentlich unterschiedliche Zahlenangaben finden. LAUTH (vgl. 1983, 11) recherchierte vor gut zwanzig Jahren zu diesem Thema und fand ein Spektrum der Angaben zur „Häufigkeit verhaltensgestörter Kinder“ (ebd.) zwischen 5 % und 25 %.

Das ist allerdings ein sehr weites Spektrum. Eine klassische Untersuchung mit besonders hohen Raten, auf die auch LAUTH verweist, ist diejenige von THALMANN (vgl. 1971). Hier wurden 150 zufällig ausgewählte sieben- bis zehnjährige Jungen aus Reutlingen untersucht. In einem recht frei geführten Gespräch wurden die Eltern befragt. Von den Klassenlehrern wurden unter anderem Informationen über das Verhalten der Jungen in der Schule eingeholt.

Das Untersuchungsteam ordnete dann auf Basis dieser Daten jeden Jungen auf einer fünfstufigen Symptombelastungsskala ein. Die Ergebnisse (vgl. ebd., 247) sehen wie folgt aus:

	Beurteilung	Anzahl	Prozent
1.	symptomfrei	33	22,0
2.	leicht symptombelastet	43	28,7
3.	mäßig symptombelastet	44	29,3
4.	Problemkinder	28	18,7
5.	Anstaltsfälle	2	1,3

THALMANN (vgl. ebd., 247) verweist im Hinblick auf seine Ergebnisse auf ähnliche Befunde einer schwedischen Studie aus den 60er Jahren: „Die Anzahl von fast 20 % deutlich und fast 30 % mäßig verhaltensgestörten Kindern liegt dabei durchaus im Rahmen der Ergebnisse anderer epidemiologischer Untersuchungen."

Dieser Studie kommt sicher eine Art Pilotcharakter zu, aber aus heutiger Sicht kann sie aus methodischen Gründen nicht befriedigen: Wichtig wären Ansprüche wie repräsentative Stichproben beider Geschlechter in unterschiedlichen Orten und Lebensräumen, eine kritische Miteinbeziehung verschiedener Informationsquellen (Lehrer bzw. Pädagogen, Eltern, aber auch die Kinder und Jugendlichen selbst) oder auch eine Transparenz der eingesetzten Methoden, der Auswertungs- und Zuordnungsverfahren sowie auch der verwendeten Begriffe.

Auf den letztgenannten Aspekt der Begriffe soll später noch einmal zurückgekommen werden. Zuvor jedoch sei eine Untersuchung im schulischen Kontext vorgestellt: KLUGE (vgl. 1973) verwendete bewusst keine pädagogisch orientierten Merkmalskataloge, sondern überließ es den von ihm untersuchten Lehrern, selbst zu entscheiden, was sie als verhaltensauffällig ansahen. Insofern prägten die befragten Lehrer hier letztlich die Verteilungsraten; es wurde keine Einteilung durch (wissenschaftliche) ‚Experten' vorgenommen. Damit werden hier allerdings vermutlich vor allem diejenigen Schüler erfasst, die Lehrer in ihrer Arbeit beeinträchtigen. Auf diesem Wege kam KLUGE zu einem Anteil verhaltensauffälliger Kinder von ca. 2,3 %. Bei den Jungen lag die Rate allerdings etwa viermal so hoch wie bei den Mädchen. Es ergab sich ein kontinuierlicher Anstieg des Anteils verhaltensauffälliger Schüler von Schuljahr zu Schuljahr. KLUGE teilte die gefundenen Verhaltensauffälligkeiten in folgende Bereiche auf:

- *Auffälligkeiten im Arbeitsbereich* (etwa: ist unkonzentriert, uninteressiert, zeigt schwankendes Arbeitsverhalten, ist flüchtig, unselbständig);
- *Auffälligkeiten im Verhalten zu den Mitschülern* (etwa: schlägt, beleidigt, verprügelt, stiehlt, lügt, beschimpft, prahlt, fühlt sich benachteiligt);
- *Auffälligkeiten im Verhalten zu den Lehrern* (etwa: gibt patzige Antworten, ist störrisch, beschimpft, läuft zum Lehrer, sehr diensteifrig);
- *Auffälligkeiten im Bereich der Schul- und Klassenordnung* (etwa: steht oder springt auf, läuft aus der Klasse, kommt zu spät, lümmelt sich auf seinem Platz, ist vorlaut, beschädigt Schuleigentum);
- *Auffälligkeiten im körperlichen Bereich* (etwa: motorisch unruhig, verkrampft, kaut Nägel, lutscht am Daumen, nässt ein, Sprachfehler);
- *Aufffälligkeiten im emotionalen Bereich* (etwa: neigt zum Weinen, nicht ansprechbar, verspielt, Wutausbrüche).

Die häufigsten Nennungen ergaben sich zum Bereich ‚Auffälligkeiten im Verhalten zu den Mitschülern', dicht gefolgt von ‚Auffälligkeiten im Bereich der Schul- und Klassenordnung'; in diesen beiden Bereichen fanden sich insgesamt 77 % der geschilderten Verhaltensauffälligkeiten.

Eine umfangreiche empirische Arbeit wurde von REMSCHMIDT & WALTER (vgl. 1990) durchgeführt. Sie untersuchten in den 1980er Jahren psychische Auffälligkeiten bei Schulkindern über eine Eltern- und eine Schülerbefragung mit Fragebögen. Mit einbezogen wurden sowohl ambulante und stationäre PatientInnen der Kinder- und Jugendpsychiatrie als auch eine umfangreiche repräsentative Population von fast 2000 Schülerinnen und Schülern. Aus der letztgenannten, nicht behandelten Stichprobe wurden durchschnittlich 12,9 % als auffällig bezeichnet. Auffälligkeitskriterium (und damit Basisbezeichnung dessen, was hier untersucht wurde) war die Beurteilung als „behandlungsbedürftig" durch Experten anhand der von den Eltern mitgeteilten Symptomlisten. Die Auffälligkeitsquoten wurden auch nach drei Schichten differenziert, wobei sich für die untere Schicht eine Quote von 15,6 %, für die mittlere Schicht 10,8 % und für die obere Schicht 9,6 % „behandlungsbedürftiger" Schulkinder ergaben.

Wenn hier von „behandlungsbedürftig" die Rede ist, führt dies zur Frage der Begriffe zurück: Bereits die wenigen angesprochenen Veröffentlichungen operieren mit durchaus unterschiedlichen Termini – während LAUTH (vgl. 1983) und auch THALMANN (vgl. 1971) von „verhaltensgestörten Kindern" sprechen, ist bei THALMANN auch von „Problemkindern" und „Anstaltsfällen" die Rede. KLUGE (vgl. 1973) thematisiert „Auffälligkeiten". REMSCHMIDT & WALTER (vgl. 1990) untersuchen „psychische Auffälligkeiten" und „behandlungsbedürftige Schüler". Da diese Begriffe auch in der Untersuchung selbst eingesetzt werden, beispielsweise gegenüber Interviewpartnern oder in Fragebögen, ist zu bedenken, dass die Befragten auch in ihren Antworten unterschiedlich reagieren und Maßstäbe ansetzen, die zwischen den Untersuchungen nicht immer vergleichbar sind. Des Weiteren ist auf den Untersuchungskontext bzw. auf das Zielfeld der Untersuchung hinzuweisen: Nicht bei allen diesen Autoren geht es so direkt um Auffälligkeiten im schulischen Kontext wie bei KLUGE.

In letzter Zeit häufen sich Indizien, dass die über die Jahre und Jahrzehnte immer wieder zu findende Vermutung bzw. entsprechende Befunde, es lägen bei etwa 20 % aller Kinder und Jugendlichen erheblichere Verhaltensauffälligkeiten vor, durchaus realistisch ist. Eine ‚Metaanalyse', also einen Überblick der Ergebnisse verschiedener Studien zur Epidemiologie psychischer Störungen im Kindes- und Jugendalter bieten IHLE & ESSER (vgl. 2002). Dabei zeigte sich insgesamt eine überraschend hohe Rate ernst zu nehmender Störungen bei Kindern und Jugendlichen, die im groben Schnitt aller Studien bei 18 % liegt (Median-Angabe), wobei etwa ¾ der Studien Raten zwischen 15 und 22 % ermittelten.

IHLE & ESSER betrachteten Studien zur Prävalenz und zur Inzidenz psychischer Störungen unter bestimmten Qualitätskriterien.

> „Die Punktprävalenz gibt die Wahrscheinlichkeit an, dass eine zufällig ausgewählte Person an einem definierten Stichtag an der interessierenden Krankheit leidet ... Die Inzidenz gibt die Wahrscheinlichkeit an, dass eine zufällig ausgewählte Person der Population innerhalb einer zeitlich begrenzten Periode an einer Krankheit neu erkranken wird. Sie ist die Maßzahl, die die Entstehung einer Krankheit beschreibt ...

> Als eine Verknüpfung der Konzepte ‚Zeitpunkt' und ‚Zeitraum' wurde das Konzept der Periodenprävalenz eingeführt. Diese wird bestimmt als Zahl der an einem bestimmten Stichtag vorhandenen und in einem bestimmten Zeitabschnitt aufgetretenen Krankheitsfälle, bezogen auf die Gesamtpopulation. Die Periodenprävalenz ist demnach von der Periodenlänge und der Krankheitsdauer abhängig. Bei chronischen Krankheiten ist die Periodenprävalenz der Punktprävalenz ähnlich" (ebd., 160).

Die herangezogenen Studien wurden im Hinblick auf ihre Qualität nach einer Reihe von Kriterien ausgewählt:

- repräsentative Stichproben mit Informationen über Stichprobenziehung und Ausschöpfungsrate;
- genügend große Stichproben;
- Durchführung strukturierter Interviews;
- kategoriale Fallidentifikation /-definition nach ICD-9 / ICD-10 oder DSM-III / -III-R / -IV;
- Einbezug eines breiten Spektrums psychischer Störungen.

Es ergab sich eine Selektion von 19 Studien über 30 Jahre hinweg (1970 bis 2000). Eine engere Auswahl von Studien wurde weiteren Kriterien gerecht, darunter dem Kriterium von mindestens zwei Messzeitpunkten.

> „Der Median der berichteten Periodenprävalenzraten beträgt ... 18 % bei einem Range von 6,8 % bis 37,4 %. Der ungewichtete Mittelwert der berichteten Periodenprävalenzraten liegt ebenfalls bei 18 %, wobei ca. ¾ der berichteten Prävalenzraten zwischen 15 und 22 % liegen ... Damit sind psychische Störungen bereits im Kindes- und Jugendalter in etwa ebenso häufig wie im Erwachsenenalter. ... Es bleibt festzuhalten, dass methodisch hochwertige, sorgfältig geplante Studien mit klinisch erfahrenen Beurteilern weltweit zu vergleichbaren Schätzungen der Gesamtprävalenz kommen" (ebd., 163).

Eine bisweilen berichtete Zunahme der durchschnittlichen Gesamtprävalenzraten vom Vorschulalter über das Schulalter bis zum Jugendalter konnte nicht bestätigt werden (vgl. ebd.).

Es ergab sich also hier für die als ausreichend seriös beurteilten Untersuchungen, die in die Metaanalyse eingingen, eine mittlere Häufigkeit von 18 % bei einer Streubreite der mittleren Werte von 75 % der Untersuchungen zwischen 15 und 22 %. IHLE & ESSER (vgl. ebd., 163) berichten auch über hohe Persistenzraten, also ein längerfristiges Andauern psychischer Störungen über Zeiträume von 2-5 bis hin zu über 10 Jahren. Sie gehen von einer Rate von etwa 10 % chronisch psychisch kranken Kindern aus. Besonders ungünstige Prognosen ergeben sich dabei für dissoziale Störungen (wobei sich diese auch als häufiger Vorläufer von Störungen durch Substanzgebrauch erwiesen) sowie für solche hyperkinetischen Störungen, die noch im Jugendalter anhalten.

Natürlich interessiert, etwas genauer betrachtet, nicht nur das Auftreten gravierenderer Verhaltensauffälligkeiten ganz allgemein. Es stellt sich auch die Frage, *welche* Störungen besonders häufig oder aber selten zu finden sind:

Als häufigste Störungen treten in der Bestandsaufnahme von IHLE & ESSER (vgl. 2002) Angststörungen mit einer durchschnittlichen Prävalenz von 10,4 % zu Tage. An zweiter

Stelle der Rangfolge stehen dissoziale Störungen mit 7,5 %. Relativ gleichauf folgen dann mit jeweils 4,4 % depressive Störungen sowie hyperkinetische Störungen. Damit stehen gerade nicht diejenigen Auffälligkeiten an erster Stelle, denen in der öffentlichen Diskussion die stärkste Aufmerksamkeit zukommt: Aggressionen und Hyperaktivität. Gleichwohl haben sie beträchtliche Bedeutung, aber auch Angststörungen und depressive Störungen nehmen einen großen Anteil ein.

Die Autoren gehen kurz auf wichtige andere Störungen ein, welche sie in ihrer Übersicht nicht berücksichtigt haben: „So werden für autistische Störungen Prävalenzraten von bis zu 0,12 % berichtet ... Essstörungen treten vorwiegend bei Mädchen auf, wobei beim weiblichen Geschlecht Gesamtprävalenzraten (Anorexia nervosa, Bulimia nervosa, Binge Eating Störung) von ca. 3 % berichtet werden“ (ebd., 163f.). Für Störungen durch Substanzgebrauch im Kindes- und Jugendalter sind die Raten insgesamt zu uneindeutig; allerdings wird auf eine Studie aus den späten 1990er Jahren verwiesen, in der sich beträchtliche Lebenszeitprävalenzraten bei 14-24-Jährigen abzeichneten: 15,9 % für Alkoholmissbrauch und -abhängigkeit sowie 4,9 % für Missbrauch und Abhängigkeit von illegalen Substanzen.

Verhaltensauffälligkeiten werden traditionell als stark geschlechtsabhängig gesehen, wobei Jungen häufigere und stärkere Störungen im externalisierend-ausagierenden Bereich attestiert werden. Dies bestätigen auch IHLE & ESSER (vgl. 2002) für psychische Störungen des Kindes- und Jugendalters: Bis zum Alter von 13 Jahren werden durchgehend höhere Raten insgesamt bei Jungen gefunden; danach folgt ein Angleich. Für Jungen finden sich insbesondere höhere Raten für hyperkinetische und dissoziale Störungen sowie für Alkohol- und Drogenmissbrauch. Bei Mädchen hingegen treten höhere Raten für Essstörungen und psychosomatischen Störungen zu Tage. Für psychotische Störungen wurde hier keine besondere Geschlechtsspezifität festgestellt. Für depressive und für Angststörungen waren die Befunde entgegen den allgemeinen Annahmen (höherer Raten für Mädchen) nicht so eindeutig geschlechtsspezifisch verteilt.

Für vier ausgewählte Störungsgruppen wurde auch die Frage der Komorbidität betrachtet. Grundsätzlich ergab sich, bei recht komplexen Ergebnissen, dass, wie zu erwarten war, hyperkinetische häufig mit dissozialen Störungen einher gehen sowie depressive und Angststörungen häufig zusammenkommen. Es wurden also auch oft Mehrfachdiagnosen vorgenommen.

Ergänzend seien Ergebnisse einer sonderpädagogischen Untersuchung zur Prävalenz von Verhaltensauffälligkeiten an Grundschulen angesprochen (vgl. HARTMANN, MUTZECK & FINGERLE 2003). Hier wurde im Jahr 2001 eine sehr große Stichprobe erfasst: 7.970 Schülerinnen und Schüler der Klassen 1 – 4 an 68 sächsischen Grundschulen, davon 48,8 % weiblich. Hier ergibt sich eine Schwankungsbreite des Auftretens von Auffälligkeiten zwischen 3,5 und 19,6 %.

Die Daten wurden mit einem eigenen Messinstrument erhoben: dem Screeningverfahren für Verhaltensauffälligkeiten (SVS) von FINGERLE und MUTZECK (vgl. 1996). Es handelt sich um einen Lehrer-Fragebogen, der die drei Problembereiche Aggression, Hyperaktivität und internalisierende Störungen differenziert. Es wurden Daten einer Vergleichsstichprobe bereit gestellt, um zu überprüfen, ob die Angaben auffällig sind. Darüber hinaus nahmen die Forscher eine Skala für Fähigkeiten und Ressourcen mit auf, um nicht rein defizitorientiert zu diagnostizieren.

Im Rahmen der SVS werden 42 Items abgefragt (vgl. ebd.). 9 Items betreffen Fähigkeiten und Ressourcen, der Rest bestimmte Symptome. Beispiele sind „verbale Aggressionen gegen Mitschüler", „Unaufmerksamkeit", „emotionale Labilität" oder „Selbstsicherheit". Es wurden bewusst abstraktere Items gewählt und nicht eine Fülle konkreter, verhaltensbezogener Aspekte. Die Begriffe werden ergänzend erläutert. Die Items sollen auf einer vierstufigen Ratingskala (0 – 3) hinsichtlich ihrer Häufigkeit bzw. ihres Ausprägungsgrades eingeschätzt werden. „Dabei werden die letzten 20 Anwesenheitstage des Kindes als Beobachtungszeitraum zugrunde gelegt" (ebd., 183).

Folgendes sind die Hauptergebnisse:

- 10,8 % der Schülerinnen und Schüler gelten als aggressiv auffällig; 11,2 % befinden sich in einem Übergangsbereich. Dies sind für die Jungen 12 %, für die Mädchen 9,6 %. Über die vier Klassenstufen ergeben sich keine maßgeblichen Unterschiede.
- Für 19,6 % der Schülerinnen und Schüler werden auffällige hyperaktive Verhaltensweisen beschrieben; hier befinden sich weitere 17,3 % im Übergangsbereich. Betroffen sind 22,9 % der Jungen und 16,3 % der Mädchen, bei leicht abnehmender Tendenz zur 4. Klasse hin.
- Summiert man die beiden genannten Kategorien zu „externalisierendem Verhalten", kommt man auf eine Rate von 14,2 % auffälliger Schülerinnen und Schüler bei weiteren 19,2 % im Übergangsbereich. Die geschlechtsspezifischen Raten liegen bei 15,7 % für Jungen und 12,6 % für Mädchen.
- Internalisierende Verhaltensauffälligkeiten werden für 3,5 % der Kinder beschrieben, bei einem erheblichen Übergangsbereich von 36,2 %. Im Geschlechtervergleich finden sich hier 2,8 % auffällige Jungen und 4,2 % auffällige Mädchen. Über die Schuljahre ergibt sich keine klare Tendenz.
- Fähigkeiten und Ressourcen unterdurchschnittlicher Art erscheinen zu 3,6 % – 3,1 % bei Jungen, 4 % bei Mädchen. Hier ergibt sich zwischen der 1. bis zur 4. Klasse ein abnehmender Trend. Im Übergangsbereich liegen 40,6 % der Stichprobe.

HARTMANN u.a. (vgl. 2003) merken zu der Übersichtsarbeit von IHLE & ESSER (vgl. 2002) an, dass diese mit international vereinheitlichten diagnostischen Kriterien arbeiten, aber eben mit psychiatrischen. Vonnöten sei die Flankierung durch Daten, die sich auf den Schulalltag beziehen. Solche versuchten sie zu ermitteln. Hier wird wiederum das Problem der Begrifflichkeit deutlich, hinter dem die Weite oder Enge der Fassung des untersuchten Gegenstandsbereiches steht. Leider erfolgte die Kategorisierung in der Untersuchung von HARTMANN u.a. (2003) recht grob, was die Aussagekraft der Ergebnisse einschränkt.

Auch BARKMANN (vgl. 2004) kam auf Basis einer Untersuchung des Fremdurteils von Eltern und des Selbsturteils von Kindern und Jugendlichen mit den Achenbach-Skalen zu Raten klinisch auffälliger Kinder und Jugendlicher zwischen 10 und 18 % – je nach angelegten Kriterien.

Eine recht aktuelle neuere Studie, der Kinder- und Jugendlichen-Gesundheits-Survey (KIGGS) des Robert-Koch-Instituts, ermittelte auf Basis von Elterninformationen für über 10.000 Mädchen und Jungen im Altersbereich von 3-17 Jahren eine durchschnittliche Rate von 14.7 % Kindern, die als auffällig bzw. grenzwertig eingestuft wurden (vgl. HÖLLING u.a. 2007). Hier standen im Vergleich der Syndrombereiche „Verhaltensprobleme“ und „Probleme im Umgang mit Gleichaltrigen“ im Hinblick auf ihre Häufigkeit noch vor „emotionalen Problemen“ und „Hyperaktivitätsproblemen“; für alle vier Bereiche ergaben sich jedoch jeweils sehr beträchtliche Raten, insbesondere dann, wenn man neben denjenigen, die als „auffällig“ beurteilt wurden, jene hinzunimmt, welche eine Einschätzung als „grenzwertig“ erhielten.

Solche gravierenden Störungsraten bei Kindern und Jugendlichen sollten zum einen auch kritisch weiter verfolgt werden – im Hinblick auf mögliche Tendenzen zur Stigmatisierung nicht normgerechten Verhaltens und Erlebens als ‚störend‘ oder ‚krank‘. Es lassen sich durchaus Tendenzen zu einer problematischen Aufblähung von Störungsraten und einer dann indizierten ‚Therapeutisierung‘ von Erziehungsproblemen feststellen. – Zum anderen müssen die festgestellten Raten von 15 - 20 % bei IHLE & ESSER (vgl. 2002) und HÖLLING u.a. (vgl. 2007) oder, je nach betrachtetem Bereich, auch deutlich darüber bei HARTMANN u.a. (vgl. 2003) – und noch dazu die Hinweise auf beträchtliche Dauerhaftigkeit vieler Störungen – durchaus sehr ernst genommen werden. Sie machen deutlich, dass es nicht sinnvoll sein kann, Verhaltensauffälligkeiten nur als Thema von Sonder-Einrichtungen zu betrachten – man müsste dann etwa ein Fünftel aller Kinder und Jugendlichen aus den regulären pädagogischen Institutionen ausgliedern und ‚sonderbehandeln’. Es wird bei solchen Auftretensraten von Störungen notwendig sein, zumindest einem größeren Teil der Störungen integrativ, also in Regeleinrichtungen, zu begegnen. Es zeigt sich deutlich, dass Auffälligkeiten des Verhaltens und Erlebens ein breites gesamtgesellschaftliches Problem darstellen, mit dem man in allen pädagogischen Feldern konfrontiert wird und das überall dort angegangen werden muss.

2. Erklärungsmodelle für Verhaltensstörungen

Die Sicht, die man hinsichtlich einer Verhaltensstörung einnimmt, und die Erklärung, die man für sie findet, haben erheblichen Einfluss auf die Frage der Förderung: Wenn man beispielsweise alle aggressiven Verhaltensweisen eines Kindes auf seine genetische Ausstattung zurück führt, wird man vermutlich wenig Möglichkeiten sehen, einen grundsätzlichen positiven erzieherischen Einfluss auf das Verhalten des Kindes nehmen zu können. Zudem sind solche Erklärungen keineswegs immer vollständig bewusst. Es ist im Hinblick auf die Frage des Umganges mit dem entsprechenden Kind oder Jugendlichen jedoch von großer Bedeutung, die eigenen Erklärungsmodelle zu durchdenken und kritisch zu hinterfragen.

Besondere Bedeutung kommt daher der Selbstreflexion der Pädagogen zu. ‚Naive', also ‚vorwissenschaftliche' Annahmen dazu sind stets vorhanden; solche Annahmen finden sich ja auch bei nicht-professionellen Erziehern. Da diese Annahmen das pädagogische Handeln beeinflussen, ist es wichtig und hilfreich, sie anhand einer wissenschaftlichen Systematik zu durchdenken. Die nachfolgenden Überlegungen sollen dazu eine Art ‚Handwerkszeug' bieten.

2.1 Ein Modell der Erklärungsperspektiven für Verhaltensstörungen

Das nachfolgende Schema (Abb. 02), welches von SEITZ (vgl. 1992, 113) entwickelt wurde, unterscheidet zwischen vier ‚klassischen' grundlegenden Perspektiven oder auch Sichtweisen zur Erklärung von Verhaltensstörungen.

Von Bedeutung ist dabei zunächst die Unterscheidung zwischen *Ontogenese* und *Aktualgenese* einer Störung: Die Entstehung oder ‚Vergangenheit' einer Verhaltensauffälligkeit wird als ‚Ontogenese' bezeichnet. Die Aspekte um das aktuelle Auftreten einer Verhaltensstörung im gegenwärtigen Moment werden hier als ‚Aktualgenese' berücksichtigt. Unter 1. wurde dem entsprechend ‚Verhaltensstörung' als Störung des Funktionsgleichgewichtes zwischen Person und Umwelt definiert. Dieses Funktionsgleichgewicht ist ‚aktuell', also in einer gegenwärtigen Situation gestört. Eine ‚Verhaltensauffälligkeit', die für ein Kind beschrieben bzw. festgestellt wird, zeigt sich in verschiedenen Situationen – diese Auffälligkeit hat ihre (längere) Geschichte, ihre ‚Ontogenese'.

Die in diesem Modell unterschiedenen vier Perspektiven werden im Folgenden einzeln knapp dargestellt.

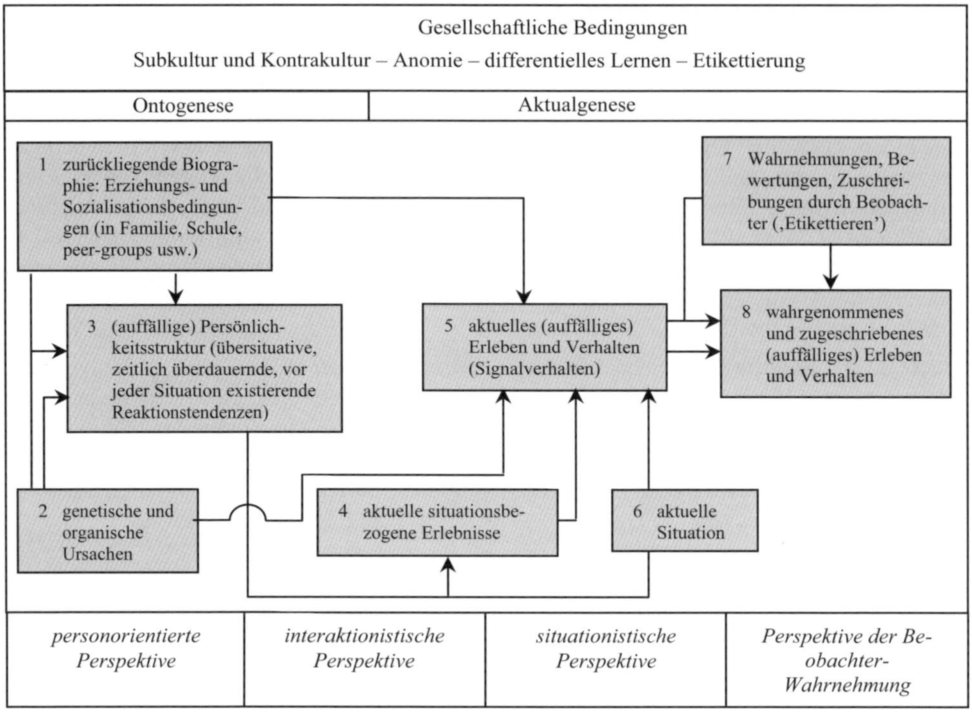

Abb. 02: Modell der Genese von Verhaltensstörungen nach SEITZ *(vgl. 1992) (ergänzt)*

2.1.1 Die personorientierte Perspektive

Bei Einnahme einer personorientierten Perspektive geht man von einer ‚kranken' Persönlichkeit aus. Die Ursache für das auffällige Verhalten wird in einer auffälligen Persönlichkeitsstruktur gesehen, in abweichenden Persönlichkeitseigenarten – als überdauernden Eigenarten und typischen Reaktionsweisen der Person. Das Kind „ist eben so". Diese Eigenarten können auf organische Faktoren zurückgeführt werden, man könnte sie jedoch auch als Ergebnis der bisherigen Biographie (also im weitesten Sinne als gelernt) sehen. Komplexer wäre die Annahme eines Zusammenwirkens von organischen Voraussetzungen und Sozialisationsbedingungen bei der Entwicklung der Persönlichkeit des Kindes oder Jugendlichen.

Hier werden also auch Umweltbedingungen in die Erklärung mit einbezogen, insofern sie für die Entwicklung der auffälligen Persönlichkeitsstruktur von Bedeutung waren – etwa Erziehungsfehler in der frühen Entwicklung des Kindes oder zurückliegende Lernerfahrungen. Aktuelle Aspekte der Situation des Kindes (beziehungsweise der Situation, in der ein auffälliges Verhalten zutage tritt) finden dagegen bei der Erklärung des problematischen Verhaltens keine Berücksichtigung. Eine solche personorientierte Sichtweise klammert also Umweltbedingungen, die zur Entstehung von Verhaltensauffälligkeiten führen können, nicht aus – es stehen jedoch solche Umweltbedingungen im Vordergrund der Betrachtung, die in der Vergangenheit des Individuums liegen und dieses möglicherweise geprägt haben. So wird vielleicht der problematische soziokulturelle Hintergrund eines schwierigen Kindes in Betracht gezogen, um zu erklären, warum es so ist, wie es ist.

In den Rahmen der personorientierten Erklärungsmodelle können verschiedene psychologische Theorien eingeordnet werden, die zur Entstehung einer auffälligen Persönlichkeit Aussagen machen: etwa die Psychoanalyse, die Individualpsychologie, die Lernpsychologie oder auch die Selbstkonzepttheorie von ROGERS (siehe 2.2).

2.1.2 Die situationistische Perspektive

Ganz im Unterschied zu einer personorientierten Perspektive, die von einer auffälligen Persönlichkeitsstruktur als Ursache für eine Verhaltensstörung ausgeht und ihre Aufmerksamkeit auf die Person richtet, könnte man den Blick auch rein auf Aspekte der Situation wenden, in der eine Störung zutage tritt. Aus einer solchen ‚situationistischen' Perspektive heraus sind einzig die aktuelle Situation und ihre Bedingungen für das Auftreten einer Verhaltensstörung entscheidend. Person-Variablen treten dabei in den Hintergrund. Es wird davon ausgegangen, dass, unabhängig von den individuellen Eigenarten der Person, durch Spezifika der Situation auffällige Reaktionen der Person hervorgerufen werden (vgl. SEITZ 1992, 114f.). Wichtig ist dabei allerdings die ‚aktualgenetische' Perspektive: Es geht um Aspekte der aktuellen, also gegenwärtigen Situation, in der eine Störung zutage tritt.

Der situationistische Standpunkt hat sich aus der Kritik an einem Grundgedanken der Persönlichkeitspsychologie ergeben: dass eine menschliche Persönlichkeit und je individuelle Eigenschaften überhaupt beschreibbar sind – und diese auch über die Zeit und unterschiedliche Situationen hinweg einen bedeutenden Einfluss auf das Verhalten haben. Bereits sehr früh in der ersten Hälfte des 20. Jahrhunderts (vgl. ZIMBARDO 1995, 481) ließ sich experimentell zeigen, dass häufig der Einfluss der Situation wesentlich stärkere Bedeutung für das Verhalten eines Menschen hat als seine persönlichen Eigenheiten. Aufsehen erregende psychologische Experimente wie das Gehorsamkeits-Experiment von MILGRAM (vgl. 1974) sowie das Stanford Prison Experiment von ZIMBARDO (vgl. www.prisonexp.org), wenn sie auch in der Folge umstritten waren, demonstrierten die mächtige Wirkung situativer Einflusse auf Menschen und ihre Verhaltensweisen. In Deutschland wurde ZIMBARDOs Experiment (nicht unbedingt zu dessen Freude) vor einigen Jahren durch den Spielfilm „Das Experiment" sehr populär.

Die Kritik am Eigenschaftsansatz der Persönlichkeitspsychologie geht dahin, ob die Neigung, Konsistenz in der Persönlichkeit wahrzunehmen, womöglich auf das allgemeine kognitive Organisationsprinzip und -bedürfnis des Menschen zurückzuführen sein sollte: Weil wir Ordnung in der von uns wahrgenommenen und repräsentierten Welt benötigen, werden Konstanzen und Muster bei anderen Menschen *gesucht*. Es lässt sich zeigen, dass Menschen eher wenig Konsistenz an den Tag legen (vgl. ZIMBARDO 1995, 481f.) – und aus der attributionstheoretischen Forschung weiß man auch, dass Menschen ihr eigenes Verhalten eher situationsorientiert beschreiben und erklären (vgl. HERKNER 1991, 360f.). ZIMBARDO (vgl. 1995, 482) nennt verschiedenste Gründe dafür, warum Menschen einem ‚fundamentalen Attributionsfehler' unterliegen und dazu neigen, mehr Konsistenz, also ‚Typisches', im menschlichen Verhalten wahrzunehmen, als tatsächlich vorhanden ist.

MISCHEL (vgl. 1968; 1976) gilt als einer der prononciertesten Kritiker des Konzeptes allgemeiner Persönlichkeitseigenschaften. Er sieht eher die Orientierung an der Situationsspezifität, weniger jedoch Unterschiede in der Persönlichkeit als Regelfall des Verhaltens. Allerdings lehnt er das Konzept der Konsistenz für die Persönlichkeitsforschung nicht vollständig ab – aus seiner Sicht lässt sich Persönlichkeit am ehesten als stabil über die Zeit hinweg beschreiben, weniger jedoch als stabil über Situationen – denn das Verhalten des Menschen orientierte sich stets an den spezifischen situativen Anforderungen. Verschiedene Forschungsstränge haben gezeigt, dass Konsistenz des Verhaltens über Situationen hinweg als solche eine Art Persönlichkeitseigenschaft ist. Um es noch weiter zu spezifizieren, kann man sagen, dass die einen Personen bei den einen Merkmalen eine höhere Konsistenz aufweisen mögen, die anderen bei anderen Merkmalen: „Zum Beispiel kann eine Person beständig Freundlichkeit bekunden, eine andere Person beständig Abhängigkeit, eine dritte beständig Ehrlichkeit, aber es ist weniger wahrscheinlich, dass jede der drei Personen in allen drei Merkmalen Verhaltenskonsistenz zeigt" (MISCHEL 1976, 495). In den Experimenten von MILGRAM und ZIMBARDO wurden allerdings ganz besondere Situationen geschaffen. Daher geht MISCHEL etwas differenzierter davon aus, dass es so genannte ‚starke' Situationen gibt: Situationen, in denen so starke und deutliche Reize auf Personen einwirken, dass es weniger individuelle Unterschiede in den Reaktionen gibt, sich also Eigenarten der Person in solchen Situationen kaum auswirken (vgl. ZIMBARDO 1995, 501). Im weitesten Sinne sind dies zwei Gruppen von Situationen:

- Zum einen fordern provozierende Situationen ein bestimmtes (gestörtes, störendes) Verhalten heraus. Man spricht auch von Situationen mit ‚hohem Aufforderungscharakter'. Die Richtung der Reaktion auf solche Situationen ist in aller Regel vorhersagbar. Man denke an eine ewig lange rot geschaltete Ampel an einer völlig menschen- und autofreien Kreuzung mitten in der Nacht, vor der man mit dem Wagen steht ... Man denke an ein Kind vor einer attraktiven, völlig unbewachten Kaufhausauslage ... Man denke an eine gut gefüllte Geldbörse auf offener Straße, die man allein entdeckt ...
- Zum anderen sind belastende Situationen zu nennen, die allgemein eine Reaktion provozieren, wobei offen gelassen ist, welche. Unter belastenden Bedingungen treten allerdings extremere Reaktionen in den Vordergrund. Nun können verschiedene Arten belastender Situationen unterschieden werden – insbesondere die Folgenden (vgl. SEITZ 1998a, 135):
  - Neuartige Situationen: Hier bestehen noch keine Verhaltensstandards. So könnte sich etwa ein Kind aus sehr chaotischen familiären Verhältnissen in den ersten Schulwochen auffällig verhalten, weil es sich zunächst an die Strukturen dieser Situation adaptieren muss. Grundsätzlich sind hier alle ‚ökologischen Übergänge' zu nennen, in denen ein Kind oder Jugendlicher einen Umgebungswechsel in eine völlig andere Situation erfährt: neben dem Schuleintritt auch Schulwechsel, Umzüge, Klassenfahrten, Beginn einer Berufsausbildung

usw. (Die Folge solcher Lebenslagen sind allerdings emotionale Belastungen, womit hier ein Sonderfall der oben als zweites genannten Gruppe von Situationen vorläge.)

- Komplexe und mehrdeutige Situationen: Diese führen zu Verhaltensunsicherheiten und rufen daher oft ein nicht adäquates Verhalten wach. Hier besteht häufig eine Überschneidung zu neuartigen Situationen, die zugleich zunächst komplex scheinen, da die Wahrnehmungskapazitäten überlastet werden mit Eindrücken, die erst einmal geordnet werden müssen.
- Situationen mit hohem Zeitdruck: Hier resultiert oft ein voreiliges und ‚kopfloses' Verhalten. In diesem Falle werden willkürlich irgendwelche ‚dominanten' oder gerade verfügbaren Verhaltensmuster abgerufen, die nicht unbedingt der Situation adäquat sind. Unter Umständen wird allerdings auch ein passives Verhalten resultieren, welches gleichfalls nicht einer Bewältigung der Situation und ihres Handlungsdruckes dienlich ist.
- Überfordernde Situationen: Beispielhaft könnte man hier Leistungssituationen nennen, denen ein Kind nicht gerecht werden kann. Kinder werden hieraufhin unterschiedliche, aber oft auffällige Reaktionen zeigen.
- Unterfordernde Situationen: Auch solche Situationen führen oft zu auffälligem Verhalten. Hier können ebenfalls unterfordernde Leistungssituationen als Beispiel dienen, die Schüler dazu bringen, sich auffällig und ‚störend' zu verhalten.
- Situationen, die ein Vorhaben vereiteln: Damit sind Frustrationen gemeint, die zu auffälligem Verhalten führen.
- Situationen, die den Selbstwert beeinträchtigen: Hierunter sind persönliche Verletzungen durch Situationen zu verstehen, die in der Folge auffälliges Verhalten nach sich ziehen. Im Grunde werden auch hier Frustrationen erzeugt; insofern besteht eine Verbindung und Nähe zu den zuvor genannten Situationen.

Es gibt eine Fülle empirischer Befunde, die zeigen, dass situative Faktoren zumindest in erheblichem Maße zum Entstehen auffälliger Verhaltensweisen beitragen können. Ein Beispiel ist die Forschung zu Gewalt, etwa an Schulen, die gewaltförderliche Aspekte wie die Schul- und Klassenatmospäre, das Engagement und Unterrichtsverhalten von Lehrern, das bereits vorhandene Gewaltaufkommen oder die Mitbestimmungsmöglichkeiten von Schülern ermittelt hat (vgl. etwa SCHUBARTH 2000, 61). Dabei stand allerdings häufig nicht die objektive Situation, sondern das subjektive Erleben dieser Faktoren durch die Schülerinnen und Schüler im Vordergrund der Forschung – ein Akzent, der nicht mehr rein situationistischen, sondern – wie im Nachfolgenden beschrieben – interaktionistischen Charakter hat.

2.1.3 Die interaktionistische Perspektive

Wenn man nicht den radikalen Standpunkt vertritt, Ursachen für eine Verhaltensstörung rein in der Person oder in der Situation zu suchen, wird man vielleicht eine (beides verbindende) interaktionistische Perspektive einnehmen: In den Fokus kommt die Wechselwirkung zwischen bestimmten Person-Variablen und bestimmten Qualitäten der aktuellen Situation. Es werden weder ausschließlich die Eigenarten einer Person noch ausschließlich bestimmte Besonderheiten der Situation als Ursache betrachtet, sondern es wird die aktuelle Auffälligkeit als Ergebnis einer gestörten Person-Umwelt-Interaktion gesehen. Damit wären beide Bedingungs-Bereiche in ihrem Zusammenwirken von Bedeutung. Person-Variablen und Situationsqualitäten werden dabei in gegenseitiger Abhängigkeit wirksam: Bestimmte Voraussetzungen einer Person kommen nur unter bestimmten situativen Bedingungen zur Wirkung, wie umgekehrt bestimmte Bedingungen der Situation nur bei Personen mit bestimmten Dispositionen zu Wirkungen führen (vgl. SEITZ 1992, 115ff.).

Ein besonderes Interesse muss dabei dem aktuellen Erleben gelten, das die Person von der Situation hat. Dies lässt sich damit begründen, dass die Wechselwirkung zwischen Person- und Situations-Bedingungen sich in der Auseinandersetzung der Person mit der Situation abspielt – und diese Auseinandersetzung findet in Form der Wahrnehmung und Bewertung der aktuellen Situation durch das Individuum statt. Dabei versucht die Person die Situation zu erfassen, sie setzt sich aber auch mit möglichen Folgen der Situation und ihres Handelns auseinander (vgl. SEITZ 1998a, 549). Das Konzept der Handlung impliziert all diese Aspekte, denn Handeln ist als Auseinandersetzung einer Person mit eine Situation zu verstehen – die Situation wird erlebt, es wird nach eigenen Handlungsmöglichkeiten gesucht und ein Plan zum Umgang mit der Situation entwickelt. Aus diesem heraus erfolgt dann ein konkretes Verhalten, um parallel zu diesem sowie im Nachhinein zu bewerten, ob man sich dem angestrebten Ziel annähert, sein Verhalten ändern oder die Lage vollständig neu durchdenken muss. Natürlich gehören zu solchen Handlungen auch ‚automatisierte' Verhaltensweisen, die aber situationsangemessen ‚abgerufen' werden müssten.

Es wäre also wichtig herauszufinden, wie beispielsweise ein Kind die Situation in einer Heimgruppe erlebt hat, als es sich der Erzieherin gegenüber aggressiv verhalten hat: Was hat es gedacht, wahrgenommen, empfunden? Dieses Erleben zu erfassen bietet einen hohen Erkenntniswert im Hinblick auf die Person (das Kind, den Jugendlichen), die Situation und die Interaktion zwischen beiden.

Eine Zusammenstellung psychologischer Konzepte, die diese Interaktion zwischen Person und Situation genauer betrachten, findet sich bei HOLTZ & KRETSCHMANN (vgl. 1989). Handlung und Handlungsregulation werden unter 2.2.5 differenzierter erörtert.

2.1.4 Die Perspektive der Beobachter-Wahrnehmung

Es wurde bereits darauf hingewiesen, dass Verhaltensstörungen immer durch einen Beobachter als solche definiert werden. Insofern ist eine vierte Perspektive unverzichtbar, eben die Perspektive der Beobachter-Wahrnehmung. Der Beobachter ‚etikettiert' ein bestimmtes Verhalten und Erleben als auffällig: Er verleiht diesem Verhalten und Erleben das Etikett ‚auffällig'. Im Vordergrund steht aus dieser Perspektive heraus zunächst eine vom Beobachter wahrgenommene Verhaltensstörung, weniger die Verhaltensauffälligkeit bzw. -störung als solche. Dabei sind auch Eigenarten der Person des Beobachters zu berücksichtigen – sowie die besonderen Maßstäbe, welche dieser Beobachter seiner Bewertung zugrunde legt (vgl. SEITZ 1992, 117). Die so genannte „Etikettierungstheorie" (vgl. BENKMANN 1989, 90ff.; siehe 2.3.4) unterscheidet, ob tatsächlich zunächst irgendein dann bewertetes oder ‚etikettiertes' Verhalten vorlag (dann wird von ‚gemäßigter Etikettierung' gesprochen) – oder ob der Beobachter unabhängig von einem tatsächlich zutage getreten Verhalten der beobachteten Person eine Abweichung zuschreibt (was als ‚radikales Etikettieren' bezeichnet wird). Im letztgenannten Fall können irgendwelche Attribute der Anlass für die Zuschreibung einer Abweichung sein, welche mit dem Verhalten nicht direkt in Zusammenhang stehen – etwa das äußere Erscheinungsbild einer Person oder ihre Nationalität. Verbreitet sind Vermutungen über die Eigenarten innerhalb von Familien: „Ach, da hatten wir doch schon den älteren Bruder in der Gruppe, der war doch auch so schwierig ..." Oder: „Da kenne ich die Eltern – da kann ich mir ja schon denken, was auf mich zu kommt ...!"

Es ist wichtig, diese Perspektive der Wahrnehmung zu bedenken und insbesondere mögliche gemäßigte und radikale Etikettierungen nicht zu unterschätzen – auch und erst recht nicht bei sich selbst. Die kritische Überprüfung dieser Perspektive ist im Hinblick auf pädagogische Maßnahmen unverzichtbar. Von besonderer Bedeutung sind auch die Folgen: Eine gemäßigte oder radikale Etikettierung kann dazu führen, dass das zugeschriebene ‚gestörte' Verhalten tatsächlich (gehäuft) auftritt. Dieser Prozess wird eindrucksvoll dargestellt in MAX FRISCHS Buch „Andorra" (vgl. 1978) am Beispiel der Entwicklung des jüdischen Jungen Andri, der sich irgendwann so verhält, wie es sowieso von ihm gedacht wird – eben „typisch jüdisch" ...

2.1.5 Fazit: eine komplexe Sicht von Verhaltensstörungen

Wie ist nun mit den vier vorgestellten ‚Perspektiven' im Hinblick auf das Entstehen von Verhaltensstörungen umzugehen? Jeder der dargestellten Ansätze rückt bei der Erklärung von Verhaltensstörungen bestimmte Aspekte ins Zentrum der Betrachtung, während andere vernachlässigt werden, woraus jeweils eine einseitige Sichtweise resultiert. Jeder einzelne Ansatz kann jedoch einen Beitrag zur Erklärung von Verhaltensstörungen leisten, wie es in der eingangs unter 2.1 zu findenden Abbildung deutlich wird. Es ist grundsätzlich möglich, dass einem der Aspekte der ‚Löwenanteil' bei der Erklärung einer konkreten Verhaltensstörung zukommt: Ein Kind verhält sich vielleicht wirklich aufgrund einer extremen Persönlichkeit in verschiedensten Situationen außerordentlich auffällig und problematisch. Oder eine Erzieherin stigmatisiert einen Jugendlichen, objektiv ungerechtfertigt, als abweichend und störend. Oft aber werden verschiedene dieser Aspekte Beiträge zu einer Verhaltensstörung liefern. Das Einnehmen der verschiedenen Perspektiven kann es erleichtern, diese Beiträge zu erkennen und im Hinblick auf ihre Bedeutung einzuschätzen. Dabei geraten neben dem zunächst im Vordergrund der Aufmerksamkeit stehenden Kind oder Jugendlichen auch andere Personen und ihre mögliche Rolle bei der Entstehung eines als auffällig beurteilten Verhaltens in den Blick – und zwar in dreierlei Weise:

- zum einen in Form der Wahrnehmung, Bewertung und Zuschreibung durch einen Beobachter: Das Verhalten wird durch andere (etwa Erzieher) wahrgenommen, bewertet und als auffällig beurteilt, wobei deren Erwartungen und eigene Persönlichkeit eine wesentliche Rolle spielen;
- zum anderen im Rahmen der aktuellen Situation: eine andere Person (beispielsweise eine Lehrerin) könnte durch ihr Verhalten ein auffälliges Verhalten des Kindes oder Jugendlichen auslösen;
- aber drittens auch im Rahmen der zurückliegenden Biographie des Kindes oder Jugendlichen: So könnte beispielsweise ein bestimmter Erziehungsstil der Eltern für die Entstehung von Verhaltensauffälligkeiten mit verantwortlich sein.

Es wurde darauf hingewiesen, dass sich Verhaltensstörungen durchweg aus und in Situationen pädagogischer Interaktionen ergeben. Dieses Modell gilt daher grundsätzlich für beide bzw. alle Partner einer Interaktion, in unserem Falle also für Kinder und Jugendliche sowie für Pädagogen. Im Rahmen ihrer Begegnung spielen wechselseitige Interpretationsprozesse eine zentrale Rolle, also die je eigenen Wahrnehmungen, Bewertungen und Zuschreibungen, die das wahrgenommene und zugeschriebene Erleben und Verhalten bestimmen. Im Hinblick auf die Perspektive der Wahrnehmung und Bewertung von Verhalten ist zu bedenken, dass für das Feld der Pädagogik sowie im Hinblick auf Verhaltensstörungen die Pädagogen in aller Regel mit einer größeren Wissensmacht, aber auch mit einer größeren ‚Definitionsmacht' ausgestattet sind: Sie können bestimmen, was als eine Störung gilt – und weniger die Kinder und Jugendlichen. Es ist wichtig, mit dieser ‚Definitionsmacht' verantwortungsvoll umzugehen und die Perspektive der eigenen Wahrnehmung kritisch zu überprüfen. Dies ist nur auf Basis eines differenzierten Verständnisses von Verhaltensstörungen, Bedingungen und Entstehungsprozessen möglich.

Die skizzierten Ansätze zur Erklärung von Verhaltensstörungen legen jeweils unterschiedliche pädagogische Maßnahmen nahe: Von einem personorientierten Ansatz ausgehend müsste man versuchen, am und mit dem Kind oder Jugendlichen und dessen Eigenarten zu arbeiten. Stehen – wie beim situationistischen Ansatz – Bedingungen der Situation im Vordergrund der Betrachtung, wird das Ziel darin bestehen, diese Situationen zu verändern. Aus Sicht des Etikettierungsansatzes müsste man versuchen, Einfluss auf die Wahrnehmungen der Pädagogen zu nehmen, ihre kritische Reflexion von Erwartungen und Normen anzuregen. Aus einer interaktionistischen Perspektive kommt der Arbeit am situationsbezogenen Erleben der betroffenen Person besondere Bedeutung zu. Pädagogische Maßnahmen müssten dann an der Wahrnehmung und Bewertung von Situationen ansetzen, wie sie das Kind oder der Jugendliche vornimmt.

Angesichts der Komplexität des Entstehens von Verhaltensstörungen können insbesondere die vorliegenden phänomenologischen und empirischen Ansätze der Klassifikation (vgl. Kap. 1.5) nur unbefriedigend wirken. Ziel müsste ein Klassifikationssystem sein, das, wie es SEITZ (vgl. 1982, 42f.) fordert, integrativ Erscheinungsweisen, Erklärungen und Interventionsmöglichkeiten berücksichtigt. Dies ist natürlich ein hoher Anspruch, der bislang nicht eingelöst wurde. Allenfalls wurden Ansätze aus verschiedenen Theorieschulen heraus versucht; jedoch kann auch eine rein behavioristische oder rein psychoanalytische Konzeption der Komplexität des Phänomens Verhaltensstörungen kaum gerecht werden.

2.2 Psychologische Ansätze zur Erklärung von Verhaltensstörungen

Die verschiedenen zentralen Ansätze und ‚Schulen' der Psychologie repräsentieren zugleich auch ‚Menschenbilder' im Sinne einer bestimmten Sicht des Menschen, seiner Persönlichkeit und deren Entwicklung. Aus diesem jeweiligen ‚Menschenbild' heraus ergeben sich auch unterschiedliche Sichtweisen und Auffassungen von Auffälligkeiten der Persönlichkeit, von menschlichem Erleben und Verhalten. Daher sollen hier die bedeutendsten dieser Ansätze einschließlich ihres Störungskonzeptes kurz vorgestellt werden. Wenn es unter 6. um Förderung geht, wird ein Rückbezug auf diese Sichtweisen erfolgen, da sich aus den je unterschiedlichen Störungsvorstellungen auch bestimmte Leitlinien für Diagnostik, für Therapie und für die pädagogische Arbeit ergeben.

2.2.1 Die psychoanalytische Perspektive

Bei der Psychoanalyse handelt es sich um das älteste und bekannteste psychotherapeutische Konzept. Der therapeutischen Arbeit liegt eine bestimmte Sicht der menschlichen Persönlichkeit und ihrer Entwicklung zugrunde. Im Folgenden werden dazu einige Grundgedanken dargestellt, die sich eng an dem klassischen Konzept von Sigmund FREUD orientieren; dabei ist zu bedenken, dass sich die Psychoanalyse seit der Gründerzeit von FREUD in verschiedensten Richtungen erheblich weiterentwickelt und verändert hat.

FREUD unterteilt die menschliche Persönlichkeit in drei ‚Instanzen' oder ‚Provinzen'. Von diesen ist nur eine bereits bei Geburt vorhanden: das ‚Es'. Die beiden anderen Instanzen entwickeln sich in den ersten Lebensjahren.

- Das ‚Es' umfasst die Triebe und ist vom Lustprinzip geleitet. Es handelt sich hier, wie erwähnt, um den ältesten Teil der Persönlichkeit, der bereits von Geburt an besteht. Das ‚Es' beinhaltet alles, was ererbt und von der Anlage her festgelegt ist – vor allen Dingen eben die menschlichen Triebe. Es bleibt in FREUDs Sicht durch das ganze menschliche Leben hindurch der wichtigste Teil.

- Später entwickelt sich das ‚Ich', welches zwischen den Triebansprüchen des ‚Es' und der Außenwelt vermittelt. Es hat die Verfügbarkeit über die willkürlichen Tätigkeiten des Menschen, also absichtsvolle und geplante Handlungen. Nach innen muss sich das ‚Ich' gegen das ‚Es' behaupten, indem es die Herrschaft über die Triebansprüche gewinnt, sie zulässt, zurückhält oder unterdrückt. Der Mensch kann nicht immer alle Bedürfnisse ausleben. Später kommt dem ‚Ich' die Funktion eines Stabilisators zu; es sorgt für das Gleichgewicht zwischen den Ansprüchen des ‚Es' und denjenigen des nachfolgend beschriebenen ‚Über-Ich'. Zusätzlich muss es dabei Rücksicht auf die Realität nehmen, also die Situation, in der sich die Person gegenwärtig befindet.
- Im ‚Ich' bildet sich über die Kindheit hinweg eine besondere, dritte Instanz aus: das ‚Über-Ich'. Das ‚Über-Ich' entsteht vor allen Dingen durch Prozesse der Identifikation mit den primären Erziehungspersonen, in aller Regel also den Eltern. Im ‚Über-Ich' sind Normen, Werte sowie Idealvorstellungen verortet. Es beinhaltet also Ge- und Verbote sowie das menschliche Gewissen. Als verinnerlichter Einfluss der Eltern ist es eine dritte Macht innerhalb der Person.

Während das ‚Es' vom ‚Lustprinzip' gesteuert ist, folgt das ‚Ich' insbesondere dem ‚Realitätsprinzip', indem die Impulse aus ‚Es' und ‚Über-Ich' mit der jeweiligen Realität, der Situation, in der sich die Person befindet, abgeglichen werden. Insofern muss das ‚Ich' auf drei bereits erwähnte Faktoren Rücksicht nehmen: die Triebansprüche des ‚Es', die moralischen Impulse des ‚Über-Ich' – sowie die Gegebenheiten der Realität, der aktuellen Situation.

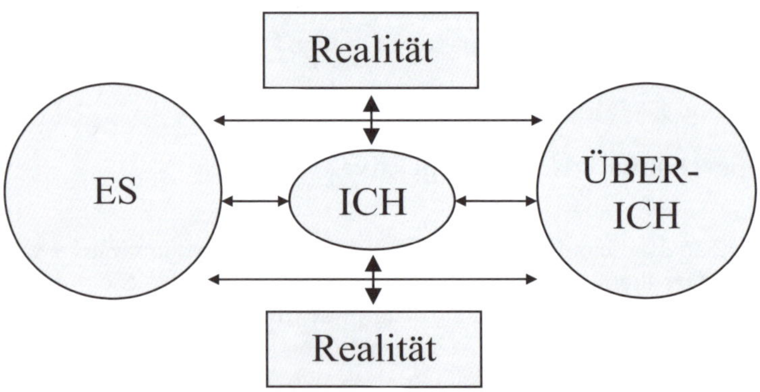

Abb. 03: Das Instanzenmodell der Psychoanalyse

Aus Sicht der Psychoanalyse handelt es sich bei Verhaltensauffälligkeiten um Störungen der Integrationsfähigkeit des ‚Ich' im Hinblick auf innerpsychische Konflikte. Während eine ‚gesunde' Persönlichkeit die unterschiedlichen ‚Ansprüche' von Antrieben, Moral und Realität berücksichtigen und überein bringen kann, ist eine ‚gestörte' Persönlichkeit damit überfordert (vgl. SEITZ 1991, 15). Dabei kann man aus dem dargestellten Modell heraus zwei Formen von auffälligen Persönlichkeiten unterscheiden:

- *Neurotische Persönlichkeitsstörungen*: Diese Störungen sind geprägt durch ein mächtiges, strenges, dominantes ‚Über-Ich'. Es liegt eine hohe innere Spannung vor; die Person selbst leidet: beispielsweise unter Angst, Depressionen, Hemmungen oder Schuldgefühlen. Aus der Spannung heraus sind aber auch impulsive Handlungen möglich, wenn die zurückgehaltene Energie so groß wird, dass sie nicht mehr bewältigt werden kann. Verantwortlich für eine neurotische Störung ist eine sehr stark versagende Erziehung, welche die kindlichen Bedürfnisse unterdrückt.

- *Psychopathische Persönlichkeitsstörungen*: Solche Störungen entstehen ganz gegenteilig bei einem schwach ausgeprägten ‚Über-Ich'. Dadurch sind die Ansprüche aus dem ‚Es' zu wenig kontrolliert; sie ‚brechen durch'. Das Verhalten orientiert sich also am Lustprinzip – und das Leiden liegt eher auf Seiten der Umwelt: etwa, indem das jeweilige Kind sich häufig aggressiv oder impulsiv verhält. Verantwortlich ist hier eine sehr stark verwöhnende Erziehung, welche den kindlichen Bedürfnissen keine Grenzen setzt. Es könnte aber auch eine zu nachlässige Erziehung vorliegen, wodurch das Kind es nicht lernt, seine Bedürfnisse zu bremsen.

Neben dieser ‚Instanzenlehre' hat FREUD auch eine ‚Phasenlehre' entwickelt, in der er die Entwicklung des Lustprinzips sowie die Entstehung von ‚Ich' und ‚Über-Ich' über die Kindheit hinweg bis ins Jugendalter hinein beschreibt. Er unterscheidet hier orale, anale, phallische, Latenz- und genitale Phase. In den drei frühen Entwicklungsphasen bindet sich die ‚Libido', die lustbezogene Energie, an bestimmte Organzonen. In diesen Phasen können sowohl Unter- als auch Überstimulation zu Problemen führen – eine Person bleibt an die jeweilige (orale, anale, phallische) Thematik ‚fixiert' und kann sie nicht adäquat bewältigen. Es können sich jeweils entsprechende Störungen ergeben – beispielsweise Depressivität, Süchte oder Essstörungen aus Fixierungen in der oralen Phase heraus, Zwangs- oder Besitzproblematiken aus der analen Phase oder auch sexuelle Hemmungen und andere Sexualstörungen aus der phallischen Phase.

FREUD kommt das bedeutsame Verdienst zu, darauf aufmerksam gemacht zu haben, dass der Mensch nicht nur durch sein Bewusstsein geprägt ist, sondern dass es auch unbewusste Erinnerungen, Bedürfnisse, Gefühle gibt. Darunter fällt zunächst insbesondere das ‚Es' mit seinen Triebansprüchen; darunter fallen aber auch manche Wertvorstellungen und soziale Anforderungen, die wir bereits sehr früh von unseren Eltern übernommen haben und die oft ebenfalls nicht mehr bewusst sind, aber unser Handeln bestimmen. In das Unbewusste geraten aber auch gut verdrängte, also dorthin abgeschobene Bewusstseinsinhalte.

Diese ‚Verdrängung' von konflikthaften Gefühlen, Erinnerungen oder Gedanken ist zunächst nichts ‚Krankhaftes'. Jeder Mensch dürfte das Phänomen kennen, an manche unangenehmen Dinge nicht so recht erinnert werden zu wollen, sie gerne zu ‚vergessen'. Was hier wirkt, hat FREUD als ‚Abwehrmechanismen' beschrieben. Beispiele sind Verdrängung, Projektion oder Regression. Eine solche ‚Abwehr' hilft dem ‚Ich', schwierige Konflikte zwischen Triebansprüchen (‚Es'), Moralvorstellungen (‚Über-Ich') und den Anforderungen der Realität zu lösen. Die verdrängten Erinnerungen und Gefühle sind aber nicht verschwunden; sie bleiben unbewusst vorhanden. Problematisch wird es, wenn der Konflikt so stark wird, dass die Abwehr nicht mehr funktionieren kann. Dann kommt es zur Entwicklung eines ‚Symptoms'. So könnte ein Kind ein stark zwanghaftes Verhalten an den Tag legen, weil es den Konflikt zwischen seinen Bedürfnissen, sich auszuleben, und seinem Gewissen, ein braves Kind zu sein, nicht mehr anders bewältigen kann. Solche ‚neurotischen Symptome' – und letztlich alle zutage tretenden überdauernden Auffälligkeiten – betrachtet das Konzept von FREUD als Anzeichen für einen starken inneren Konflikt, der ‚störend' wirkt.

2.2.2 Die individualpsychologische Perspektive

Alfred ADLER (1870-1937) war zunächst Mitglied in der Psychoanalytischen Vereinigung um Sigmund FREUD und wählte dann einen eigenen konzeptionellen Weg: Er begründete die Individualpsychologie. Dies geschah aus Unzufriedenheit mit dem psychoanalytischen Konzept, insbesondere der passiven Rolle des Menschen zwischen Triebansprüchen, Gewissen und Notwendigkeiten der Realität. ADLER hat sein Konzept im Wesentlichen in der ersten Hälfte des 20. Jahrhunderts geschaffen; nach seinem Tod wurde es allerdings weiterentwickelt. Weil es auch für die Pädagogik hilfreich und bedeutend sein kann, hat es mittlerweile zunehmend Eingang in die Heil- und Sonderpädagogik gefunden.

Der Begriff ‚Individualpsychologie' ist etwas missverständlich. ADLER wollte damit das ‚Unteilbare', ‚Ganzheitliche' des Menschen in den Vordergrund stellen (vgl. ADLER 1976). Er sieht den Menschen als ein schöpferisches Wesen. Aus den Erfahrungen der ersten Lebensjahre heraus formt der Mensch selbst seinen Charakter; es entwickelt sich ein unverwechselbarer Lebensplan im Sinne eines zielgerichteten Lebens-Grundprogramms. Auf dessen Basis dienen ‚Leitlinien' der Strukturierung von Verhaltens- und Sichtweisen zur Auseinandersetzung mit der Umwelt, und der ‚Lebensstil' ist eine Taktik, um all dies umsetzen zu können (vgl. KRIZ 1994, 54). Lebensplan und Lebensstil sind auch durch eine ganz individuelle Wahrnehmung zentraler Aspekte des Lebens bestimmt und wirken wiederum auf die Wahrnehmung zurück – im Hinblick auf folgende Aspekte (vgl. VERNOOIJ 1991, 425):

- die Wahrnehmung der eigenen Person („So bin ich!"),
- die Wahrnehmung anderer Personen („So sind die Menschen!"),
- die Wahrnehmung der Welt („So ist die Welt!") sowie
- die Wahrnehmung des Lebens („So ist das Leben!").

Lebensplan und Lebensstil bestimmen im Sinne einer ‚finalen Sichtweise' vor allen Dingen, wo ein Mensch hin will und wie er dies erreichen kann: Will er vielleicht immer allen anderen überlegen sein und versucht dies anzustreben, indem er sich mit allen Mitteln, auch ungerechtfertigt, Vorteile verschafft? Richtet er sein gesamtes Lebenskonzept danach aus, für Sicherheit zu sorgen, Gefahren und Risiken auszuschalten?

Dabei werden alle Menschen in ihrer Entwicklung von Kindesbeinen an angetrieben von ihrem Minderwertigkeitserleben. „Mensch sein heißt sich minderwertig fühlen." Das ist zunächst kein Problem, aber wenn dieses Minderwertigkeitserleben immer wieder nicht überwunden werden kann, entwickelt sich möglicherweise ein ‚Minderwertigkeitskomplex' (vgl. ADLER 1976, 47ff.). Dieser umgangssprachlich bekannte Begriff geht auf die Konzeption von ADLER zurück.

Aus einem solchen Minderwertigkeitskomplex heraus kann sich ein übermäßiges Machtstreben ergeben, um die Minderwertigkeit auszugleichen. Dies mag jedoch auch ganz verborgen zum Ausdruck kommen – indem etwa ein Mensch seine Mitmenschen durch die eigenen Schwächen manipuliert und damit heimliche Macht ausübt. Allen Störungen entgegen wirkt nach ADLER das ‚Gemeinschaftsgefühl' (vgl. ADLER 1976, 67ff.), während sich Menschen mit einem Minderwertigkeitskomplex oft gemeinschaftsschädigend verhalten. Besonders gefährdet im Hinblick auf eine Fehlentwicklung sind aus individualpsychologischer Sicht Kinder mit organischen Beeinträchtigungen, verzärtelte Kinder sowie ‚gehasste' Kinder – also Kinder unter den Einflüssen zu starker Verwöhnung einerseits und Vernachlässigung andererseits.

Menschen mit Behinderungen und Beeinträchtigungen sind aus individualpsychologischer Sicht eine ‚Risikogruppe' für das Entstehen von Minderwertigkeitskomplexen. Darauf ist in der erzieherischen Arbeit sorgsam zu achten. Allerdings meint ‚Risikogruppe' keineswegs, dass es auch wirklich zu einem Minderwertigkeitskomplex kommen muss.

Im Hinblick auf individualpsychologische Diagnostik gilt, dass Individualpsychologen auf vielen Wegen versuchen, Informationen über ihre Klienten zu erhalten. Ziel ist es dabei, den jeweiligen Lebensstil zu erkennen und zu verstehen. Besonders typische Methoden sind die Folgenden (vgl. KLEBER & STEIN 2001, 126):

- die Analyse frühester Kindheitserinnerungen,
- vom Kind oder Jugendlichen selbst weitererzählte Fortsetzungsgeschichten sowie
- die Analyse von Kinderzeichnungen (beispielsweise mit dem Test „Familie in Tieren").

Eine interessante und zentrale diagnostische Frage lautet: „Was würdest Du tun, wenn Du das Leiden nicht hättest?" Die Antwort verrät viel über das, was durch das neurotische Verhalten vermieden werden soll (vgl. BLEIDICK 1989, 827). Des Weiteren geht ADLERs *Organdialektik* davon aus, dass offenbare Störungen oft im Einklang mit dahinter stehenden Themen stünden: „Kopfschmerzen können die Reaktion auf einen Menschen sein, der einem eben Kopfweh macht ... Wenn man etwas im Leben ‚nicht verdauen' kann, dann erlaubt der gestörte Magen ‚Verdauungsstörungen'" (DREIKURS 1969, 143).

Insgesamt werden im Grunde alle verfügbaren Informationsquellen, Symptome und Erscheinungsweisen zum Erschließen des Lebensplanes herangezogen: Blick, Körperhaltungen, Kindheitserinnerungen, Lieblingsspiele, Träume, Tagträume, Familienposition, Berufswünsche usw. Adler hat dazu einen, allerdings sehr offenen, Fragebogen vorgelegt (vgl. ADLER 1973, insbes. 107 und 139ff.).

ADLER stellt in seiner Konzeption den Menschen als kreative, selbstgestaltende Existenz ins Zentrum. Vieles an seinem Konzept hat nach wie vor eher spekulativen Charakter; aber es handelt sich auch aus heutiger Sicht, gerade im Hinblick auf die ‚finalistische' Sicht von Störungen des Verhaltens und Erlebens sowie auch bezogen auf Konsequenzen für die Frage sonderpädagogischer Förderung, um einen bedeutsamen Ansatz.

2.2.3 Die Perspektive der Bindungstheorie

Die Fragen der Entstehung frühkindlicher Bindungen und des Zusammenhanges zum Entstehen von Verhaltensauffälligkeiten sind in den letzten Jahren in den Vordergrund der Aufmerksamkeit gerückt. ‚Bindung' selbst ist allerdings schon lange ein Forschungsgegenstand der Psychoanalyse. BOWLBY untersuchte sie seit den 1940er Jahren in Zusammenhang mit dem ‚Hospitalismus-Syndrom' von Heimkindern, HARLOW etwas später in Zusammenhang mit Affenkindern, die mit Mutterattrappen aufwuchsen. Auf Basis dieser Arbeiten entwickelten sich Bindungstheorie und Bindungsforschung, deren psychoanalytische Wurzeln nach wie vor deutlich erkennbar sind, allerdings in verschiedener Hinsicht ergänzt und erweitert wurden: durch die Einbeziehung biologischer Modelle, durch die Berücksichtigung tatsächlicher Erfahrungen von Kindern und ihrer Interaktion mit der Umwelt im (längeren) Lauf ihrer Entwicklung sowie durch den Einsatz von empirischen Methoden (vgl. SPANGLER & ZIMMERMANN 1999, 191).

Unter Bindung „versteht man ein lang andauerndes affektives Band zu bestimmten Personen, die nicht ohne weiteres auswechselbar sind" (SPANGLER & ZIMMERMANN 1999, 172). Die Bindungsbeziehung zeigt sich bei allen Säuglingen in Form eines spezifischen Bindungsverhaltens mit folgenden Anzeichen:

- „Sie suchen die Nähe der primären Bezugsperson (folgen z.B. ihrer Mutter),
- sie zeigen Distreß, wenn sie von der Bezugsperson getrennt werden, (…)
- sie freuen sich, wenn sie wieder mit der Bezugsperson zusammen sind und
- sie richten ihre Handlungen nach der Bezugsperson aus (hören auf die Stimme ihrer Mutter und beobachten sie, während sie spielen)" (PETERMANN u.a. 1998, 151).

Dabei durchläuft die Entwicklung von Kleinkindern im Verlauf der ersten beiden Lebensjahre einige gut voneinander zu unterscheidende Phasen der Interaktion mit anderen Menschen.

Viele experimentelle Untersuchungen zum Bindungsverhalten von Kleinkindern wurden mit dem 1969 entwickelten „Fremde-Situations-Test" von AINSWORTH & WITTIG durchgeführt (vgl. OERTER 2002, 198f.). Dabei wird ein kleines Kind in einem Raum mit Spielzeug durch eine Einwegscheibe beobachtet. Nacheinander werden acht verschiedene Episoden durchgespielt, in denen die Mutter und eine fremde Person gemeinsam oder abwechselnd mit dem Kind im Raum sind, um die Reaktionen des Kindes festzustellen.

Bereits diese kleinen Kinder reagieren recht unterschiedlich auf diese Situationen. Dabei hat man zunächst drei typische Bindungsmuster beschrieben, um später ein viertes Muster mit hinzuzunehmen (vgl. ebd., 200f.). – Der Grund für Letzteres war, dass eine Minderheit von Kindern aus den üblichen drei Mustern heraus fiel und ein besonderes, widersprüchliches Bindungsverhalten zeigte. Im Folgenden werden diese vier Bindungstypen kurz beschrieben:

- Bindungsstil A – unsicher-vermeidend: „Allein mit der Mutter verhalten die Kinder sich mehr oder weniger gleichgültig gegenüber dem Sitzplatz der Mutter. Wenn die Mutter den Raum verläßt, zeigen sie keinen besonderen Distreß. Ein Fremder kann sie ebensogut trösten wie die Mutter. Bei der Rückkehr wenden sie sich eher von der

Mutter ab, statt Nähe und Trost zu suchen. Äußeres Desinteresse ist mit erhöhter innerer Erregung (z.B. Herzfrequenz) verbunden" (PETERMANN u.a. 1998, 154).

- Bindungsstil B – sicher, balanciert: „In Gegenwart der Mutter spielen sie zufrieden, untersuchen die neue Umgebung und reagieren positiv auf Fremde" (ebd.). Während der Episoden mit der fremden Person „zeigen sie mäßigen Distreß. Sie regen sich auf, wenn die Bezugsperson zum zweiten Mal geht. Kehrt die Mutter zurück und nimmt sie in den Arm, beruhigen sie sich schnell und nehmen das Spiel wieder auf. Balance zwischen Suche nach Nähe und Explorationsverhalten, wenn die Bezugsperson in der Nähe ist" (ebd.).
- Bindungsstil C – ambivalent-unsicher: Diese Kinder werden als besonders anhänglich beschrieben. Sie bleiben der Mutter nah „und scheinen auch in ihrer Anwesenheit ängstlich. Werden sehr aufgeregt, wenn die Mutter geht. Bei ihrer Rückkehr suchen sie sofort die Nähe der Mutter, lassen sich aber nicht beruhigen. Sie zeigen Ärger und lehnen Spielsachen ab" (ebd.).
- D-Komponente – desorganisierte, desorientierte Kinder: Diese Kinder zeigen verschiedene Strategien des Bindungsverhaltens. Intensives „Suchen nach Nähe gefolgt von ebenso intensiver Ablehnung, widersprüchliche Verhaltensmuster wie Nähesuchen und gleichzeitiges Wegsehen" (ebd.).

Eine wichtige Ergänzung ist, die dass die ‚Einordnung' eines Kindes in den erst später mit aufgenommenen Bindungstyp D nie absolut erfolgt, sondern immer in Kombination mit einem der drei anderen Bindungstypen – also als Kombination A/D oder C/D, aber auch: B/D (vgl. DORNES 2000, 52). Es wird also davon ausgegangen, dass die ‚D-Komponente' nicht als Solche auftritt, sondern immer in Verbindung mit einem der drei grundlegenden ‚Bindungsstile'.

Seit den 1980er Jahren hat die Bindungsforschung verschiedene andere Verfahren entwickelt, um Bindung zu untersuchen. Dabei hat man über das reine Verhalten hinaus, wie es durch die „Fremde Situation" betrachtet wird, auch Aspekte des Erlebens mit aufgenommen, also kognitive und emotionale Reaktionen. Das Ziel bestand dabei darin, auch ältere Kinder untersuchen zu können. Ein solches neueres Verfahren ist der „Trennungs-Angst-Test":

> „Man zeigt den Kindern sechs Bilder von Situationen einer Trennung zwischen Eltern und Kind. Sie sollen erzählen, was passiert, wie sich das Kind fühlt und was es wohl tun wird. Sicher gebundene Kinder können ihre Gefühle zu einer solchen Situation ausdrücken und finden in der Regel eine Lösung, zum Beispiel, dass die Oma da ist oder dass man Mama und Papa anrufen kann. Andere fantasieren, dass die Eltern sich streiten oder nun für immer weg sind, dass die Kinder verhungern oder das Mobiliar zerschlagen" (GEUTER 2001, 68).

Im Jugend- und Erwachsenenalter wird das „Adult Attachment Interview" eingesetzt (vgl. HESSE 1999). – Allerdings gibt es Kritik sowohl an den Untersuchungsverfahren als auch an der Einteilung von Kindern in Bindungsmuster oder ‚Typen' – dahingehend, ob diese der Individualität des jeweiligen Kindes gerecht werde. So weisen PETERMANN u.a. (vgl. 1998, 155) auf eine Untersuchung hin, in der Kinder mit deutlich autistischen Zügen und schweren sozialen Defiziten in der „Fremden Situation" nicht besonders auffielen.

Drei Hauptfaktoren werden als Ursachen für die jeweils bei einem Kind entstehende Bindung gesehen (vgl. PETERMANN u.a. 1998, 156ff.):

- das Verhalten der Mutter;
- bestimmte persönliche Eigenheiten des Kindes (wie sein ‚Temperament') – sowie
- kulturelle Einflüsse, vor allen Dingen kulturelle Erziehungsnormen. Es hat sich erwiesen, dass die Verteilung der Bindungstypen in unterschiedlichen Ländern auch unterschiedlich ausfällt.

Im Hinblick auf das Verhalten der Mütter (sowie, je nach Intensität ihrer Einbeziehung in die Erziehung, auch der Väter) geriet insbesondere der Faktor der ‚Feinfühligkeit' ins Zentrum der Aufmerksamkeit. Eine ausführliche Diskussion der Datenlage zum Verhalten der primären Beziehungspersonen findet sich bei DORNES (vgl. 2000, 55ff.) – mit folgendem Fazit: „Im großen und ganzen kann Ainsworths Befund über den Zusammenhang zwischen mütterlicher Feinfühligkeit während des ersten Lebensjahres und sicherer Bindung mit zwölf Monaten als bestätigt gelten … Ebenso – in Maßen – der Zusammenhang zwischen einem eher zurückweisenden Interaktionsstil und vermeidender Bindung bzw. einen inkonsistenten Interaktionsstil und ambivalenter Bindung. Die Zusammenhänge sind allerdings häufig nicht so deutlich ausgeprägt wie erwartet und am geringsten für den Zusammenhang zwischen elterlicher Inkonsistenz und kindlicher Ambivalenz" (ebd., 58).

Verbindungen zwischen dem Elternverhalten und Störungen der Bindungsbeziehung (Muster C und D) haben sich vor allen Dingen für Misshandlungen, Depressionen der Mutter und dauerhaften Stress der Eltern ergeben. Psychiatrische Erkrankungen der Bezugspersonen und zerrüttete Familienverhältnisse scheinen auch Risikofaktoren für die Entwicklung von ungünstigen Bindungsmustern zu sein (vgl. PETERMANN u.a. 1998, 155f.). Dabei können Beeinträchtigungen des Kindes (beispielsweise autistische Verhaltensformen) und ungünstige Erziehungsbedingungen wechselweise aufeinander einwirken. Auch für ein häufigeres Vorliegen problematischer Bindungsmuster bei Schülern in Schulen für Erziehungshilfe gibt es zumindest Hinweise (vgl. JULIUS 2001).

Es wird davon ausgegangen, dass das jeweilige Bindungsmuster maßgebliche Bedeutung für die weitere Entwicklung des Kindes hat – bis hinein ins Erwachsenenalter (vgl. PETERMANN u.a. 1998, 160ff.; SPANGLER & ZIMMERMANN 1999, 181ff.; DORNES 2000, 58ff.). Dabei scheint es, dass für die ‚D-Komponente' des desorganisierten, desorientierten Verhaltens eine besonders ungünstige Prognose besteht. So schließt OERTER (vgl. 2002) aus den Ergebnissen neuerer Untersuchungen:

> „Fünfjährige Kinder unterschieden sich bindungsspezifisch in der Art der Konfliktregulierung, die sie in Puppenspielszenen anboten, aber auch in der Offenheit und der Kontrolle ihrer Emotionen während des Puppenspiels ... Kinder, die als Einjährige als sicher-gebunden klassifiziert wurden, fanden sich im Kindergarten und in der Grundschule besser zurecht, waren in konflikthaften Situationen mit Gleichaltrigen kompetenter, zeigten weniger Feindseligkeit und wiesen insgesamt weniger Verhaltensprobleme auf ... als Kinder mit unsicherem Bindungsmuster in der Kleinstkindzeit" (ebd., 201f.).

Im Hinblick auf ein problematisches Selbstkonzept, geringere sozial-emotionale Kompetenzen und auch die Entstehung abweichenden Verhaltens können problematische Bindungserfahrungen als ein durchaus bedeutsamer Risikofaktor gesehen werden – aber eben als nur einer unter vielen (vgl. SPANGLER & ZIMMERMANN 1999, 182ff.). Zudem gibt es auch Hinweise darauf, dass das Bindungsmuster keineswegs immer stabil bleibt. So können beispielsweise schwerwiegende, belastende Lebensereignisse wie etwa die Trennung der Eltern dazu führen, dass ein Wechsel von sicherer zu unsicherer Bindung statt findet (vgl. OERTER 2002, 202).

2.2.4 Die lernpsychologische Perspektive

Die Entwicklung der Lernpsychologie ging aus von der radikal auf die Beobachtung und Beschreibung des Zusammenhanges von Verhaltensweisen mit Reizbedingungen sowie Konsequenzen ausgerichteten Schule des Behaviorismus und führte zum zunehmenden Miteinbezug von Prozessen der Informationsverarbeitung, zur kognitiven Lernpsychologie. Der grundlegende Gedanke ist, dass alles Verhalten gelernt wurde und somit auch auffälliges Verhalten wieder ‚verlernt' oder ‚umgelernt' werden kann. Der Mensch wird in diesem Sinne zum einen als formbar gesehen – zum anderen jedoch auch als flexibel und anpassungsfähig an unterschiedliche Umwelten und Bedingungen. Ein Mensch kann beschrieben werden anhand der Verhaltensgewohnheiten, die er über seine Lerngeschichte hinweg aufgebaut hat. Verhaltensauffälligkeiten werden als problematische gelernte Verhaltensgewohnheiten gesehen. Die gleichen Mechanismen, mit denen das Lernen des auffälligen Verhaltens erfolgte, können herangezogen werden, um das Verhalten zu verändern. Die Probleme können dabei darin bestehen,

- dass ein (unerwünschtes) Verhalten zu häufig oder zu stark auftritt (etwa aggressive Verhaltensweisen),
- dass ein (erwünschtes) Verhalten zu selten oder zu schwach gezeigt wird (etwa prosoziale Verhaltensweisen) – oder aber
- dass ein wünschenswertes Verhalten, welches die Person eigentlich beherrscht, in den falschen Situationen oder gar nicht erscheint.

Tritt ein Verhalten zu häufig oder stark auf, spricht man von einem ‚Verhaltensüberschuss' – wenn ein Verhalten zu schwach oder selten erscheint, liegt ein ‚Verhaltensdefizit' vor. Eine wichtige Unterscheidung ist auch diejenige zwischen einem ‚Kompetenzdefizit' und einer ‚Kompetenzstörung': Wenn ein Kind keine Verhaltensweisen erlernt hat, um andere Kinder kompetent anzusprechen, liegt ein ‚Kompetenzdefizit' vor. Wenn das Kind hingegen solche Verhaltensweisen durchaus beherrscht, sie jedoch nicht zeigt (beispielsweise aus Angst vor den anderen Kindern), spricht man von einer ‚Kompetenzstörung'. Diese Unterscheidung ist wichtig, denn im erstgenannten Fall (Defizit) müsste die Förderung darauf abzielen, ein kompetentes Verhalten aufzubauen – im zweiten Fall sollte eher angestrebt werden herauszufinden, warum das Verhalten nicht gezeigt wird, um dann dieses Problem anzugehen (etwa die Angst des Kindes vor anderen Kindern abzubauen).

Die im Rahmen der Lernpsychologie beschriebenen und untersuchten zentralen Lernformen sollen im Folgenden kurz dargestellt werden (vgl. etwa SCHERMER 2006; ZIMBARDO 1995, 163ff.; STEINER 2001):

Klassisches Konditionieren ist ein ‚Assoziationslernen': Gelernt wird die Verknüpfung, die ‚Assoziation' zwischen einem Reiz und einer Reaktion. Ursprüngliche Forschungsarbeiten, in deren Rahmen diese Lernform beschrieben wurde, sind die Experimente zum Speichelfluss beim Hund (PAWLOW) sowie diejenigen zur Rattenangst des kleinen Albert (WATSON und RAYNER). Klassisches Konditionieren ist ein grundlegender Lernmechanismus mit großer Bedeutung für die Anpassung von Organismen an ihre Umwelt: Auf Basis einer angeborenen Reiz-Reaktions-Verbindung (beispielsweise Futter und Speichelfluss) entstehen durch Neuverknüpfung (Assoziation) weitere Reiz-Reaktionsverbindungen (beispielsweise eine klingelnde Glocke und Speichelfluss). Die Grundlage ist das parallele oder ‚nahe' Auftreten eines ursprünglichen, eine Reaktion auslösenden Reizes mit einem neuen, zunächst ‚neutralen' Reiz. Vorgänge der klassischen Konditionierung prägen den Alltag: So sind bei vielen Menschen bestimmte Reizobjekte in der Zahnarztpraxis (etwa der Behandlungsstuhl, der weiße Arztkittel oder besondere Gerüche) mit bestimmten Reaktionen verknüpft: Erhöhung der Herzschlagfrequenz, schwitzende Hände, ein leichtes Zittern. Die Reaktion Angst erfolgt auf diese besonderen Reize hin. Immer wenn ein solcher Mensch mit den Reizbedingungen der Zahnarztpraxis konfrontiert wird, werden diese Angstreaktionen ablaufen.

Klassische Konditionierungen spielen beim Entstehen von emotionalen Reaktionen eine wichtige Rolle, insbesondere beim Entstehen von Ängsten. Phobien und Panikstörungen bilden sich in der Regel unter bestimmten Reizbedingungen heraus, die eine Angstreaktion auslösen. Auf Basis klassischer Konditionierung könnten sich bei einem Kind aber auch aggressive Emotionen als Reaktion auf bestimmte situative Bedingungen verfestigen. Beispielsweise könnte es durch andere Schüler bedroht werden, was bei ihm eine solche Aggressivität als Verteidigungsreaktion hervorruft. Möglicherweise generalisiert diese Reaktion auf den schlichten Anblick bestimmter Mitschüler hin – oder ganz grundsätzlich auf andere Jungen bzw. sogar Kinder. Eine weitere Möglichkeit ist die, dass zunehmend Gewaltszenarien mit positiven, lustbetonten Empfindungen verkoppelt sind – etwa, weil frühere Ausübungen von Gewalt als lustvoll empfunden wurden. Ein eindrucksvolles Beispiel hierfür ist der jugendliche Gewalttäter Alex in Anthony BURGESS' „Clockwork Orange" (2003; dt. „Uhrwerk Orange"), verfilmt von Stanley KUBRICK.

Operantes Konditionieren ist ein Lernen anhand der Konsequenzen eines Verhaltens – diese wirken auf das Verhalten zurück und erhöhen oder reduzieren die Wahrscheinlichkeit, dass es wieder auftrittt. Das dahinter stehende Lernprinzip wird als „adaptiver Hedonismus" bezeichnet: Organismen richten ihr Verhalten nach den Konsequenzen aus – ob es für sie positive, negative oder keine erkennbaren Folgen hat.

Grundsätzlich sind vier Formen von Konsequenzen möglich:

Tab. 03: Konsequenzen und Lernen

	Verabreichung	Entzug
positive Konsequenz	positive Verstärkung	Löschung negative Bestrafung
negative Konsequenz	positive Bestrafung	negative Verstärkung

- Eine positive Konsequenz auf ein Verhalten erhöht die Wahrscheinlichkeit, dass dieses Verhalten stärker und häufiger auftritt.
- Die Verabreichung einer negativen sowie auch der Entzug einer positiven Konsequenz wirken ‚bestrafend' auf das vorangegangene Verhalten; dadurch wird die Wahrscheinlichkeit gesenkt, dass dieses Verhalten in der Folge weiter auftritt. Dabei kann noch einmal unterschieden werden zwischen einer positiven Bestrafung (Verabreichung einer negativen Konsequenz) und einer negativen Bestrafung (Entzug einer positiven Konsequenz).
- Der Entzug einer negativen Konsequenz wirkt als negative Verstärkung. Dies ist nicht zu verwechseln mit ‚Bestrafung', denn in diesem Fall wird das vorangehende Verhalten verstärkt – allerdings eben ‚negativ'. Ein typisches Alltagsbeispiel ist ein Signalton, der im Auto ertönt, wenn jemand eingestiegen ist, sich jedoch nicht anschnallt. Wurde der Sicherheitsgurt befestigt, verstummt das unangenehme Geräusch. Dieser Wegfall wirkt als Verstärkung auf das vorangehende Verhalten, das Anschnallen.

Die Vielfalt der möglichen Verstärker kann systematisiert werden in materielle Verstärker (ein Spielzeug oder eine Süßigkeit für ein Kind), soziale Verstärker (Zuwendung für ein Kind) sowie Handlungsverstärker (ein Kind darf ein Spiel spielen, das es gerne mag). Verstärkungen können *kontinuierlich* (häufig, konstant) erfolgen, was zu einem raschen Anstieg in der Häufigkeit der verstärkten Verhaltensweisen führt – aber auch zu einer raschen Reduzierung, wenn die Verstärkung wegfällt. Im Falle einer *intermittierenden* Verstärkung erfolgen die positiven Konsequenzen nicht immer – die Häufigkeit des Verhaltens nimmt langsamer zu, dafür erweist es sich jedoch bei Wegfall der Verstärkung als besonders ‚exinktionsresistent', also resistent gegen die Löschung: Es wird auch ohne positive Konsequenzen noch länger aufrecht erhalten.

Den Zusammenhang des Wirkens positiver und negativer Verstärkung in einer Erziehungssituation demonstriert das folgende Beispiel von SELG, MEES & BERG (1997, 31) recht anschaulich:

> „Das Kind (K) möchte ein Stück Schokolade haben; die Mutter (M) entspricht dem Wunsch nicht. Dadurch ist K frustriert und beginnt zu quengeln. Dies ist für M aversiv; K quengelt immer intensiver, solange der Wunsch unerfüllt bleibt. Schließlich gibt M nach; K ist still, und M hat (vorläufig) ihre Ruhe wieder. Nun sind auf beiden Seiten ganz bestimmte Glieder der Verhaltenskette verstärkt worden: das hartnäckige Fordern von K durch die Schokolade positiv, das Nachgeben von M durch die Beseitigung der Unruhe negativ. M hat ihre Ruhe auf Kosten der positiven Verstärkung eines unerwünschten Kindverhaltens wiedergewonnen".

Für die Mutter ergibt sich durch das Aufhören des Quengelns eine negative Verstärkung ihres (inkonsequenten) Erziehungsverhaltens. Möglicherweise beginnt hier ein Teufelskreis. – Schon an diesem kleinen Beispiel lässt sich zeigen, dass auch problematische und auffällige Verhaltensweisen, wie alle anderen, durch die ihnen folgenden Konsequenzen beeinflusst und dadurch unter Umständen verfestigt werden. Insofern hat das Prinzip des operanten Konditionierens einen erheblichen Erklärungswert für die Entstehung überdauernder Verhaltensauffälligkeiten.

Das operante Konditionieren ist eine mächtige Form des Lernens, die sich gezielt und geplant einsetzen lässt und im Erziehungsalltag eine ganz zentrale Bedeutung hat, wie schon das Beispiel zeigt: Alle Erziehungspersonen, ob professionelle oder ‚privat' Erziehende, versuchen die Wirkungen von Belohnung und Bestrafung zu nutzen, um bei Kindern Verhaltensänderungen zu bewirken. Längst nicht immer werden allerdings die Bedingungen und Wirkungen des operanten Lernens richtig eingeschätzt. Bedeutsam ist auch in pädagogischen Situationen das Erleben einer *Kontingenz*, eines Zusammenhanges zwischen Verstärkung oder Bestrafung mit einem bestimmten vorher gezeigten Verhalten. Wenn dieser Zusammenhang für das Kind nicht besteht, wird die Verstärkung oder Bestrafung auch keine Verhaltensänderung bewirken können. Zudem sollte bedacht werden, dass sich positive Verstärkung in der Regel als effektiver erweist als Bestrafung. Und schließlich ist es wichtig zu berücksichtigen, dass es oft nicht genügt, ein (unerwünschtes) Verhalten durch Ignorieren (‚Löschen') oder Bestrafung abzubauen – wenn nicht zugleich ein anderes (erwünschtes) Verhalten durch positive Verstärkung aufgebaut wird, damit das betroffene Kind eine Verhaltensalternative geboten bekommt.

Modelllernen: Menschen sind in der Lage, auch komplexere Verhaltensweisen sehr schnell und leicht zu erlernen – durch das Beobachten eines ‚Modells', also einer Person, die dieses Verhalten zeigt. Es ist hilfreich, wenn diese Modellperson bestimmte Merkmale aufweist: Sie sollte für die beobachtende Person attraktiv sein, nicht zu verschieden von ihr – und das Modell sollte auf sein Verhalten hin positive Konsequenzen erleben, beispielsweise dafür belohnt werden.

Während mit Imitation lediglich die Wiederholung fremden Verhaltens ohne eine Spezifikation der Bedingungen gemeint ist, handelt es sich beim Modelllernen um ein soziales Lernen – eine dem reinen Imitationslernen übergeordnete, komplexere Lernform. Der Prozess des Modelllernens besteht aus zwei Phasen, einer *Aneignungs-* und einer *Ausführungsphase*:

- Im Rahmen der ‚Aneignungsphase' wird das Modellverhalten beobachtet und gemerkt. Entscheidend dafür sind die Aufmerksamkeit und das Gedächtnis der beobachtenden Person. Eine Ausführung muss nicht unbedingt erfolgen, damit das Lernen gelingt – dazu genügt in der Regel reine Beobachtung.
- Ob das gelernte Verhalten dann auch gezeigt wird, hängt von zwei anderen, der ‚Ausführungsphase' zugeordneten Faktoren ab: Zum einen muss die Person zu der Ansicht gelangen, dass sie das gelernte Verhalten auch selbst erfolgreich ausführen kann (‚Effizienzerwartungen'). (Man könnte wohl das Verhalten eines begabten Skispringers sehr genau beobachten und viel darüber lernen. Aber erfolgreich ausführen könnte man das Verhalten deswegen noch nicht. Dazu bedarf es weiterer Voraussetzungen, etwa einer angemessenen Körperkraft und Körperkoordination.) Des Weiteren muss die nachahmende Person den Eindruck haben, dass das nachgeahmte Verhalten ihr ‚etwas bringt', dass sich also daraus positive Konsequenzen ergeben – oder dass sie zumindest nicht für das nachgeahmte Verhalten auch noch bestraft wird (‚Konsequenzerwartungen').

Modelllernen kann im Hinblick auf das Erlernen von Verhaltensweisen unterschiedliche Funktionen einnehmen. Auch hier gilt wiederum, dass es sich um ein grundlegendes Lernprinzip bei Menschen handelt, auf dessen Basis neben erwünschten, hilfreichen Verhaltensweisen auch störende und problematische aufgebaut werden können. Im Folgenden werden die drei zentralen Funktionen des Modelllernens mit Beispielen für das mögliche Entstehen von Verhaltensauffälligkeiten dargestellt:

- Der Beobachter erwirbt neue Verhaltensweisen, die in seinem Repertoire bisher nicht vorhanden waren: Ein Junge lernt anhand eines Modells, wie man sich (erfolgreich) aggressiv verhält, was er bisher gar nicht getan hat.
- Durch das Verhalten des Modells werden beim Beobachter vorhandene Verhaltensweisen gestärkt oder abgeschwächt: Ein ohnehin schon immer wieder aggressiv reagierender Junge beobachtet, dass ein Mitschüler mit seinen aggressiven Tendenzen bei den Lehrern Erfolge erzieht. Er verhält sich in der Folge selbst noch häufiger und stärker aggressiv.
- das Verhalten des Modells besitzt lediglich die Funktion eines diskriminativen Hinweisreizes für schon vorher gelernte Verhaltensweisen: *dann* muss ich *so* handeln ... Ein Mädchen lernt aus der Beobachtung eines anderen Mädchens, wann man sich mit aggressivem Verhalten gegenüber Lehrern erfolgreich durchsetzen kann – und wann nicht. Es könnte auch lernen, gegenüber welchen Lehrern ein Erfolg möglich ist, gegenüber welchen weniger.

Hier spielen kognitive Momente, also Aspekte der menschlichen Informationsverarbeitung, eine bedeutende Rolle, so dass Modelllernen als Schnittstelle zwischen so genannten traditionellen behavioristischen Ansätzen und rein kognitiven Verfahren angesehen werden kann.

Verhaltenssteuerung durch kognitive Prozesse: Das ‚innere Sprechen', also die Begleitung und Steuerung des Verhaltens durch Gedanken, hat ebenfalls große Bedeutung für eine erfolgreiche Änderung von Verhalten: Die Anweisungen und Hinweise, die ein Kind sich selbst gedanklich gibt, können ebenso wirken wie Anweisungen und Hinweise, die es von außen erhält. Durch ein solches inneres Sprechen kann ein Kind seine eigene Aufmerksamkeit auf etwas hin richten, dieses genau betrachten und gesteuert reagieren. Die Rolle von innerem Sprechen in Stresssituationen ist allgemein bekannt – man denke beispielsweise daran, welche negativen Gedanken einem durch den Kopf gehen könnten, wenn man eine Rede oder ein Referat halten soll: „Schon wieder versprochen ...“; „Ich weiß bestimmt keine Antwort auf diese Frage ..:“ und so weiter. So störend, wie diese negativen Gedanken auf den erlebten Stress und das Verhalten wirken können, so hilfreich können positive steuernde Sätze sein: ordnende Sätze („Jetzt langsam ... erst diesen Schritt ... dann ...“) oder auch ermutigende Sätze („Du schaffst es!“; „Du bist auf einem guten Weg ...!“). Gerade in unterschiedlichsten stressenden Situationen neigen Menschen anstelle einer *Handlungsorientierung* zu einer *Lageorientierung* (vgl. KUHL 1981, zit. n. HECKHAUSEN 1989, 488): sie produzieren mehr Gedanken zu ihrer Situation (etwa deren Aussichtslosigkeit, ihrer Aufgeregtheit und Angst usw.) als zur Bewältigung der situativen Anforderungen selbst (etwa, welche Aufgabe vor einem steht, wie man sie vielleicht angehen und wie man sich konkret verhalten könnte usw.). Neben bestimmten Situationen ist die Intensität der ‚Lageorientierung' auch abhängig von Persönlichkeitsmerkmalen: beispielsweise zeigen depressive und sich als hilflos erlebende Menschen häufig eine verstärkte Lageorientierung (vgl. SCHWARZER 1993).

2.2.5 Die Perspektive der Theorie der Selbst- und Handlungsregulation

Die abschließenden Erörterungen unter 2.2.4 zur Verhaltenssteuerung durch kognitive Prozesse führen zur Perspektive der Kognitionspsychologie, die sich insbesondere seit den 1960er und 1970er Jahren des 20. Jahrhunderts entwickelt hat und Prozesse der Informationsverarbeitung beim Menschen untersucht. Auch auf Basis dieser psychologischen Theorienrichtung können Verhaltensstörungen beschrieben und erklärt werden. Einer der zentralen kognitionspsychologischen Ansätze ist das Modell der Selbst- und Handlungsregulation, welches die Auseinandersetzung einer Person mit einer Situation in den Vordergrund stellt – ganz wie dies unter 2.1.3 als interaktionistische Perspektive beschrieben wurde. Diese Auseinandersetzung des Menschen mit seiner aktuellen Situation manifestiert sich im Erleben: Die Situation, die eigene Person und das Verhältnis zwischen beidem werden in einer bestimmten Art und Weise erfahren. Für dieses Erleben spielen sowohl Aspekte der Person als auch der Situation eine Rolle:

- Auf Seiten der Person sind Aspekte wie etwa die kognitive Differenziertheit oder überdauernde Stimmungen von Bedeutung, aber auch ihr Selbstkonzept (beispielsweise im Hinblick auf soziale Situationen). Ein wichtiger personaler Aspekt ist die Selbstkontrolle der Person.

  Selbstkontrolle wird, bei genauerer Betrachtung, durch vier Momente bestimmt (vgl. SEITZ 1998b):

  - erstens emotionale Kontrolle im Sinne von ausgeglichenen und gelassenen Reaktionen;
  - zweitens Bewusstheit im Sinne bewusster Wahrnehmung und Auseinandersetzung mit inneren und äußeren Vorgängen;
  - drittens normativ-empathische Momente im Sinne der Verinnerlichung sozialmoralischer Wertvorstellungen sowie
  - viertens Selbstwirksamkeit als Erleben von Selbstverantwortung und möglicher Einflussnahme auf die Geschehnisse.

  Gerade bei dem zuletzt genannten Erfahren von Selbstwirksamkeit handelt es sich um ein sehr wichtiges Kontrollerleben, das stark mit gelingender Handlungskontrolle interagiert. Absichten (Intentionen) und Erwartungen der Person sind hier aus bestimmten Gründen gesondert berücksichtigt.

- Auch auf Seiten der Situation sind jedoch Aspekte zu bedenken, welche Handlungskontrolle erleichtern oder erschweren können: beispielsweise die Komplexität der jeweiligen Situation, ihr Aufforderungscharakter oder auch Aspekte wie Über- und Unterforderung (vgl. 2.1.2).

Im Unterschied zur Selbstkontrolle als einem überdauernden personbezogenen Moment ergibt sich Handlungskontrolle aus der Auseinandersetzung einer Person mit einer Situation. Hier fließen also beide skizzierten Momente zusammen. Für diese konkrete Regulation des Handelns sind zwei Dimensionen von Bedeutung – das Handeln kann anhand dieser Dimensionen beschrieben werden: zum einen einer Zeitachse im Sinne des Phasenablaufs einer Handlung, zum anderen im Hinblick auf die Bewusstheit des Handelns auf verschiedenen Ebenen der Regulation.

Zunächst soll der Ablauf von Handlungen beschrieben werden – WERBIK (vgl. 1983) unterteilt diesen in vier Phasen:

- Eine Person fühlt sich aufgefordert zu einer Handlung (oder nicht);
- sie geht auf die Suche nach Handlungsmöglichkeiten und Handlungsmustern, sie erstellt einen Plan;
- sie realisiert ihren Plan, wobei auftretende Schwierigkeiten und Hindernisse möglicherweise dazu führen, dass die Lage neu bewertet und der Plan verändert wird;
- die Person analysiert am Ende, aber auch schon im Verlauf, das Geschehen, die Entwicklung der Handlung, und interpretiert dies.

Über jede dieser Phasen hinweg sind jedoch auch verschiedene Ebenen der Handlungsregulation von Bedeutung, welche die zweite Dimension ausmachen: im Unterschied zur zeitlichen oder verlaufsbezogenen ersten Dimension eine Dimension der Bewusstheit der Auseinandersetzung mit der Situation. Hier lassen sich unter Zusammenfassung von Gedanken aus verschiedenen Konzepten (vgl. SEMMER & FRESE 1979; HOLTZ & KRETSCHMANN 1989, 953) vier Ebenen der Bewusstheit unterscheiden:

- Die sensu-motorische Ebene (reflexhaft, hoch automatisiert, hochstereotyp von der situativen Aufforderung zur Reaktion) – beispielsweise eine körperlicher Abwehrhaltung immer dann einzunehmen, wenn jemand die Hand hebt – oder auch: angesichts einer bestimmten Situationswahrnehmung mit einer bestimmten Gefühlsqualität zu reagieren.
- Die perzeptiv-anschauliche Ebene – im Sinne strukturell recht gleichbleibender, aber situativ angepasster Handlungsgrundmuster: beispielsweise immer und ohne zu überlegen zu einem Fluchtverhalten zu greifen, wenn eine Leistungsanforderung gestellt wird, allerdings je nach Situation durch Schwätzen mit dem Nachbarn oder Lesen eines Comics unter der Bank (belohnend wirkt hier das Nachlassen von Versagensangst, da sich der Lernende der Situation gar nicht stellte).
- Die intellektuelle und reflexive Ebene (unter Einschluss von Prozessen des abstrakten Denkens) – hier werden alle Handlungsphasen mehr oder weniger bewusst durchlaufen. Darunter fallen zum einen das Lösen komplexer Probleme (etwa auch sozialer) im Handlungsprozess: beispielsweise in einem sozialen Konflikt die Situation zu reflektieren, die Wahrnehmung des anderen zu berücksichtigen, Handlungsalternativen abzuwägen und dann situationsadäquat und unter Berücksichtigung möglicher Folgen zu reagieren. Hierunter fallen jedoch auch allgemeine, abstrakte Denkprozesse auf einer situations-unabhängigen Ebene, etwa übergeordnete, komplexere Planungsprozesse, das Prüfen von Aussagen auf logische Widersprüche, die Suche nach allgemeinen Gesetzmäßigkeiten oder Regeln für bestimmte Sachverhalte usw. (etwa über die Beziehung zu einem anderen Menschen grundsätzlich nachzudenken).
- Die personal-ideologische Ebene: Lebens- und Grundüberzeugungen, persönliche Normen und ethische Prinzipien, Annahmen über sich selbst und die Welt und subjektive Lebensleitlinien bzw. Lebenspläne. Diese sind oft nicht unmittelbar bewusst. Die vierte Ebene liegt im Grunde ‚quer' zu den anderen Ebenen und bildet einen Bezugsrahmen für das Handeln, der insbesondere beim Suchprozess und bei der

Interpretation zum Tragen kommen dürfte (etwa die Handlungsmaxime, anderen, hilfsbedürftigen Menschen Unterstützung bieten zu wollen).

Es ist nicht durchweg notwendig und auch gar nicht sinnvoll, immer auf den höchsten Ebenen zu ‚handeln'. Auch das Abrufen und Ausführen automatisierter Muster ist notwendig und hilfreich – man denke etwa ans Autofahren oder das Spielen eines Musikinstruments, wo das Herstellen von ‚Handlungsbewusstheit' sogar störend wirken kann. Die Ordnung der skizzierten Ebenen soll auch zunächst keine Wertung implizieren; jede hat ihre eigene Relevanz. Die ‚Handlungs-Kunst' besteht im Grunde darin, auf die jeweils adäquate Ebene zu ‚springen'.

Aus dem Konzept heraus lassen sich verschiedenste Störungen der Handlungsregulation beschreiben. Sie können im Zuge des Phasenverlaufes oder im Kontext der Bewusstheitsebenen verortet werden. Da das Konzept selbst zunächst einen recht starken Abstraktionsgrad aufweist, aber beträchtliche Praxisrelevanz hat, sollen dazu einige konkrete Beispiele gegeben werden:

Störungen können im Hinblick auf die *Handlungsphasen* an unterschiedlichen Stellen entstehen. Häufig liegt bereits im Bereich der Situationswahrnehmung das Problem. So könnte ein Schüler den Eindruck haben, der Lehrer habe ihn vor den anderen bloßstellen und herabsetzen wollen, nur weil dieser ihn etwas gefragt hat, worauf er keine Antwort weiß. Vielleicht beschimpft er den Lehrer, springt auf, wirft dabei seinen Stuhl um, läuft dann aus dem Klassenraum. Als Ergebnis mangelnder Reflexion im Nachhinein könnte sich das Problem ergeben, dass ein Mädchen aggressiv nach Rache sinnt, weil es nicht durchdacht hat, inwiefern es selbst einen Streit zuvor, in dem es den kürzeren gezogen hat, mit verursacht hat. Aus einem Arbeitskontext des Verfassers stammt das folgende Beispiel: Ein Schüler verhält sich seiner Lehrerin gegenüber sehr ungesteuert aggressiv. Einen Tag später kommt er jedoch zu ihr, um ihr zu sagen, er habe noch einmal darüber nachgedacht und wolle sich entschuldigen. Hier gelingt Handlungsregulation nicht in der akuten Situation (Phase des Suchprozess und der Handlungsplanbildung); aber im Nachhinein ist der Schüler in der Lage, im Sinne einer Auswertung oder Interpretation die Handlung zu analysieren und zu einer Schlussfolgerung für spätere Situationen zu kommen.

Dieses Beispiel zeigt zugleich auch die Relevanz der unterschiedlichen Ebenen: In diesem Fall scheint das Problem nicht auf der personal-ideologischen Ebene zu liegen. Entweder wurde eine hoch automatisierte Reaktion einfach ‚abgespult' – oder der Jugendliche hat die Situation und seine Handlungsmöglichkeiten zu wenig reflektiert (vielleicht war er auch reflexiv überfordert) und ‚irgendwie' reagiert. Möglich ist im Hinblick auf die Ebenen jedoch auch, dass entweder vorhandene ethische Überzeugungen in Situationen nicht abgerufen werden – oder dass problematische Grundüberzeugungen aufgebaut wurden, die zur Steuerung des Verhaltens herangezogen werden.

Für die Beschreibung von Störungen können jedoch auch die *Ebenen der Handlungsregulation* relevant sein. So liegt oft mangelnde bewusste Planung unter der Bedingung kognitiver Kontrolle vor, wenn ein Jugendlicher rein emotionsgesteuert einfach zuschlägt. Es könnten aber, was häufig der Fall ist, aggressive Reaktionen aus reiner Hilflosigkeit heraus entstehen, weil kein ausreichendes, breiteres, Flexibilität ermöglichendes Verhaltensrepertoire für solche Situationen aufgebaut wurde. In Kontexten der Erziehungshilfe sind aber auch Kinder und Jugendliche zu beobachten, die gezielt Handlungen planen und gut kontrolliert ausführen – wobei die Ziele der Handlungen oft ethisch problematisch sind, indem nur den eigenen Bedürfnissen gefolgt wird und die Bedürfnisse anderer völlig außer acht bleiben. Hier könnte es sich um ein Problem der Selbstkontrolle im Bereich des normativ-empathischen Aspekts handeln, jedoch auch um das mangelnde Abrufen vorhandener ethischer Standards, also ein Problem auf der personal-ideologischen Ebene.

Aus dem Modell ergeben sich insbesondere Anhaltspunkte dazu, wie kognitive Momente einen wichtigen Beitrag zu Störungen im sozialen Handeln leisten. Allerdings beinhaltet das Modell, wenn auch vielleicht zunächst nicht so deutlich, ebenso Anhaltspunkte im Hinblick auf Störungen des emotionalen Erlebens. Zieht man die erörterten Phasen der Handlungsregulation in Betracht, so sind diesbezüglich die erste und die letzte Phase der Auffassung von Situationen sowie der Interpretation vollzogener Handlungen von besonderer Bedeutung. Die hier stattfindenden Einschätzungen interagieren unmittelbar mit emotionalen Erlebnissen, indem die Beurteilung von Situationen sowie auch die Beurteilung von Handlungsergebnissen die Person direkt betrifft.

2.2.6 Die Perspektive der humanistischen Psychologie am Beispiel der Selbstkonzept-Theorie

Aus der Kritik an den Menschenbildern der klassischen Psychoanalyse sowie des Behaviorismus hat sich seit Mitte des 20. Jahrhunderts die Humanistische Psychologie entwickelt: Hier steht der Mensch als freies Wesen, als ein Selbst-Gestalter im Vordergrund. Auch die Frage der Selbstverwirklichung als eines wesentlichen Strebens des Menschen hat eine zentrale Bedeutung.

Der namhafteste Ansatz aus dem Reigen der Humanistischen Psychologie ist die nicht-direktive bzw. klientenzentrierte Gesprächspsychotherapie von Carl ROGERS (vgl. 1983). Diesem therapeutischen Ansatz mit beträchtlichen pädagogischen Implikationen, der unter 6.1.5 thematisiert werden wird, liegt ein dezidiertes Menschenbild zugrunde, dessen Grundzüge hier stellvertretend für verschiedene humanistisch-psychologische Konzepte skizziert werden sollen (vgl. ROGERS 1959; 1996; HALL & LINDZEY 1979).

Als einer der Begründer der Humanistischen Psychologie geht ROGERS von zwei Grundannahmen aus, die zugleich zentrale Tendenzen des Menschen bezeichnen: einerseits eine Tendenz des Menschen hin zu Selbstbestimmtheit und Autonomie, andererseits seine Tendenz zu Wachstum und Selbstheilung. ROGERS (1996, 99f.) betrachtet den Kern der Persönlichkeit als „von Natur aus positiv – von Grund auf sozial, vorwärtsgerichtet, rational und realistisch“. Negativ bewertetes Verhalten wird als Folge von ungünstigen Umwelteinflüssen betrachtet. Jedem Individuum wohnen die Fähigkeit und die Tendenz inne, sich psychisch vorwärts zu entwickeln und zu reifen (Aktualisierungstendenz). Außerdem geht ROGERS davon aus, dass der Mensch die Möglichkeit zur Selbststeuerung besitzt und dass es ihm prinzipiell möglich ist, seine Fehlanpassung und deren Bedingungen zu erkennen.

ROGERS spricht im Hinblick auf das gerade Dargestellte von einer *Selbstaktualisierungstendenz*: einer Tendenz zur Erhaltung und Entfaltung, einer Tendenz, „sich auszuweiten, auszudehnen, zu entwickeln, autonom zu werden, zu reifen; die Tendenz, alle Fähigkeiten des Organismus in dem Maße auszudrücken und zu aktivieren, in dem solche Aktivierung den Organismus sich entfalten lässt oder das Selbst steigert" (ROGERS 1996, 49). Diese Tendenz wirkt ROGERS zufolge grundsätzlich, wenn sie nicht durch beeinträchtigende Einflüsse im Rahmen der Entwicklung des Menschen ‚verschüttet' wird.

Damit bezeichnet Selbstaktualisierung im hier betrachteten Kontext dreierlei: erstens eine kontinuierliche Erweiterung und Ausweitung des Selbst als Entwicklungstendenz; zum zweiten, als Voraussetzung dessen, die Tendenz zur Bewusstheit im Sinne einer realistischen Sicht des Selbst und auch seiner Potentiale – bezogen auf die realen Umstände und Gegebenheiten. Schließlich ist darunter drittens auch die Tendenz zu verstehen, das wahrgenommene Selbst im Handeln zu realisieren. Es handelt sich um eine jedem Organismus innewohnende Tendenz, die ohne Bedarf äußerer Lenkung nach Vervollkommnung und Ganzheit strebt, jedoch auch nach Kontakt und Kommunikation.

Die Basis und Grundlage der menschlichen Entwicklung ist der *Organismus*. Dies ist der ‚Ort aller Erfahrungen', und von zentraler Bedeutung für die Entwicklung des Menschen ist, dass der Mensch all diese Erfahrungen verzerrungsfrei wahrnehmen und daraus lernen kann. Dabei handelt es sich sowohl um Erfahrungen von außen (Umwelterfahrungen), die im Organismus abgebildet werden, als auch um innere Erfahrungen (Bedürfnisregungen).

Im Zuge seiner Entwicklung bildet der Mensch ein *Selbstkonzept*:

> „Das Selbst-Konzept oder die Selbst-Struktur läßt sich umschreiben als eine organisierte Konfiguration von Wahrnehmungen des Selbst, die dem Bewußtsein zugänglich sind. Es setzt sich zusammen aus Elementen wie den Wahrnehmungen der Charakteristika und der Fähigkeiten der Person, den Wahrnehmungen und Vorstellungen vom Selbst in Bezug zu anderen und zur Umgebung; den Wertgehalten, die als verbunden mit Erfahrungen und Objekten wahrgenommen werden; und den Zielen und Idealen, die als positiv oder negativ wahrgenommen werden" (ROGERS 1983, 135).

Das Selbstkonzept konstituiert sich aus den im Entwicklungsverlauf der Person gesammelten Erfahrungen seiner selbst in sozialen Bezügen – aus einem Teil des gesamten Wahrnehmungsfeldes (vgl. KRIZ 1994, 202). Insofern ist das Selbst ein Resultat der Interaktion mit der Umgebung, insbesondere als Folge wertbestimmender Interaktionen mit anderen Menschen. Es ist dem Bewusstsein zugänglich; aber das Selbstkonzept und seine Anteile sind nicht notwendigerweise stetig bewusst. Im Hinblick auf die Struktur des Selbst ist zu sagen, dass sie zum einen organisiert, zum anderen aber auch fließend sein muss – eine „fließende und sich verändernde Gestalt" (HALL & LINDZEY 1979, 229): Auf der einen Seite ist eine gewisse Stabilität dieser Selbstsicht unverzichtbar, auf der anderen Seite muss sie jedoch immer wieder an Veränderungen der Gegebenheiten angepasst werden. So ist es beispielsweise notwendig, aufgrund von Prozessen der Veränderung und Alterung das ‚Körper-Selbstkonzept' über das ganze Leben hinweg immer wieder anzupassen. Manche Menschen verwenden hingegen viel Mühe darauf, diese Anpassung zu vermeiden und beispielsweise Prozesse körperlicher Veränderung und körperlichen Alterns zu kaschieren sowie selbst zu ‚übersehen'.

Neben ein Selbst, wie die eigene Person gesehen wird, treten auch Aspekte eines Ideal-Selbst: dasjenige, was eine Person gerne sein oder werden möchte (vgl. HALL & LINDZEY 1979, 230). Zentrale Aspekte dieses Ideals sind Werte. „Die den Erfahrungen zugehörigen Werte und die Werte, die ein Teil der Selbst-Struktur sind, sind in manchen Fällen Werte, die vom Organismus direkt erfahren werden, und in anderen Fällen Werte, die von anderen introjiziert oder übernommen, aber in verzerrter Form wahrgenommen werden, so als wären sie direkt erfahren worden" (ROGERS 1983, 430; im Original kursiv). Einige der Erfahrungen werden dabei ignoriert, geleugnet oder eben verzerrt symbolisiert, wenn sie nicht in die Gesamtstruktur des Selbst passen.

„Psychische Fehlanpassung liegt vor, wenn der Organismus vor dem Bewußtsein wichtige Körper- und Sinnes-Erfahrungen leugnet, die demzufolge nicht symbolisiert und in die Gestalt der Selbst-Struktur organisiert werden. Wenn diese Situation vorliegt, gibt es eine grundlegende oder potentielle psychische Spannung" (ebd., 440; im Original kursiv). Es besteht also eine Inkongruenz zwischen Realität und Selbst- sowie Weltwahrnehmung, die durch Leugnungen oder Verzerrungen aufrechterhalten wird. Daher ist das Ziel ein möglichst verzerrungsfreies Bewusstsein der eigenen Bedürfnisse und Erfahrungen: „Psychische Anpassung besteht, wenn das Selbst-Konzept dergestalt ist, dass alle Körper- und Sinnes-Erfahrungen des Organismus auf einer symbolischen Ebene in eine übereinstimmende Beziehung mit dem Konzept vom Selbst assimiliert werden oder assimiliert werden können" (ebd., 442, im Original kursiv).

Dabei können Kongruenzen oder Inkongruenzen in dreierlei Hinsicht unterschieden werden (vgl. HALL & LINDZEY 1979, 230):

- zwischen Organismus und Selbst, also zwischen Erleben und Erfahren des Organismus zum einen und dem Konzept des Selbst im Sinne eines mehr oder weniger realistischen Denkens und Fühlens zum anderen – so mag jemand das Selbstbild von sich haben, ein fröhlicher Mensch zu sein, und dabei starke depressive Tendenzen bzw. eine große Traurigkeit in sich unterdrücken, da sie nicht mit seinem Selbstbild in Übereinstimmung stehen; oder eine junge Frau nimmt sich als dick wahr, während ihr Körpergewicht bereits deutlich unter dem Durchschnitt bzw. der Norm liegt, was zu einer Magersucht führen könnte;
- zwischen subjektiver (phänomenologischer) Realität und der äußeren Realität (der Welt, wie sie ist) – so könnte beispielsweise jemand die Überzeugung haben, sehr beliebt zu sein oder für intelligent gehalten zu werden, während sich seine Umgebung zumeist über ihn lustig macht;
- zwischen Selbst und Idealselbst – bei „großer Diskrepanz zwischen beiden ist das Individuum unzufrieden und unangepaßt" (ebd.) – so mag jemand, der eigentlich sehr gemütlich ist, das Ziel für sich entwickelt haben, Karriere zu machen, während es gar nicht zu ihm passt, sich konsequent durchzubeißen und zu behaupten, was für die Karriere notwendig wäre.

Unter bedrohungsfreien Bedingungen kann ein Mensch auch Erfahrungen, die nicht mit der Selbst-Struktur übereinstimmen, wahrnehmen, überprüfen, gegebenenfalls in seine Struktur integrieren und diese damit verändern, um zunehmende Kongruenz innerhalb seines Selbst sowie zwischen Selbst und Umwelterfahrungen bzw. -erlebnissen zu erreichen. „Eine Person lernt nur die Dinge, die sie als für die Erhaltung oder Erhöhung der Struktur ihres Selbst in Frage kommend wahrnimmt" (ROGERS 1983, 339; im Original kursiv). Eine Integration von Erfahrungen in das Selbstkonzept ist dann möglich, „wenn die Bezugspersonen, vor allem die Eltern, die Gefühle des Kindes ‚akzeptieren' und sich dem Kind positiv zuwenden" (SEITZ 1991, 28). Damit ist nicht eine Billigung aller Verhaltensweisen des Kindes gemeint, sondern eine grundsätzliche Akzeptanz und ein Verständnis für seine Person. „Unter diesen Umständen kann das Kind die Werthaltungen der Eltern zu seinen eigenen machen“ (ebd.) – diese werden integriert und im Rahmen eines flexiblen Selbstkonzepts zu eigenen, eventuell modifizierten Haltungen.

Grundlage der Entwicklung einer Störung des Verhaltens und Erlebens sind die oben beschriebenen Inkongruenzen, wenn sie besonders stark, überdauernd und immer wieder auftreten. Insbesondere Inkongruenzen zwischen Organismus und Selbstkonzept können als Folge von ungünstigen sozialen Einflüssen, von Erziehungsfehlern, entstehen: Das Selbstkonzept entwickelt sich durch die Interaktion des Kindes mit seiner Umwelt, wobei zunächst für die Bewertung der Erfahrungen der organismische Bewertungsprozess entscheidend ist. Aufgrund des Bedürfnisses nach positiver Zuwendung und der daraus resultierenden Abhängigkeit des Kindes von Reaktionen wichtiger Bezugspersonen auf sein Verhalten kann es zu Konflikten kommen, wenn deren Bewertung der Bewertung nach den eigenen Bedürfnissen widerspricht. Erfährt das Kind nur dann positive Zuwendung, wenn es erwünschtes Verhalten zeigt, kann dies schließlich dazu führen, dass das Kind Werte von außen – etwa von den Eltern, jedoch auch von anderen Personen – übernimmt und Werthaltungen, die mit den eigenen Bedürfnissen nicht übereinstimmen, aufgebaut werden.

Dabei können zwei Erziehungsfehler unterschieden werden: zum einen zu viele und zu stark vermittelte elterliche Werthaltungen, aber zum anderen auch eine fehlende oder mangelnde Vermittlung elterlicher Werthaltungen (vgl. SEITZ 1991, 44). Beides geht oft einher mit mangelnder Akzeptierung und Wertschätzung des Kindes, mit einem zu wenig einfühlenden und nicht-wertenden Verstehen und mit mangelnder Echtheit der Erziehungspersonen. – Für das Entstehen von Verhaltensstörungen kommt allerdings auch ein Wechsel des Lebensraumes bzw. der Bezugsgruppe in Betracht – er führt unter Umständen „zu neuen (vom Organismus als ‚angenehm‘ bewerteten) Erfahrungsmöglichkeiten, welche dem bisherigen Selbstkonzept (System von Werthaltungen) widersprechen“ (ebd.). Es entsteht also ein Konflikt zwischen früheren Erfahrungen und einem aus diesen heraus entwickelten Selbstkonzept in der Auseinandersetzung mit völlig neuen, diskrepanten Umweltbedingungen, die das Selbstsystem oder die bisherige ‚Welt‘ eines Kindes zu zerrütten drohen.

Im Falle einer Inkongruenz zwischen Werthaltungen und organismischer Bewertung „führt die Tendenz nach Selbstwertschätzung (primäre Geltung der übernommenen Werthaltungen) dazu, dass die dem Selbstkonzept widersprechenden (unbewußt für das Selbstkonzept als bedrohlich erlebten) Erfahrungen und Gefühle abgewehrt werden durch Verleugnung, Verzerrung, Einschränkungen, Verallgemeinerungen der Wahrnehmung“ (SEITZ 1991, 28f.). Die Abwehr dient also der Vermeidung des Erlebens einer solchen Inkongruenz, auf kognitiver Ebene des Erlebens von Dissonanz.

Unter dem Begriff ‚Abwehrhaltung‘ versteht ROGERS „die Reaktion des Organismus auf Erfahrungen ..., die als bedrohlich empfunden oder antizipiert werden, als im Widerspruch stehend zum existierenden Selbstbild des Individuums oder zum Bild seiner Beziehungen zur Welt“ (ROGERS 1996, 187). Es ergeben sich Symptome der Störung in zweierlei Hinsicht:

- Zum einen kann das Individuum Erfahrungen, Gefühle und Reaktionen, die mit dem vorhandenen Selbstbild unvereinbar sind, nicht präzise wahrnehmen; sie werden abgewehrt, verzerrt. Es mangelt an Offenheit für die Wahrnehmung und Integration neuer sozialer Erfahrungen; die Wahrnehmung ist defensiv bei Einsatz verschiedener Funktionen und Prozesse: Verleugnung, Verzerrung, Einschränkungen, Selektion von Wahrnehmung, inadäquate Verallgemeinerungen – bis hin zu Wahn und Psychose.

- Zum anderen ist das Selbstkonzept starr und rigide; dies dient eben dazu, eine Auseinandersetzung mit neuen Erfahrungen, die nicht damit übereinstimmen und eine Bedrohung darstellen, zu verhindern. Einstellungen erscheinen als ebenso zwanghaft wie bestimmte Verhaltensweisen.

Aus diesem Zusammenspiel von Wahrnehmungsverzerrung und Rigidität des Selbstkonzepts entsteht im Individuum eine grundlegende Spannung, die umso größer ist, je stärker Erfahrungen geleugnet werden und je wichtiger diese sind. Eine solche Entwicklung kann dann eintreten, wenn im Rahmen der Erziehung drei bereits angesprochene Momente mangelhaft ausgeprägt sind: bedingungslose Zuwendung, Echtheit und ein nichtwertendes Verstehen. Dies führt unmittelbar zu Anforderungen an ein förderliches Verhalten von Psychotherapeuten sowie auch Pädagogen (siehe Kap. 6.1.5).

2.2.7 Die systemtheoretische Perspektive

Nach Aufkommen der Humanistischen Psychologie als ‚dritter Kraft' der Psychologie waren es im Grunde systemisch-familienorientierte Therapieansätze, die den nächsten großen Bruch im Hinblick auf die Sicht von Störungen sowie auch für die Entwicklung neuer psychotherapeutischer Konzepte brachten. Teilweise ist diesbezüglich auch von einem ‚Paradigmenwechsel' die Rede (vgl. kritisch dazu KRIZ 1994, 228). Auch diese Sichtweisen haben zunehmend Einfluss in der Sonder- und Heilpädagogik gewonnen (vgl. beispielsweise SPECK 1991a, KÖNIG 1997).

Die systemische Sichtweise stellt die bisher dominanten Perspektiven der Entwicklung des Menschen und auch der Beschreibung und Erklärung von Störungen in Frage. Insbesondere versucht sie an die Stelle einer linearen Kausalität der Sichtweisen eine zirkulare Kausalität oder auch Zirkularität zu setzen. „Die Frage nach dem ‚Wie' wird hierbei bedeutsamer als die nach dem ‚Warum'" (KRIZ 1994, 228) Im Vordergrund der Aufmerksamkeit stehen nicht mehr Individuen, sondern Systeme:

> „Ein System besteht aus einer Menge von Elementen und einer Menge von Relationen, die über dieser Elementen-Menge definiert sind" (KRIZ 1994, 231).

Dabei können für Systeme Strukturen beschrieben werden. Systeme sind durch Rückkoppelung und Regulierung gekennzeichnet: die einzelnen Elemente wirken wechselseitig aufeinander ein. Systeme sind allerdings wiederum auch in übergeordnete Strukturen eingebettet. Man kann also Ebenen, aber auch übergeordnete Metaebenen differenzieren. Allerdings ist innerhalb der Systemtheorie umstritten, ob und inwiefern es einen Austausch zwischen einem (lebenden) System und seinem Umfeld geben kann (vgl. KRIZ 1999, 109ff.).

Systeme versuchen ihren Zustand im Gleichgewicht zu halten oder dieses wieder herzustellen. Das Gleichgewicht wird als ‚Homöostase' bezeichnet; für die Selbstorganisation eines Systems wird häufig der Begriff der ‚Autopoiese' genutzt (allerdings in unterschiedlicher Bedeutung; vgl. kritisch KRIZ 1999, 82ff.). Systeme weisen sowohl homöostatische (Gleichgewichts-) Prozesse als auch evolutionäre Prozesse (der Weiterentwicklung) auf. „Der Morphostase, der Stabilität in einer sich wandelnden Umwelt, wird die Morphogenese, die strukturelle Veränderung, gegenübergestellt, die bei zu großen Umweltveränderungen notwendig wird" (KRIZ 1994, 247). Dazu muss ein System so weit aus dem Gleichgewicht gebracht werden, dass es in einer veränderten Form ein neues Gleichgewicht finden muss, sich auf einer anderen Stufe „neu einkalibriert" (ebd., 248).

Störeinflüsse können ein System veranlassen, seine aktuelle Strukturform aufzulösen oder zumindest zu verändern und sich neu zu organisieren. Der Störeinfluss kann an irgendeiner Stelle einsetzen – es ergeben sich Veränderungen, die das gesamte System betreffen. Allerdings ist es oft schwer zu sagen, welche Veränderungen wo auftreten werden, da Systeme recht komplex sind.

Diese systemische Sicht wird für die Psychotherapie auch im Hinblick auf die Störung eines Patienten eingenommen, der als Teil der Störung seines ‚dahinter' stehenden Familiensystems betrachtet wird. Es ist vom ‚Symptomträger', ‚identifiziertem' oder ‚Index-Patienten' die Rede, als demjenigen aus der Familie, der (zunächst) die meisten oder stärksten Symptome zeigt – häufig auch stellvertretend für die ganze Familie. Dabei ist die Störung nicht (allein) als Krankheit (der Person, des Familiensystems) zu sehen, sondern insbesondere als adaptive Reaktion von Person oder System an eine bestimmte Situation. Solche adaptiven Reaktionen kommen allerdings häufig keineswegs bewusst zustande.

Ein frühes bahnbrechendes Werk stammt von einer Arbeitsgruppe um Paul WATZLAWICK und erschien 1967 (1969 im Deutschen): „Menschliche Kommunikation" (vgl. WATZLAWICK, BEAVIN & JACKSON 1990) – es war Wegbereiter der systemischen Perspektive. Hier wird im Sinne eines weiten Verständnisses alles Verhalten in sozialen Situationen als Kommunikation betrachtet und auch ‚Metakommunikation' als Kommunikation über Kommunikation untersucht (sowie weitere Metaebenen). In dieser Arbeit werden fünf Axiome formuliert:

1. „Man kann nicht nicht kommunizieren (KRIZ 1994, 243)".
2. *„Jede Kommunikation hat einen Inhalts- und einen Beziehungsaspekt, derart, daß letzterer den ersteren bestimmt und daher eine Metakommunikation ist"* (ebd.). Diese Aspekte werden häufig konfundiert, wodurch Kommunikationsstörungen entstehen.
3. *„Die Natur einer Beziehung ist durch die Interpunktionsabläufe seitens der Partner bedingt"* (ebd., 244). Dabei werden auch ‚selbsterfüllende Prophezeiungen' betrachtet.
4. *„Menschliche Kommunikation bedient sich digitaler und analoger Modalitäten. Digitale Kommunikationen haben eine komplexe und vielseitige logische Syntax, aber eine auf dem Gebiet der Beziehungen unzulängliche Semantik. Analoge Kommunikationen dagegen besitzen dieses semantische Potential, ermangeln aber die für eindeutige Kommunikationen erforderliche logische Syntax"* (ebd., 245). Digitale Kommunikation meint hier die erlernte Zuordnung von Zeichen zu Inhalten. Analog meint den Fall, dass eine grundsätzliche Ähnlichkeitsbeziehung zwischen Inhalt

und Zeichen besteht – etwa „zwischen dem Bild einer Katze und dem Tier Katze“ (ebd.).

5. *„Zwischenmenschliche Kommunikationsabläufe sind entweder symmetrisch oder komplementär, je nachdem, ob die Beziehung zwischen den Partnern auf Gleichheit oder Unterschiedlichkeit beruht“* (ebd., 246). In einer guten Beziehung kommen bei beiden Partnern beide Formen vor, und es kann flexibel zwischen ihnen gewechselt werden.

Die Axiome der Gruppe um WATZLAWICK waren kommunikationstheoretische Grundlage der nachträglich entwickelten „double-bind“-Theorie: In Kommunikationen, so wie sie hier beschrieben werden, kann es zu Paradoxien kommen. Eine typische Paradoxie stellt die Aufforderung „Sei spontan!“ an eine Person dar. Ein Ausweg aus dieser Situation liegt in einer Metakommunikation, in deren Rahmen auf die logische Unmöglichkeit hingewiesen wird, der Anweisung gerecht zu werden. Wenn die Paradoxie jedoch nicht durchschaut wird oder Metakommunikation nicht erlaubt bzw. vom Partner nicht akzeptiert wird, kommt die betroffene Person in eine ausweglose Situation. Sie kann nun versuchen, einfach *nicht* zu handeln und zu kommunizieren, was jedoch entsprechend dem oben dargestellten 1. Axiom nicht möglich ist. Es wird dann unter Umständen jedoch ein zumindest ähnlicher Zustand gewählt, „indem man sich irgendwie ‚verrückt‘ – z.B. ‚schizophren‘ – verhält“ (KRIZ 1994, 249). Auf diese Weise wird das psychiatrische Störungsbild der Schizophrenie als adäquate oder einzig mögliche Reaktion auf unhaltbare, paradoxe Kommunikationssituationen interpretiert.

Eine ‚double-bind‘-Situation besteht also aus drei zentralen Merkmalen: erstens einem Widerspruch zwischen zwei Informationen, die einen wichtigen Bereich oder Aspekt betreffen (etwa ein Widerspruch zwischen analoger und digitaler Kommunikation oder zwischen Vater und Mutter); zweitens einer zwingend erforderlichen Reaktion; drittens einer Verdeckung oder Verleugnung des Grundwiderspruches der Botschaften, so dass dieser nicht erkannt oder aber nicht kommuniziert werden kann (vgl. DORSCH 1994, 169).

‚Double-bind‘ ist im Falle von Schizophrenie häufig bzw. chronisch aufgetreten, und das auf das ‚double-bind‘ hin erfolgende schizophrene Verhalten hatte und hat selbst wiederum schwerwiegende Rückwirkungen auf die Kommunikationsstrukturen.

Kommunikation ist aber für soziale Systeme ein zentrales Bindeglied: „Die Operationen des Systems oder das Prozessieren von Sinn wird … als *Kommunikation* verstanden. *Sinnsysteme sind Kommunikationssysteme*“ (KRIEGER 1996, 97). Die Systemtheorie nimmt also bei Störungen, auch bei Störungen des Verhaltens und Erlebens von Kindern und Jugendlichen, ein gesamtes System in den Blick, wobei der Kommunikation ein zentraler Stellenwert zukommt und Prozesse und Organisation des Systems untersucht werden, um die Störung zu verstehen. Therapeutische und pädagogische Ansätze, die sich von dieser Perspektive ausgehend entwickelt haben, werden unter 6.1.8 angesprochen.

2.3 Soziologische Ansätze zur Erklärung von Verhaltensstörungen

Auch aus der Soziologie heraus sind verschiedene namhafte Perspektiven auf Verhaltensstörungen entstanden. Wie bereits unter 1.2.3 angesprochen ist hier insbesondere von ‚abweichendem Verhalten' die Rede. Im Vordergrund der soziologischen Diskussion stand und steht dabei häufig das Problem der Delinquenz, und daher entwickelten sich viele Konzepte aus einer kriminologischen Perspektive – allerdings lassen sich aus unterschiedlichen soziologischen Ansätzen heraus durchaus auch andere Auffälligkeiten des Erlebens und Verhaltens bei Menschen beschreiben und erklären. Das Spektrum der Konzepte ist breit (vgl. LAMNEK 1979; 1997) – aber nach wie vor stehen im Vordergrund vier ‚klassische' Theoriegruppen, die zwar auf eine teilweise sehr lange Tradition zurückblicken, aber andererseits in der aktuellen Diskussion nach wie vor von großer Bedeutung sind (vgl. BÖHNISCH 1999; DOLLINGER & RAITHEL 2006): Subkulturtheorien, Theorien des differentiellen Lernens, Anomietheorien sowie die Theorien des Labeling Approach. Wie der verwendete Plural ‚Theorien' bereits deutlich macht, fallen darunter jeweils unterschiedliche Konzepte, die sich wiederum zueinander abgrenzen lassen und häufig auch aus der inhaltlichen Auseinandersetzung und Versuchen der Weiterentwicklung entstanden sind. Es soll im Folgenden genügen, zentrale Leitlinien dieser jeweiligen Ansätze vorzustellen.

2.3.1 Die Perspektive der Theorien der Subkultur und des Kulturkonflikts

Ursprung der Theorien der Subkultur waren Beobachtungen und Beschreibungen amerikanischer Banden oder ‚Gangs', insbesondere in Chicago zwischen den beiden Weltkriegen. Dabei geht der Subkulturansatz davon aus, dass in komplexeren gesellschaftlichen Systemen für deren einzelne Mitglieder sowie für gesellschaftliche Teilgruppen nicht unbedingt alle Normen, Werte und Symbole gleiche Relevanz haben (vgl. LAMNEK 1979, 143). Bestehende oder auch neu entstehende Subkulturen übernehmen einerseits einige Normen und Werte der dominanten Kultur, andererseits distanzieren sie sich hinsichtlich bestimmter Werte und Normen davon. Aus der letztgenannten Abweichung lassen sich dann abweichende Verhaltensweisen herleiten. Diese Verhaltensweisen werden allerdings innerhalb der Subkultur wiederum als konform bzw. ‚normal' gesehen.

Da nicht alle dieser Subkulturen wirklich in einem Konflikt mit dem dominierenden ‚Mainstream' stehen, unterscheidet YINGER (vgl. 1960, zit. n. LAMNEK 1979, 163ff.) Subkulturen und Kontrakulturen: Letztere sind durch ein zentrales Konfliktthema mit der Gesellschaft gekennzeichnet. Hier kommen allerdings auch Personen mit bestimmten Persönlichkeitsvariablen zusammen. Ein deutsches Beispiel für eine Kontrakultur in diesem Sinne ist sicher die Gruppe der ‚Roten Armee Fraktion' in der alten Bundesrepublik der 1970er Jahre.

Unter Subkultur werden zum einen bestehende gesellschaftliche Gruppen verstanden – so hat etwa MILLER (vgl. 1968, zit. n. LAMNEK 1979, 168ff.) in seiner Theorie die Besonderheiten und Merkmale einer Subkultur der (US-amerikanischen) Unterschicht untersucht und sie als eine ganz eigene ‚Kultur innerhalb der Kultur' beschrieben, die zugleich in bestimmte Konflikte mit der dominierenden (Mittelschichts-) Kultur gerät. – Zum anderen werden aber auch sich neu bildende Gruppen, etwa Banden oder Cliquen von Jugendlichen, als subkulturelle Phänomene betrachtet.

Im Rahmen der Subkulturtheorie werden subkulturelle Gruppen nicht nur beobachtet und im Hinblick auf ihre Eigenschaften und Besonderheiten beschrieben – sondern sie bietet auch Erklärungsversuche, wie es zur Bildung der Subkulturen kommt. Grundsätzlich handelt es sich hier um „kollektive Reaktionen auf Anpassungsprobleme, die aus gesellschaftlich ungleichen Lagen entstehen und für die eine bestehende Kultur keine ausreichenden Lösungen zur Verfügung stellen kann bzw. stellt" (ebd., 152f.). Häufig sammeln sich Jugendliche mit Problemen der Anpassung an gesellschaftliche Standards und Vorgaben sowie mit Statusproblemen im Hinblick auf ihre Verortung im gesellschaftlichen Gefüge. Hier schließt sich nicht allzu selten ein Kreis, indem sich Jugendliche aus problembehafteten sozialen Verhältnissen wiederum in Gruppen von jungen Menschen aus solchen Verhältnissen konzentrieren. Dabei wird häufig auch eine ‚social disability' konserviert: Aus mangelnder sozialer Kompetenz heraus bilden sich Gruppen von Personen mit ähnlichem Mangel, welche die Erfahrung machen, in diesem Kontext Gleicher zurechtzukommen. Damit wird allerdings die ‚social disability' noch verfestigt.

Die Theorien der Subkultur und des Kulturkonflikts beschreiben, dass Anpassungsprozesse innerhalb der jeweiligen Subkultur in vielerlei Hinsicht sehr funktional für die Teilnehmenden sind, was gerade Jugendcliquen und Banden häufig für bestimmte Jugendliche außerordentlich attraktiv macht:

- Durch die Gruppe wird den Mitgliedern grundsätzlich (und einigen noch einmal besonders) ein Status verliehen, der anderweitig kaum erreichbar sein dürfte.
- Die Gruppe rechtfertigt Feindseligkeit und Aggressionen gegenüber denjenigen, derentwegen die Selbstachtung der Mitglieder der Subkultur leidet.
- Zugleich werden durch den Vergleich mit dem (analogen, feinseligen, aggressiven) Verhalten der anderen Mitglieder auch mögliche Angst- und Schuldgefühle der einzelnen vermindert (vgl. LAMNEK 1979, 157f.).
- Subkulturelle Gruppen bieten häufig auch Anregung, Abenteuer und ein ‚Kick'-Erlebnis. Damit stellen sie eine Alternative zu einem als stumpfsinnig empfundenen Alltag dar.
- Bereits erwähnt wurde die Funktion, das Erleben mangelnder sozialer Kompetenz und damit verbundene Gefühle der Unterlegenheit zu verringern durch den Umgang mit Personen, die in ähnlicher Weise sozial unsicher sind.
- Hinzu kommt häufig eine Art Familienersatz, gerade bei Gruppen mit engem Zusammenhalt und für Jugendliche, die ein entsprechendes Erfahrungsdefizit aus ihrer Herkunftsfamilie mitbringen: Zuneigung, Nähe, Geborgenheit.

2.3.2 Die Perspektive der Theorien des differentiellen Lernens

Während die Theorien der Sub- und Kontrakultur grundlegend beschreiben und erklären, welche Funktionen und Wirkungen solche Kulturen haben, geht eine zweite Theoriegruppe den Weg, genauer zu bestimmen, inwiefern daraus abweichendes Verhalten zu entstehen vermag: die Theorien des differentiellen Lernens. Diese nehmen mehr oder weniger direkten Anschluss an die klassische Lernpsychologie (vgl. 2.2.4) und sind damit eher sozialpsychologischer Natur. Hier wird versucht, die Frage zu klären, warum und wie es denn im Rahmen der Bildung von subkulturellen Gruppen zum Erlernen abweichenden Verhaltens kommt. Mit ‚differentiell' ist gemeint, dass eine genauere Betrachtung der jeweiligen, spezifischen Bedingungen erfolgen soll, unter denen bestimmte (konforme oder abweichende) Verhaltensmuster entwickelt und gezeigt werden. Damit wird der Prozess der Entstehung abweichenden Verhaltens genauer unter die Lupe genommen – wobei relevante gesellschaftliche Faktoren nicht aus dem Blick geraten sollen.

Als Ursachen des Erlernens von abweichendem Verhalten kommen die folgenden Faktoren in Frage (vgl. LAMNEK 1979, 186ff.):

- Differentielle Assoziation: Menschen erlernen abweichendes Verhalten in Abhängigkeit von bestimmten Kontakten, von bestimmten (intimen) Gruppierungen von Personen. Entscheidend dafür sind zum einen die Lebensgeschichte und bisherigen Erfahrungen, zum anderen die aktuellen situativen Umstände. Gelernt werden dabei neben bestimmten Einstellungen (kriminelle Handlungen zu befürworten) auch Motive und ganz konkrete Techniken zur Ausführung eines solchen Verhaltens. Von besonderer Bedeutung ist hier, ob eine Person zugleich für ein sozial angepasstes Verhalten nicht verstärkt wird.
- Differentielle Identifikation: Die jeweilige soziale Gruppe hat zwar einen bedeutsamen Einfluss, aber zusätzlich stellt sich im Hinblick auf die Realisierung abweichenden Verhaltens die Frage, mit wem oder was sich eine Person wirklich identifiziert. Dabei können tatsächlich lebende, tote oder fiktive Personen als Identifikationsobjekt gewählt werden. Hier spielen natürlich auch mediale Einflüsse eine große Rolle.
- Differentielle Gelegenheiten: Von zusätzlicher Bedeutung ist der Zugang zu legitimen und zu illegitimen Mitteln. Unter Umständen könnten einer Person aus ihrem Kontext heraus lediglich illegitime Mittel zur Befriedigung eines Bedürfnisses oder für die Erreichung eines (subjektiv) bedeutsamen Ziels zur Verfügung stehen. Falls sowohl illegitime als auch legitime Mittel verfügbar sind, wird eine Abwägung stattfinden, und es wird wichtig sein, welcher Weg eher gelernt wurde.

Neben den abweichenden Verhaltensweisen werden in den entsprechenden sozialen Bezügen häufig auch so genannte ‚Neutralisierungstechniken' erlernt. Damit sind Strategien zur Selbstrechtfertigung des problematischen Verhaltens und zur ‚Selbst-Entschuldigung' gemeint. Die Verantwortung für das eigene Handeln könnte durch Verweis auf schlechte Einflüsse abgeschoben werden, die Folgen könnten heruntergespielt werden, es könnte (etwa im Falle einer Vergewaltigung) die Schuld für die Tat beim Opfer gesucht oder dieses abgewertet werden, es könnte versucht werden, Verfehlungen der ahndenden Instanzen selbst (Polizei, Justiz, Staatssystem) zu betonen oder deren Rechtmäßigkeit des Handelns in Frage zu stellen – oder der abweichend Handelnde könnte sich auf höhere Instanzen berufen (eine höhere Moral, soziale Verpflichtungen und Kontrakte usw.). Dies alles sind Entlastungsstrategien, die in bestimmten gesellschaftlichen Gruppen gelernt, häufig geradezu tradiert werden. – Eine zentrale Grundlage dafür, dass solche Techniken überhaupt benötigt werden, ist die Internalisierung allgemeiner gesellschaftlicher Normen und Werte. Nur dann ergibt sich ein Widerspruch dieser gesellschaftlichen Normen und des (delinquenten) Verhaltens. Es lässt sich aber beobachten, dass in subkulturellen Jugendgruppen solche Normen trotz allen abweichenden Verhaltens durchaus präsent sind.

Im Unterschied zu einer rein lernpsychologischen Sicht werden hier die Lernprozesse in einen gesellschaftlichen Kontext eingebettet gesehen – häufig werden subkulturelle Prozesse den Hintergrund des Lernens bilden. Dies macht den Versuch der Verbindung psychologischer und soziologischer Konzepte in den Theorien des differentiellen Lernens aus.

2.3.3 Die Perspektive der Anomietheorien

Die Anomietheorie entstand aus der Auseinandersetzung mit der Offenheit von Normen und Werten in heutigen Gesellschaften sowie mit daraus resultierenden Gefahren der Normlosigkeit (in der Gesellschaft und bei Einzelnen) sowie der sozialen Desintegration gesellschaftlicher Systeme.

Der französische Soziologe Émile DURKHEIM untersuchte zum Ausgang des 19. Jahrhunderts das Phänomen, dass Selbstmordraten sowohl in Zeiten ökonomischer Krisen als auch in Zeiten der Hoch- und der Überkonjunktur ansteigen. Dies führte er auf Situationen der Normlosigkeit und der sozialen Desintegration zurück, deren Ursprung die jeweiligen sozialen Bedingungen sind (vgl. KUHNEKATH 1989, 980) – er bezeichnete das Phänomen daher als „anomischen Selbstmord" (DURKHEIM 1997, Orig. 1897).

DURKHEIM sieht in der Gesellschaft die zentrale Instanz zur Begrenzung und Regulation der menschlichen Leidenschaften und Bedürfnisse, die ansonsten, im Unterschied zu denjenigen der Tiere, grenzenlos zu werden drohen (vgl. DURKHEIM 1966, 399f.). Krisen wie beispielsweise ein wirtschaftlicher Zusammenbruch machen die Gesellschaft vorübergehend handlungsunfähig. Solche Zusammenbrüche sind mit einem sozialen Abstieg ganzer Gruppen von Individuen verbunden, was für diese bedeutet, ihre Forderungen und Bedürfnisse einschränken zu müssen. Der Gesellschaft gelingt es nicht, sie in kurzer Zeit auf diese neuen Bedingungen vorzubereiten, was dazu führt, dass die einzelnen den gegebenen Bedingungen nicht angepasst sind. Ähnliches gilt aber auch für einen plötzlichen wirtschaftlichen Aufschwung: Wenn Macht und Vermögen plötzlich anwachsen, ändern sich die Maßstäbe, welche die Bedürfnisse begrenzten. Dies führt letztendlich dazu, dass Unklarheit darüber besteht, „was möglich ist und was nicht, was gerecht ist und was ungerecht, welche Ansprüche und Hoffnungen legitim sind und welche maßlos. Folglich gibt es nichts, das man nicht erstreben könnte" (DURKHEIM 1966, 401). Begrenzungen und Regeln gehen in beiden Fällen verloren, und zugleich werden die

Leidenschaften und Bedürfnisse stärker, so dass der „Zustand der Aufhebung jeder Regel oder Anomie ... noch durch den Umstand verstärkt [wird], dass die Leidenschaften gerade in dem Augenblick weniger diszipliniert sind, wo sie eine stärkere Disziplin nötig hätten“ (ebd.). Bei einem Teil der Individuen wird in solchen gesellschaftlichen Situationen der Lebenswille so geschwächt, dass sie zum Selbstmord neigen.

Der Zustand der Anomie wird also als „eine allgemeine Schwächung des Kollektivbewusstseins, der allgemein geteilten moralischen Überzeugungen und Handlungsmaximen“ (LAMNEK 1979, 112) verstanden. Diesen Gedanken hat der amerikanische Soziologe Robert K. MERTON aufgegriffen und weitergeführt. Seine Konzeption bezieht sich stärker auf einzelne Menschen und bei ihnen auftretende Strukturen des Verhaltens und Erlebens, wodurch sie hier von besonderem Interesse ist.

Bevor der Ansatz MERTONS jedoch dargestellt wird, sei noch kurz auf einen anderen interessanten Beitrag DURKHEIMS hingewiesen, mit dem er die Sichtweise auf das Phänomen der Kriminalität erheblich erweitert hat: Er geht davon aus, dass Kriminalität ein integrierter Bestandteil jeder Gesellschaft ist – und das völlige Fehlen von Kriminalität auf gesellschaftliche Probleme hinweist (vgl. DURKHEIM 1974, 8). Dem ‚Problem‘ der Kriminalität kommen verschiedene wichtige gesellschaftliche Funktionen zu: So bestätigt Kriminalität als ‚Rechtsbruch‘ zugleich die Bedeutung der gebrochenen Normen und Regeln – was wären sie wert und wozu wären sie gut, wenn niemand sie brechen würde? Des Weiteren geht DURKHEIM davon aus, das in kriminellen bzw. gesetzeswidrigen Handlungen häufig auch ein gewisses innovatives Potential zum Ausdruck kommt, von dem aus ein kritischer Blick auf die Gesetze geworfen werden kann: Zum einen sind Gesetze sinnlos und unter Umständen irrelevant, wenn sie nicht ausreichend sanktioniert werden. Zum anderen machen Verstöße aber auch auf sinnlose oder nicht mehr zeitgemäße gesetzliche Regelungen oder überkommene traditionelle moralische Standards aufmerksam, die von einem Teil der Bevölkerung nicht mehr akzeptiert werden oder nicht eingehalten werden können (vgl. ebd., 7). Beispiele wären etwa Verkehrsregeln, Aspekte der Steuergesetzgebung oder der Umgang mit Sexualität. Natürlich gilt dieser Gedanke lediglich für bestimmte und keineswegs für alle Gesetzes- und Regelverstöße – aber Kriminalität und abweichendes Verhalten generell können aus dieser Perspektive auch als kreatives, gesellschaftliche Strukturen hinterfragendes Verhalten gelten.

Das Interesse von MERTON, welcher den Anomie-Gedanken DURKHEIMS aufgenommen hat, richtet sich auf die sozialen und kulturellen Ursachen des abweichenden Verhaltens. Für ihn gilt es „zu entdecken, wie bestimmte *soziale Strukturen ausgesprochenen Druck auf bestimmte Personen in der Gesellschaft ausüben, sich eher nicht-konform als konform zu verhalten*“ (MERTON 1995, 127f.). MERTON zufolge entstehen bei solchen gesellschaftlichen Gruppen hohe Raten von Devianz, die diesem Druck besonders ausgesetzt sind, und zwar nicht aufgrund bestimmter Antriebe oder Bestrebungen der Gruppenmitglieder, sondern vielmehr im Sinne einer normalen Reaktion auf die soziale Lage, in der sich die einzelnen befinden (vgl. ebd., 128).

MERTON nimmt eine Trennung zwischen sozialer und kultureller Struktur vor, wobei letztere zwei Elemente umfasst, denen der Autor hinsichtlich der Entstehung abweichenden Verhaltens besondere Bedeutung beimisst:

- zum einen „die kulturell definierten Ziele, Zwecke und Interessen, die allen Mitgliedern der Gesellschaft, oder solchen in bestimmten Positionen, als legitim vor Augen stehen“ (ebd., 128), und die den Bezugsrahmen der Ansprüche der Menschen bilden;

- zum anderen die institutionalisierten Normen – ein Element, welches „die zulässigen Formen des Strebens nach diesen Zielen“ (ebd.) definiert, reguliert und kontrolliert, also die Wahl der Mittel zur Erreichung der kulturellen Ziele einschränkt.

Gesellschaften können sich MERTON zufolge grundsätzlich hinsichtlich der Betonung der Mittel oder der Ziele unterscheiden, indem das eine oder andere zu stark im Vordergrund steht. Bei integrierten Gesellschaften liegt ein relatives Gleichgewicht hinsichtlich der Akzentuierungen von kulturellen Zielen und institutionellen Praktiken vor. Beispiele für Extreme im Hinblick auf Ziel- oder Mittelbetonung wären zum einen (Dominanz der Mittel) etwa eine in der Form erstarrte sozialistische Gesellschaft, in der Menschen nur noch ‚funktionieren' und die Strukturen zum Selbstzweck geworden sind – zum anderen (Dominanz der Ziele) eine extreme Form des Kapitalismus, in der alles erlaubt ist, um zum Ziel des Wohlstands zu gelangen.

MERTON sieht also in der Anomie das Ergebnis eines Prozesses, dessen Ausgangspunkt die Dissoziation, das Auseinanderfallen von kulturellen Zielen und institutionalisierten Mitteln bildet. Ein bedeutsamer Aspekt der sozialen Struktur – im Hinblick auf die Entstehung abweichenden Verhaltens – ist die Verteilung der institutionalisierten Mittel in einer Gesellschaft, also die Verteilung der Möglichkeiten, die kulturell definierten Ziele unter Berücksichtigung der geltenden Normen zu erreichen (vgl. LAMNEK 1996, 116): sie kann für die einzelnen gesellschaftlichen Teilgruppen und Individuen sehr unterschiedlich sein.

Auf Basis dieser Überlegungen beschreibt MERTON fünf Typen der Anpassung, welche durch verschiedene Muster der Annahme oder Ablehnung – und in einem Fall durch Ablehnung und Ersatz – von kulturellen Zielen zum einen und institutionellen Mitteln zum anderen gekennzeichnet sind. Diese darf man allerdings nicht unbedingt als Persönlichkeitstypen verstehen – zwischen den unterschiedlichen Anpassungsformen können Menschen durchaus wechseln (vgl. MERTON 1995, 146f.). In Tabelle 04 sind die fünf Anpassungsformen im Überblick dargestellt; in der Folge werden sie kurz skizziert:

Tab. 04: Typologie der Formen institutioneller Anpassung nach MERTON (vgl. 1974, ergänzt durch LAMNEK 1979, 118)

Anpassungsform	Einstellung zu kulturellen Zielen	Einstellung zu institutionellen Mitteln
Konformität	+	+
Innovation	+	–
Ritualismus	–	+
Rückzug	–	–
Rebellion	(±)	(±)

+ = Annahme; – = Ablehnung; ± = Ablehnung und Ersatz durch neue

- *Konformität* ist in stabilen Gesellschaften die am stärksten verbreitete Anpassungsform. Hier bestehen sowohl zu kulturell anerkannten Zielen als auch zu den entsprechenden Mitteln positive Einstellungen. Daraus resultiert angepasstes und allgemein als sozial adäquat beurteiltes Verhalten, also eben keine Devianz.

- *Innovation* bezeichnet die Annahme der kulturellen Ziele bei gleichzeitiger Ablehnung der institutionalisierten Mittel zur Zielerreichung. Die eingesetzten Mittel werden in der Regel zwar wirksame, aber kulturell abgelehnte oder verbotene sein (vgl. MERTON 1995, 136f.). Innovation findet sich in allen Schichten. In den oberen Schichten erscheint sie in den Formen des ‚white collar crime', etwa als Steuerhinterziehung, Unterschlagung usw. In den unteren Schichten entsteht sie oft aus der Problematik heraus, dass akzeptierte Mittel nicht ausreichend zur Verfügung stehen. Diese Problemlage wird umso gravierender, je größer der Druck in einer Gesellschaft im Hinblick auf das Erreichen bestimmter Ziele (Wohlstand, Reichtum) ausfällt. Je geringer zugleich die Sozialisierung zum Einsatz legitimer Mittel wirkt, desto eher werden andere Mittel eingesetzt. Hinzu kommen ‚differentielle Gelegenheiten' (vgl. 2.3.2).
- *Ritualismus* ist dadurch charakterisiert, dass die kulturellen Ziele aufgegeben oder zumindest zurückgenommen, die institutionellen Normen aber weiterhin (zwanghaft) verfolgt werden (vgl. ebd., 144f.). Im engeren Sinne resultiert daraus kein auffälliges Verhalten – aber es ergeben sich dennoch potentielle Probleme, und zwar für die betroffenen Personen: MERTON ordnet diesem Muster gesellschaftliche Gruppen zu, die Ängste haben, ihren sozialen Status zu verlieren bzw. gesellschaftlich ‚abzurutschen', zugleich aber die von ihnen zunächst gesteckten Ziele nicht erreichen können. In der Folge schrauben sie ihre Zielvorstellungen immer weiter herunter. Ein typisches Beispiel sind für MERTON (vgl. ebd., 145f.) die US-Amerikaner der unteren Mittelschicht, die nicht das erreichen können, was sie sich wünschen, jedoch moralisch so sozialisiert wurden, dass sie nicht zur Innovation neigen, sondern rituell und starr ‚ihr kleines Leben leben'. Aus diesem Zusammenhang können durchaus Probleme resultieren – und zwar intrapsychische bei den Menschen selbst, beispielsweise emotionale Störungen wie Depressivität.
- *Rückzug* – verstanden als Ablehnung von kulturellen Zielen und institutionellen Mitteln – ist nach der Einschätzung MERTONs derjenige Anpassungsmodus, der am wenigsten verbreitet ist. „Menschen, die sich auf diese Weise anpassen (oder vielmehr nicht anpassen) gehören genau genommen zwar *in* die Gesellschaft, aber nicht *zu* ihr. Soziologisch sind sie die eigentlich anderen" (ebd., 147): Sie zählen zwar zur Bevölkerung, gehören jedoch nicht der Gesellschaft an, da der Bezugsrahmen der gemeinsamen Werte von ihnen nicht geteilt wird. Als Personengruppen mit typischem Rückzugsmuster sieht MERTON (vgl. ebd., 148) unter anderen Psychotiker, Autisten, Landstreicher, Alkohol- und Drogenabhängige. Sie alle seien dadurch gekennzeichnet, dass sie nicht weiter an den kulturellen Zielen festhalten und ihr Verhalten nicht an den institutionellen Normen orientieren. Sie haben kulturelle Ziele und institutionelle Ziele tief verinnerlicht, können jedoch nichts erreichen und bewirken – und fliehen auf ihre Weise vor den Anforderungen der Gesellschaft. Sie geben jegliches Streben auf.
- *Rebellion* ist ebenfalls durch die Ablehnung kultureller Ziele und institutionalisierter Mittel gekennzeichnet. Hier handelt es sich aber eben um eine Ablehnung und nicht, wie beim Ritualismus, um ein Aufgeben: „Diese Anpassung [Rebellion] bringt

Menschen außerhalb der allgemeinen Sozialstruktur dazu, eine neue, das heißt stark veränderte Sozialstruktur zu entwerfen" (ebd., 150). Voraussetzung für das Entstehen dieser Anpassungsform ist die Entfremdung von den bestehenden Zielen und Normen: Sie werden als etwas Willkürliches angesehen und können somit durch andere ersetzt werden (vgl. ebd., 150). MERTON weist darauf hin, dass diejenigen unter den Rebellen die größte Gefahr für das gesellschaftliche System bedeuten, die den herrschenden Werten abschwören, obwohl sie selbst gesellschaftlich erfolgreich sind oder das Potenzial dazu besitzen – denn sie stellen letztlich nicht von außen die gesellschaftlichen Werte in Frage, sondern repräsentieren einen Bruch der gesellschaftlichen Einheit und Intaktheit. „Bezeichnenderweise sind es jedoch ... die Angehörigen einer aufsteigenden Klasse, und nicht die Menschen aus den am stärksten benachteiligten Schichten, die die Ressentimentgeladenen und die Rebellischen zu einer revolutionären Gruppe zusammenschließen" (ebd., 151). Auch hier können Mitglieder der Rote Armee Fraktion (RAF) als Beispiel erwähnt werden.

Das Konzept von MERTON ist sicher vereinfachend-schematisiert, besticht aber durch seine Nachvollziehbarkeit und Transparenz. Zudem wird aus dem Gedanken des Verhältnisses von Zielen und Mitteln eine Fülle auffälliger Verhaltens- und Erlebensweisen erklär- und verstehbar. Aus der Kritik an MERTONS Ansatz haben sich verschiedenste Versuche der Modifikation und Ergänzung seines Modells ergeben (siehe den Überblick bei LAMNEK 1979, 124ff.). Auf einen Zusammenhang mit anderen soziologischen Konzepten wurde bereits kurz hingewiesen: Kulturelle Mittel ergeben sich auch aus bestimmten Gelegenheiten heraus, die wiederum vom jeweiligen (sub-) kulturellen Kontext einer Person abhängen.

Eine Verbindung zwischen den Gedanken der Anomietheorie und jüngeren Erscheinungen der Jugendgewalt hat BÖHNISCH (vgl. 1999) hergestellt:

> „Die … Biografisierung der Lebensumstände hat zur Entstehung multikomplexer und biografisierter sozialintegrativer Zonen in einer tendenziell anomischen und sozial desintegrativen Gesamtgesellschaft geführt. Dies findet seinen spektakulären Ausdruck im sozialintegrativen Aspekt des postmodernen Gewaltphänomens: Untersuchungen in den 90er Jahren … zeigen, dass über Gewalt sozialer Anschluß und soziale Geborgenheit gesucht wird, Gewalt (aufgrund des Fehlens situativ nicht verfügbarer und/oder sozial nicht erlernter gewaltloser Verständigungs- und Konfliktmittel) zum (negativen) Integrationsmuster wird" (ebd. 36).

Das von DURKHEIM beschriebene Unwohlsein des Individuums in anomischen Strukturen interpretiert BÖHNISCH (vgl. ebd., 39) als einen Stresszustand. Notwendig ist aus seiner Sicht eine überdauernde Balance zwischen Selbst und sozialer Umwelt, die aber in anomischen gesellschaftlichen Strukturen erheblich gefährdet sei. Die betroffenen Menschen erlebten das als Deprivation, was wiederum der Auslöser antisozialer Tendenzen sein könne. Die Gesellschaft muss diesen problematischen Entwicklungen auf drei Ebenen begegnen: durch Versuche der stärkeren (Re-) Integration der (auseinander fallenden) Gesellschaft selbst, durch Bemühungen um eine soziale Integration der Menschen – und durch Hilfen, ein integriertes Selbst zu entwickeln, das Erleben der Kontrolle über das eigene Leben zu haben.

2.3.4 Die Perspektive der Theorien des Labeling Approach

Die bis hierher vorgestellten soziologischen Theorien haben einen ätiologischen Charakter, indem sie Verhalten betrachten, das von bestimmten Normen abweicht, und zu erklären versuchen, wie es auf diesem Wege zu Devianz kommt. Beim Labeling Approach stehen Prozesse der Entstehung und Anwendung von Normen im Zentrum. Durch die Anwendung von Normen wird Verhalten als abweichend deklariert bzw. etikettiert (‚Label'); so entsteht aus der Sicht des Labeling Approach erst der Tatbestand der Abweichung.

Die Theorien des Labeling Approach entwickelten sich seit den 30er Jahren des 20. Jahrhunderts, insbesondere jedoch in den 1950er, 1960er und 1970er Jahren. In dieser Zeit hatten sie auch einen besonderen Einfluss in der sozialwissenschaftlichen Diskussion und leisteten einen wichtigen Beitrag zur Bewusstheit des Umganges mit Störungen, Auffälligkeiten, Behinderungen und Krankheiten.

Die Zuschreibung der Attribute ‚konform' oder ‚abweichend' ist ein gesellschaftliches Phänomen; sie kann durch Personen, aber auch durch gesellschaftliche Institutionen vorgenommen werden – etwa durch Polizei, Justiz oder auch durch Schulen und Heime. Dabei geht es nicht nur um Begriffe wie ‚abweichend', ‚auffällig' oder ‚verhaltensgestört' – es können weitere Folgen auftreten: Erstens werden durch die Zuschreibung Prozesse in Gang gesetzt, welche die betroffenen Individuen in ihren Möglichkeiten einschränken. Zweitens ist es aus Sicht des Labeling Approach möglich, dass sich durch die Zuschreibung weitere, sekundäre Auffälligkeiten herausbilden. Drittens kann es sein, dass die Zuschreibung und das Geschehen darum einen Einfluss auf die Identität der etikettierten Individuen haben und sich ihr Selbstbild möglicherweise verändert.

Der Etikettierungsansatz wurde bereits unter 2.1.4 erwähnt. Dort wurde er angesprochen, um die Etikettierung eines Kindes oder Jugendlichen durch eine andere Person, beispielsweise einen Erzieher oder eine Lehrerin, zu erklären: Diese Person wendet ihre ‚Wahrnehmungsraster' im Hinblick auf das Kind oder den Jugendlichen an. Hier wurde auch schon zwischen ‚gemäßigter' und ‚radikaler' Etikettierung unterschieden – im letztgenannten Fall liegt gar kein abweichendes Verhalten vor; vielleicht ist ein Bruder des Kindes schon aufgefallen. Hier wird ein soziologisches Modell für die Beschreibung psychologischer und interpersonaler Sachverhalte eingesetzt. Betrachtet man es nun als soziologisches Modell, so tritt stärker ins Blickfeld, dass hier gesellschaftliche Vorgänge beschrieben werden, in deren Rahmen es zur Etikettierung bestimmter Gruppen kommt. Etikettierungen sind aus dieser Sicht auch ein Machtinstrument, denn es bestehen unterschiedliche Machtstrukturen für Institutionen und Personen, Etikette zu ‚verleihen'. Normen können selektiv, bezogen auf bestimmte Adressaten, ausgewählt und gesetzt werden (vgl. LAMNEK 1979, 227). Die Erstellung eines sonderpädagogischen Gutachtens über ein Mädchen, in dem dieses als verhaltensauffällig beschrieben wird, ist ein solcher Vorgang: Der Gutachter und die ‚hinter' ihm stehende Institution haben die gesellschaftliche Macht inne, das Etikett anzuwenden. Es wird wenige interessieren, wenn das Mädchen den Gutachter als ‚auffällig' oder ‚gestört' bezeichnen würde. (Vielleicht würde das als freches Verhalten zusätzlich im Gutachten vermerkt, als Indiz für die Angemessenheit des auf das Mädchen angewendeten Etiketts.)

Durch den Einsatz von Sanktionsmaßnahmen kommt es zur Reduzierung der Möglichkeiten des Betroffenen, auch der Möglichkeiten konformen Handelns. Es ergeben sich Folgen in zwei erheblichen Bereichen: zum einen im Hinblick auf die Sozialkontakte und die soziale Kommunikation der etikettierten Person mit anderen Menschen (die häufig um das Etikett wissen oder aber vor denen es verborgen werden soll) – zum anderen im Hinblick auf die gesellschaftliche Teilhabe der betroffenen Person (wenn beispielsweise ein Arbeitgeber im Abschlusszeugnis eines Stellenbewerbers „Schule für Erziehungshilfe“ oder „Berufsvorbereitungsjahr in der Jugendstrafanstalt“ lesen würde).

Etikettierungen haben also Folgen für das betroffene Individuum. Häufig kommt es auf Basis einer ersten zu weiteren Etikettierungen; es entsteht eine Art ‚Etikettierungs-Laufbahn' oder ‚-Karriere'. Gerade für auffälliges Verhalten gibt es zudem eine Entwicklung von mikro- zu makrosozialen Strukturen der Etikettierung: Erst erfolgen die Etikette im direkten Sozialkontakt durch bestimmte Kontaktpartner (etwa einen Heimerzieher, der einen Jungen als ‚schwierig' bezeichnet). Im weiteren Verlauf werden Instanzen eingeschaltet, und die Etikettierungen gewinnen einen offizielleren Charakter, unter Einbezug bestimmter gesellschaftlicher Institutionen (durch ein Gutachten, die Zuweisung zu einer Schule ‚für Erziehungshilfe', das Urteil eines Jugendgerichts). „Im weiteren Verlauf der Entwicklung kann aus dem abweichenden Verhalten eine Lebensform werden, *die Identität wird um das abweichende Verhaltensmuster organisiert*, und es kommt zur Ausbildung abweichender Motive und Interessen“ (LAMNEK 1979, 226). Diese Folge ist nicht selbstverständlich. In jedem Fall wird sich die betroffene Person mit der Etikettierung auseinandersetzen – aber es erscheint vielleicht zunächst erstaunlich, dass ein Kind oder Jugendlicher das negative Bild der Umwelt von sich selbst übernehmen sollte. Es gibt dafür jedoch durchaus Gründe: So gehört schon einiges an innerer Stabilität und Selbstüberzeugung dazu, ein anderes Bild der eigenen Person aufrecht zu erhalten, wenn die gesamte Umgebung und auch Personen und Institutionen mit Autorität die Position vertreten, das Kind oder der Jugendliche sei problematisch. Des Weiteren könnte mit der Annahme des Etiketts ein Sekundärgewinn verbunden sein: Vielleicht erhält ein Kind nur dann, wenn es sich erwartungskonform verhält, überhaupt soziale Zuwendung und Aufmerksamkeit (und sei es negative, kritische). Und schließlich könnte es auch erleichternd sein, das Etikett zu übernehmen, um problematische Verhaltenstendenzen frei ausleben können: Aggressivität, Leistungsverweigerung, Trägheit – es wird ja ohnehin so erwartet.

Das Verdienst der Theorien des Labeling Approach liegt in drei Aspekten: Erstens haben sie deutlich auf die Relativität des Etiketts ‚verhaltensauffällig' und anderer aufmerksam gemacht. Zweitens wurde die Problematik der ‚Aufschaukelungsprozesse' und der Folgen für die von einer Etikettierung betroffenen Menschen deutlich herausgearbeitet. Drittens machten sie die bedenklichen Folgen für die Identität und das Selbstkonzept der Etikettierten klar. Die bis dahin verbreitete rein affirmative, unkritische Sicht von Normgebungen war ab hier nicht mehr möglich. Soziale Reaktionen werden als ein wesentliches Definitionskriterium von abweichendem Verhalten verstanden (vgl. LAMNEK 1979, 257). Allerdings muss man den Vertretern des Labeling Approach vorwerfen, dass sie ihre Thesen bis heute teilweise überspannen, wenn sie die Erörterung der Problematik von Verhaltensweisen, die für die Umwelt oder für das betroffene Individuum selbst beeinträchtigend oder schädlich sind, zugunsten einer Aufmerksamkeit für die Etikettierung allzu weit in den Hintergrund drängen. Hinzu kommt, dass der Labeling Approach

Abweichungen nicht erklärt, sondern sich lediglich mit der Frage ihrer Definition beschäftigt.

2.4 Verhaltensauffälligkeiten: Biologisch-medizinische Aspekte

Beim medizinischen Ansatz werden Zusammenhänge zwischen Verhaltensstörungen und organischen (zum Beispiel genetischen, biochemischen, biophysischen, neuropsychologischen) Faktoren betrachtet. Die Frage biologisch-organischer Aspekte im Hinblick auf Verhaltensstörungen ist umstritten: ob solche Aspekte bestehen, aber auch, welche Bedeutung ihnen überhaupt im Hinblick auf (sonder-) pädagogische Bemühungen beizumessen ist. Es gibt mittlerweile genügend Belege dafür, dass bestimmte organische Störungen, beispielsweise neurologische Schädigungen durch einen Tumor oder eine Meningitis, durchaus einen (vorübergehenden oder dauerhaften) Einfluss auf das Erleben und Verhalten der betroffenen Person haben können. Insofern ist es je nach Problemlage notwendig, zumindest eine biologisch-organische Abklärung über eine ärztliche Untersuchung vorzunehmen.

Der medizinische Ansatz geht davon aus, dass Verhaltensstörungen aus Schädigungen, Erkrankungen, Funktionsstörungen oder Entwicklungsverzögerungen des Nervensystems resultieren, wobei zwischen primären Störungen, den direkten Auswirkungen dieser Faktoren, und sekundären Störungen – das sind solche, die sich aufgrund der Schädigungen als Produkt der Interaktion des Individuums mit der Umwelt ergeben – unterschieden wird. Zur Erklärung werden hauptsächlich Defekttheorien und Retardierungstheorien herangezogen: Defekttheorien sehen in Verhaltensstörungen eine Folge einer organischen Schädigung; Retardierungstheorien erklären diese mit Entwicklungsverzögerungen des Zentralnervensystems (vgl. BENKMANN 1989, 72f.). Je nach Tatbestand kann das eine oder andere der Fall sein; die Unterscheidung ist allerdings von großer Bedeutung, denn im Falle einer Retardierung könnte der organisch-biologische Rückstand ja potenziell aufgeholt werden, was bei einem Defekt nicht möglich ist. Allerdings ist dies auch hier wiederum nicht ganz ausgeschlossen: Bei einem zentralen neurologischen Defekt können unter Umständen auf Basis der Plastizität des menschlichen Gehirns nach einer gewissen Zeit andere Hirnareale die Funktionen des geschädigten Bereiches übernehmen.

Biologische Faktoren müssen bei der Klärung der Ursachen von Verhaltensauffälligkeiten mitbedacht werden. Es ist allerdings problematisch, wenn aus der bloßen Annahme und Fehldiagnose biologischer Ursachen heraus entsprechende therapeutische Schlussfolgerungen gezogen werden und dabei unter Umständen pädagogische und psychologische Förderkonzepte außen vor bleiben. Aufgrund der Problematik biologischer Faktoren benennt GOETZE (vgl. 2001, 73ff.) sie lediglich vorsichtig als „beeinflussende Bedingungen“.

Es können vier zentrale biologisch-organische Bereiche von Ursachenfaktoren im Hinblick auf Verhaltensstörungen unterschieden werden:

Genetische Faktoren

Hierunter fallen genetische Besonderheiten und Abweichungen wie die Gametopathien: die pränatale Schädigung männlicher und weiblicher Geschlechtszellen durch Gifte, Krankheiten und Strahlungen, aus der sich intrauterine Entwicklungsstörungen ergeben (vgl. MYSCHKER 2005, 90). Hier sind aber auch Chromosomenaberrationen zu nennen: So werden etwa für das Klinefelder-Syndrom (XXY) – allerdings auf Basis sehr umstrittener Befunde – verschiedene Auffälligkeiten des Verhaltens beschrieben: Passivität und Antriebsarmut, dissoziales Verhalten und Neigung zu kriminellen Handlungen sowie Distanzlosigkeit (vgl. ebd.).

Im Hinblick auf genetische Aspekte muss man angesichts des derzeitigen Forschungsstandes darauf hinweisen, dass „Gene keine Autisten sind" (BAUER 2004, 50). Auch Gene interagieren mit den jeweiligen Umweltbedingungen, so dass es häufig erst unter bestimmten Bedingungen zu Genaktivitäten mit den entsprechenden Folgen kommt. „Wie prominente amerikanische Kollegen betonen, ist die Gegenüberstellung Gen versus Umweltbedingungen, in den USA als *nature versus nurture debate* bezeichnet, nicht sinnvoll. Gene führen kein autistisches Eigenleben, sondern reagieren auf sich ständig ändernde äußere Bedingungen. Umgekehrt finden Umgebungsbedingungen nur deshalb ihren Niederschlag in den psychischen und biologischen Strukturen des Organismus, weil sie in den Genen ihre Adressaten haben" (ebd., 53).

Zu den genetischen Faktoren gehört aber einfach auch die ‚Grundausstattung' des Menschen. Es gibt mittlerweile, beispielsweise aus der Forschung um die ‚Big Five' (vgl. 1.3), auf Basis von Zwillings- und Adoptionsstudien recht zuverlässige Hinweise darauf, dass grundlegende Aspekte des individuellen menschlichen Charakters angeboren bzw. zumindest genetisch vorgeprägt sind (vgl. ASENDORPF 1996, 248ff.). Eine neuere Untersuchung von KNAFO & PLOMIN (vgl. 2006) bestätigt dies, weist aber zugleich darauf hin, dass ausgehend von dieser genetischen ‚Grundausstattung' des Temperaments von Kindern die sich entwickelnden Kind-Erzieher-Interaktionen von großer Bedeutung sind, indem etwa Eltern oft ungünstiger auf Kinder mit schwierigerem Temperament reagieren und sich hier Prozesse der Aufschaukelung entwickeln, sich also eine bestimmte Interaktion zwischen Temperament und Erzieherverhalten ergibt.

Hirnorganische Verletzungen und hirnorganisch bedingte zentrale Funktionsstörungen (Läsionen)

Solche Schädigungen können bereits pränatal verursacht werden – Embryopathien durch Virusinfektionen der Mutter, Stoffwechselerkrankungen, Sauerstoffmangel sowie auch Einwirkungen durch Medikamente, Drogen oder Röntgen- und Radium-Strahlen. „Fetopathien sind zurückzuführen auf mütterliche Virusinfektionen wie Herpes, Poliomyelitis und Windpocken, Bakteriuminfektionen wie Syphilis und Tuberkulose, auch durch Haustiere übertragbare Infektionen wie Milzbrand und Toxoplasmose sowie auf Rhesusfaktorunverträglichkeit" (MYSCHKER 2005, S.90; vgl. auch ORTNER & ORTNER 1997, 52f.). – Mögliche Verhaltensauffälligkeiten ergeben sich bei Läsionen des ZNS je nach der betroffenen Region.

Auch peri- sowie postnatal bestehen verschiedenste Schädigungsrisiken für das Zentrale Nervensystem durch Frühgeburten, langwierige Geburten, resultierende Geburtsschäden (mechanische Schädigungen, Durchblutungsstörungen bei Mutter oder Kind sowie mangelnde Beatmung), Unfälle, Krankheiten (wie etwa Hirnhautentzündungen) oder auch extrem deprivierende Entwicklungsbedingungen. ORTNER & ORTNER (vgl. 1997, 8) führen auch schwere organische Erkrankungen in früher Kindheit *ohne* resultierende organische Dauerschäden als mögliche Ursachenherde für spätere Verhaltensschwierigkeiten an. Für eine solche Hypothese müssten allerdings je nach Fall stichhaltige Argumente gesammelt werden.

Es sind ergänzend auch vermittelnde Prozesse zu nennen: So ergeben sich Epilepsien aus Störungen des Zentralen Nervensystems und gehen unter Umständen mit Verhaltensauffälligkeiten einher.

In den Rahmen der Diskussion um hirnorganische Schädigungen und deren Folgen sind unter Umständen auch so genannte ‚Hirnfunktionsstörungen' einzuordnen. Hierbei handelt es sich um eine Gruppe von Störungen, bei denen auf Basis vorliegender Verhaltensauffälligkeiten eine weniger schwerwiegende Beeinträchtigung der Hirnfunktionen angenommen wird. Eine einheitliche Terminologie von Hirnschädigungen ist bis heute noch nicht gelungen. Synomym gebraucht werden Begriffe wie ‚Hirnfunktionsstörungen', ‚psychoorganisches Syndrom', ‚exogenes Psychosyndrom' oder ‚Hirnstörungen'. In diesen Bereich fallen auch viele Ursachendiskussionen um die Phänomene ‚Minimale cerebrale Dysfunktion' (MCD), ‚hyperkinetisches Syndrom' (HKS) ‚Aufmerksamkeitsdefizienzsyndrom' (ADS) oder auch ‚attention deficit disorder' (ADD). Gerade die MCD ist ein Kardinalfall für Missverständnisse: Hier wird durch die Begrifflichkeit eine ‚Dysfunktion' und keine ‚Schädigung' vorausgesetzt – und damit ein organisch nicht objektivierbarer Funktionsrückstand, der potentiell aufgeholt werden kann. Diesbezüglich ist die ICD-10 der Weltgesundheitsorganisation ins Feld zu führen: „Nach verbreiteter Überzeugung spielen konstitutionelle Faktoren eine entscheidende Rolle in der Genese dieser [hyperkinetischen; RS] Störungen, jedoch fehlt zum jetzigen Zeitpunkt Kenntnis über die spezifische Ätiologie" (DILLING u.a. 1993, 293). Behauptet man, wie etwa ORTNER & ORTNER (vgl. 1997, 52), ein *Synonym* zu MCD sei der Begriff ‚leichte frühkindliche Hirnschädigung', so ist schon ein unzulässiger und gefährlicher Trugschluss vollzogen, indem Dysfunktion und Schädigung gleichgesetzt werden (siehe die eingangs angesprochene Unterscheidung zwischen Defekt- und Retardierungstheorien).

Bio- bzw. neurochemische Funktionsstörungen

Für den biochemischen Bereich können beispielhaft Drüsenfunktionsstörungen genannt werden (endokrine Funktionsstörungen oder Endokrinopathien), insbesondere Störungen der Schilddrüse, der Nebenschilddrüse, der Nebennieren und der Keimdrüsen. Im Rahmen verschiedener Drüsenfunktionsstörungen, welche die organische und intellektuelle Entwicklung beeinträchtigen, werden auch bestimmte Verhaltensauffälligkeiten beschrieben. Bekannt sind die typischen Folgen einer Schilddrüsen-Über- oder Unterfunktion (Hyper- bzw. Hypothyreose).

Zum anderen ist, als Beispiel für neurochemische Störungen, auch hier auf die Diskussion um Aufmerksamkeits- und Hyperaktivitätsstörungen hinzuweisen – insofern, als in den letzten Jahren als Ursache für solche Auffälligkeiten Transmitterstörungen an den Synapsen der Nervenenden verantwortlich gemacht werden.

Allergische Reaktionen

Seit Mitte der siebziger Jahre wird auch diskutiert, inwiefern möglicherweise bestimmte Stoffe in Nahrungsmitteln und Getränken zu Aufmerksamkeits- und Hyperaktivitätsstörungen führen könnten. In der Diskussion sind etwa Phosphate. GOETZE (vgl. 2001, 47f.) geht von (lediglich) ca. 1 % verhaltensauffälliger Kinder aus, bei denen ‚Fehlernährung' nachweislich zu den Auffälligkeiten führt. Dazu fehlen allerdings Belege.

Grundsätzlich sind natürlich bei vorliegenden Verhaltensauffälligkeiten immer auch organische Ursachen in Betracht zu ziehen und abzuklären – unter Hinzunahme eines kompetenten Mediziners. Je nachdem wird es dann eine schwierige Aufgabe sein, den Anteil organischer und psychologischer Ursachen abzuschätzen, da unter Umständen eine Durchmischung beider Momente vorliegt. Für das Gros der nicht organisch, sondern psychologisch bzw. durch Erziehungs- und Sozialisationsprozesse bedingten Verhaltensauffälligkeiten besteht allerdings eine erhebliche Gefahr darin, dass organische Faktoren hier (im Rahmen von Konzepten wie ADHS oder früher MCD) unberechtigt oder ohne ausreichenden Nachweis angenommen werden oder man ihre Bedeutung überschätzt – und in der Folge potenziell fruchtbare pädagogisch-psychologische Bemühungen hintangestellt oder gänzlich unterlassen werden. Das kann dazu führen, dass durch eine medikamentöse Therapie Symptome kuriert werden, während die Ursachen unverändert bestehen bleiben. Dies scheint nicht selten der Fall zu sein bei Kindern mit Symptomen der Hyperaktivität und Aufmerksamkeitsstörungen, die (durchaus kurzfristig wirkungsvoll) medikamentös behandelt werden, etwa mit dem Medikament Ritalin®.

Auf dieser Sicht von Verhaltensstörungen basieren medizinische Behandlungsformen, etwa die Behandlung mit Medikamenten oder, für den Fall des Vorliegens von Allergien, Diättherapien. Auf der anderen Seite stehen psychotherapeutische und pädagogische Konzepte, die an den Folgen ansetzen. Ausgehend von der Annahme solcher organischen Schädigungen, die durch pädagogische Maßnahmen im Kern nicht behebbar sind, wurden Konzepte zum Umgang und zur Reduktion oder Vorbeugung im Hinblick auf problematische Folgen der organischen Störung entwickelt – beispielsweise das von CRUICKSHANK (vgl. 1979; 1981) für hyperaktive Kinder –, mit deren Hilfe unter Berücksichtigung der Defizite schulisches Lernen erleichtert werden soll (vgl. GOETZE & NEUKÄTER 1989, 521ff.). Hier wird also versucht, Defizite und ihre Folgen zu neutralisieren oder für eine Kompensation zu sorgen.

GOETZE (vgl. 2001, 77) vertritt den Standpunkt, die Suche nach biologischen Ursachen von Verhaltensauffälligkeiten helfe der Pädagogik per se nicht weiter: erstens, weil der Nachweis solcher Ursachen viel zu unsicher und vage sei – und zweitens, da sich ohnehin keine pädagogischen Implikationen ergäben. Pädagogen hätten ja auch keine Kontrolle über medizinisch indizierte Maßnahmen. „In keinem Fall darf man aufgrund angenommener biologischer Verursachungen in den pädagogischen Bemühungen nachlassen und auf einen guten Unterricht verzichten" (GOETZE 2001, 77). Allerdings ist es wichtig, dass Pädagogen über solche vollzogenen oder aktuell stattfindenden medizinischen Maßnahmen möglichst gut informiert sind, die einen Zusammenhang mit Verhaltensauffälligkeiten haben könnten, um deren Wirkungen und Nebenwirkungen einzuschätzen: etwa die Verschreibung und Dosierung eines Stimulans' wie Ritalin®.

BENKMANN (1989, 74) spricht hinsichtlich des ‚medizinischen Ansatzes' von einem

> „defizitorientierten Ansatz, der sich an den Funktionsschwächen der Kinder ausrichtet und sich als kompensatorisch bezeichnen läßt, was besagt, dass mit pädagogischen Mitteln und Maßnahmen versucht wird, organisch bedingte personale Defizite und Funktionsstörungen auszugleichen".

Ergänzend zur Frage biologisch-organischer Bedingungsfaktoren erwähnt MYSCHKER (vgl. 2005, S.92ff.) im Hinblick auf Verhaltensauffälligkeiten den ‚humanethologischen Aspekt': Diese Forschungsrichtung versucht seit Mitte der 1960er Jahre, insbesondere stammesgeschichtliche und kulturelle Anpassungen des menschlichen Verhaltens zu untersuchen. „Das biologische Erbe aus einer hunderttausende Jahre währenden Periode, in der die menschlichen Vorfahren als raubtierartige Jäger, umherschweifende Sammler und aggressive, brutale Kämpfer in kleinen Verbänden lebten, steckt nach humanethologischer Auffassung noch in jedem heutigen Menschen, wirkt unter gegenwärtigen Verhältnissen dysfunktional, unberechenbar und bedrohlich, wenn es negiert und nicht systematisch in der Erziehung berücksichtigt wird" – so MYSCHKER (1993, 92), der sich hier insbesondere auf die Arbeiten von EIBL-EIBESFELDT bezieht. Aus dieser Perspektive bestehen biologische Programme beim Menschen, die auch verschiedene Verhaltensauffälligkeiten erklären können und daher unbedingt zu berücksichtigen sind. Grundlage sind etwa verhaltenssteuernde menschliche Dispositionen hin zu Rangstreben, Familienorientierung, der Bereitschaft zum Gefolgsgehorsam in der Gruppe, der Neigung zur Bildung geschlossener Gruppen sowie zu Intoleranz und territorialem Besitzverhalten gegenüber fremden Gruppen.

MYSCHKER (vgl. 2005, 93) erwähnt zu recht, dass die undurchdachte Übertragung von Erkenntnissen der Tierforschung auf den Menschen problematisch ist und zu einem Streit um humanethologische Positionen geführt hat. Allerdings sind seriöse Argumentationen von Humanethologen auch kritisch zu bedenken: „Weitgehender Konsens herrscht heute unter Wissenschaftlern darüber, dass das Verhalten des Menschen auch biophysisch und phylogenetisch mitbestimmt ist" (ebd.).

2.5 Fazit: eine komplexe Sicht von Verhaltensstörungen

Verhaltensstörungen können nur als komplexes Phänomen angemessen beschrieben, erklärt und damit verstanden werden (vgl. 2.1.5). Bisweilen mögen sie eindimensional und einfach erscheinen – zumeist jedoch eben nicht. Eine dergestalt komplexe Sicht einzunehmen mag, gerade aus dem pädagogischen Alltagsgeschehen heraus, einen hohen Anspruch repräsentieren – schon die Annäherung daran führt jedoch weiter als vorschnelle Vereinfachungen und Einengungen der eigenen professionellen Problemwahrnehmung.

Auch ein Blick auf die sehr unterschiedlichen psychologischen und soziologischen Theorien zur Erklärung macht die Komplexität deutlich – und die hier berücksichtigten Konzepte stellen nur eine – namhafte – Auswahl dar. Es gibt nicht *die* ‚wahre' Theorie, und eine die unterschiedlichen Konzepte einbindende ‚Metatheorie' ist nicht in Sicht. Die unterschiedlichen Sichtweisen vermögen einander zu ergänzen, und aus diesem

Grunde wurden sie hier berücksichtigt. Je nach pädagogischer Problematik könnte die eine oder andere Sichtweise besonders hilfreiche Erkenntnisse ermöglichen – daher ist es empfehlenswert, verschiedene dieser Perspektiven auf ein Problem einzunehmen und daraus resultierende Interpretationen gedanklich ‚durchzuspielen'.

Nach Darstellung dieser Theorien soll ein Blick zurück auf das eingangs unter 2.1 entworfene, überblicksartige Modell der Erklärungsperspektiven gerichtet werden, um die Theorien aus den Nachbardisziplinen Psychologie und Soziologie hier einzubinden:

- Beiträge zu einer personorientierten Perspektive leisten alle dargestellten psychologischen Konzepte. In die Erziehungs- und Sozialisationsbedingungen können auch Prozesse hineinwirken, wie sie die Anomie- und die Subkulturtheorien sowie die Theorien des differentiellen Lernens beschreiben. Soweit Vorgänge der Etikettierung und Stigmatisierung einen Einfluss auf die Persönlichkeit des Kindes oder Jugendlichen genommen haben, haben diese Konzepte auch hier (und nicht allein im Hinblick auf die Beobachterwahrnehmung) Bedeutung: Es handelt sich dann um Vorgänge, welche die Ontogenese, das Werden des Individuums beeinflusst haben.
- Da die psychologischen Theorien sich grundsätzlich der Frage der Entwicklung der Persönlichkeit zuwenden, haben sie im Hinblick auf die situative Perspektive kaum Relevanz. Eine Ausnahme stellen Prozesse dar, wie sie die Lernpsychologie beschreibt. Vorgänge des Konditionierens und Modelllernens beeinflussen zum einen die Lerngeschichte und die überdauernden Verhaltenstendenzen eines Menschen (im Sinne der personorientierten Perspektive) – aber auch die Wirkung einer aktuellen Situation: etwa, indem hier verstärkende Bedingungen, beispielsweise die soziale Anerkennung anderer Kinder, auf ein problematisches Verhalten einwirken und dessen Auftretenswahrscheinlichkeit momentan erhöhen. Das gleiche gilt für situationsbezogene Aspekte der Theorien des differentiellen Lernens: etwa differentielle (günstige) Gelegenheiten für die Ausübung eines delinquenten Verhaltens. Das Modell der Selbst- und Handlungsregulation muss hier als weitere Ausnahme im Reigen der psychologischen Theorien genannt werden, indem es situative Parameter explizit mit einbezieht.
- Für die komplexen Prozesse zwischen Individuum und Umwelt, wie sie die interaktionistische Perspektive in den Vordergrund stellt, können grundsätzlich alle berücksichtigten Konzepte einen Beitrag leisten. Manche Konzepte, etwa dasjenige der Neutralisationstechniken, beschreiben recht spezifisch Aspekte des besonderen Erlebens von (problematischen) Situationen. Unmittelbaren interaktionistischen Charakter hat die Theorie der Selbst- und Handlungsregulation, indem sie gerade solche Vorgänge der Interaktion zwischen Person und Situation in den Vordergrund ihrer Betrachtung und Sicht von Störungen stellt. Zu nennen ist hier selbstverständlich auch die Systemtheorie.
- Für Prozesse der spezifischen Beobachter-Wahrnehmung und Etikettierung haben Theorien des Labeling Approach insofern besondere Bedeutung, als sie die Wirkung von Mustern des Labling auf Pädagoginnen und Pädagogen beschreiben. Aber auch verschiedene psychologische Konzepte, insbesondere die Individualpsychologie, des Weiteren die Psychoanalyse, werfen einen kritischen Blick auf mögliche (verzerrte) Wahrnehmungsmuster von Pädagogenpersonen, deren Ursachen und problematische Folgen.

Immer wieder wurde deutlich, dass sich sowohl aus den Perspektiven der Erklärung als auch aus den konkreten psychologischen, unter Umständen auch aus den soziologischen und medizinischen Konzepten Leitlinien für die pädagogische Förderung ergeben. Solche Gedanken sollen in Kap. 6 wieder aufgenommen werden, um dann auf die hier vorgestellten Konzepte zurückzugreifen.

3. Diagnostik bei Verhaltensstörungen

Diagnostik (im Hinblick auf Verhaltensstörungen) meint das Gewinnen von Hinweisen und Erkenntnissen sowie eine darauf aufbauende Urteilsbildung zum Zwecke der Beschreibung und Erklärung der Störung. Das zentrale Ziel besteht darin, gut begründete Schlussfolgerungen für förderliche Maßnahmen zu ermöglichen und gegebenenfalls vorzunehmen.

Im ursprünglichen Wortsinn steht ‚Diagnose' für eine „unterscheidende Beurteilung oder Erkenntnis" (Duden-Fremdwörterbuch 1990, 180), ein „auseinander-erkennen" (KLEBER 1992, 15). Dabei erstellt ein Diagnostiker ein reales Personbild oder ausschnitthaftes Lebenssituationsbild. KLEBER (1997, 57) folgend wird damit für die betroffene Person oder um diese herum eine Realität konstruiert, die mehr oder weniger treffend, also ‚wahr' ist ... „In jedem Fall trifft sie." Damit ist gemeint, dass die Diagnose, gleich wie gut sie die Realität abzubilden vermag, reale Konsequenzen für die untersuchte Person hat, was vor allen Dingen für den Bereich der Auswahldiagnostik für Berufe gilt sowie für heil- und sonderpädagogische Handlungsfelder. In diesem Sinne ist Diagnose mehr als Beurteilung denn als Erkenntnis zu verstehen, denn Erkenntnis hat einen absoluten Anspruch, und der Diagnostiker sollte vorsichtig sein mit diesem Anspruch: Vielleicht präsentiert er seine persönliche Erkenntnis, aber nicht unbedingt ‚die' Erkenntnis.

Um das Vorgehen und die Methoden der sonderpädagogischen Diagnostik gibt es einigen Streit. Unbestritten dürfte allerdings sein, dass eine sorgfältige Diagnose wichtig, häufig sogar unverzichtbar ist. Dies gilt schon für die informelle, beiläufige Diagnostik im pädagogischen Alltag (siehe 3.1), umso mehr jedoch für formelle diagnostische Tätigkeiten wie etwa die Erstellung eines Gutachtens. Gerade hier geht es häufig um bedeutsame Fragestellungen und möglicherweise um einschneidende Konsequenzen aus den diagnostischen Erkenntnissen für das betroffene Individuum: Umschulungen, spezifische pädagogische Konzepte, therapeutische Maßnahmen usw.

3.1 Aufgabenstellungen

Das Ziel der diagnostischen Arbeit kann sowohl in der Zuordnung einer (diagnostizierten) Person zu allgemeinen Maßnahmen (etwa die Umschulung in eine Schule für Erziehungshilfe) als auch in der Generierung von individuell zugeschnittenen Förderbemühungen bestehen (vgl. SEITZ 2003, 220). Beides entspricht zunächst einer Statusdiagnostik, indem eine bestimmte Situation oder ein bestimmter Zustand einmalig untersucht wird. Für die pädagogische Arbeit ist häufig eine Prozessdiagnostik vorzuziehen (vgl. KLEBER 1992, 48), indem auch Veränderungen über die Zeit erhoben werden, im Sinne wiederholter oder kontinuierlicher diagnostischer Datenerhebungen. Der in der Sonderpädagogik häufig verwendete Begriff der Förderdiagnostik könnte im Sinne einer solchen ‚begleitenden Diagnostik' verstanden und damit einer ‚Platzierungsdiagnostik' gegenübergestellt werden (vgl. BREITENBACH 2003, 40). Allerdings wird der Begriff ‚Förderdiagnostik' zumeist sehr unspezifisch eingesetzt und eher positiv wertend im Sinne einer Überwindung einer früheren, moralisch bedenklich scheinenden, auf standardisierten Testverfahren basierenden, ‚defektorientierten' Selektionsdiagnostik (im Hinblick auf Sonderschuleinweisung) verstanden. Daher soll auf diesen Begriff hier verzichtet werden, denn eine verantwortungsvoll und im Sinne der betroffenen Kinder und Jugendlichen durchgeführte Diagnostik sollte immer der ‚Förderung' dienen; sie sollte sich auch stets auf Kompetenzen und Defizite hin orientieren.

Grundsätzlich gilt es hier zu unterscheiden: zwischen einer formellen diagnostischen Untersuchung im Sinne der Erstellung eines Gutachtens zum einen – und einer informellen Diagnostik zum anderen. Für die Erstellung von Gutachten ist unbedingt eine einschlägige Ausbildung erforderlich – in Frage kommen hier insbesondere Diplom-Psychologen (psychologisches Gutachten) und Lehrer für Sonderpädagogik (sonderpädagogisches Gutachten). Psychologische und sonderpädagogische Gutachtenerstellung sind hoch verantwortungsvolle Aufgabengebiete; im Rahmen der Ausübung solcher Aufgaben werden in aller Regel Lebenswege der betroffenen Kinder und Jugendlichen in erheblichem Maße beeinflusst und bestimmt. Zur Ausübung dieser Tätigkeit gehören fundierte theoretische Kenntnisse (über psychologische Theorien und Erklärungsmodelle), solide Kenntnisse über Einsatz und Auswertung psychologischer Untersuchungsverfahren – und häufig auch ein Überblick über Maßnahmen der Förderung sowie in Frage kommende Institutionen, wenn aus dem Festgestellten heraus gezielte Empfehlungen entwickelt werden sollen.

In vielen pädagogischen (Alltags-) Situationen wird es eher um eine informelle Diagnostik gehen: die Einschätzung und Beurteilung von Problematiken im Kontext von Verhaltensstörungen. Diesen Einschätzungen und Beurteilungen kommt zwar nicht der offizielle Charakter einer Begutachtung zu, es handelt sich dennoch ebenfalls um eine verantwortliche, oft ‚nebenbei' laufende Tätigkeit, die erheblichen Einfluss auf die ausgewählten und vollzogenen Fördermaßnahmen hat.

Im Grunde findet eine solche Form ‚informeller Diagnostik' immer statt, indem Pädagogen Informationen sammeln, um eine Situation oder Person einzuschätzen. Dabei handelt es sich allerdings eher um eine Einschätzung, nicht um Diagnostik im eigentlichen Verständnis. In engerem Sinne ist hier ‚informelle Diagnostik' so gemeint, dass eine spezifische Problemlage genauer ausgelotet werden soll. Im Sinne eines professionellen pädagogischen Arbeitens ist allerdings für das gesamte Spektrum von der Einschätzung im pädagogischen Alltag über die Auslotung eines Problems bin hin zur formellen Diagnostik dreierlei unverzichtbar: Bewusstheit der Situation und der möglichen Konsequenzen des eigenen Einschätzens bzw. Diagnostizierens, Übernahme von Verantwortung für die eigenen Wahrnehmungen und Beurteilungen – sowie wissenschaftliche Systematik im Sinne der Orientierung an allgemeinen (theoretischen) Modellen und der Einnahme einer kritischen Haltung, auch gegenüber der eigenen Wahrnehmung.

3.2 Der diagnostische Prozess

Unter 3.1 war bewusst ‚neutral' von ‚Problematiken im Kontext von Verhaltensstörungen' die Rede, die zu beurteilen sind – und nicht etwa von der diagnostischen Untersuchung eines verhaltensauffälligen Kindes. Dies ergibt sich aus dem unter 1. und 2. entwickelten Verständnis von Verhaltensstörungen. Wenn es um die Einschätzung von Verhaltensstörungen geht, wird der zentrale Ausgangspunkt darin bestehen, dass sich ein Kind oder Jugendlicher in Erziehungssituationen auffällig verhält. Noch genauer betrachtet wird diese Auffälligkeit von einem oder auch von mehreren Pädagogen, vielleicht auch anderen Personen wahrgenommen. Aus dem in Kap. 2.1 dargestellten Erklärungsmodell für Verhaltensstörungen könnten in diagnostischer Hinsicht vier Hypothesen abgeleitet werden:

- Die Auffälligkeiten kommen durch Persönlichkeitseigenarten des Kindes oder Jugendlichen zustande. Das Problem ist in der auffälligen Person zu verorten.
- Das Kind oder der Jugendliche befindet sich aktuell in einer Situation, aus der heraus es zu den Auffälligkeiten kommt und die letztere begründet. Dabei könnte es um die professionelle Erziehungssituation gehen, etwa Aspekte des Unterrichts in der Schule, Lehrinhalte oder die Spannungen einer Erziehungsgruppe im Heim. Ebenso käme aber auch die aktuelle Situation des Kindes zuhause in Betracht, die vielleicht so belastend ist, dass es zu den Auffälligkeiten kommt.
- Interaktionsprozesse in den aktuellen Erziehungssituationen, etwa Prozesse der Aufschaukelung zwischen einer schwierigen Lehrerin und einem sensiblen Kind, lassen die Auffälligkeit erst in dieser störenden Form zutage treten.
- Das Problem liegt in der Wahrnehmung der Pädagogen. Sie definieren Verhaltensweisen des Kindes oder Jugendlichen als auffällig. Andere Pädagogen würden dies vielleicht nicht so sehen. So könnte ein bestimmter Erzieher sich von einem Jugendlichen in der Gruppe immer wieder provoziert fühlen und diesen als ‚auffällig' erleben.

In Kapitel 2.1 wurde deutlich, dass es im Grund noch eine darüber hinausreichende Möglichkeit der Erklärung gibt: Mehrere der oben genannten Aspekte oder gar alle treffen gemeinsam zu.

Sowohl ein offiziell beauftragter Gutachter als auch eine Pädagogenperson, die eine Problematik einzuschätzen versucht, ist gut beraten, all diese Aspekte im Sinne einer Hypothesenprüfung sorgfältig unter die Lupe zu nehmen. Zunächst sollten möglichst sachlich und neutral Informationen im Hinblick auf die unterschiedlichen Möglichkeiten gesammelt werden, um sich dann, aber nicht vorschnell, ein Urteil zu bilden. Ein verbreiteter Fehler besteht darin, allzu rasch und unmittelbar die diagnostische Aktivität auf die Persönlichkeit des im Fokus stehenden Kindes oder Jugendlichen zu richten und darüber Aspekte und Beiträge der Situation, der Interaktion und der involvierten Beobachter mit ihrer Wahrnehmung zu übersehen.

Die einzelnen Phasen des diagnostischen Prozesses sollen im nachfolgenden einfachen Ablaufschema systematisiert werden:

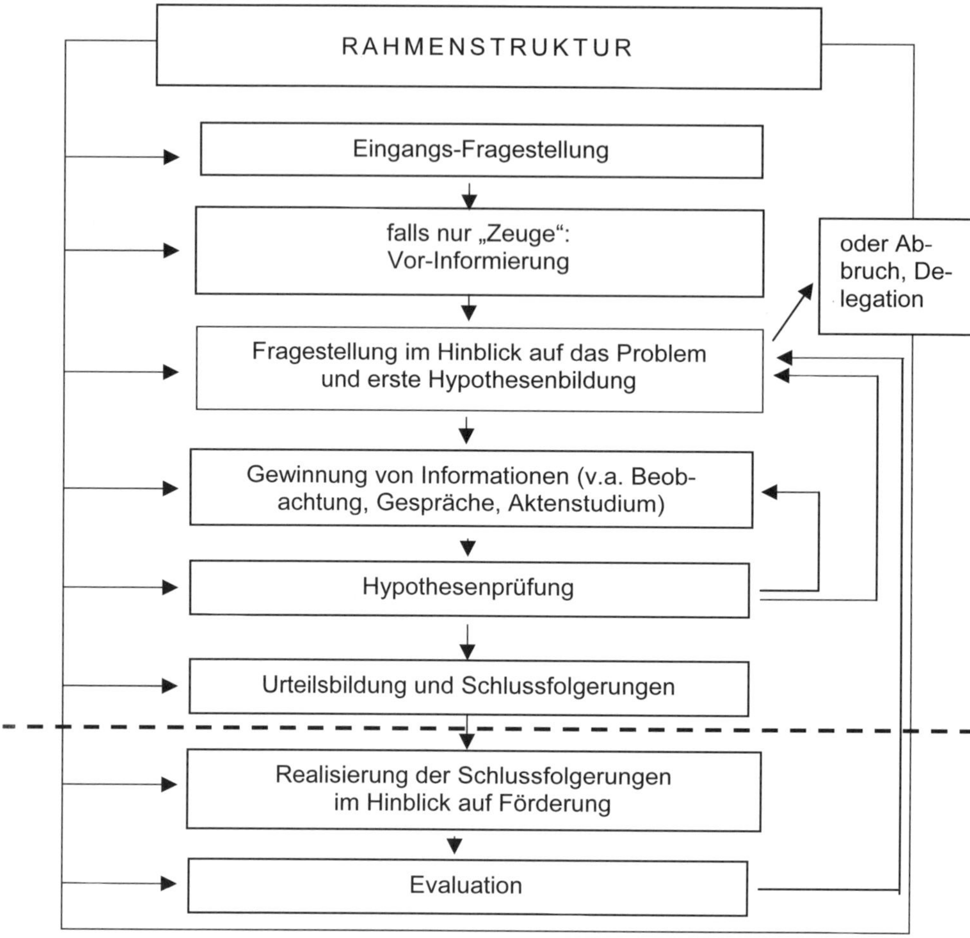

Abb. 04: Prozess-Schema der Diagnostik
(in Anlehnung an SEITZ 1992, 125 – modifiziert und ergänzt)

Diagnostik, sei sie informell oder formell, findet immer innerhalb bestimmter Rahmenvorgaben statt. So möchte sich vielleicht ein Erzieher ein fundierteres Urteil über einen Jugendlichen bilden, mit dem er täglich zu tun hat. Ein Gutachter erhält den Auftrag, Störungen, in die ein bestimmtes Kind involviert ist, näher unter die Lupe zu nehmen. Grundsätzlich, aber gerade in einem Fall wie dem Letztgenannten ist es wichtig, sich über die Aufgaben- oder Fragestellung genau klar zu werden. Was wird von der diagnostizierenden Person verlangt, was wird erwartet? Kann dem Auftrag und den Erwartungen entsprochen werden, und möchte der Diagnostizierende dies? Welchen Zweck und welche Folgen wird die Untersuchung haben? Sollte die Aufgabe unter Umständen an eine entsprechende andere Fachkraft abgegeben werden, etwa eine Psychologin, einen Lehrer für Sonderpädagogik oder eine Expertenperson für bestimmte sonderpädagogische Teilfragen? Letzteres gilt vor allen Dingen, wenn eine erheblich vertiefte Betrachtung der

Sachlage nötig ist oder wenn das Ergebnis der gesamten Urteilsbildung für das Kind oder den Jugendlichen unter Umständen mit gravierenden Folgen verbunden sein wird, so dass ein besonders genaues Urteil wichtig wäre. Diese Fragen und ihre Beantwortung können zu einem inhaltlich-fachlichen, aber auch einem ethisch-moralischen Prüfstein werden. Aus ihnen ergeben sich häufig Rückfragen und Klärungen.

Wenn diesbezüglich alle notwendigen Informationen eingeholt sind und eine ausreichende Orientierung im Hinblick auf den Auftrag zu dessen Annahme führte, sollte eine genauere Fragestellung der diagnostischen Aufgabenstellung formuliert werden. Diese ist in aller Regel mit einer oder mehreren Hypothesen verbunden, also Annahmen, die überprüft werden sollen. Hypothesen könnten etwa sein, dass ein Kind sich in vielen Situationen auffällig verhält, weil es im Hinblick auf seine sozialen Kompetenzen völlig überfordert ist, oder, dass eine aktuell anstehende Scheidung der Eltern so massiv belastend auf ein Kind einwirkt, dass es sich in der Schule scheu zurückzieht und nicht ansprechbar ist.

Entsprechend der so formulierten Fragestellungen und Hypothesen gilt es dann, Wege ausfindig machen, um an verwertbare, aussagekräftige Informationen zu kommen. Hierfür könnten das Studium verfügbarer Akten hilfreich sein, die Beobachtung des Kindes in verschiedenen Situationen oder Gespräche mit dem Kind, mit einem Elternteil, mit einem Sozialpädagogen, der das Kind kennt, usw. All diese Angaben könnten Nutzen haben, um die Hypothesen kritisch zu überprüfen. Unter Umständen wird die diagnostizierende Person nun feststellen, dass sie neue Fragen stellen oder zumindest ihre Ursprungsfragestellungen und Hypothesen umformulieren muss. Möglicherweise ergibt sich aber auch lediglich die Erkenntnis, dass über andere Wege weitere, zusätzliche Informationen eingeholt werden müssen.

Wenn die verfügbaren Informationen jedoch ausreichend erscheinen, wird es zu einer diagnostischen Urteilsbildung kommen: Inwiefern liegt eine Störung vor, wie kann man diese Störung genauer beschreiben, worauf ist sie zurück zu führen – und welche Empfehlungen ergeben sich für Maßnahmen, um das oder die Probleme anzugehen, um Fehlentwicklungen einzudämmen oder zu stoppen und wünschenswerte Entwicklungen in Gang zu bringen?

Es ist wichtig, eindeutig zwischen einer *Untersuchung* einerseits und der *Urteilsbildung* andererseits zu unterscheiden (vgl. SEITZ 2003). Diese Unterscheidung ist wiederum besonders bedeutsam bei einer formellen Gutachtenerstellung, spielt jedoch selbst für informelle Einschätzungen eine Rolle: Es geht zunächst darum, möglich offen und sachorientiert Informationen zu sammeln, bevor man zu einem endgültigen ‚Urteil' kommt, damit die Wahrscheinlichkeit möglichst gering ist, dass sich dieses Urteil als falsch erweist. Diese Trennung ist wohl bei der formellen Diagnostik leichter, da sie bewusster abläuft und damit der Schritt hin zur Urteilsbildung klarer umgrenzt ist.

Im Sinne einer anzustrebenden Prozessdiagnostik, wie sie eingangs unter 3.1 definiert wurde, ist in Abb. 04 als letzte Prozess-Phase die Evaluation vorgesehen, also die Bewertung des Erfolges der durchgeführten Maßnahmen. Diese Evaluation sollte nach einer angemessenen Zeit erfolgen. Falls die Maßnahmen nicht vom erwünschten Erfolg gekrönt waren, könnte es sein, dass die Empfehlungen das Problem nicht recht getroffen haben. Vielleicht war aber sogar das diagnostische Urteil nicht adäquat, und das Problem müsste neu durchdacht werden. Prozessdiagnostisches Vorgehen würde ohnehin eine erneute oder gar kontinuierlich weiterlaufende Datenerhebung implizieren, so dass nun Korrekturen im Hinblick auf pädagogische Maßnahmen vorgenommen werden könnten – falls dem nicht so ist, wäre bei einer negativen Erfolgsbewertung eine erneute Diagnostik empfehlenswert.

3.3 Diagnostische Berücksichtigung der Erklärungsperspektiven

Eingangs wurde darauf hingewiesen, dass für eine kritische, umfassende Überprüfung der Problematik die Einnahme der vier Erklärungsperspektiven aus Kapitel 2.1 hilfreich und wichtig ist. Auf welchem Wege könnte man nun Informationen für jede der vier Perspektiven gewinnen, um das Problem näher zu beschreiben und zu durchschauen? Dies soll im Folgenden etwas genauer betrachtet werden. Dabei werden auch einige gängige psychologisch-diagnostische Verfahrensweisen angesprochen. Die wichtigsten dieser Verfahren sollten Pädagoginnen und Pädagogen, die in Kontexten der Erziehungshilfe arbeiten, kennen – gleich ob sie diagnostische Aufgaben übernehmen oder nicht. Solche Kenntnisse sind beispielsweise unverzichtbar, um vorliegende Gutachten und andere Aktenmaterialien ausreichend verstehen und darin befindliche Informationen einschätzend zu können. Der kompetente, verantwortungsvolle Einsatz der einzelnen Verfahren bedarf allerdings ebenso einer spezifischen Ausbildung wie die gesamte formelle diagnostische Tätigkeit. Gruppen solcher Verfahren, die für die Diagnostik bei Verhaltensstörungen von besonderer Bedeutung sind, werden abschließend im nachfolgenden Kapitel etwas näher vorgestellt.

3.3.1 Personbezogene Diagnose

Hier stellt sich die Frage, ob Merkmale des Kindes oder Jugendlichen eine zentrale Bedeutung für die Störung haben, sei es, dass sie auf organisch-genetische Bedingungen oder auf Bedingungen der Erziehung und Sozialisation zurückzuführen sind. Angaben hierüber können zunächst über Aktenstudium gewonnen werden: Liegen bereits Informationen aus psychologischen oder sonderpädagogischen Untersuchungen vor, etwa zur Intelligenz oder zur Leistungsfähigkeit, vor allen Dingen aber zur Persönlichkeit des Kindes oder Jugendlichen? Direkte Auskünfte kann die diagnostizierende Person über Gespräche (mit Psychologen, anderen Pädagogen oder Eltern, aber auch mit dem Kind oder Jugendlichen selbst) erhalten. Schließlich können auch Verhaltensbeobachtungen zu Erkenntnissen darüber führen, ob problematische Besonderheiten der Persönlichkeit vorliegen. Eine wichtige Frage ist die, ob sich die Störungen zeitlich überdauernd und in vielen verschiedenen Situationen zeigen und ob sie oft auch ohne erkennbaren Anlass aus der Situation heraus entstehen. Schließlich sind einer Diagnose der Persönlichkeit auch verschiedene Fragebogenverfahren zur Selbstbeobachtung dienlich, des Weiteren auch projektive Tests (siehe zu beidem 3.4).

3.3.2 Situationsbezogene Diagnose

Aus situationistischer Sicht geht es um die Beurteilung des Beitrages, den die Situation zu einer Störung leistet. Handelt es sich also um besonders belastende oder aber um besonders provokante, zu Auffälligkeiten auffordernde Situationen?

Damit sind insbesondere Erziehungssituationen gemeint. Den wichtigsten Beitrag zur Klärung dieser Frage kann eine Verhaltensbeobachtung in entsprechenden Situationen leisten. Beispielsweise könnte ein Diagnostiker mehrmals typische Situationen beobachten, etwa in der Heimgruppe, in der die Störungen auftreten. Dabei ist zu bedenken, dass der Beobachter bei jeder teilnehmenden Beobachtung Teil des Systems ist bzw. wird und dieses verändert. – Im Falle einer informellen Einschätzung von Problemen kann es hilfreich sein, jemand Außenstehenden um Hospitation der eigenen Arbeit zu bitten, um eine ‚neutralere' Beobachterperspektive hinzuzuziehen. Verschiedene Aspekte der Situation können im Hinblick auf das Entstehen von Störungen interessant sein; für schulische Kontexte sind dies insbesondere die räumliche Gestaltung, auch Anordnungen der Sitzplätze, das Unterrichts- und Schulklima, Interaktionen zwischen Schülern und Lehrern sowie der Schüler untereinander, Umgangsformen sowie auch der jeweilige Unterrichtsstil. Über die Verhaltensbeobachtung hinaus können gezielte Fragen an die betroffenen Pädagogen weitere wichtige Informationen liefern: Gibt es spezifische Situationen, in denen sich beispielsweise das Mädchen, um das es geht, auffällig oder besonders auffällig verhält? Welche anderen Personen sind dann mit anwesend, bei welchen Anforderungen kommt es (unter welchen zusätzlichen Bedingungen) zu den Auffälligkeiten, gibt es ‚typische' Tageszeiten oder Wochentage – und so weiter. Auch Soziogramme (siehe 3.4.6) tragen oft interessante Informationen über die aktuellen sozialen Bezüge in einer Gruppe bei; des Weiteren gibt es standardisierte Befragungsinstrumente für das Verhalten in konkreten Situationen, beispielsweise den EAS (PETERMANN & PETERMANN 2000).

Soweit die Möglichkeit besteht, können, auch ergänzend, zwei weitere Möglichkeiten in Betracht gezogen werden: zum einen eine vergleichende Beobachtung des Kindes oder Jugendlichen in *verschiedenen* Situationen, also in unterschiedlichen situativen Bedingungen – und zum anderen die quasi-experimentelle ‚*Inszenierung*' von Situationen, indem das Kind beispielsweise mit einer bestimmten Situation konfrontiert wird (etwa einem schwierigen Text), um zu untersuchen, wie es sich hier verhält.

Wenn von Situationen die Rede ist, geht es aber auch um belastende gegenwärtige Bedingungen in der Situation eines Kindes oder Jugendlichen außerhalb der professionellen Erziehung in Kindergarten, Schule, Hort usw. Auch hier können wiederum gezielte Gespräche Auskunft über mögliche besondere Belastungen zuhause, im Familienumfeld oder in der Peer-Group geben. Hinzu kommen spezifische Fragebögen zur Erfassung von Aspekten der Lebenssituation (vgl. BRÄHLER 2002).

3.3.3 Interaktionistisch orientierte Diagnose

Hier stehen wechselseitige Prozesse der Interaktion zwischen Individuum und Situation im Vordergrund. Möglich ist es zum einen, diese Prozesse direkt nachzuvollziehen. Dazu bietet sich auch hier wiederum Verhaltensbeobachtung an: Es wird versucht, direkt zu beobachten, welche Wechselwirkungen zwischen einem Kind oder Jugendlichen und seinem situativen Umfeld zu beobachten sind. Besondere Aufmerksamkeit verdienen hier ‚Aufschaukelungsprozesse', die in Erziehungssituationen häufig sind: Die Pädagogin verlangt etwas vom Kind. Dieses verweigert sich. Die Pädagogin verlangt es nachdrücklicher. Das Kind reagiert aus der Bedrängung heraus verbal aggressiv. Das kann sich die Pädagogin nicht bieten lassen ... und so weiter ... Diese Prozesse können über längere Zeit laufen und nicht immer ganz offensichtlich zutage treten. Interessant wäre es auch im Hinblick auf interaktionistische Prozesse, die Situation einmal zu variieren und zu beobachten, wie das Kind oder der Jugendliche sich unter differierenden situativen Bedingungen verhält. Auch dies lässt Rückschlüsse bezüglich der Person-Umwelt-Interaktion zu. Eine weitere Möglichkeit besteht unter Umständen darin, einen Jugendlichen aufzufordern, in Situationen laut sein eigenes Erleben, seine Gedanken und Gefühle zu äußern.

Ohnehin ist in interaktionistischer Hinsicht das Erleben der Person in der Situation von besonderem diagnostischem Interesse. Unter 2.1 wurde bereits darauf hingewiesen, dass sich die Interaktion zwischen Person und Situation im Erleben der Person widerspiegelt. Ein nahe liegender Zugangsweg wäre das gemeinsame Gespräch. Zur Erfassung dieses Erlebens existieren allerdings auch verschiedene Fragebögen, etwa die Fragebogenform P des Kinder-Angst-Tests II (vgl. THURNER & TEWES 2000) oder der Beobachtungsbogen für aggressives Verhalten (BAV; vgl. PETERMANN & PETERMANN 2001).

3.3.4 Diagnose der Beobachter-Wahrnehmung

Die Zuschreibung, dass ein Verhalten ‚auffällig' ist, erfolgt durch Beobachter – in der Regel Erziehungspersonen. Aus dieser vierten Perspektive heraus wird deren Wahrnehmung näher unter die Lupe genommen: Wie erleben sie das Kind oder den Jugendlichen, und warum nehmen sie hier Verhaltensauffälligkeiten wahr? Dies könnte über Gespräche mit den jeweiligen Pädagogen selbst direkt ermittelt werden, aber auch durch Betrachtung der Sichtweisen des betroffenen Kindes oder Jugendlichen sowie anderer Pädagogen, Kinder und Jugendlicher, die mit ihm oder ihr zu tun haben. Zu hinterfragen wäre, wie diese ‚Dritten' die vom Pädagogen beschriebenen Störungen sehen. Dabei sollte sich die Aufmerksamkeit nicht allein direkt auf die Interpretation des beobachteten (und als auffällig erlebten) Verhaltens von Kind oder Jugendlichem durch die urteilende Pädagogenperson richten, sondern auch auf deren generelle, hier möglicherweise zum Tragen kommende Beurteilungsmaßstäbe, auf Erwartungen und auf hinter der Interpretation stehende Normen. Unter Umständen kann eine Verhaltensbeobachtung in entsprechenden Erziehungssituationen weitere Aufschlüsse liefern. Dabei steht auch hier die Interaktion zwischen Pädagoge und Kind im Vordergrund, jedoch mit dem Aufmerksamkeitsfokus auf Wahrnehmung und Anlässen der Etikettierung auf Pädagogenseite. Es sind wiederum bestimmte Fragebögen einsetzbar, welche auf die Wahrnehmung und Beurteilung durch Erziehungspersonen abheben, so etwa die Einschätzungsskalen für Lehrer und Gruppenleiter des Angstfragebogens für Schüler (AFS; vgl. WIECZERKOWSKI u.a. 1980) oder die Beurteilungshilfen für Lehrer (BFL; vgl. JANOWSKI, FITTKAU & RAUER 1981). Die kritische Beleuchtung der Beobachter-Wahrnehmung ist von besonderer Bedeutung bei offiziellen Gutachten, für die ein Kind oder Jugendlicher von Lehrern als ‚auffällig' gemeldet wurde – oder auch angesichts der Beurteilung durch Eltern als nicht erziehbar, schwierig, aufsässig usw.

Ein Diagnostiker ist gut beraten, die hier vorgestellten, unterschiedlichen Perspektiven einzunehmen, um – aus einer kritischen Distanz heraus – mehr über die Ursachen und Zusammenhänge des jeweiligen Problems zu erfahren. Auf diesem Wege kann eine Annäherung an die ‚Wahrheit' erfolgen, die oft nicht so einfach zu erfassen und auf verschiedenste Faktoren zurückzuführen ist: Person, Situation, Interaktion und Wahrnehmung durch Pädagogen.

3.4 Diagnostische Verfahren

Diagnostizierenden steht ein recht breites Spektrum an Möglichkeiten und Verfahren zur Verfügung. Bezogen auf die Aufgabenstellung, Verhaltensstörungen diagnostisch zu untersuchen, kommen bestimmte Verfahren unmittelbar in Frage, weil sie spezifisch für diesen Bereich entwickelt wurden. Aber auch andere, nicht-spezifische Verfahren können, je nach konkreter Problemstellung, durchaus hilfreich sein.

> In der Psychologie wird grundsätzlich zwischen drei Arten diagnostischer Informationen unterschieden: „den Life- (L-) Daten, den Questionnaire- (Q-) Daten und den Test- (T-) Daten. Zu den Life-Daten gehören reale Ereignisse aus dem Leben des zu untersuchenden Probanden. Zur Ermittlung solcher Life-Daten dienen die Verhaltensbeobachtung und das diagnostische Gespräch. Questionnaire-Daten werden durch Fragebogen erhoben, deren Fragen-Inhalte unabhängig vom einzelnen Probanden zusammengestellt sind und die inhaltsgleich den verschiedenen Probanden vorgelegt werden. Zu den Test-Daten gehören – von Fall zu Fall unterschiedliche – verbale (schriftliche oder mündliche) Äußerungen, motorische Verhaltensweisen und Ausdruckserscheinungen des Probanden als Reaktion auf bestimmte durch den Diagnostiker vorgegebene Situationen und Materialien. Es handelt sich um Informationen, die durch sog. Reaktionsproben gewonnen werden" (SEITZ 2003, 227f.).

Test-Daten sollten ‚objektiv' sein in dem Sinne, dass sie vom Probanden nicht willentlich verfälscht werden können, daher werden hierzu auch die so genannten ‚projektiven' Verfahren gezählt (siehe 3.4.4).

Zur Gewinnung von Informationen im Hinblick auf die unterschiedlichen unter 3.3 eingenommenen Perspektiven können im Rahmen einer Diagnose von Verhaltensstörungen insbesondere die folgenden Verfahren herangezogen werden:

3.4.1 Verhaltensbeobachtung

Dabei wird ein Individuum (z.B. eine Jugendliche) durch ein anderes (z.B. eine Pädagogenperson) beobachtet. Die Situation, in der beobachtet wird, und die Aspekte, die beobachtet werden sollen, können mehr oder weniger festgelegt sein. Man kann daher zwischen einer Gelegenheits-Beobachtung auf der einen Seite und einer standardisierten, systematischen Beobachtung auf der anderen Seite unterscheiden. Bei der systematischen Verhaltensbeobachtung wird oft auch mit Beobachtungsschemata gearbeitet, wobei genau festgelegt ist, welches Verhalten in welchen Zeitabschnitten beobachtet werden soll, und vorgegebene Kategorien die Einordnung des Beobachteten erleichtern sollen. Neben ‚natürlichen' Situationen kommen auch künstlich geschaffene Situationen in Betracht (vgl. 3.3.2; 3.3.3). – Es ist immer mit zu bedenken, inwiefern die Beobachtung sowie die beobachtende Person selbst das Verhalten des beobachteten Kindes oder Jugendlichen beeinflussen. Außerdem besteht eine schwierige Herausforderung darin, möglichst neutral und sachlich zu beobachten, diese Beobachtungen (beispielsweise in einem Protokoll) festzuhalten – und sie erst danach auszuwerten und zu interpretieren. Ein verbreitetes Verfahren zur Beurteilung von Verhaltensauffälligkeiten ist die deutsche Übersetzung der „Teacher's Report Form (TRF)" zur „Child Behavior Check List (CBCL)" (vgl. DÖPFNER, BERNER & LEHMKUHL 1997).

3.4.2 Diagnostisches Gespräch, Exploration, Anamnese

Beim diagnostischen Gespräch geht es darum, die Selbst- und Weltsicht des Kindes oder Jugendlichen sowie seiner Bezugspersonen zu erfassen. Dabei kann man sehr offen vorgehen, jedoch auch strukturierter im Sinne eines halbstrukturierten Interviews mit allgemeinen, vorgegebenen Fragen, die im Gespräch spontan vertieft oder erweitert werden können, oder auch eines strukturierten Interviews, in dem alle zu stellenden Fragen schon vorgegeben sind. Während man im Rahmen der Exploration seine Aufmerksamkeit auf die subjektiven Meinungen und Standpunkte im Hinblick auf die Störung richtet und diese vertiefter auszuloten versucht, sollen mit anamnestischen Erhebungsverfahren lebensgeschichtlich bedeutsame Fakten im Hinblick auf die Auffälligkeiten möglichst systematisch erhoben werden, also insbesondere Informationen aus der Vergangenheit des Kindes oder Jugendlichen.

3.4.3 Fragebögen zur Persönlichkeit und ihren Teilaspekten

Fragebögen zur Persönlichkeit sind für die Diagnostik bei Verhaltensstörungen von ganz besonderem Interesse. Sie sollen nur von spezifisch ausgebildeten Fachkräften durchgeführt und ausgewertet werden. Ziel des Einsatzes dieser Verfahren ist die Erhebung von bestimmten Eigenschaften der untersuchten Person – also von Bereichen der Persönlichkeit, wie sie unter 1.3 unterschieden wurden. Ein Fragebogen könnte also Informationen zu bestimmten Verhaltensstilen liefern, etwa der Impulsivität eines Mädchens, oder zu bestimmten Motiven, etwa der Stärke des Bedürfnisses eines Jugendlichen, sich immer gegenüber anderen durchsetzen zu wollen.

Verbreitete Verfahren zur Untersuchung der Persönlichkeit von Kindern und Jugendlichen sind die „Hamburger Neurotizismus- und Extraversionsskala für Kinder und Jugendliche (HANES-KJ)“ (BUGGLE & BAUMGÄRTEL 1975) sowie der recht aktuell normierte „Persönlichkeitsfragebogen für Kinder zwischen 9 und 14 Jahren (PFK 9-14)“ (SEITZ & RAUSCHE 2004). In den letzten Jahren sind im Hinblick auf allgemeinere Aspekte der Persönlichkeit und des Erlebens verschiedene neuere Verfahren erscheinen, beispielsweise das „Screening psychischer Störungen im Jugendalter (SPS-J)“ (HAMPEL & PETERMANN 2005), der „Fragebogen zur Erfassung emotionaler und sozialer Schulerfahrungen von Grundschulkindern erster und zweiter Klassen (FEESS 1-2)“ (RAUER & SCHUCK 2004) oder der „Fragebogen zur Erhebung der Emotionsregulation bei Kindern und Jugendlichen (FEEL-KJ)“ (GROB & SMOLENSKI 2005).

Eine Fülle von Instrumenten richtet sich auf bestimmte Bereiche der Persönlichkeit. So sind etwa im Hinblick auf Ängstlichkeit der „Angstfragebogen für Schüler (AFS)“ (WIECZERKOWSKI u.a. 1981) sowie der „Kinder-Angst-Test II (KAT-II)“ (THURNER & TEWES 2000) (der auch Subtests zu situativ bedingten Zustandsängsten enthält) zu nennen, für Aggressivität der „Fragebogen zur Erfassung von Empathie, Prosozialität, Aggressionsbereitschaft und aggressivem Verhalten (FEPAA)“ (LUKESCH 2005).

Bei Fragebögen dieser Art ist stets zu bedenken, dass sie von den Kindern und Jugendlichen selbst bearbeitet werden – unter Umständen mit Hilfe des Untersuchers, indem er Fragen vorliest oder anstelle des Kindes eine passende Antwort ankreuzt oder einträgt. Wichtig ist es, sicherzustellen, dass die Befragten auch zur Bearbeitung in der Lage sind, also die Fragen verstehen und sinnvoll beantworten können. Es ergibt sich stets ein mitgeteiltes Selbstbild im Hinblick auf die erfragten Momente – und da bei Fragebögen in der Regel recht offen zutage liegt, was erhoben werden soll, ist die Qualität der Antworten natürlich auch davon abhängig, inwiefern die Befragten bereit sind, ihr tatsächliches Selbsterleben auch (unverfälscht) mitzuteilen. Andererseits erfassen Fragebögen die durch sie anvisierten Inhalte recht direkt.

3.4.4 Projektive Tests

Tests im engeren Sinne zeichnen sich im Unterschied zu Fragebögen dadurch aus, dass sie für das untersuchte Kind nicht direkt durchschaubar sind und dadurch die Gefahren der bewussten Verfälschung oder auch des Antwortens im Sinne sozialer Erwünschtheit sinken. Aber auch aus einem weiteren Grund sind die Informationen aus Fragebogen-Erhebungen mit Vorsicht zu betrachten: Selbst wenn ein Kind oder Jugendlicher offen und ehrlich antworten möchte, mag es sein, dass bestimmte Aspekte und Problematiken ihm nur halb oder gar nicht bewusst sind – sie könnten verdrängt, geleugnet, zur Seite geschoben oder zumindest subjektiv ‚heruntergespielt' sein (vgl. 2.2.1, 2.2.2, 2.2.6). In solchen Fällen muss auf ‚indirektem' Wege versucht werden, einen Eindruck von Problematiken zu gewinnen. Zum einen kommen hierfür Gespräch, Exploration und Anamnese in Frage – zum anderen aber auch sogenannte ‚projektive Tests'.

Hierbei handelt es sich um spezielle psychologische Untersuchungsverfahren, die zumeist auf einem psychoanalytischen Hintergrund basieren. Bei projektiven Tests werden in der Regel unklare, unstrukturierte Reize vorgegeben. Diese Reize muss die untersuchte Person mit einem Sinn versehen, also deuten oder dazu eine Geschichte erzählen; in manchen Fällen muss sie die Reize auch ordnen. Es wird davon ausgegangen, dass dabei eigene Gefühle, Absichten (auch versteckte, unbewusste) und Phantasien auf die relativ wenig strukturierte Vorgabe ‚projiziert' werden. Es ist unbedingt zu bedenken, dass die Antworten bzw. das von der Versuchsperson ‚Produzierte' durch diese selbst nur schwerlich bewusst verfälscht werden können – dass aber andererseits solche Verfahren von demjenigen, der sie durchführt, vor allem aber auswertet, eine Menge an Beurteilungskompetenz und Kenntnis des Testverfahrens sowie des dahinter stehenden theoretischen Konzepts (zumeist der Psychoanalyse) verlangen. Zwar geben die Handbücher der Verfahren in aller Regel Hilfen und Hinweise, aber in jedem Fall kommt es zur Interpretation und Deutung seitens des Diagnostikers, wobei durchaus schwerwiegende Fehldeutungen möglich sind. Solche Tests gehören daher ausschließlich in die Hände speziell ausgebildeter Fachleute, denen eine hohe Verantwortlichkeit bei der Auswertung und Interpretation abverlangt wird. In Frage kommen Diplom-Psychologen, aber auch Lehrer für Sonderpädagogik mit einer entsprechenden zusätzlichen Fortbildung.

In jedem Fall sind aber projektive Verfahren insbesondere bei schwerwiegenderen, tiefer liegenden persönlichen Problematiken von Kindern und Jugendlichen wichtige ergänzende Instrumente. Es können sechs Gruppen unterschieden werden (vgl. SEITZ 2003, 235ff.):

Bei verbalen Ergänzungsverfahren sollen vorgegebene begonnene Sätze oder kurze Geschichten mündlich oder schriftlich fortgesetzt werden. Das gilt etwa für das nichtstandardisierte Verfahren des „Satzvervollständigens nach ROTTER" (vgl. SEITZ 2003, 235), bei dem das Kind vorgegebene Satzanfänge weiterführt und der Diagnostiker daraus Rückschlüsse zu ziehen versucht. Ein recht interessantes Verfahren ist auch der „Picture Frustration Test (PFT)" nach ROSENZWEIG bzw. „Rosenzweig P-F Test" (vgl. DUHM & HANSEN 1957): Hier werden auf Bildern Interaktionen von Personen gezeigt, wobei eine von zwei Sprechblasen leer bleibt. Diese soll der Proband ergänzen. Ziel ist es, den Umgang des Kindes oder Jugendlichen mit potenziellen Frustrationssituationen zu untersuchen.

‚Thematische Apperzeptionsverfahren' geben strukturierte Reizkonfigurationen vor, die vom Probanden aufgefasst und interpretiert werden sollen. Verbreitet ist in der Diagnostik bei Erwachsenen wie bei Kindern die Vorgabe von Bildern, zu denen jeweils eine Geschichte erzählt werden soll. Ein ‚Klassiker' ist der „Thematische Apperzeptionstest (TAT)" nach MURRAY (vgl. REVERS 1979). Ausgehend von diesem ab etwa acht Jahren einsetzbaren Verfahren haben sich weitere Apperzeptionstests entwickelt: Mit dem „Children Apperception Test (CAT)" (vgl. BELLAK & BELLAK 1955) wurde ein allgemeines Verfahren zur Untersuchung der Persönlichkeit von Kindern und Jugendlichen entwickelt, wobei die Bildertafeln Szenen mit Tieren zeigen, die insbesondere jüngere Kinder besonders ansprechen sollen. In der Folge wurde aber auch eine Version mit menschlichen Figuren entwickelt (vgl. BELLAK & HURVICH 1966; BELLAK & BELLAK 1984). Für den Bereich der Schulangst sowie der Aggression liegen jeweils spezifische

Verfahren vor: der „Schulangst-Test (SAT)“ von HUSSLEIN (vgl. 1978) sowie der „Aggressions-TAT“ von KORNADT (vgl. 1982). – Gerade Apperzeptionsverfahren sind keineswegs unumstritten: Die Frage ist, wie spezifisch ihr Material das zu Untersuchende schon vorstrukturieren sollte – und nach welchen Maßgaben eine verantwortungsvolle Auswertung erfolgen kann? Solche Fragen lässt etwa der SAT unbeantwortet (vgl. BRÄHLER 2002, 1302). Nichtsdestotrotz können sie bei sehr verantwortungsvollem, kompetentem Einsatz durchaus wertvolle Informationen liefern.

Formdeuteverfahren arbeiten mit unstrukturiertem Reizmaterial, das vom Probanden interpretiert werden soll. Sehr bekannt ist der Klecksbildtest von RORSCHACH (zit. n. BRÄHLER 2002, 1275), der allerdings stärker in der Therapiediagnostik und wenig bei pädagogischen Fragestellungen eingesetzt wird.

Möglich ist auch der Einsatz spielerischer Gestaltung vorgegebener Materialien: Im „Sceno-Test“ nach von STAABS (vgl. 1992; ERMERT 1997) sollen aus einem Kasten mit verschiedenen Spielmaterialien Szenen aufgebaut werden, deren Inhalte und Anordnung im Hinblick auf Themen und Problematiken interpretiert werden können.

Über freie zeichnerische Gestaltung (ggf. zu einem vorgegebenen Thema oder einer Frage) sollen Themen, Konflikte und subjektives Erleben der Probanden untersucht werden. Bekannt für diesen Bereich ist das Verfahren „Familie in Tieren“ (vgl. BREM-GRÄSER 1995), bei dem die untersuchte Person gebeten wird, die eigene Familie in Form von Tieren zu zeichnen.

Neben diesen Vorgehensweisen sind verschiedene weitere Möglichkeiten denkbar, an ‚projektive' Informationen zu kommen: „vor allem Aufforderungen zur Äußerung von Wunschvorstellungen, etwa durch die Frage, in welches Tier, welche Pflanze sich der Proband gerne verwandeln lassen würde, was er sich wünschen würde, wenn er Wünsche frei hätte, Aufforderung zur schauspielerischen Darstellung bestimmter Szenen bzw. imaginativen Umsetzung bestimmter Rollen im Rollenspiel“ (SEITZ 2003, 237). Damit lassen sich Elemente projektiver Diagnostik durchaus auch in diagnostische Gespräche integrieren.

3.4.5 Leistungstests

Bei der Diagnostik von Verhaltensstörungen ist es unter Umständen auch von Bedeutung, Informationen zum Leistungsbereich zu erheben: Gehen etwa Verhaltensauffälligkeiten oder Aspekte einer auffälligen Persönlichkeit mit durchschnittlicher, überdurchschnittlicher oder unterdurchschnittlicher Intelligenz einher? Wie steht es mit bestimmten Schulleistungen, etwa im Hinblick auf die Probleme der Über- oder Unterforderung und daraus resultierendem auffälligem Verhalten (vgl. 2.1.2)? In Frage steht also möglicherweise der Zusammenhang zwischen (primären und sekundären) Verhaltens- sowie Lernstörungen (vgl. 1.3).

Zentraler Leistungsbereich ist die Intelligenz. Das, was man jeweils darunter versteht, kann man mit sprachfreien oder anderen Intelligenztests erheben. Häufig verwendete Verfahren sind der „Hamburg-Wechsler-Intelligenztest für Kinder III (HAWIK-III)“ (vgl. TEWES, ROSSMANN & SCHALLBERGER 2000), der (relativ kulturunabhängige) Matrizentest „Standard Progressive Matrices (SPM)“ nach RAVEN (vgl. HELLER, KRATZMEIER & LENGFELDER 1998) sowie die deutschsprachige Version der „Kaufman Assessment Battery for Children (K-ABC)“ (vgl. MELCHERS & PREUSS 2001). Dabei kann die allgemeine Intelligenz gemessen werden oder aber auch spezielle Begabungen im Bereich der Intelligenz: beispielsweise die Raumvorstellungsfähigkeit oder das Gedächtnis. Manche Intelligenztests beziehen auch eine Überprüfung des Wissens mit ein.

Kompetenzen in verschiedenen weiteren Leistungsbereichen können über dazu entwickelte spezifische Testverfahren ermittelt werden. Im Vordergrund stehen dabei oft schulbezogene Leistungsbereiche wie etwa Rechnen, Lesen, Rechtschreiben; man kann jedoch auch motorische oder sensorische Leistungen erfassen. Letzteres ist zwar interessanter für die Diagnose von Körperbehinderungen und Sinnesbeeinträchtigungen, spielt jedoch auch eine Rolle im Kontext von Verhaltensstörungen, wenn es etwa um Aufmerksamkeitsstörungen oder Hyperaktivität geht. Für all diese Verfahren, Intelligenz- wie spezifischere (Schul-) Leistungstests, gilt, dass auch die Art und Weise, *wie* ein Kind oder Jugendlicher den Test bearbeitet, wiederum Auskünfte für eine Diagnostik von Verhaltensauffälligkeiten bieten kann.

3.4.6 Soziometrie und Soziogramm

Mit Hilfe der Soziometrie sollen Gruppenstrukturen, insbesondere soziale und kommunikative Beziehungen, erfasst und beschrieben werden (vgl. HERKNER 1991, 442ff.). Das Verfahren geht auf MORENO (vgl. 1954) zurück, den Begründer des Psychodramas. Häufig wird bei solchen Erhebungen unter Kindern jedes Kind gefragt, welche anderen Kinder in der Gruppe es am ehesten zu seinem Geburtstag oder in die gemeinsamen Ferien mit einladen würde, oder neben welchem anderen Kind es am liebsten sitzen möchte. Neben positiven Beziehungen können auch negative erhoben werden.

Ein Soziogramm erlaubt die abbildende Darstellung der so erhobenen Beziehungen, um die Ergebnisse in einen Überblick zu bringen oder anschaulich zu machen. Dies erfolgt zumeist graphisch, insbesondere (gerade bei kleineren Gruppen) über Diagramme, in denen die einzelnen Gruppenmitglieder sowie durch Pfeile die Beziehungen zwischen ihnen abgebildet werden. Es gibt aber auch andere Darstellungsformen, etwa die Tabellenform. Letztere bietet bei größeren Gruppen den besseren Überblick und bildet zudem, eher als die graphische Form, eine Grundlage für rechnerische Operationen – beispielsweise, um ein Maß der sozialen Integration der einzelnen Gruppenmitglieder (Wahl- oder Ablehnungsstatus) oder auch des Gruppenzusammenhaltes insgesamt zu ermitteln.

Soziometrische Untersuchungen können also zum einen dazu dienen, Informationen über den Status und die soziale Position einzelner Kinder oder Jugendlicher innerhalb einer sozialen Gruppe, sei es eine Heim- oder Tagesgruppe oder eine Schulklasse, zu erhalten. Zum anderen kann die Gruppenkohäsion, die soziale Integration der Gruppe insgesamt oder verschiedener Gruppen im Vergleich, erhoben werden. Daraus ergeben sich also Informationen über die gesamte Gruppe und ihr soziales Gefüge, auch über besondere Rollen innerhalb der Gruppe (‚Kommunikationszentrale‘, ‚Star‘). Soziometrische Erhebungen sollten stets mit guter Begründung und durchdacht durchgeführt werden. Auch die zu stellenden Fragen sollten gut überlegt sein. Zum einen ist davon die Qualität der Ergebnisse abhängig – zum anderen ist aber auch zu bedenken, dass die Befragten fast durchweg ein großes Interesse an den Ergebnissen der Befragung äußern und die Untersuchungsperson vorab durchdenken sollte, wie diese Erkenntnisse den Befragten rückgemeldet werden können und welche Probleme sich dabei ergeben: Beispielsweise werden einige Kinder möglicherweise explizit damit konfrontiert, dass sie in der Gruppe einen Außenseiterstatus einnehmen – und wenn die Rückmeldung in der Gruppe erfolgt, erleben sie zugleich die Reaktion der anderen Kinder auf diese Ergebnisse.

Es wurde bereits mehrfach darauf hingewiesen, dass viele der unter 3.4 dargestellten Verfahren nur von ausgebildeten Diagnostikern durchgeführt werden dürfen. Allerdings ist die Kenntnis des Gesamts der Vorgehensweisen und Methoden für alle Pädagogen, die spezifisch im Kontext Verhaltensstörungen tätig sind, von großer Bedeutung. Bereits erwähnt wurde die Funktion, Informationen aus Akten angemessen und kritisch beurteilen zu können. Die Kenntnisse helfen aber auch einzuschätzen, welche Möglichkeiten der Informationsgewinnung einem potentiellen Gutachter zur Verfügung stehen.

3.5 Diagnostik bei Verhaltensstörungen: Fazit

Eine gute Diagnostik ist die entscheidende und unverzichtbare Grundlage für gezielte Maßnahmen, die auch nachhaltig Erfolg versprechen. Dies gilt sowohl für eine formelle Diagnostik in Form von Gutachten als auch die informelle Beurteilung bei pädagogischen Problemstellungen und auch die ganz informelle, alltägliche Einschätzung. Ein Mangel an Überlegungen und Informationssammlungen zur Beschreibung und Erklärung von Verhaltensstörungen führt häufig dazu, dass getroffene Maßnahmen ins Leere laufen oder sogar kontraproduktiv wirken.

Dabei ist es von großer Bedeutung, eine breite Perspektive auf Problemstellungen einzunehmen und diese nicht vorschnell diagnostisch zu verengen: beispielsweise mit einem Fokus auf die (problematische) Persönlichkeit oder (störende) Verhaltensgewohnheiten des Kindes. Damit werden möglicherweise weitere oder sogar zentrale, entscheidende Bedingungen ausgeklammert. In Frage kommen stets personbezogene, situative, interaktionistische und aus der Beobachter-Wahrnehmung resultierende Aspekte. Wo erforderlich sollten für die informelle Einschätzung oder offizielle Diagnostik Hilfen in Anspruch genommen werden: in Form von Kollegen oder Angehörigen anderer Berufsgruppen. Bei der Alltagsbeurteilung könnte eine Kollegin oder ein Kollege hinsichtlich der persönlichen Einschätzung zu pädagogischen Problemen befragt oder auch gebeten werden, einmal bei der eigenen Arbeit zu hospitieren, um eine zusätzliche beziehungsweise eine ‚Außenperspektive' zu gewinnen. Bei ernsthafteren Problemen sollte beispielsweise ein schulpsychologischer Dienst oder ein zuständiger Sonderpädagoge eingeschaltet werden.

Des Weiteren wird sich oft die Notwendigkeit ergeben, Diagnostik nicht auf Statusdiagnostik zu beschränken, sondern ein Kind oder einen Jugendlichen wiederholt zu untersuchen und die Förderbemühungen zu begleiten. Nur so ist ein gezieltes Erkennen von möglichen pädagogischen Irrwegen oder eine Nachjustierung der eingesetzten Maßnahmen umsetzbar. Dabei ist natürlich immer eine Kosten-Nutzen-Analyse zu betreiben: Gerade eine ausführlichere Diagnostik ist durchaus aufwendig und auch kostspielig; sie sollte der Problemlage angemessen sein. Dies ergibt sich in der Praxis in aller Regel schon aus den begrenzt verfügbaren personellen und zeitlichen Ressourcen, deren Einsatz sorgsam abgewogen werden muss.

4. Rahmenbedingungen der Förderung

Die (sonder-) pädagogische Förderung ist abhängig von bestimmten Rahmenbedingungen. Von besonderer, oft entscheidender Bedeutung ist das jeweilige ganz konkrete ‚Setting', innerhalb dessen Förderung betrieben wird. Dieses kann hier nicht dargestellt werden, denn es ergibt sich von Fall zu Fall. Zwei bedeutsame Komponenten des Rahmens der Förderung im Hinblick auf Verhaltensstörungen lassen sich jedoch durchaus umreißen: zum einen das organisatorische System, innerhalb dessen die Förderung statt findet, in Form des Gesamts der unterschiedlichen Einrichtungen, die in unserer Gesellschaft für Kinder und Jugendliche mit auffälligem Verhalten und Erleben zuständig sind – und zum anderen solche Gesetze, Ordnungen und Verordnungen, die diesbezüglich besondere Relevanz haben. Davor soll jedoch die Erörterung einer ganz grundsätzlichen Frage stehen: diejenige der Separation, Integration – und Inklusion.

4.1 Separation versus Integration von Kindern und Jugendlichen mit Verhaltensauffälligkeiten – und die Diskussion um Inklusion

Innerhalb der Sonderpädagogik wird seit Jahrzehnten eine intensive Diskussion um das Spannungsfeld von Integration und Separation geführt. Bisweilen dringt sie auch nach ‚außen', in die (Allgemeine) Pädagogik. Der sonderpädagogische Diskurs hierzu ist leider oft gekennzeichnet von Polarisierungen und nicht allzu selten auch Polemik und (pseudo-) wissenschaftlicher Einseitigkeit; er ist auch geprägt durch teilweise unzulässi ge Verengung auf die Frage schulischer Unterbringung. – Seit 2007 hat diese ohnehin schon recht stark emotionalisierte Diskussion eine völlig neue Dynamik gewonnen – durch die deutsche Unterzeichnung der UN-Konvention „Über die Rechte von Menschen mit Behinderungen".

‚Integration' ist ein nicht einfach zu fassender Begriff mit vielen Facetten. Im Hinblick auf den sprachlichen Bedeutungsursprung aus dem lateinischen geht es um die „Herstellung einer Einheit", um „Zusammenschluß, Bildung übergeordneter Ganzheiten" – mit dem Gegensatz der Desintegration (Brockhaus 1990, 306).

Dabei kann ein psychologischer von einem soziologischen Bedeutungshorizont unterschieden werden: Im psychologischen Sinne meint Integration die intrapersonale Vereinigung der psychischen und physischen Teilkomponenten einer Person zu einem Zusammenhang, auch im Sinne einer Entwicklung hin zu psychischer Strukturiertheit und Organisiertheit (vgl. FRÖHLICH 1994, 221). Einfach (und damit etwas verkürzt) könnte man jemanden als ‚integriert' bezeichnen, der mit sich im Reinen ist – und gar nicht oder nur wenig von Widersprüchlichkeiten gekennzeichnet (treffend beschrieben wird dies im Rahmen der Selbstkonzepttheorie von ROGERS; vgl. 2.2.6). Desintegration in diesem Sinne geht in der Regel mit zunehmenden Auffälligkeiten und psychischen Störungen einher. – Im soziologischen Sinne versteht man unter Integration das Zusammenwirken von Einzelnen und gesellschaftlichen (Teil-) Gruppen im Rahmen einer gesellschaftlichen Einheit.

Das sonderpädagogische Verständnis knüpft eher an der letztgenannten Perspektive an und bezieht sie auf Menschen mit Behinderungen und Beeinträchtigungen: „Integration … zielt auf die Durchsetzung der uneingeschränkten Teilhabe und Teilnahme behinderter Menschen an allen gesellschaftlichen Prozessen, vom Kindergarten über die Schule, in der Freizeit, im Wohnen und in der Arbeit“ (BUNDSCHUH, HEIMLICH & KRAWITZ 2007, 136). Damit bezieht sich Integration auf unterschiedlichste Lebensbereiche und hat Relevanz für unterschiedlichste Lebensphasen. Recht analog wird die Integration von anderen gesellschaftlichen Teilgruppen, etwa Migranten, diskutiert.

Während das Ziel einer Integration in diesem Sinne innerhalb der Sonderpädagogik wohl recht unumstritten ist (wobei jeweils zu fragen wäre, wie es mit dem Wunsch der Betroffenen aussieht und inwiefern dieser eine Rolle spielt), bestehen sehr unterschiedliche Vorstellungen hinsichtlich der Realisierung. Hier kann zwischen *Integration als Ziel* und *Integration als Weg* unterschieden werden: Neben dem direkten Pfad, mit dem Ziel der Integration auch zugleich immer unmittelbar eine institutionelle Integration auf dem Weg dorthin mitzudenken, ist auch eine ‚indirekte Integration‘ denkbar: „Darunter verstehen wir Versuche, die soziale Eingliederung behinderter Menschen dadurch zu erreichen, dass sie durch entsprechende, d.h. spezielle und separierte Erziehung ‚eingliederungsfähig gemacht‘ werden“ (SPECK 2003, 389). Beide Wege könnten zunächst wertfrei nebeneinander stehen, mit der Frage, welcher sich jeweils als der Beste erweist, um das Ziel zu erreichen.

Die Geschichte pädagogischer Praxis im Hinblick auf den Umgang mit verhaltensauffälligen Kindern und Jugendlichen ist auch eine wechselhafte Geschichte beider Wege, teilweise alternierend und auch im Sinne von dominanten ‚Trends‘, teilweise aber auch parallel – eine Geschichte, die sich durch verschiedene institutionelle Bereiche zieht (vgl. MYSCHKER 2009). Auf der einen Seite stand und steht die Versorgung und Förderung in allgemeinen Einrichtungen (Kindergarten, Schule). Auf der anderen Seite standen und stehen Formen der Separierung, wobei sich die Zwecke sowohl auf die betroffenen Kinder und Jugendlichen beziehen als auch auf ihr Umfeld und ihre Mitmenschen. Hier sind etwa (mehr oder weniger geschlossene sowie offene) Erziehungsheime zu nennen, Schulen für Erziehungshilfe – aber auch ‚Zwischenlösungen‘ zwischen Integration und Separation in Form von speziellen Klassen in Allgemeinen Schulen – Beobachtungsklassen („Beo-Klassen“; vgl. ebd. 2009, 21ff.) oder auch die von FUCHS Ende der 1920er Jahre erstmals in die Diskussion gebrachten „Erziehungsklassen“ (E-Klassen) (vgl. FUCHS 1930).

Vorteile einer unmittelbaren integrierten Förderung (Integration als Ziel plus Weg) liegen in den Zwecken der Integration als solcher: insbesondere Teilhabe und Nicht-Stigmatisierung. Allerdings ist darauf hinzuweisen, dass eine bloß formale Integration nicht auch quasi automatisch ihren Zweck erfüllen muss – so weist HAUPT (2009, 91) darauf hin, dass „gemeinsamer Unterricht von behinderten und nichtbehinderten Schülern auch noch nicht Integration bedeuten muss. Bei unzureichenden Rahmenbedingungen kommt es auch im gemeinsamen Unterricht zur Verstärkung von Vorurteilen, Abwehr und Ausgrenzung“. So erwies sich gerade der Weg der Einrichtung besonderer Klassen an allgemeinen Schulen als problematisch, indem hier Schüler unter Umständen besonders stigmatisiert wurden (vgl. MYSCHKER 2009, 22f.).

Die Vorteile (zeitweiser) separierter Förderung erschließen sich vielleicht nicht so leicht. Kritische Einwände gegen Separierung könnten aus einem ihrer Zwecke resultieren, der bisweilen tatsächlich auch oder gar ausschließlich verfolgt wird: dass die Separierung zum Schutze der anderen Kinder und Jugendlichen erfolgt. Auch wenn dies im Hinblick auf die Zu-Separierenden kritisch zu sehen ist, ist andererseits nicht von der Hand zu weisen, dass die geschlossene Unterbringung eines massiven, nicht einsichtigen Gewalttäters durchaus dem sinnvollen Schutz potenzieller Opfer dienen kann. – Wichtige Funktionen der institutionellen Separierung richten sich aber auf die Separierten selbst: So sollen etwa Erziehungsheime oder Förder- und Sonderschulen einen ‚Schonraum' bieten (vgl. 6.1.1.2), sie sollen eine gezielte, sehr spezifische Unterstützung durch organisatorische Bedingungen gewährleisten – und sie erlauben es, hohe Professionalität an einem Ort zu konzentrieren. All dies waren und sind gute Argumente für besondere Einrichtungen, mit dem Ziel, für eine Phase des Lebens eine solche Förderung zu gewährleisten, die dem zu Fördernden ‚auf den Weg hilft', eine spätere Eingliederung um so besser und insbesondere nachhaltiger ermöglicht und somit dem letztlichen Ziel der Integration dient.

Möglichkeiten und Grenzen der integrierten Förderung von Kindern und Jugendlichen mit Verhaltensauffälligkeiten wurden über die letzten Jahrzehnte intensiv diskutiert. Neuere schulbezogene Arbeiten hierzu stammen etwa von BECKER (vgl. 2001), BLEIDICK (vgl. 1999), GOETZE (vgl. 1990; 1001), MAND (vgl. 1999), MYSCHKER (vgl. 1999), der Arbeitsgruppe um PREUSS-LAUSITZ (vgl., 2004; 2005; PREUSS-LAUSITZ & TEXTOR 2006; PREUSS-LAUSITZ & KLEMM 2008; TEXTOR 2004), REISER (vgl. 1997b), WARZECHA (vgl. 1998) oder WERNING (vgl. 1998).

Zumeist erfolgen Untersuchungen von dezidierten Vertretern einer integrativen Pädagogik. Hier wie in anderen sonderpädagogischen Feldern fehlt es noch an einer wissenschaftlich differenzierteren Auseinandersetzung mit den Realisierungsformen sowie (positiven wie negativen) Effekten einer separierenden Förderung – denn SPECK (vgl. 2003, 386) bezeichnet Integration als ein „normatives Prinzip im Widerspruch". Es handelt sich insofern um eine handlungsleitende Wertentscheidung, Menschen mit Behinderungen und Beeinträchtigungen Integration zu ermöglichen. Es handelt sich aber auch um eine Wertentscheidung, deren Realisierungsformen und -möglichkeiten umstritten sind. Dazu kann es keine einfachen Lösungen geben; es bedarf der immer wieder neuen Abwägungen und Entscheidungen. „Integration ist eine in bezug auf Sonderung und Aussonderung gegenläufige, mit dieser spannungsvoll verbundene (dialektische) Bewegung. Separation und Integration stehen nicht in einem Verhältnis der Ausschliesslichkeit zueinander, sondern bilden das spannungsgeladene und oft konfliktreiche Organisationsmuster … der helfenden Bemühungen" (KOBI 2004, 118). Die sonderpädagogische Herausforderung der Zukunft wird darin bestehen, jenseits von Wertentscheidungen die Ausprägungsformen und Effekte integrativer versus separierter Förderung mit wissenschaftlicher Distanz weiter zu untersuchen.

Deutschland hat im März 2007 die UN-Konvention „Übereinkommen über die Rechte von Menschen mit Behinderungen" unterschrieben (vgl. www.auswaertiges-amt.de; DEUTSCHER BUNDESTAG 2009). Ziel ist ‚Inklusion' als volle gesellschaftliche Teilhabe. Im Rahmen dieser Konvention verpflichten sich die Vertragsstaaten in Art. 24 auch zu einem integrativen Bildungssystem auf allen Ebenen (im Original: inclusive education system). Hiervon ausgehend wird seitdem die mögliche rechtliche Unhaltbarkeit von Sonder- und Förderschulen intensiv diskutiert; gegen die Unterbringung von Kindern und Jugendlichen dort kann erfolgreich geklagt werden. Forderungen nach einem ‚inklusiven' Bildungssystem werden laut, das eine Schule für alle vorsieht. Eine solche inklusive Pädagogik würde auch nicht im Sinne einer ‚Zwei-Gruppen-Theorie' zwischen Kindern mit Förderbedarf einerseits und solchen ohne andererseits unterscheiden. Heterogenität der Kinder und Jugendlichen würde als normal betrachtet. Es ginge nicht darum, Kinder und Jugendliche an das gesellschaftliche Bildungs- und Erziehungssystem ‚anzupassen', sondern dieses kompatibel für alle zu machen. – Insofern geht das Inklusionskonzept über dasjenige von Integration hinaus.

Hier lassen sich allerdings kritische Fragen stellen: Führt die Aufhebung einer solchen Unterscheidung wirklich immer dazu, dass Kinder mit Beeinträchtigungen nicht stigmatisiert werden – und wie kann die wichtige Funktion, welche die Definition von ‚Förderbedarf' für ein Kind oder einen Jugendlichen hat – nämlich, damit auch einen besonderen und gezielten Hilfs- und Unterstützungsbedarf zu definieren –, ersetzt werden, damit den Betroffenen dennoch eine gezielte Hilfe zukommt? Es ist auch zu bedenken, inwiefern menschliches Denken immer an Kategorisierungen ausgerichtet ist und so zu einer Ordnung der Dinge beiträgt.

Zudem ist im Hinblick auf den Art. 24 der Konvention zu beachten, dass dort lediglich gefordert wird, Menschen mit Behinderungen nicht von allgemeiner Bildung auszuschließen; sie sollen Zugang hierzu haben. (Vorübergehend, zeitweise) Separierende Angebotsalternativen, soweit diese von den Betroffenen nicht abgelehnt werden, dürften damit nicht ausgeschlossen sein. Auch ist ein Recht auf den Besuch einer Allgemeinen Schule nicht identisch mit einer Pflicht. Gestärkt wird hier allerdings in jedem Fall der Elternwille – was wiederum, gerade für Kontexte der Erziehungshilfe, Für und Wider birgt.

Sicher ist, dass sich das deutsche Schulsystem auf Basis dieser mittlerweile viel diskutierten UN-Konvention in einem Diskussionsprozess befindet, der zu stärker inklusiven Strukturen hin tendiert. Letztlich wird die Bewegung zur Inklusion erhebliche Folgen für die Allgemeinen Schulen haben. Die Konsequenz wird sehr verbreitet darin gesehen, exkludierende Systeme wie etwa Förder- und Sonderschulen zunehmend aufzulösen zugunsten inklusiver Strukturen. Es wird sich zeigen, ob und inwiefern auch Allgemeine Schulen wirkliche alle Schülerinnen und Schüler aufnehmen sowie eine entsprechende angemessene Förderung leisten können und wollen. Eine nachhaltigere Auslotung der Möglichkeiten, auch möglichst viele Kinder und Jugendliche mit Verhaltensauffälligkeiten integrativ zu fördern bzw. für sie sich als ‚inklusiv' verstehende Einrichtungen vorzuhalten, scheint sehr wünschenswert. Sollte dies jedoch zu einem vorschnellen Abbau von Sondereinrichtungen führen, könnte die Entwicklung sich, bei aller guten Absicht, für die Betroffenen unter Umständen als kontraproduktiv erweisen, indem über viele Jahrzehnte aufgebaute Förderstrukturen verloren gingen.

Im Hinblick auf Kinder und Jugendliche mit überdauernden Verhaltensauffälligkeiten ist kritisch anzumerken, dass damit möglicherweise eine innerhalb des Schulsystems übliche Exklusion abgelöst werden könnte durch eine Exklusion zwischen institutionellen Systemen, indem diese jungen Menschen zwar ‚an der Oberfläche' integriert beschult wären, jedoch dann, wenn das schulische System an Grenzen gerät, phasenweise anderweitig ausgegliedert würden: in Subgruppen und Sonderklassen, in geschlossene Heimeinrichtungen, in die Kinder- und Jugendpsychiatrie – oder auch in die Jugendstrafanstalten. Solche Exklusionen könnten, so zeigt die Erfahrung, nicht immer vorübergehenden, sondern auch langfristigen Charakter haben.

Es bleibt abzuwarten, wohin die Diskussion um Inklusion die Sonderpädagogik, aber auch die gesamte Pädagogik und ihre Institutionen führen wird.

4.2 Einrichtungen für Kinder und Jugendliche mit Verhaltensauffälligkeiten

Es gibt eine Fülle von Einrichtungen, in denen verhaltensauffällige Kinder und Jugendliche betreut werden. Im Grunde könnte man hier alle Einrichtungen nennen, denn auffälliges Verhalten und Erleben ist nicht auf ‚besondere' Institutionen wie etwa eine Schule für Erziehungshilfe beschränkt – auch Lehrerinnen und Lehrer in einer Grund- oder Hauptschule sind mit solchen Problemen konfrontiert. Das besondere Augenmerk soll im Folgenden auf solchen Einrichtungen liegen, die stärker oder in besonderem Maße auf den pädagogischen Umgang mit auffälligem Verhalten und Erleben ausgerichtet sind. Solche Einrichtungen bieten allein schon ein breites Spektrum und übernehmen hier unterschiedliche Funktionen – bezogen auf die betroffenen Kinder und Jugendlichen, aber auch bezogen auf gesellschaftliche Belange.

MYSCHKER (vgl. 2005, 298ff.) unterscheidet, auch in historischer Hinsicht, für diese Einrichtungen fünf Gruppen – dieser Systematik wird hier gefolgt, wenn auch teilweise mit etwas anderer Begrifflichkeit: Unterschieden werden nach MYSCHKER sozialpädagogische, schulpädagogische, psychiatrische, kriminalpädagogische sowie berufspädagogische Einrichtungen. Während in den beiden erstgenannten und der letztgenannten Gruppe pädagogische Aufgaben im Vordergrund stehen, haben Pädagogen in der dritt- und viertgenannten Gruppe eine subsidiäre Rolle – die aber von besonderer Bedeutung ist. Daher wird hier in der Folge, etwas abweichend, von psychiatrischen Einrichtungen sowie – anstelle von ‚kriminalpädagogischen' Einrichtungen – einfach von Jugendstrafvollzug die Rede sein.

4.2.1 Sozialpädagogische Institutionen

Insbesondere die Frage, bei welchen Einrichtungen es sich um ‚besondere' sozialpädagogische Institutionen im vorliegenden Kontext handelt, ist nicht so einfach zu beantworten. Als erstes geraten Heimeinrichtungen in den Blick. Aber diese Einrichtungen bestehen eigentlich nicht unbedingt in besonderer Hinsicht auf junge Menschen mit Verhaltensauffälligkeiten – sie sind zunächst gedacht für Kinder und Jugendliche, die gar keine oder keine angemessene familiäre Betreuung genießen können. Auch wenn der Status des Heimkindes häufig mit der Feststellung von Verhaltensauffälligkeiten einher geht (vgl. HANSEN 1994), ist Vorsicht geboten und nicht vorschnell davon auszugehen, dass ein Kind und ein Jugendlicher im Heim auch unmittelbar zu einer Problemgruppe im Hinblick auf Verhalten und Erleben gehört. Darauf zielt die Arbeit der Heime nicht vordergründig ab, mit Ausnahmen bestimmter besonderer Heimeinrichtungen. Allerdings: Bei Kindern und Jugendlichen in Heimen handelt es sich durchaus um eine Risikogruppe für Verhaltensstörungen.

Andere Formen der Betreuung sollen im Rahmen der Betrachtung von Heimen mitberücksichtigt werden. Welche sozialpädagogischen Institutionen sind hier aber neben den Heimen zu nennen? Man stößt auf weitere Einrichtungen, die zunächst noch viel weniger direkt auf die Förderung bei Verhaltensstörungen zugeschnitten sind: Kinderkrippen und Krabbelstuben, Kindergärten und Horte. Hier bestehen besondere Einrichtungen und Spezialisierungen in Form von ‚integrativen' Kindergärten und ‚heilpädagogischen Horten'. – Kinderkrippen und Krabbelstuben, die für die ‚Jüngsten' (0-3jährige Kinder) eingerichtet wurden, sollen außen vor gelassen werden (siehe auch den Überblick zu Früherziehung und Frühpädagogik, kompensatorischer Früherziehung und Frühförderung bei VERNOOIJ 2005, 51ff.). Die drei anderen angesprochenen Einrichtungsformen, also Kindergärten, Horte und Heime, werden in der Folge dargestellt. Sie haben eine besondere Bedeutung im Hinblick auf die Prävention sowie Frühintervention bzw. sekundäre Prävention von Verhaltensauffälligkeiten, da sie entwicklungsbezogen ganz ‚vorn' in der Reihenfolge der Institutionen stehen, welche Kinder und Jugendliche durchlaufen.

4.2.1.1 Kindergärten

Kindergärten sind eine auf freiwilliger Basis funktionierende, gemeinschaftliche, familienergänzende Erziehungs- und Bildungseinrichtung für Drei- bis Sechs- / Sieben-Jährige, in besonderen Fällen aber auch für ältere Kinder. Kindergärten bestehen sowohl als Halbtags- als auch als Ganztags-Einrichtungen. Träger dieser Einrichtungen sind freie und öffentliche Institutionen: Kommunen, Kirchen, private Organisationen. Das Personal der Kindergärten besteht aus Erziehern, Sozialpädagogen und Kinderpflegern (vgl. BÖHM 2005, 345f.; RABE-KLEBERG 1995). Die Aufsicht der Kindergärten erfolgt durch die staatliche Kinder- und Jugendhilfe. Es handelt sich um allgemeine Einrichtungen für alle Kinder.

Insofern sind die Kräfte in den Kindergärten auch mit Verhaltensauffälligkeiten der Kinder konfrontiert. Es bestehen Sonderkindergärten, doch diese sind zunächst eher für Kinder mit anderen Beeinträchtigungen und Behinderungen vorgesehen, etwa für Kinder mit geistigen oder Körperbehinderungen. Integrative Kindergärten, die im Zuge der sonderpädagogischen Integrationsbewegung mehr und mehr entstanden sind, haben den Anspruch, (wirklich) *alle* Kinder gemeinsam zu betreuen, also auch in verschiedenster Hinsicht beeinträchtigte und behinderte Kinder. Dabei gibt das Kinder- und Jugendhilfegesetz (vgl. Kap. 4.3.1) in seinem § 22a bereits grundsätzlich eine weitreichend integrative Ausrichtung vor: „Kinder mit und ohne Behinderung sollen, sofern der Hilfebedarf dies zulässt, in Gruppen gemeinsam gefördert werden. Zu diesem Zweck sollen die Träger der öffentlichen Jugendhilfe mit den Trägern der Sozialhilfe … zusammenarbeiten" (BMFSFJ 2005, 56).

Dem KJHG entsprechend (vgl. ebd., 55) ist es Aufgabe der Kindergärten, „die Entwicklung des Kindes zu einer eigenverantwortlichen und gemeinschaftsfähigen Persönlichkeit [zu] fördern" (§ 22). Neben Betreuung und Erziehung ist damit seit Inkrafttreten des KJHG auch ein Bildungsauftrag gestellt worden, der zunehmend stark diskutiert wird. Im Einzelnen liegen die Aufgaben der Kindergärten

- in der Ergänzung der Familienerziehung,
- in der individuellen Förderung der Kinder durch Spiel und Spaß,
- in der Förderung von Lernmotivation,
- in der gezielten Förderung von zentralen Funktionsbereichen wie Informationsaufnahme und -verarbeitung, Motorik, Sprache, Problemlösen, moralischem Urteilen und Handeln sowie sozialer Kompetenz – und auch
- in der Erleichterung des Überganges in die Schule (vgl. BÖHM 2005, 345f.; KELLER & NOVAK 1993, 207; MYSCHKER 2005, 331ff.).

MYSCHKER (vgl. ebd., 333) nennt zusätzlich die beiden Aufgaben der Diagnostik und der Beratung. Diese bezieht er zwar auf Kindergärten allgemein, aber man kann feststellen, dass solche Aufgaben in vertiefter Form eher in integrativen Kindergärten mit dem entsprechend notwendigen zusätzlichen Personal leistbar sind.

Kinder mit Verhaltensauffälligkeiten stellen oft ein schwerwiegendes Problem für die Erzieher dar – wie es scheint, seit einigen Jahren sogar zunehmend (vgl. SOHNS 2009). Insbesondere Kinder mit aggressiven Auffälligkeiten können die tägliche Arbeit in den Gruppen erheblich beeinträchtigen. Auf der anderen Seite bestehen hier recht frühzeitig Möglichkeiten, eine entsprechende Förderung durchzuführen, damit die Auffälligkeiten in möglichst geringem Maße in die Schule hineingetragen werden. Dabei kann man zwei Ansatzpunkte unterscheiden: die Einführung einer besonderen pädagogisch-therapeutischen Förderung im Hinblick auf das Kind – und die Intensivierung von Elternberatung und Familienhilfe (vgl. ebd.). Auch dafür wird allerdings wiederum das Personal benötigt, welches sowohl die erforderlichen Kompetenzen mitbringt als auch genügend zeitliche Freiräume hat.

Unverzichtbar ist eine Überprüfung der Lern- und Fördersituation der auffälligen Kinder: Sind sie beispielsweise besonderen aktuellen familiären Belastungen ausgesetzt – oder liegen vielleicht im Kindergarten selbst erhebliche Unterforderungen oder auch Überforderungen vor? In diesem Sinne kommt (integrativen) Kindergärten eine wichtige Präventionsfunktion für den späteren Schuleintritt und die dortige weitere Entwicklung verhaltensauffälliger Kinder zu.

In jüngerer Zeit ist die vorschulische Erziehung sehr stark in die Diskussion gekommen. Auslöser war das schlechte Abschneiden Deutschlands in der PISA-Studie. Gefordert wird eine intensivierte Förderung im vorschulischen Bereich (vgl. etwa DEPPE-WOLFINGER 2006, 43f.; VERNOOIJ 2005, 51). Damit könnte die hohe Lernmotivation genutzt werden, die gesunde Kinder gerade im Vorschulalter mitbringen (und die später bedauerlicherweise oft verloren geht). Allerdings besteht ein schwieriger Spagat darin, starken Leistungsdruck nicht bereits in die Kindergärten zu bringen, sondern ein spielerisches Lernen zu ermöglichen. Mittlerweile ist in Deutschland eine (kontrovers geführte) Diskussion um die Einführung eines verpflichtenden letzten Kindergarten-Jahres für alle Kinder zu beobachten. Aus Sicht der Pädagogik bei Verhaltensstörungen wäre es dringend wünschenswert, dabei auch die Prävention und Frühintervention von Auffälligkeiten des Erlebens und Verhaltens zu verstärken, indem bei solchen Maßnahmen nicht nur das kognitive Lernen, sondern auch das Lernen im sozial-emotionalen Bereich berücksichtigt wird (vgl. etwa HILLENBRAND 2006b). Auch wenn es einerseits Tendenzen gibt, dem Präventionsanliegen im Hinblick auf Störungen, Beeinträchtigungen und Behinderungen verstärkte Aufmerksamkeit zu widmen und auch die Qualität der Kindergartenerziehung insgesamt stärker in den Blick zu nehmen (vgl. FRIED 2003, 64f.), droht andererseits, im Zuge der stark auf eine Intensivierung des Bildungsauftrages ausgerichteten Diskussion, der traditionelle Erziehungs- und Sozialfürsorgeauftrag von vorschulisch tätigen pädagogischen Institutionen eher ins Hintertreffen zu geraten. Neben der Weiterentwicklung verschiedener Konzepte der Prävention wird es auch um Qualitätskonzepte für die Kindergartenerziehung insgesamt gehen (vgl. ebd.).

Eine Tendenz weist mittlerweile auch dahin, zusätzliche Hilfen bei spezifischem sonderpädagogischem Bedarf, etwa im Kontext der Erziehungshilfe, in die Kindergärten zu bringen – auch, um einen drohenden Bedarf späterer Sonderbeschulung zu verhindern. Ein Beispiel hierfür ist die Mobile sonderpädagogische Hilfe (MSH) in Bayern, die auf Anfrage hin den Einsatz von Sonderpädagogen an Kindergärten vorsieht (vgl. VERNOOIJ 2005, 93ff.). Neben solchen integrativen Maßnahmen sind aber auch vorschulische Sondereinrichtungen entstanden, die Kinder mit besonderem Förderbedarf aufnehmen – etwa, wiederum für Bayern, die (allerdings dem schulpädagogischen Bereich zugeordneten) Schulvorbereitenden Einrichtungen (SVE; vgl. ebd.).

4.2.1.2 Horte und heilpädagogische Horte

Horte zählen, wie auch die Kindergärten, zu den Tageseinrichtungen für Kinder nach §§ 22-26 KJHG (vgl. BMFSFJ 2005, 55ff.). Es handelt sich um Tagesstätten zur außerschulischen Betreuung von Kindern im Pflichtschulalter, die ihre Freizeit nach der Schule nicht in der Familie verbringen können – vor allen Dingen bei Berufstätigkeit beider Elternteile oder bei Ein-Eltern-Familien mit Berufstätigkeit der Mutter oder des Vaters. Horte verstehen sich als familien- und schulergänzend. Hier wird zum einen eine Lernhilfe und Lernbetreuung durchgeführt, beispielsweise eine betreute Erledigung der Hausaufgaben, zum anderen eine pädagogische Begleitung von Spieltätigkeiten. Dazu gehört auch die Anleitung zu einer sinnvollen Freizeitbetätigung. In Horten arbeiten in aller Regel Erzieher, unter Umständen aber auch Heilpädagogen.

Letzteres gilt insbesondere für ‚heilpädagogische Horte'. Diese sind als ‚teilstationäre Gruppen' häufig in Heimeinrichtungen mit Schulen zur Förderung der sozial-emotionalen Entwicklung eingegliedert, um eine nachschulische Betreuung derjenigen Schüler zu gewährleisten, die zuhause und nicht im Heim wohnen. Dir rechtliche Grundlage findet sich in § 32 KJHG (vgl. BMFSFJ 2005, 60), „Erziehung in einer Tagesgruppe".

Da Horte insbesondere von solchen Eltern genutzt werden, die wenig Ressourcen zur Betreuung und Erziehung der Kinder verfügbar haben, kommen hier häufiger Kinder aus problematischen Kontexten zusammen, und „aus der Ansammlung von Problemkindern ergeben sich auch eine Reihe von pädagogischen Schwierigkeiten, auf die die angestrebte offene Freizeitpädagogik vermutlich keine angemessene Antwort ist“ (RABE-KLEBERG 1995, 100). Allerdings ist die heilpädagogische Tagesgruppenarbeit oft recht eng in sozialpädagogische und sonderpädagogische Erziehungskonzeptionen eingebunden, auch in der Kooperation mit einschlägigen Schulen, in der Abstimmung und Zusammenarbeit von (sozial- bzw. sonder- und heilpädagogischen) Horterziehern und Lehrern für Sonderpädagogik.

4.2.1.3 Heimeinrichtungen

Kinder- und Jugendheime dienen der vorübergehenden oder auch längerfristigen Unterkunft bei Betreuung durch professionelle Erzieher. Diese Maßnahme ist geregelt im § 34 SGB VIII, „Heimerziehung, sonstige betreute Wohnform“ (vgl. BMFSFJ 2005, 60f.). Eine Alternative der Unterbringung ist allerdings die ‚Vollzeitpflege’ in einer Familie (§ 33; vgl. ebd.).

Die Anlässe für eine Heimunterbringung lassen sich nach FIESELER & HERBORTH (vgl. 1996, 214f.) in zwei Gruppen teilen:

Die erste Gruppe von Anlässe für Heimunterbringung sind individuelle Problematiken:

- ‚Persönlichkeitsdefizite’: „z.B. Entwicklungs-, Lern- und Leistungsrückstände; Bindungsunfähigkeit“ (ebd., 214);
- ‚delinquentes Verhalten’: „z.B. Eigentumsverletzungen; Straßenverkehrsdelikte; Aggressionsdelikte; Brandstiftung“ (ebd., 215);
- ‚moralische Labilität’: „z.B. sexuelle Auffälligkeit; Streunen/Trebe; negative Arbeitshaltung in Schule/Beruf; Alkohol/Drogen; Bandenzugehörigkeit“ (ebd.).

Die zweite Gruppe von Anlässen für Heimunterbringung sind familiäre (soziale) Problematiken:

- ‚Erziehungsschwäche der Familie’: „z.B. familiäre ‚Zerrüttung’; Alkoholismus/Drogenabhängigkeit der Eltern; psychische Störungen der Eltern; Kindesmisshandlungen/-missbrauch; Gewalt in der Familie“ (ebd.), aber auch organische Erkrankungen der Eltern;
- ‚Betreuungsprobleme’: „z.B. Tod eines Elternteils oder beider Eltern; Scheidung der Eltern; Verlassen des Kindes; Alleinerziehender Elternteil, Berufstätigkeit“ (ebd.);
- ‚Konflikte zwischen Eltern und Kindern’: „z.B. Unverständnis, Gleichgültigkeit, Sprachlosigkeit; gestörte Ablösungsprozesse; Interessengegensätze bei Schul-, Berufs- und Freundeswahl; Freizeitbereich)“ (ebd).

In der Praxis gehen Gründe aus der ersten und der zweiten Gruppe sehr häufig miteinander einher. Die individuellen Problematiken entwickeln sich aus den familiären und sozialen Problematiken heraus. STIMMER (vgl. 1994, 227) nennt jedoch noch zwei weitere, einfache Gründe für die Unterbringung in einem Heim: Abgelegenheit der Schulen, Ausbildungsstätten oder Arbeitsplätze bzw. weite Entfernung vom Heimatort sowie schlicht und einfach Wohnen in einer Heimeinrichtung als Selbstzweck, etwa im Sinne des Bedürfnisses nach Verselbstständigung.

In der Heimerziehung sind hauptsächlich sozialpädagogische Fachkräfte tätig, die größtenteils eine Erzieherausbildung absolviert haben und zu etwa einem Drittel ein Studium in einem sozialen Beruf. Träger sind die Kirchen, Kommunen, Länder, große Wohlfahrtsverbände, gemeinnützige Vereine und auch private Unternehmer (vgl. auch STIMMER 1994, 230).

Vor einer Heimeinweisung ist einiges zu klären. Vor allen Dingen stellt sich die Frage, ob die Einweisung auch wirklich notwendig ist, ob anstelle einer Herausnahme des Kindes aus der Familie eine Unterstützung der Familie selbst gelingen könnte – und ob sowie auf welche Weise eine eventuelle Rückkehr des Kindes oder Jugendlichen in den ursprünglichen Kontext möglich wäre. Über die Einweisung selbst und die Auswahl der Einrichtung entscheidet dann das Jugendamt unter Einbezug der Personensorgeberechtigten sowie des Kindes oder Jugendlichen.

Es gibt verschiedenste Heimeinrichtungen, je nach Anlass der Unterbringung (vgl. JORDAN 2005, 195f.; KELLER & NOVAK 1993, 178ff.). Im weiteren Sinne sind hier, bei Berufstätigkeit der Eltern oder anderen Gründen, für eine Unterbringung parallel zur Beschulung sowie zur Berufsausbildung (beispielsweise im Berufsbildungswerk; siehe 4.2.5) auch Internate und verschiedene Wohnheime zu nennen. Für die Flankierung von sonder- oder heilpädagogischen Maßnahmen stehen Heilpädagogische Heime, die Wohnbereiche von Beschützenden Werkstätten (Werkstätten für behinderte Menschen), psychotherapeutische Heime sowie verschiedene Heime für Menschen mit Behinderungen zur Verfügung. Schließlich sind geschlossene Heime zu nennen, die bei Einweisungen aus bestimmten Gründen der Erziehungshilfe gewählt werden. Sie sind allerdings umstritten und stehen nicht in jedem Bundesland zur Verfügung.

Rechtliche Grundlage für die Aufnahme in Heime und sonstige betreute Wohnformen sind die §§ 34 sowie 35a des SGB VIII (siehe Kapitel 4.3.1). ‚Andere' oder ‚sonstige' betreute Wohnformen sind vor allen Dingen Außenwohngruppen, selbstständige, pädagogisch betreute Jugendwohngemeinschaften, das so genannte betreute Einzelwohnen (‚betreutes Wohnen') (vgl. FIESELER & HERBORTH 1996, 209) und Erziehungsstellen, in denen eines oder mehrere Kinder im Haushalt einer pädagogischen Fachkraft leben. All diese Maßnahmen und die Entwicklung der Kinder sollen in regelmäßigen Hilfeplangesprächen (siehe 4.3.1) erörtert und dokumentiert werden.

Für die Angebotsstruktur von Heimeinrichtungen kann man zwei Gruppen unterscheiden – zum einen so genannte ‚Interimshilfen' und zum anderen längerfristige Hilfen:

> „Als Interimshilfen gelten Hilfen in akuten Krisen, z.B. bei Katastrophenereignissen in den Familien, wenn Kinder oder Jugendliche plötzlich und unvorhersehbar unversorgt sind und keine ambulante Hilfe verfügbar ist, bei nicht kompensierbarem Ausfall des versorgenden Elternteils und fehlenden längerfristigen Perspektiven, oder als entlastender Übergang, z.B. zwischen Herkunftsfamilie und später dauerhafterer Lösung, etwa bei Vermittlung in Pflegestellen oder Wohngemeinschaften. An längerfristigen Hilfen bietet die Heimerziehung ein kontrolliertes Lernfeld für junge Menschen, die ein entlastendes oder ‚therapeutisches Milieu' benötigen" (STIMMER 1994, 229).

Heime sind keineswegs unumstritten (vgl. HANSEN 1995, 35ff.; POST 2002; GÜNDER 2003). Manche Bundesländer versuchen, ihre Zahl deutlich zu reduzieren (vgl. MYSCHKER 2005, 335). Alternativen sind insbesondere Pflegefamilien und Wohngruppen, in denen Erzieher mit einigen Jugendlichen oder jungen Erwachsenen zusammen wohnen. Dies bezeichnet auch einen Trend weg von großen Heimen hin zu kleinen, überschaubaren Einrichtungen. Allerdings bieten viele Heimeinrichtungen heute ein Spektrum unterschiedlicher Maßnahmen der Betreuung, die auch einen Wechsel der Wohnform je nach Entwicklungsstand des Kindes oder Jugendlichen zulassen. Hinter dem verbreiteten, aber rechtlich nicht definierten Begriff der ‚Pflegefamilien' steht eigentlich der rechtliche Status der ‚Pflegeperson', die eine Vollzeitpflege eines Kindes durchführt. Dafür kommen neben Familien auch Einzelpersonen und unverheiratete Paare in Frage (vgl. STIMMER 1994, 369).

MYSCHKER (vgl. 2005) ist der Meinung, dass kleinere Betreuungseinheiten gerade den Bedürfnissen von Jugendlichen mit Verhaltensauffälligkeiten am ehesten entgegenkommen:

> „Familien oder familienähnliche Strukturen mit Dauerbezugspersonen und einem stabilen Orientierungsrahmen sind der Sozialisierung bzw. der Resozialisierung verhaltensschwieriger Kinder und Jugendlicher nach wie vor am dienlichsten. So haben sich mit dem Abbau der Heimplätze und einem umfassenden Ausbau ambulanter Hilfsangebote die Plätze in Pflegefamilien wesentlich erhöht" (ebd., 338).

Allerdings weist er selbst darauf hin, dass nicht alle diese Kinder und Jugendlichen in Pflegefamilien gut aufgehoben sind, weil sie den Familien zu große Schwierigkeiten bereiten oder auch die jeweiligen Familien ihren Bedürfnissen und Anforderungen nicht ausreichend gerecht werden können.

Durch diese unterschiedlichen Unterbringungsmaßnahmen soll vor allen Dingen Kindern und Jugendlichen mit einer schwierigen Persönlichkeit oder aus schwierigen Umfeldbedingungen eine pädagogisch förderliche Umgebung geboten werden, in der professionelle Erzieher mit ihnen zusammenarbeiten. Grundlage der Arbeit sind Erziehungspläne, die regelmäßig aktualisiert werden sollten. Die pädagogische Arbeit besteht in der Betreuung bei Alltagsangelegenheiten, der Unterstützung des Schulbesuchs oder der Berufsausbildung und der Begleitung bei der Freizeitgestaltung. Dabei kommt einer Strukturierung des Alltages eine große Bedeutung zu. Bei Verhaltensauffälligkeiten wird deren Reduzierung oder Behebung angestrebt. Elternarbeit ist ein Aufgabenbereich, für den noch Entwicklungsbedarf besteht, der aber als zunehmend wichtig eingeschätzt wird (vgl. HANSEN 1994).

Auf der anderen Seite bestehen immer besondere Entwicklungsrisiken, die gerade durch die betreute Unterbringung gegeben sind. Hier kommen oft verschiedene schwierige Kinder oder Jugendliche zusammen, und es können problematische Prozesse in der Gruppe entstehen: erhebliche Konflikte und gegenseitige Aufschaukelung von auffälligem Verhalten. Es ist auch möglich, dass die Ausgrenzung und Stigmatisierung durch den Heimaufenthalt, die möglicherweise engen Strukturen, Gleichförmigkeit und Langeweile unter Umständen problematische Verhaltensweisen wie Alkohol- und Drogenkonsum oder exzessives Spielen nach sich ziehen. Als weitere ‚nachteilige' Strukturbedingungen von Heimen werden die Inkonsistenz der Beziehungen (zu wechselnden Erziehern, zu anderen Kindern und Jugendlichen), die Professionalisierung des Bezuges zwischen Erziehern und Jugendlichen, die Überversorgung und das Heim mit den problematischen Charakteristika einer ‚totalen Institution' beschrieben (vgl. HANSEN 1994). All diese Annahmen sind durchaus verbreitet, aber auch mit Vorsicht zu genießen, da das Erklärungsmodell sehr einfach ist und von einer sehr ungünstigen Gestaltung der Umwelt Heim ausgeht.

HANSEN (vgl. 1994) kommt auf Basis der Ergebnisse einer umfangreichen eigenen empirischen Untersuchung zur Persönlichkeitsentwicklung von Kindern in Erziehungsheimen zu folgender Schlussfolgerung:

> *„Heimerziehung kann nicht generell und pauschal als die Persönlichkeitsentwicklung der dort aufwachsenden Kinder beeinträchtigend angesehen werden, sondern beeinflusst weite Bereiche der kindlichen Persönlichkeit sogar positiv.* ... Es läßt sich allerdings eine Ausnahme konstatieren. Psychopathisch-dissoziale Personauffälligkeiten werden durch einen Heimaufenthalt eher verstärkt. Allerdings muß dies keine zwangsläufige Entwicklung darstellen, sondern kann ... bei Vorliegen entsprechender präventiver Bedingungen weitgehend verhindert werden" (ebd., 257).

Es ist ja auch zu berücksichtigen, dass die Kinder und Jugendlichen zumeist bereits mit ungünstigeren Entwicklungsvoraussetzungen in die Heime kommen, als dies für Kinder und Jugendliche in familialer Erziehung gilt. Als ungünstige Bedingungen für die weitere Entwicklung stellten sich in der Untersuchung von HANSEN zum einen häufige Heimwechsel und zum anderen eine sehr frühe Heimeinweisung heraus. Langzeitaufenthalte scheinen als solche nicht weiter problematisch zu sein (vgl. ebd., 253ff.).

Es ist aber auch festzustellen, dass die Heimerziehung aus eigenem Selbstverständnis heraus nicht der ausschließliche ‚Notnagel' für Kinder und Jugendliche mit erheblichen Schwierigkeiten sein möchte: „Dass die Heimerziehung letztes Glied in der Leistungskette ist, wird von ihr als diskriminierend verstanden" (POST 2002, 56). Dies gilt allerdings auch für andere Einrichtungen im hier betrachteten Kontext, etwa die Kinder- und Jugendpsychiatrie. Warnungen und Proteste solcher Art erwachsen auch aus einer verbreiteten pädagogischen Hilflosigkeit, die dazu führt, dass eine Gruppe als besonders schwierig erlebter Kinder und Jugendlicher von Institution zu Institution ‚weitergereicht' wird.

In den letzten Jahren ist die Diskussion um die besonders umstrittene geschlossene Heimunterbringung wieder aufgelebt, auch dies aus der Hilflosigkeit heraus, was den Umgang und die Betreuung mancher besonders schwieriger Kinder und Jugendlicher anbelangt (vgl. etwa EVANGELISCHER ERZIEHUNGSVERBAND E.V., VPK BUNDESVERBAND PRIVATER TRÄGER DER FREIEN KINDER-, JUGEND- UND SOZIALHILFE E.V. u.a. 2003; GUSTEDT & BODENBURG 2003; TREDE 2003). Grundlage ist der § 1631 b des Bürgerlichen Gesetzbuches (BGB), „geschlossene Unterbringung". Eine solche Einweisung soll erst dann erfolgen, wenn alle anderen Möglichkeiten ausgeschöpft sind. Als eine Alternative werden heute erlebnispädagogische Maßnahmen gesehen. Dem Erwägen solcher Maßnahmen liegen in der Regel sehr bis extrem problematische Verhaltensweisen, Persönlichkeitsstrukturen und Lebenslagen zugrunde (vgl. GÜNDER 2003, 344f.): Weglaufen, Bindungsunfähigkeit, Perspektivlosigkeit. Eine wirkliche ‚Geschlossenheit' ist allerdings sowohl ethisch und pädagogisch problematisch als auch schwer absolut zu realisieren – daher ist eine exakte Bestimmung schwierig; es handelt sich um „Maßnahmen, die über den akuten Schutz bei einer Inobhutnahme hinausgehend durch besondere Eingrenzungs- und Abschließvorrichtungen oder andere Sicherungsmaßnahmen ein Verlassen der Gruppe oder des Heimes zu erschweren oder zu verhindern suchen" (AFET 1995, zit. n. POST 2002, 124). Diese Maßnahmen sind also nicht *absolut*, sondern allenfalls *relativ* realisierbar. Sie sind im engeren Sinne auch keine Angelegenheit der Kinder- und Jugendhilfe, sondern eher des Jugendstrafrechts. Im Grenzbereich dieser Maßnahmen sind die §§ 71 und 72 des Jugendgerichtsgesetzes (JGG) angesiedelt (siehe 4.3.3).

Ergänzend sind im Rahmen der sozialpädagogischen Institutionen auch ‚Asyle' und ‚Sleep-Ins' zu nennen (früher ähnlich besser bekannt als Obdachlosen-Wohnheime). Diese bieten kurzfristige Unterbringungsmöglichkeiten und weitere Hilfen für Treber und solche Kinder und Jugendlichen, die aus ihrem Elternhaus oder einer Heimeinrichtung entwichen sind (vgl. STIMMER 1994, 230).

4.2.1.4 Effekte unterschiedlicher Hilfen zur Erziehung

In der im Jahr 2002 publizierten Jugendhilfe-Effekte-Studie (JES) (vgl. BMFSFJ 2002; MACSENAERE, KLEIN & SCHEIWE 2003) wurde in einer qualitativen und prospektiven Längsschnittuntersuchung die Wirksamkeit verschiedener Jugendhilfemaßnahmen – auch vergleichend – überprüft. 233 ambulante, teilstationäre und stationäre Maßnahmen in den Jahren 1995 bis 2000 wurden exploriert. Die Studie berücksichtigt Hilfen zur Erziehung nach §§ 28, 30, 31, 32, 34 SGB VIII / KJHG. Auf Basis des Längsschnittcharakters werden Befunde zu verschiedenen Zeitpunkten des Hilfeverlaufs und nach Abschluss der Hilfe in den Blick genommen. Damit sind vergleichende Aussagen zur Angemessenheit und Effektivität der genannten Hilfearten möglich. Erhoben wurden die zugrunde liegenden Daten in Baden sowie in den Bundesländern Bayern, Bremen, Nordrhein-Westfalen und Thüringen. Da in diesem Kapitel zu sozialpädagogischen Institutionen auch verschiedene ‚Hilfen zur Erziehung' nach KJHG bzw. SGB VIII angesprochen wurden, ist ein Blick auf die Befunde aus dieser Studie interessant:

Die Ergebnisse zeigen insgesamt, dass insbesondere die weniger eingreifenden ambulanten und teilstationären Maßnahmen bezüglich ihrer Effektivität verbesserungsbedürftig sind (vgl. BMFSFJ 2002, 304 ff., 30ff.). Unter dem Punkt „Folgerungen für die regionale Hilfeplanung" (ebd., 45) wird auf folgendes hingewiesen: „Schulerfolg hat eine hohe Bedeutung für die Kompetenzentwicklung von Kindern; fehlgeschlagener Schulerfolg trägt wesentlich zur Entstehung ihrer Probleme bei. Integrierte schulische Förderung im Rahmen von Hilfen zur Erziehung muss verstärkt werden. Das Gleiche gilt für die Kooperation von Jugendhilfe und Schule; die derzeitigen strukturellen Vorraussetzungen dafür genügen den aktuellen Ansprüchen nicht."

Im Rahmen der Verknappung öffentlicher Mittel ist allerdings eher zu befürchten, dass zur Konsolidierung der Finanzen eine zunehmende Konzentration auf ambulante und teilstationäre erzieherische Hilfen erfolgt, die deutlich preiswerter sind.

Dabei weist die Jugendhilfe-Effekte-Studie nach, dass gerade diese Maßnahmen eine ungenügende Erfolgsquote haben. Erfolg wurde hier definiert als signifikante Veränderung zuvor festgelegter Messwerte (BMFSFJ 2002, S. 393). Mit einbezogen wurden drei Dimensionen, orientiert an der ICD-10 (vgl. 1.5.2.2):

- Reduktion psychischer Auffälligkeiten,
- Steigerung des psycho-sozialen Funktionsniveaus,
- Reduktion von Belastungen im Umfeld des Kindes.

Es zeigte sich, dass Erziehungsbeistandschaft nur schwache Effekte erzielen kann. Die Veränderungen beim Kind waren im Vergleich zu dem Gesamt an Jugendhilfemaßnahmen unterdurchschnittlich, und für diese Maßnahmengruppe wurde auch mit 43 % die höchste Abbruchquote verzeichnet. Die Zusammenarbeit mit den Eltern und damit die Veränderung der psychosozialen Belastung im Umfeld erwies sich ebenfalls als mangelhaft (vgl. BMFSFJ 2002, 543).

Sozialpädagogische Familienhilfe kann offenbar durchschnittliche bis gute Auswirkungen auf die Kinder erreichen, allerdings vor allem dann, wenn diese eine nur geringe Auffälligkeit zeigen. Auch ist diese Hilfeform wenig geeignet für Kinder mit externalisierenden Verhaltensweisen. Insgesamt bewegte sich der Erfolg im unteren Mittelfeld. Defizite in der Kooperation mit den Eltern fielen bei dieser Hilfe am meisten auf (vgl. ebd., 544).

Die Effekte der Erziehung in einer Tagesgruppe sind inhomogen. Diese Hilfeform kann beim Funktionsniveau des Kindes große Veränderungen initiieren – allerdings von einem zumeist sehr niedrigen Ausgangsniveau her, welches entsprechend große Veränderungen nach ‚oben' hin möglich macht. Verhaltensänderungen stagnierten nach einer Art Initialzündung und waren im Vergleich zu anderen Hilfearten allerhöchstens im mittleren Niveau zu verorten. Dem gegenüber waren Veränderungen im Umfeldbereich kaum nachzuweisen und werden von den Autoren der Studie als ‚enttäuschend' bezeichnet (ebd.). Dies muss gerade bei einer Hilfeform, die den Verbleib eines Kindes in der Familie sicherstellen soll, nachdenklich stimmen und stellt die Effekte dieser Hilfeform insgesamt in Frage (vgl. ebd., 544 f.).

Zur Heimerziehung hingegen ergaben sich recht positive Befunde, obwohl hier Kinder mit vergleichsweise hohem Alter und erheblicheren Problematiken betreut werden. Zwar traten hier häufig lange Verläufe und eine recht hohe Abbruchquote zutage, worunter auch die Effektivität leidet – aber: „Betrachtet man nur die beendeten Verläufe, dann handelt es sich um die leistungsstärkste Hilfeform. Sie erbringt überdurchschnittliche Symptomreduktion und mittlere Steigerung des Funktionsniveaus“ (ebd., 545). Wenn es also gelingt, Kontinuität in die Maßnahme zu bringen und einen Abbruch zu verhindern, ergeben sich hier überraschend günstige Effekte. Im Hinblick auf eine Beeinflussung des Umfeldes parallel zur Arbeit mit den Kindern splittete sich die Gruppe in eine Teilgruppe mit positiven Veränderungen und eine Teilgruppe mit Stagnation im Umfeldbereich auf.

Böhnisch (vgl. 1999) sieht die Jugendhilfe stets auf einem schmalen pädagogischen Grat, da sie zum einen die Aufgabe der Erziehung und Förderung von Kindern und Jugendlichen habe, zum anderen eine klassische Instanz sozialer Kontrolle sei. Diese Spannung bestehe schon immer und bis in die heutige Zeit hinein und habe Folgen für die Konzepte und Arbeit der Einrichtungen, aber auch für die in den Einrichtungen tätigen professionellen Pädagogen. Dies müsse allen in der Jugendhilfe tätigen Professionellen bewusst sein: „Das Wissen um diese Spannung gehört zur institutionellen und professionellen Reflexivität der Jugendhilfe“ (ebd., 164). Umso stärker müsste diese Spannung dann aber für Pädagogen im strafrechtlichen Bereich (vgl. 4.2.4) gelten.

4.2.2 Schulpädagogische Institutionen

Die schulischen Maßnahmen im Hinblick auf Kinder und Jugendliche mit Verhaltensauffälligkeiten fallen in den Ländern der Bundesrepublik Deutschland außerordentlich unterschiedlich aus. In den meisten Bundesländern bestehen besondere Schulen für diejenigen Kinder und Jugendlichen, die aufgrund ihrer Auffälligkeiten in Regelschulen als nicht ‚tragbar' beurteilt werden. Dabei handelt es sich mit Stand 2008 bundesweit um 0,445 % der Schülerinnen und Schüler (vgl. KULTUSMINISTERKONFERENZ 2010, 43). Die Tendenz war – trotz aller Bemühungen – für diesen Förderschwerpunkt zwischen 1999 und 2008 kontinuierlich steigend – über diese zehn Jahre hinweg mit einer Erhöhung um 62,4 %. Zwar ist in dieser Phase auch die Förderschulbesuchsquote über alle Förderschwerpunkte hinweg von 4,6 auf 4,9 % gestiegen (vgl. ebd., XII), aber dieser Anstieg erfolgte im Vergleich moderater. Auch die KMK setzt dies ins Verhältnis zu den Bemühungen um mehr Integration: „Trotz einer zunehmenden Tendenz, Schüler mit sonderpädagogischem Förderbedarf auch in allgemeinen Schulen zu unterrichten, ist der Anteil der Schülerinnen und Schüler an Förderschulen im Verhältnis zur Gesamtzahl der Schülerinnen und Schüler im Alter der Vollzeitschulpflicht bis 2004 gestiegen und seitdem nahezu stabil“ (ebd., XII).

Die Situation in den Bundesländern ist im Hinblick auf die Schüler mit Förderschwerpunkt emotionale und soziale Entwicklung an Förderschulen sehr unterschiedlich; Extreme finden sich mit sehr niedrigen Quoten im Saarland sowie den Stadtstaaten Bremen und Hamburg einerseits, mit sehr hohen Quoten in Thüringen, Nordrhein-Westfalen sowie Sachsen andererseits. Die Ursachen hierfür und praktizierte Lösungsformen sind sehr komplex und können nicht einfach gewertet werden.

Die Förderquote der Schüler mit Förderbedarf in diesem Bereich insgesamt (also einschließlich der in allgemeinen Schulen verbleibenden) liegt mit Stand 2008 bei 0,694 %; auch sie stieg in den letzten zehn Jahren kontinuierlich (mit dem Ausgangswert 0,356 % 1999) (vgl. ebd., 1). Auch hier gilt, dass die entsprechende Förderquote über alle Förderschwerpunkte ebenfalls stieg, von 5,2 auf 6,0 % (vgl. ebd., XI) – wiederum jedoch moderater. Im Vergleich der Förderschwerpunkte erweist sich die ‚Integrationsquote', d.h. das Verhältnis zwischen Schülern an allgemeinen Schulen und Schülern in Förderschulen, für den Bereich emotionale und soziale Entwicklung als recht hoch. Andererseits wird verbreitet diskutiert, dass gerade die Integration dieser Schülergruppe die Allgemeinen Schulen vor besondere Herausforderungen stellt.

Die einschlägigen speziellen Schulen tragen sehr unterschiedliche Namen: Schule für Erziehungshilfe (etwa in Nordrhein-Westfalen), Schule zur Erziehungshilfe (in Bayern), Schule für Verhaltensgestörte usw. In den letzten Jahren besteht der Trend darin, die Bezeichnungen zunehmend an die Begrifflichkeit der Empfehlungen der KMK (vgl. KULTUSMINISTERKONFERENZ 1994) anzupassen, die von einem „Förderschwerpunkt emotionale und soziale Entwicklung" sprechen. Schulen werden demzufolge als „Schulen mit dem Förderschwerpunkt emotionale und soziale Entwicklung" benannt. Dies ist aber nicht durchgängig umgesetzt; verschiedentlich werden auch bisherige Bezeichnungen beibehalten – ein durchaus nachvollziehbarer Schritt, denn der ‚Förderschwerpunkt' impliziert noch nicht eine bestimmte Institution.

Ergänzend sollten in diesem Rahmen die Schulen für Kranke erwähnt werden, welche sowohl auf organische als auch auf psychische Erkrankungen ausgerichtet sein können. Diese Einrichtungen sollen die schulische Versorgung längerfristig erkrankter Kinder und Jugendlicher gewährleisten (vgl. SCHMITT 2000; SEEBACH 2004; LELGEMANN 2006). Sie sind in der Regel selbstständige Organisationseinheiten an Kliniken, wobei die Konstruktion und Ausgestaltung ein weites Spektrum aufweist.

Die Versorgung der Länder mit Schulen für Erziehungshilfe ist sehr unterschiedlich – sie reicht von einem flächendeckenden System vieler staatlicher Schulen bis zu wenigen, zentralisierten Schulen in privater Trägerschaft. Ein Beispiel für Ersteres ist Baden-Württemberg; Letzteres ist der Fall in Rheinland-Pfalz, wo keine staatlichen Schulen in diesem Bereich bestehen. Ob der Trend dahin geht, wie es verschiedentlich zu beobachten ist, die Zahl der anerkannten einschlägigen privaten oder auch der öffentlichen Schulen zu erhöhen oder sie gar gegenteilig im Zuge der Bemühungen um schulische Integration und Inklusion zurückzufahren, möglicherweise ganz aufzulösen, muss sich noch zeigen.

In diesen Schulen sollen in der Regel ausgebildete Lehrer für Sonderpädagogik arbeiten. Dabei ist allerdings zu bedenken, dass es keineswegs immer Lehrer sind, die ein Hauptfachstudium im Bereich Pädagogik bei Verhaltensstörungen absolviert haben – die Praktik der Schulbehörden geht in aller Regel dahin, dass ausgebildete Lehrer für Sonderpädagogik in unterschiedlichen Bereichen einsetzbar sind. Wünschenswert wäre allerdings dringend, gerade für diesen Bereich, eine Auswahl von Lehrern mit einer fachspezifischen Ausbildung. Die Realität zeigt aber in vielen Bundesländern, dass der Arbeitsplatz an solchen Schulen von vielen Lehrern als problematisch eingeschätzt wird und die Schulen daher oft erhebliche Probleme haben, überhaupt ausgebildete Lehrer für Sonderpädagogik in ausreichender Zahl zu finden. Oft genug werden Regelschullehrer eingestellt, insbesondere Grund- und Hauptschullehrer. Auch ist die Fluktuation der Lehrkräfte an diesen Schulen häufig recht hoch.

Die Beschulung erfolgt in aller Regel nach dem Lehrplan der Regelschule. Dies entspricht dem grundsätzlichen Charakter von ‚Durchgangsschulen', indem angestrebt werden soll, die Schüler bald möglich wieder an eine Regelschule rück zu überweisen – ein Anspruch, der allerdings leider zumeist eher selten umsetzt ist. So ist in Rheinland-Pfalz auch eine Beschulung gemäß dem Lehrplan der Schulen mit dem Förderschwerpunkt ‚Lernen' möglich. Die Schulen werden teilweise als Halbtags-, teilweise als Ganztags-Einrichtungen geführt und sind oft auch mit Möglichkeiten der teilstationären Unterbringung sowie mit einer Heimeinrichtung verbunden. Ein Teil der Schüler hat allerdings in der Regel ‚externen' Status, lebt also in der Familie.

Wenn man sich die Besonderheiten ansieht, welche diese Schulen (als Schulen für eine ‚besondere' Schülergruppe) kennzeichnen, stößt man häufig (wenn auch nicht immer) auf ein Auseinanderklaffen zwischen Anspruch und Wirklichkeit. Es lassen sich drei Gruppen von Besonderheiten nennen:

- Besondere Organisationsformen: In diesen Schulen finden sich deutlich geringere Klassenmesszahlen und damit auch Klassengrößen als in Regelschulen oder auch Schulen mit dem Förderschwerpunkt ‚Lernen'. Oft (aber keineswegs immer) wird verstärkt mit einem Zwei-Pädagogen-System gearbeitet. Weitere besondere Organisationsformen sind je nach einzelner Schule in unterschiedlichem Maße umgesetzt. Dazu gehört beispielsweise eine gestaffelte Zusammensetzung der Klassen je nach Leistungs- und Motivationsniveau der Schüler oder die Bildung von Kleinstgruppen, die intensivster Förderung bedürfen. Verschiedene dieser besonderen organisatorischen Elemente sind aber oft, insbesondere aus Kostengründen, nicht ausreichend, nicht durchgängig oder auch gar nicht verwirklicht – so etwa das wichtige Zwei-Pädagogen-System.
- Besondere ‚Vernetzungen': Schulen für Erziehungshilfe sind oft eingebunden in ein System unterschiedlicher Teileinrichtungen: insbesondere Heim- oder Tagesgruppen sowie teilweise auch Werkstätten zur Berufsvorbereitung und Berufsausbildung. Zudem bestehen häufig engere Verbindungen nach ‚außen' hin zu anderen Einrichtungen wie etwa einer regionalen Kinder- und Jugendpsychiatrie, Jugendämtern usw. Diese Vernetzung ist allerdings abhängig von organisatorischen Gegebenheiten vor Ort und vom konkreten Engagement der Beteiligten.
- Besondere pädagogische und didaktische Konzepte: Für den Unterricht bei Verhaltensstörungen wurde eine Reihe von besonderen didaktischen und methodischen Konzepten entwickelt (vgl. STEIN & STEIN 2006; HILLENBRAND 2003). Diese Konzepte finden sich aber nur teilweise umgesetzt in den Schulen selbst. Selten tauchen sie im Schulkonzept auf; häufiger versuchen einzelne Lehrer bestimmte Konzepte in ihren Unterricht zu integrieren. Besondere Konzepte der pädagogischen oder pädagogisch-therapeutischen Förderung werden allerdings durchaus realisiert – je nach Schule unterschiedlich.

Ein wichtiger Aufgabenbereich der Schulen mit dem Förderschwerpunkt sozial-emotionale Entwicklung besteht in der Zusammenarbeit mit der Jugendhilfe. Die schulischen Maßnahmen sind fast immer an eine Finanzierung von Maßnahmen der Kinder- und Jugendhilfe gebunden. Es finden regelmäßige ‚Hilfeplangespräche' statt (siehe 4.3.1). Es gibt aber mittlerweile auch Modelle, bei denen eine direktere Zusammenarbeit von Sozialpädagogik und Sonderschule erfolgt – ein bekanntes Beispiel ist das Zentrum für Erziehungshilfe der Stadt Frankfurt am Main (vgl. REISER & LOEKEN 1993), wo eine Schule für Erziehungshilfe und eine Abteilung des Jugendamtes direkt miteinander verbunden wurden, um ihre Arbeit möglichst optimal miteinander koordinieren zu können.

Eine ganz andere Variante der Sonderbeschulung sind spezielle Klassen für Kinder und Jugendliche mit Verhaltensauffälligkeiten an Regelschulen. Dies wird noch stärker dem ‚Durchgangscharakter' gerecht, indem leichter als von einer Sonderschule ein Wechsel zurück in die regulären Klassen erfolgen kann. Unter Umständen ist es auch möglich, nur einen Teil des Unterrichts in der Sonderklasse durchzuführen. Diese Sonderklassen wurden bereits vor dem Zweiten Weltkrieg eingerichtet als ‚Beobachtungsklassen' oder ‚Erziehungsklassen' – MYSCHKER (vgl. 2005, 308f.) spricht auch von ‚Kleinklassen'. Sie dienen traditionell nicht allein der besonderen Förderung der schwierigen Schüler, sondern auch dem Schutz der Anderen und der Entlastung der regulären Klassen. Das gilt allerdings ebenso für die Sonderschulen. – Solche ‚Kleinklassen' sind umstritten – die größere Nähe zu den Regelklassen ist hier gleichzeitig das Problem: Die ‚Überweisung' der Schüler fällt leichter – und damit auch die Ausgliederung aus der Regelklasse. Die Kleinklassen sind schneller der Stigmatisierung innerhalb der Schule ausgesetzt – MYSCHKER nennt den Begriff der ‚Rüpelklassen' (ebd., 23). Seiner Auffassung nach kann allerdings auf solche Sonderklassen nicht verzichtet werden. Sie finden sich auch heute noch in Berlin als ‚Beo-Klassen' (ebd., 308).

Insbesondere in den letzten drei Jahrzehnten wurden vielfältige Maßnahmen gestartet, Kinder und Jugendliche mit Verhaltensauffälligkeiten in Regelschulen zu halten, sie also ‚integriert' oder ‚integrativ' – bzw. inklusiv – zu beschulen. Das scheint im Falle auffälliger Schüler im Vergleich zu anderen Arten von Beeinträchtigungen und Behinderungen ein besonders schwieriges Unterfangen zu sein – natürlich insbesondere im Hinblick auf die Auffälligkeiten, die bei der Sonder-Beschulung die erste Rolle spielen: aggressive, externalisierende Auffälligkeiten. Maßnahmen und besondere Konzepte zur integrierten Beschulung gibt es mittlerweile in vielen Bundesländern. Besonders zu nennen sind hier das Saarland sowie Bayern (vgl. GEHRMANN 2003; MERZ-ATALIK 2006; SCHOR 2002). Eine besondere Differenzierung weist auch das „Brandenburger Fördermodell bei Verhaltensstörungen" auf (BraV; vgl. RUDNICK & GOETZE 1996), das allerdings nur in einigen Schulbezirken umgesetzt wird. In diesem Modell sind sechs Stufen von Maßnahmen vorgesehen, die von einer vollständigen Regelschul-Integration bis zu einer vollständigen Sonder-Beschulung reichen:

Bereich 1: Förderung in der Grundschule

Stufe 1: Förderung in der Grundschule (noch ohne sonderpädagogische Betreuung)

Bereich 2: Grundschule mit zusätzlicher (i.d.R. sonderpädagogischer) Unterstützung

Stufe 2: Grundschulklasse mit sonderpädagogischer Beratung

Stufe 3: Grundschulklasse mit sonderpädagogischer, zeitlich begrenzter, ambulanter Begleitung

Stufe 4: Grundschulklassen mit integrativer sonderpädagogischer Förderung

Stufe 5: Grundschulklassen mit integrativer sonderpädagogischer Förderung und zeitweiligem Besuch eines Förderkurses

Bereich 3: Förderklassen für Schülerinnen bzw. Schüler mit emotionalen Störungen / Verhaltensauffälligkeiten

Stufe 6: Förderklassen (bzw. Förderschulen für Erziehungshilfe)

Abb. 05: Die Förderstufen des BraV (vgl. RUDNICK & GOETZE 1996)

Die Prinzipien dieses Stufenmodells lauten: eine ‚besondere' Platzierung von Schülern, so weit nötig – und eine ‚eingliedernde' Platzierung, so bald als möglich. Dabei wird die Beratung und Begleitung auf den Stufen 2 und 3 zunächst vor allen Dingen verstanden als eine Beratung der Regelschullehrer durch die Sonderpädagogen, nicht aber als eine besondere Betreuung der Schüler – ein bedeutsamer Unterschied. Die direkte Förderung von Schülern wird erst dann verstärkt vorgesehen, wenn die auftretenden Probleme schwerwiegender sind und ein deutlicherer Förderbedarf vorliegt (Stufen 4 und 5). Ein solches Prinzip der vorrangigen Lehrerberatung ist zum einen ökonomisch sinnvoll, indem nicht verschiedene auffällige Schüler gefördert werden müssen, sondern dies indirekt über eine Arbeit mit der Lehrperson angestrebt wird – aber das Prinzip wird zum anderen auch einer Sicht von Verhaltensstörungen gerecht, die sich nicht auf eine Personenzentrierung beschränkt. Ziel könnte beispielsweise auch eine Weiterentwicklung der unterrichtlichen Arbeit der Lehrer oder der gestalteten Lernsituationen sein.

Aus der seit 2007 einsetzenden intensiven Diskussion um Inklusion könnte die Forderung einer völligen Abschaffung auch der Schulen für Erziehungshilfe resultieren. Angesichts des beträchtlichen Anteils sehr gravierender Verhaltensauffälligkeiten bzw. psychischer Störungen bei Kindern und Jugendlichen scheint dies jedoch nicht sinnvoll. Es ist natürlich kritisch zu fragen, was die derzeitigen Schulen für Erziehungshilfe an besonderer Förderung leisten bzw. leisten können und wie ihre Weiterentwicklung aussehen könnte (vgl. dazu auch REISER u.a. 2007). Am sinnvollsten dürfte der Ausbau dieser Schulen zu Förderzentren mit Schwerpunkt bei Beratungsaufgaben und integrierter Förderung, insbesondere auch zur Prävention und Frühintervention sein. Dort, wo es unverzichtbar ist, sollten Schulen für Erziehungshilfe auch eine separierte Beschulung ermöglichen, konzeptionell ausgerichtet sowohl auf die gesamte Breite der Störungsformen als auch auf unterschiedlichste Ebenen und Bereiche wie etwa Schul- und Unterrichtskultur, die Schülerinnen und Schüler selbst, Eltern- und Familienarbeit, Beratung und professionelle Weiterentwicklung für die Pädagogen sowie auch Aspekte der Vernetzung und Kooperation der Schulen intern wie nach außen hin (vgl. STEIN 2010).

4.2.3 Psychiatrische Institutionen

Die Psychiatrie ist diejenige Disziplin, die sich von medizinischer Seite her Kindern und Jugendlichen mit Auffälligkeiten des Verhaltens und Erlebens annimmt. Das medizinische Fachgebiet der Kinder- und Jugendpsychiatrie umgreift ein breites Aufgabenspektrum (vgl. REMSCHMIDT 2000). In institutioneller Hinsicht bestehen spezifische Kliniken für Kinder- und Jugendpsychiatrie, Abteilungen in größeren allgemeinen Krankenhäusern sowie auch einzelne Stationen mit kinder- und jugendpsychiatrischer Ausrichtung. MYSCHKER (vgl. 2005, 349) weist darauf hin, dass mit Stand des Jahres 2000 in Deutschland insgesamt 114 Fachabteilungen für Kinder- und Jugendpsychiatrie bestanden, an denen über 30.000 PatientInnen stationär behandelt wurden, bei einer durchschnittlichen Verweildauer von 48,1 Tagen.

Als besondere Einrichtungen sind auch Ambulanzen und Tageskliniken zu nennen (vgl. ebd., 349). Ambulanzen arbeiten präventiv und gemeindenah, sie sind aber auch für die Nachsorge nach einem Klinikaufenthalt zuständig. Tageskliniken nehmen, wie der Name schon sagt, Kinder und Jugendliche teilstationär nur tagsüber auf. Über die expliziten Institutionen hinaus besteht auch ein Netzwerk niedergelassener Kinder- und Jugendpsychiater.

An den kinder- und jugendpsychiatrischen Fachabteilungen soll auch eine pädagogische Förderung durchgeführt werden. Dazu zählt

- eine schulische Förderung (etwa in einer angeschlossenen Schule für Kranke),
- bei Jugendlichen eine mögliche Berufshinführung – sowie
- eine pädagogische und pädagogisch-therapeutische Förderung im Rahmen eines (insbesondere längerfristigen) stationären, aber auch eines teilstationären Klinikaufenthaltes.

Daher sind in den Kliniken in aller Regel auch pädagogische Berufsgruppen tätig. Neben den Lehrern, welche die Unterrichtversorgung in den Klinikschulen übernehmen, sind dies Heilpädagogen, Erzieher, Diplom-Pädagogen und Sozialpädagogen (vgl. REMSCHMIDT 2000, 443ff.).

Trotz der traditionellen Dominanz von Medizinern und Psychologen erfüllen diese Pädagogen in den Kliniken eine ganze Reihe von zwar subsidiären, aber wichtigen Aufgaben. Dazu gehören Unterrichtung, Alltagsbetreuung, Freizeitgestaltung, Angebote der pädagogisch-therapeutischen Förderung sowie Elternkontakte. Dabei arbeiten diese verschiedenen pädagogischen Berufsgruppen insbesondere mit Kinder- und Jugendpsychiatern und mit Psychologen zusammen. Eingesetzt werden diverse pädagogische und pädagogisch-therapeutische Verfahren – das Spektrum reicht von spielpädagogischer Förderung über den Einsatz kreativer Medien und künstlerischer Gestaltungen bis zu Entspannungsverfahren, Gesprächskreisen oder Rollenspielen zur Aufarbeitung von inneren und sozialen Konflikten, zur Entwicklungsförderung oder auch zum Erlernen neuer Verhaltensmöglichkeiten.

Ein erhebliches Problem ist eine ‚Drehtür' zwischen Kinder- und Jugendpsychiatrie sowie Heimen. FIESELER & HERBORTH (vgl. 1996, 218) schätzen, dass für ungefähr jeden siebten jungen Menschen in der einen oder anderen Einrichtung die verfügbaren Hilfsmöglichkeiten als nicht ausreichend beurteilt werden und es daher zu wechselseitigen Überweisungen kommt. Ein ähnliches Phänomen im Hinblick auf besonders schwierige Kinder und Jugendliche zeigt sich zwischen Sonderschule und Kinder- und Jugendpsychiatrie. Es ist davon auszugehen, dass dieses oftmals hilflose Hin und Her sich nicht gerade förderlich auf die ohnehin schon schwierige psychische Situation der Betroffenen auswirkt. Die Kinder- und Jugendpsychiatrie wird dabei oft als ‚letzte Instanz' in der Kette betrachtet, als Instanz für die ‚schwierigsten Fälle' – eine Rolle, die sie selbst zu Recht kritisch hinterfragt.

4.2.4 Jugendstrafvollzug

Unter den über 200 Strafanstalten in der Bundesrepublik Deutschland sind einige Anstalten nur für die Unterbringung Jugendlicher vorgesehen. Es bestehen allerdings auch verschiedene Jugendabteilungen an den Strafanstalten für Erwachsene. Für Straffällige mit schweren psychischen Störungen gibt es Sonderformen des Vollzugs wie etwa sozialtherapeutische Anstalten und so genannte Sonderanstalten (vgl. MYSCHKER 2005,

341). Hinzu kommt für Jugendliche im Vorfeld der Jugendstrafe die Jugendarrestanstalt als institutionelle Sonderform zur Umsetzung des Jugendarrests (siehe 4.3.3).

In Jugendstrafanstalten befinden sich Jugendliche, Heranwachsende und junge Erwachsene im Alter zwischen 14 und 24 Jahren. Während in den Einrichtungen für Erwachsene die Strafe im Vordergrund steht, ist es für Jugendstrafanstalten die Erziehung. Dabei ist von einer ‚tertiären Sozialisation', also einer dritten Erziehung nach Familie oder Heim und Schule, die Rede – im Sinne einer „Korrektur- und Nacherziehung" (ebd., 335). Dennoch ist die Bedeutung und Umsetzung dieses Erziehungsanteiles nach wie vor umstritten, weshalb hier auch nicht von ‚kriminalpädagogischen', sondern konkret von Jugendstrafanstalten sowie Strafanstalten die Rede ist.

In Jugendstrafanstalten spielen vor allem folgende pädagogische Maßnahmebereiche eine Rolle:

- Schule, Berufsschule und Berufsausbildung (mit besonders schwierigen jungen Menschen),
- Freizeitpädagogik (unter erschwerten Bedingungen),
- pädagogische Maßnahmen der Entlassungsvorbereitung und der Integration in Leben und Beruf nach der Entlassung,
- besondere pädagogische und pädagogisch-therapeutische Maßnahmen wie etwa Sozialtrainings, konfrontative Pädagogik, Diskussionsgruppen.

Allerdings sind pädagogische Maßnahmen, die tatsächlich im Rahmen des Jugendarrests umgesetzt worden, oft sehr dürftig, worauf MYSCHKER (vgl. 2005, 345ff.) anhand einiger Beispiele deutlich hinweist. Des Weiteren spricht er Defizite einer sonderpädagogisch ausgerichteten Schulpädagogik im Strafvollzug an, die oft rein oder stark kognitiv ausgerichtet ist, also ‚klassisches' schulisches Lernen in den Vordergrund stellt. Die Lehrer sind zumeist auch keine ausgebildeten Sonderpädagogen, sondern Regelschullehrer. Ähnliches gilt für die Maßnahmen der Berufsvorbereitung und Berufsausbildung in Jugendstrafanstalten.

Sozialpädagogen haben in diesen Einrichtungen umfassende Aufgaben: Sie „müssen z.B. Zugangsgespräche führen, bei der Aufstellung, Durchführung und Weiterentwicklung von Vollzugsplänen mitarbeiten, bei der Einzelberatung, in der Gruppenarbeit, in Behandlungs-, Betreuungs- und Wohngruppen tätig sein, soziale Trainings durchführen und Suchtkrankenhilfe leisten, die Beziehungen der jugendlichen Inhaftierten zu Personen außerhalb der Anstalt aufrechterhalten und fördern helfen, Entlassungen vorbereiten und Hilfen zur Entlassung geben" (MYSCHKER 2005, 348).

Gruppenerzieher sind in der Regel mit für die Freizeitgestaltung zuständig. Junge Menschen in der Jugendstrafanstalt haben sehr häufig Schwierigkeiten mit einer konstruktiven Freizeitgestaltung. Daher sind Angebote, Anregungen und auch Anleitungen in diesem Bereich sehr wichtig.

Im Rahmen der Maßnahmen nimmt die Sozialtherapie einen besonderen Stellenwert bei bestimmten erheblichen Problematiken ein, etwa extremen Formen der Aggressivität oder Sexualstraftatbeständen. Hier werden pädagogische mit psychotherapeutischen – und teilweise arbeitstherapeutischen – Vorgehensweisen verknüpft.

In neuerer Zeit sind im Rahmen strafrechtlicher Institutionen einige alternative, oft nicht unumstrittene Modelle entstanden. Der Hintergrund ist häufig eine ‚konfrontative Pädagogik'. Bekannt geworden ist das US-amerikanische ‚Glen Mills-Experiment' sowie die sich von da aus entwickelnden pädagogischen Konzepte (vgl. COLLA, SCHOLZ & WEIDNER 2001, WEIDNER, KILB & KREFT 2000 sowie WEIDNER, KILB & JEHN 2003), die in den letzten Jahren als Alternative zu einer als allzu sehr ‚verstehend' erlebten pädagogischen Arbeit populär geworden, aber durchaus umstritten sind.

Sozialpädagogen und Erzieher, im Grunde alle Pädagogen in diesem Arbeitsbereich stehen immer in einem Zwiespalt zwischen pädagogischer Förderung des Individuums und der Arbeit in einer Einrichtung sozialer Kontrolle. Das bringt unter Umständen einige Rollenkonflikte mit sich.

4.2.5 Arbeits- und berufspädagogische Institutionen

Zwischen Schule und Arbeitstätigkeit stehen eine mögliche Berufsausbildung sowie, für alle jungen Menschen, die besondere Schwierigkeiten haben, einen Beruf zu erlernen oder eine Arbeitsstelle zu finden und auch zu behalten, berufsvorbereitende Maßnahmen. Das gilt auch für verhaltensauffällige Jugendliche und junge Erwachsene.

Dabei ist die Zeit nach der Schule eine ‚heikle' Zeit für diese jungen Menschen: Zum einen können Verhaltensauffälligkeiten den Einstieg in Ausbildung und Berufstätigkeit teilweise erheblich erschweren, zum anderen treten hier in verstärktem Maße bestimmte Auffälligkeiten auf: beispielsweise Alkohol- und Drogenmissbrauch, Aggressivität, sozialer Rückzug. Das hängt damit zusammen, dass die Jugendlichen aus dem beschützenden und kontrollierenden Raum Schule entlassen werden und damit in einen Zeitraum mit nur wenig Orientierung geraten. Aber es führen auch geringe erlebte berufliche Zukunftsperspektiven zum Entstehen auffälligen Verhaltens.

Neben der Berufsvorbereitung kann ein anderes Ziel darin bestehen, junge Menschen zu einer Arbeitstätigkeit hinzuführen. Dies wird in den letzten Jahren zunehmend als Möglichkeit gesehen, wenn massive Motivationsprobleme die erfolgreiche Absolvierung einer Ausbildung unmöglich machen. Ziel müsste dann natürlich eine wirklich ‚nachhaltige' Verankerung im ersten Arbeitsmarkt sein – und sekundär wird häufig von dieser Verankerung eine Wiederbelebung der Lernbereitschaft erhofft. In diesem Falle müssten allerdings Angebote bestehen, wieder in eine Lernphase (beispielsweise eine Berufsausbildung) zurückzukehren – solche Angebote eines längerfristigen (möglicherweise lebenslangen) Lernens fehlen jedoch noch (vgl. ELLINGER, STEIN, & BREITENBACH 2006). Sie wären gerade für junge Menschen mit Auffälligkeiten im Verhalten und Erleben eine wichtige Alternative, da hier zum Ende und nach der Schulzeit häufig starke Motivationsprobleme vorliegen.

Man kann zwei Gruppen von besonderen Einrichtungen unterscheiden, die für arbeitshinführende und berufsvorbereitende Maßnahmen sowie die Bereitstellung und Begleitung einer Ausbildung zuständig sind:

- Berufsbildungswerke: Ein Berufsbildungswerk (BBW) ist eine große Einrichtung zur Berufshinführung von Menschen mit Behinderungen und Beeinträchtigungen (vgl. BfA 2002, 322ff.; GRÜNKE, KETZINGER & HINTZ 2009). Die Berufsbildungswerke wurden seit den 1970er Jahren in Deutschland flächendeckend eingerichtet; derzeit gibt es 50 BBWs bundesweit. Sie sind spezialisiert auf bestimmte Behinderungsarten; darunter sind mehrheitlich Berufsbildungswerke für Lernbehinderte (wozu unter bestimmten Umständen auch verhaltensauffällige junge Menschen zählen – siehe Kapitel 4.3.2) sowie einige Berufsbildungswerke, die auch Menschen mit psychischen Behinderungen aufnehmen. In Berufsbildungswerken befinden sich in aller Regel verschiedenste Bereiche unter einem Dach: ein Bereich der Ausbildungswerkstätten einschließlich Berufsvorbereitung, eine staatliche oder private Berufsschule, ein Bereich der begleitenden oder sozialen Dienste (Psychologie, Sozialpädagogik, Ärzte), ein Heimbereich sowie eine Verwaltung. Dabei werden auch Freizeitangebote gemacht und ein besonderer Stütz- und Förderunterricht vorgesehen. Der Heimbereich bietet zumeist ein gestaffeltes System von Wohnmöglichkeiten von starker Betreuung bis zu hoher Selbstständigkeit (in Form von Außenwohngruppen). Betreut werden in einem Berufsbildungswerk in aller Regel mehrere Hundert junger Menschen. Diese erhalten Möglichkeiten der Berufsausbildung sowie der Berufsvorbereitung. Finanziert werden die Maßnahmen über die Agentur für Arbeit; es handelt sich sowohl um Maßnahmen zur Förderung bei Behinderungen als auch um Maßnahmen der Arbeitsförderung von benachteiligten jungen Menschen (siehe Kapitel 4.3.2). Da verhaltensauffälligen Jugendlichen kein Behindertenstatus zugemessen wird, werden sie eher ausnahmsweise für eine berufshinführende Förderung in Berufsbildungswerken in Frage kommen: dann, wenn bei ihnen eine ‚seelische Behinderung' oder eine ‚Lernbehinderung' festgestellt wird.

- Außerbetriebliche Einrichtungen: Solche Einrichtungen sind zumeist ähnlich aufgebaut und organisiert wie die Berufsbildungswerke (vgl. BMBF 2005b). Getragen werden sie in aller Regel von privaten Organisationen. Hintergrund und Ziel ist hier allerdings nicht die Berufshinführung bei *Behinderungen*, sondern bei *Benachteiligungen* (siehe die Begriffe in Kapitel 1.2). Offiziell üblich ist der Begriff der „Berufsausbildung in außerbetrieblichen Einrichtungen" (BaE). Diese spezifischen, nicht-betrieblichen Einrichtungen sollen eine stark sozialpädagogisch geprägte Berufsausbildung anbieten, wobei das Ziel darin besteht, nach dem ersten Ausbildungsjahr einen Platz auf dem allgemeinen Ausbildungsmarkt zu akquirieren, also die Auszubildenden in reguläre Betriebe zu überführen. Dies gelingt allerdings häufig nicht, so dass eine vollständige Ausbildung im außerbetrieblichen Rahmen stattfindet. Verhaltensauffällige Jugendliche sind eine typische Klientel dieser Einrichtungen.

Eine weitere Institution, die hier zu nennen ist, ist die „Werkstatt für behinderte Menschen (WfbM)" (vgl. BfA 2002, 459ff.; HIRSCH 2009). Solche Werkstätten dienen der Eingliederung Behinderter in das Arbeitsleben, wenn diese (vorübergehend oder dauerhaft) keinen Platz auf dem Arbeitsmarkt finden können. In einem solchen Sinne bieten sie für bestimmte Gruppen behinderter Menschen eine Ergänzung des Arbeitsmarktes. Zur Klientel der Werkstätten gehören auch psychisch Schwerbehinderte, also unter Umständen in erheblichem Maße verhaltensauffällige Menschen, die durch ihre Auffälligkeiten nicht arbeitsfähig (oder auf dem Arbeitsmarkt nicht vermittelbar) sind.

In jüngerer Zeit wird mehr und mehr darüber nachgedacht, wie man den Übergang zwischen Schule und Ausbildung (‚erste Schwelle') und zwischen Ausbildung und Berufstätigkeit (‚zweite Schwelle') selbst unterstützen kann: durch besondere Maßnahmen und auch durch bestimmte Institutionen, die für die Betreuung an diesen Übergängen zuständig sind (siehe STEIN 2003a).

4.2.6 Pädagogik bei Verhaltensstörungen im System: Zur Frage der Vernetzung und Kooperation

Im Überblick der bis hierher vorgestellten Institutionen wird deutlich, dass diese jeweils unterschiedliche gesellschaftliche Aufgaben im Hinblick auf Kinder, Jugendliche und junge Erwachsene mit Verhaltensauffälligkeiten übernehmen. An einigen Stellen wurde auch erkennbar, dass die Arbeit dieser Institutionen Berührungspunkte aufweist oder zumindest aufweisen sollte.

Im Vordergrund steht die Förderung jedes einzelnen Kindes und Jugendlichen. In diesem Sinne ist eine optimale ‚Verzahnung' der Arbeit einzelner Institutionen wünschenswert. Davon ist die Realität teilweise noch recht weit entfernt. Es fehlt oft schon an grundlegendem Informationsaustausch und Absprachen. Das hat verschiedene Gründe: Erstens ist es gar nicht einfach, über die ohnehin schon komplexen und aufwändigen konkreten eigenen Aufgaben innerhalb einer Einrichtung hinaus den Blick auf andere Förderbereiche zu richten und auch diese im Auge zu behalten. Zweitens arbeiten hier jeweils unterschiedliche Berufsgruppen, die, wie bereits unter 1.2 deutlich wurde, ihre eigene ‚Sprache' im Hinblick auf Verhaltensstörungen haben. Und drittens sind mit unterschiedlichen Institutionen und unterschiedlichen Berufsgruppen oft auch unterschiedliche Sichtweisen des Problems verbunden, auch unterschiedliche Erklärungsmodelle. Ein Beispiel sind die organisch-medizinischen Erklärungen psychischer Störungen, wie sie Medizinern oft nahe liegen, und die psychologischen oder soziologischen Erklärungskonzepte anderer Berufsgruppen wie Pädagogen oder eben Psychologen. Auch hier sind Annäherungen und Verständigungen häufig gar nicht einfach.

Für den wichtigen Verbindungsbereich zwischen Schule und Jugendhilfe ist die Kooperation wohl am weitesten gediehen. Dies hängt auch damit zusammen, dass die diesen beiden Bereichen zuzuordnenden Einrichtungen häufiger institutionell miteinander verkoppelt sind – insbesondere Schulen für Erziehungshilfe werden, oft unter dem Dach eines gemeinsamen Trägers, mit Heimen oder heilpädagogischen Tagesgruppen verbunden. Hier haben sich Modelle der Zusammenarbeit entwickelt. Aber auch diese sind optimierbar, und vieles liegt noch im Argen. Ein mögliches Entwicklungspotential solcher Zusammenarbeit bietet sich mit der zunehmenden Einrichtung von Ganztagsschulen (vgl. JORDAN 2005, 153ff.). Mittlerweile sind auch gesetzliche Regelungen der Kooperation entstanden (vgl. etwa BayStMuK 2007, Art. 31). Förderliche wie auch hemmende Bedingungen haben in jüngster Zeit MUTZECK, HARTMANN & MELZER (vgl. 2006) auf Basis einer eigenen Untersuchung beschrieben.

Dringend wünschenswert wäre auch die Weiterentwicklung der Kooperation zwischen Förderschulen und -zentren einerseits sowie der Kinder- und Jugendpsychiatrie andererseits – im Hinblick auf Kliniken, aber auch niedergelassene Kinder- und Jugendpsychiater. Diese ist von der Offenheit und Motivation vor Ort abhängig und fällt damit außerordentlich unterschiedlich aus. Hier fehlt es noch in besonderem Maße an Konzepten und Rahmenbedingungen.

Neben den beiden herausgehobenen sind weitere ‚Vernetzungen' bedeutsam – auch im Hinblick auf ökologische Übergänge der Kinder und Jugendlichen: Vorschule – Schule, Schule – Berufshinführung, Berufshinführung – Arbeit. Auch wenn man, gerade in jüngerer Zeit, interessante Ansätze finden kann, ist die Weiterentwicklung eines Systems der Kooperation zwischen den einzelnen institutionellen Bereichen im Kontext Erziehungshilfe grundsätzlich unbedingt erforderlich, auch und gerade im Sinne der Kinder und Jugendlichen, welche mit diesen Institutionen in Kontakt kommen. Es gilt noch viel aufzuarbeiten.

4.3 Gesetzliche Regelungen im Kontext von Verhaltensstörungen

Gesetzliche Regelungen bestimmen zum einen den Rahmen der Arbeit von Pädagogen, zum anderen die Möglichkeiten und Grenzen förderlicher und auch sanktionierender Maßnahmen für auffällige Kinder und Jugendliche. Im Folgenden sollen nur einige besonders wichtige gesetzliche Regelungen kurz angesprochen werden. Es handelt sich also um eine Auswahl von Regelungen, keineswegs um einen vollständigen Überblick, da es eine große Fülle solcher Gesetze gibt. Zudem werden hier solche Maßnahmen betrachtet, die in irgendeiner Art und Weise für die Gruppe der auffälligen Kinder und Jugendlichen von besonderer Bedeutung sind. Natürlich gelten für sie auch alle anderen Gesetze, wie sie für jeden Bürger unseres Landes angewendet werden.

Von zentraler Bedeutung ist das Sozialgesetzbuch. Dieses besteht aus einer Reihe von Kapiteln, unter denen bezogen auf die hier betrachtete Thematik drei im Vordergrund der Aufmerksamkeit stehen:

- SGB VIII, Kinder- und Jugendhilfe,
- SGB IX, Rehabilitation,
- SGB III, Arbeitsförderung.

4.3.1 Kinder- und Jugendhilfe

Aus dem Bereich der Kinder- und Jugendhilfe sind für den vorliegenden Kontext die bereits erwähnten ‚Hilfen zur Erziehung' besonders bedeutsam, die in den §§ 27 bis 35 des SGB VIII geregelt werden (vgl. BMFSFJ 2005; JUGENDRECHT 1997, 26ff.), des Weiteren der § 14 (‚Erzieherischer Kinder- und Jugendschutz'). Die hierunter fallenden Hilfen haben drei Ausrichtungen: es handelt sich um familienorientierte Hilfen, gruppenorientierte Hilfen sowie einzelfallorientierte Hilfen. Konkrete Maßnahmen werden im Hinblick auf die familienbezogene Funktion dreifach unterschieden:

a) Familienunterstützende Hilfen:

- Hilfe zur Erziehung (§ 27): Anspruch auf Hilfe, insbesondere pädagogischer und therapeutischer Art;

- Erziehungsberatung (§ 28): durch Erziehungsberatungsstellen sowie andere Beratungsdienste und -einrichtungen, bei Zusammenwirken von Fachkräften verschiedener Berufe;
- Soziale Gruppenarbeit (§ 29): für ältere Kinder und Jugendliche zugunsten der Überwindung von Entwicklungsschwierigkeiten und Verhaltensproblemen – soziales Lernen in der Gruppe auf der Grundlage eines gruppenpädagogischen Konzeptes;
- Erziehungsbeistand, Betreuungshelfer (§ 30): Unterstützung des Kindes oder Jugendlichen bei der Bewältigung von Entwicklungsproblemen und zugunsten der Verselbständigung – möglichst bei Einbeziehung des sozialen Umfeldes und Erhaltung des Lebensbezugs zur Familie;
- Sozialpädagogische Familienhilfe (§ 31): durch intensive Betreuung und Begleitung Unterstützung von Familien bei ihren Erziehungsaufgaben, bei der Bewältigung von Alltagsproblemen, der Lösung von Konflikten und Krisen und im Kontakt mit Ämtern und Institutionen – in der Regel längerfristig angelegt und im Sinne der Hilfe zur Selbsthilfe. Grundlage ist die Mitarbeit der Familie.

b) Familienergänzende Hilfen:

- Erziehung in einer Tagesgruppe (§ 32): Unterstützung der Entwicklung des Kindes oder Jugendlichen durch soziales Lernen in der Gruppe sowie Begleitung der schulischen Förderung und Elternarbeit – zugunsten eines Verbleibs des Kindes oder Jugendlichen in seiner Familie (ggf. auch in geeigneten Formen der Familienpflege).

  Hier sind auch gemeinsame Wohnformen für Väter bzw. Mütter und Kinder sowie sozialpädagogische Tagespflege zu nennen.

c) Familienersetzende Hilfen:

- Vollzeitpflege (§ 33): zeitlich befristete Erziehungshilfe oder auch auf Dauer angelegte Lebensform in einer anderen Familie entsprechend Alter und Entwicklungsstand, persönlichen Bindungen sowie auch bei Beachtung der Möglichkeiten einer Verbesserung der Erziehungsbedingungen in der Herkunftsfamilie – vorgesehen ist für besonders entwicklungsbeeinträchtigte Kinder und Jugendliche der Auf- und Ausbau geeigneter Formen der Familienpflege. Vollzeitpflege wird in der Regel durch Unterbringung in einer Pflegefamilie umgesetzt;
- Heimerziehung und sonstige betreute Wohnform (§ 34):

  > „Hilfe zur Erziehung in einer Einrichtung über Tag und Nacht (Heimerziehung) oder in einer sonstigen betreuten Wohnform soll Kinder und Jugendliche durch eine Verbindung von Alltagserleben mit pädagogischen und therapeutischen Angeboten in ihrer Entwicklung fördern. Sie soll entsprechend dem Alter und Entwicklungsstand des Kindes oder des Jugendlichen sowie den Möglichkeiten der Verbesserung der Erziehungsbedingungen in der Herkunftsfamilie
  >
  > 1. eine Rückkehr in die Familie zu erreichen versuchen oder
  > 2. die Erziehung in einer anderen Familie vorbereiten oder
  > 3. eine auf längere Zeit angelegte Lebensform bieten und auf ein selbständiges Leben vorbereiten.

Jugendliche sollen in Fragen der Ausbildung und Beschäftigung sowie der allgemeinen Lebensführung beraten und unterstützt werden" (BMFSFJ 2005, 60f.).

- Intensive sozialpädagogische Einzelbetreuung (§ 35): Bei Bedarf Jugendlicher an intensiver Unterstützung zur sozialen Integration und zu einer eigenverantwortlichen Lebensführung können spezifische, individuelle Maßnahmen auf längere Zeit angelegt werden, bei Berücksichtigung der individuellen Bedürfnisse des Jugendlichen. Merkmale dieses Spektrums möglicher Maßnahmen sind Formenvielfalt, Offenheit der Inhalte, längerfristig angelegte Betreuung, individuelle Angebotsgestaltung sowie hohe Betreuungsintensität (vgl. JORDAN 2005). Sehr verbreitet werden hier erlebnispädagogische Maßnahmen eingesetzt.

Der § 35 a (BMFSFJ 2005, 61f.) definiert eine „Eingliederungshilfe für seelisch behinderte Kinder und Jugendliche": bei seelischer Behinderung oder einer entsprechenden Bedrohung sollen besondere Eingliederungshilfen gewährt werden – ambulant, in Tageseinrichtungen oder in anderen teilstationären Einrichtungen, durch geeignete Pflegepersonen oder in Einrichtungen über Tag und Nacht sowie sonstigen Wohnformen. Die Aufgaben und Ziele richten sich nach verschiedenen Bestimmungen des Bundessozialhilfegesetzes (BSHG). Bei gleichzeitigem Bedarf an Hilfe zur Erziehung sollte beides durch eine Einrichtung gewährleistet werden. Bei Kindern im nicht schulpflichtigen Alter ist eine Präferenz für solche Einrichtungen vorgesehen, in denen behinderte und nicht behinderte Kinder gemeinsam betreut werden.

Von besonderer Bedeutung ist auch die Inobhutnahme nach § 42 als „kurzfristige Unterbringung von Minderjährigen, die ihren Personensorgeberechtigten oder aus Heimen entwichen sind, oder die an jugendgefährdenden Orten aufgegriffen werden" (FIESELER & HERBORTH 1996, 219). Auf Basis des § 43 kann ein Kind oder Jugendlicher bei vorliegenden Gefährdungen auch kurzfristig aus einem Heim oder einer Pflegestelle herausgeholt und vorübergehend anderweitig untergebracht werden. Die Inobhutnahme wird verstanden als Verpflichtung zur sozialpädagogischen Arbeit mit dem Kind oder Jugendlichen. Bei erheblichen Gefährdungen sind auch geschlossene Unterbringungen möglich.

Die Feststellung einer ‚seelischen Behinderung', wie sie in § 35a genannt wird, ist bei sehr schwerwiegenden Auffälligkeiten möglich, da diese Diagnose auf Basis des genannten Paragraphen besondere Maßnahmen eröffnet. Darauf wurde bereits in Kapitel 1.2 eingegangen. Seelische Behinderung ist ein Begriff aus dem Bundessozialhilfegesetz (BSHG). Dort werden laut § 39 Eingliederungshilfen für Personen mit einer seelischen Behinderung gewährt.

Gemäß § 36 des SGB VIII ist im Hinblick auf die Problemlage und die Maßnahmen ein ‚Hilfeplan' aufzustellen. Dieser Plan soll regelmäßig überprüft werden (vgl. FIESELER & HERBORTH 1996, 39f.). Dadurch soll es möglich werden, immer wieder die Förderfortschritte kritisch zu betrachten und die Förderung gegebenenfalls gezielt an Veränderungen anzupassen.

Beteiligte an einem Hilfeplan sind das Kind oder der Jugendliche, seine Personensorgeberechtigten, eine Vertretungsperson des Jugendamtes sowie, je nach Sachlage, Vertreter von durch derzeitige oder mögliche zukünftige Maßnahmen betroffenen Einrichtungen. Darunter können gegebenenfalls auch Lehrerinnen und Lehrer sein.

Das auf der folgenden Seite zu findende beispielhafte ‚Hilfeplan-Raster' stammt von Fieseler & Herborth (vgl. 1996). Es kann für die Durchführung und Fortschreibung der Hilfeplanung genutzt werden.

Eine besondere Bedeutung kommt im Kontext der Jugendhilfe dem § 1666 Bundessozialhilfegesetz (BSHG) zu, der die Möglichkeiten der Beschränkung von Elternrechten regelt, konkret den Entzug der Personensorge. Fieseler & Herborth (vgl. 1996, 139f.) beschreiben den möglichen Ablauf eines solchen Verfahrens im Zusammenspiel des Jugendamtes, das auf eine mögliche Kindesgefährdung aufmerksam wird und die Situation näher prüft, sowie dem Vormundschaftsgericht, welches je nach Sachlage ein Verfahren einleitet, ermittelt und gegebenenfalls den Beschluss eines Personensorge-Entzuges fällt, welchen wiederum das Jugendamt umsetzt, unter Umständen mit Hilfe eines Gerichtsvollziehers.

Das Kinder- und Jugendhilfegesetz bzw. das SGB VIII hat sich aus dem früheren Jugendwohlfahrtsgesetz heraus entwickelt. Eine zentrale Intention der Neuformulierung war die Stärkung der Rechte der Betroffenen, also zum einen der Kinder und Jugendlichen, zum anderen ihrer Eltern. Mittlerweile kann dieser Schritt durchaus kontrovers diskutiert werden, insbesondere im Hinblick auf die Frage einer Beschränkung der Selbstvertretung dort, wo Betroffene und Sorgeberechtigte Entscheidungen gegen ihr eigenes Wohlergehen oder auch dasjenige ihres Umfeldes treffen, etwa sich bei massiven Verhaltensauffälligkeiten gegen eine von Experten als dringend notwendig erachtete Heimeinweisung wehren. Diese Problematik hat allerdings auch zu Veränderungen des KJHG beigetragen – insbesondere im Rahmen des ‚Kinder- und Jugendhilfeweiterentwicklungsgesetzes (KICK)' (vgl. www.bmfsfj 2007) wurde ein besonderer Schutzauftrag bei Kindeswohlgefährdung mit aufgenommen, der dem Jugendamt erweiterte Möglichkeiten gibt.

„Hilfeplan gem. § 36 Abs. 2 SGB VIII

Name des jungen Menschen:

geb. am:
wohnhaft in:

Personensorgeberechtigte(r):

wohnhaft in:

Der folgende Hilfeplan beruht auf dem/n Gespräch/en

am:

in:

TeilnehmerInnen:

1. Feststellung des erzieherischen Bedarfs
2. Auf welche Hilfe haben sich die Beteiligten geeinigt?
3. Warum wurde diese Hilfe ausgewählt?
   – aus Sicht der Eltern, der/des Personensorgeberechtigten:
   – aus Sicht des jungen Menschen:
   – aus Sicht der beteiligten Pflegeperson(en); der Einrichtung:

– aus Sicht des Jugendamtes und anderer beteiligter Institutionen: (z.B. Beratungsstelle, Kindergarten, Schule)
4. Welche Ziele sollen mit der ausgewählten Hilfe erreicht werden?
5. Ist eine Rückkehr des jungen Menschen in die eigene Familie vorgesehen? (Wenn ja, unter welchen Voraussetzungen?)
6. Welche besonderen sozialpädagogischen, schulischen, therapeutischen oder sonstigen Leistungen sind im Rahmen dieser Hilfe notwendig?
7. Welcher zeitliche Rahmen ist für die Hilfe ausgewählt worden?
7.1 Beginn der Hilfe
7.2 Voraussichtliche Dauer der Hilfe:
8. Wie sollen während der Hilfe die Kontakte zwischen dem jungen Menschen, seinen Eltern und/oder anderen wichtigen Bezugspersonen sein? (z.B. Besuchsregelungen, Heimfahrten)
9. Welche Absprachen haben die Beteiligten zur Zusammenarbeit getroffen? (z.B. Elternarbeit, Ansprechpartner in Krisensituationen, Ausübung der Personensorge gem. § 38 SBG VIII)
10. Zu welchem Zeitpunkt soll dieser Hilfeplan überprüft und fortgeschrieben werden?“

Abb. 06: Hilfeplan-Raster (aus FIESELER & HERBORTH 1996, 275)

4.3.2 Rehabilitation und Arbeitsförderung

Auch verschiedene gesetzliche Regelungen zur Berufshinführung (Berufsvorbereitung und – unterstützte – Ausbildung) sind für die Gruppe verhaltensauffälliger junger Menschen maßgeblich:

Im Bereich der Kinder- und Jugendhilfe ist hier der § 13 der Jugendberufshilfe zu nennen, der Maßnahmen der Jugendsozialarbeit regelt. Darunter fallen sozialpädagogische Hilfen, Unterkunft, Unterhalt und Krankenhilfe während der Teilnahme an schulischen sowie beruflichen Bildungsmaßnahmen oder bei der beruflichen Eingliederung. Diese Maßnahmen sind allerdings ‚nachrangig' gegenüber anderen Maßnahmen, werden also nur gewährt, wenn andere Hilfen nicht zur Verfügung stehen – und werden aufgrund der finanziellen Kürzungen in der Jugendhilfe in den letzten Jahren zurückhaltend gehandhabt.

- Das Arbeitsförderungsgesetz (SGB III; vgl. SGB III 2001) sieht in den §§ 235, 240 bis 247 besondere Regelungen für ‚benachteiligte' junge Menschen vor. Darunter fallen beispielsweise Auszubildende ohne Schulabschluss, verhaltensauffällige Jugendliche, ehemals drogenabhängige Jugendliche, Strafentlassene, junge Spätaussiedler mit Sprachschwierigkeiten oder auch ausländische Jugendliche mit Eingewöhnungsschwierigkeiten. Die Benachteiligungen können sich aus der Person der Betroffenen ergeben (beispielsweise das Geschlecht, ein Migrationshintergrund, Drogenabhängigkeit oder vorangehende strafbare Handlungen), aber auch aus den Umständen (beispielsweise einem strukturschwachen Raum mit mangelnden Ausbildungsplatzangeboten). Für junge Menschen, welche in diesem Sinne als ‚benachteiligt' gelten können, werden zur Unterstützung der Berufsausbildung ‚ausbildungsbegleitende Hilfen' (abH) oder auch die Ausbildung in einer speziellen (außerbetrieblichen) Einrichtung (BaE) gewährleistet.

- Auch das Berufsbildungsgesetz (BBiG) sowie die Handwerksordnung (HwO) bieten einen bedeutsamen rechtlichen Rahmen. Über diese beiden gesetzlichen Regelungen werden zunächst die Bedingungen für eine reguläre Berufsausbildung abgesteckt. In den §§ 64-66 BBiG (§ 42m HwO) werden Möglichkeiten für individuelle sowie allgemeine Ausnahmeregelungen für die Berufsausbildung bei Behinderungen festgelegt (vgl. BMBF 2005a). Eine Verhaltensauffälligkeit als solche wird nicht als Behinderung angesehen – durchaus jedoch unter bestimmten Umständen eine Lernbeeinträchtigung (als ,Lernbehinderung'). So ist es möglich und unter Umständen auch der individuellen Förderung zuträglich, dass Schüler mit Verhaltensauffälligkeiten (aus Schulen mit den Förderschwerpunkten sozial-emotionale Entwicklung und Lernen sowie auch aus Hauptschulen) nach der Schule durch die zuständige Agentur für Arbeit die Diagnose ,lernbehindert' erhalten, um ihnen Sonderregelungen nach den §§ 64-66 BBiG bzw. 42m HwO gewähren zu können. Dabei handelt es sich zum einen um die Ausbildung in besonderen (reduzierten) Ausbildungsgängen, zum anderen um Erleichterungen bei den Prüfungsbedingungen.
- Soweit verhaltensauffällige Kinder oder Jugendliche als ,lernbehindert' oder auch als ,seelisch behindert' definiert werden, ist das SGB IX, Rehabilitation, von Bedeutung (vgl. LACHWITZ, SCHELLHORN & WELTI 2001). Es bestimmt, was unter Behinderung zu verstehen sein soll, und bietet die Grundlagen der Organisation und Finanzierung von Unterstützungsleistungen.

4.3.3 Jugendstrafrecht

Auch strafrechtliche Maßnahmen sind hier zu erwähnen. Mit Erziehungsmaßregeln, Zuchtmitteln und Jugendstrafe ist im Jugendgerichtsgesetz (JGG) eine dreifache Staffelung von zunehmend gravierenderen Maßnahmen vorgesehen (vgl. CHILIAN 1995).

- Typische Erziehungsmaßregeln sind Auflagen wie die Teilnahme an einem sozialen Trainingskurs, die Einrichtung eines Betreuungshelfers oder der Täter-Opfer-Ausgleich (vgl. JUGENDRECHT 1997, 430ff.).
- Mögliche Zuchtmittel sind nach § 13 JGG die Verwarnung, die Erteilung von Auflagen sowie der Jugendarrest. Letzterer ist als Freizeit-, Kurz- oder Dauer-Arrest möglich und beträgt höchstens vier Wochen (vgl. ebd., 432f.).
- Die Jugendstrafe wird in den §§ 17, 18 und 91 beschrieben (vgl. ebd., 433 / 458). Das Mindestmaß beträgt hier sechs Monate, das Höchstmaß fünf Jahre, bei sehr schweren Vergehen allerdings unter Umständen bis zu zehn Jahren.

Das Jugendstrafrecht ist ab 14 Jahren bis zum vollendeten 18. Geburtstag anwendbar. Für über 18jährige Heranwachsende besteht bis zur Vollendung des 21. Geburtstags je nach Ermessen des Gerichts die Möglichkeit, anstelle des Erwachsenenstrafrechts das Jugendstrafrecht heranzuziehen. Maßgeblich ist das Alter zur Tatzeit. Die Entscheidung für oder wider Jugendstrafrecht erfolgt anhand der Frage, ob in der Person des Beschuldigten, in der Tat oder in der Tatbegehung jugendtypische Merkmale erkennbar werden.

Im Grenzbereich zwischen sozialpädagogischen und jugendstrafrechtlichen Maßnahmen sind die §§ 71, 72 des JGG angesiedelt:

§ 71 JGG, „Vorläufige Anordnungen über die Erziehung“:

> „... (2) Der Richter kann die einstweilige Unterbringung in einem geeigneten Heim der Jugendhilfe anordnen, wenn dies auch im Hinblick auf die zu erwartenden Maßnahmen geboten ist, um den Jugendlichen vor einer weiteren Gefährdung seiner Entwicklung, insbesondere vor der Begehung neuer Straftaten, zu bewahren“ (ebd., 450).

§ 72 JGG, „Untersuchungshaft“:

> „(1) Untersuchungshaft darf nur verhängt und vollstreckt werden, wenn ihr Zweck nicht durch eine vorläufige Anordnung über die Erziehung oder durch andere Maßnahmen erreicht werden kann. Bei der Prüfung der Verhältnismäßigkeit ... sind auch die besonderen Belastungen des Vollzuges für Jugendliche zu berücksichtigen. Wird Untersuchungshaft verhängt, so sind im Haftbefehl die Gründe anzuführen, aus denen sich ergibt, daß andere Maßnahmen, insbesondere die einstweilige Unterbringung in einem Heim der Jugendhilfe, nicht ausreichen und die Untersuchungshaft nicht unverhältnismäßig ist. ...
>
> (4) Unter denselben Voraussetzungen, unter denen ein Haftbefehl erlassen werden kann, kann auch die einstweilige Unterbringung in einem Heim der Jugendhilfe (§ 71 Abs. 2) angeordnet werden. In diesem Falle kann der Richter den Unterbringungsbefehl nachträglich durch einen Haftbefehl ersetzen, wenn sich dies als notwendig erweist“ (ebd., 450f.).

Das Dilemma in der Anwendung der §§ 71 und 72 sieht Post (vgl. 2002, 128) darin, dass Jugendrichter mangels Angeboten häufig ‚jugend-strafen‘ statt ‚jugend-helfen‘ müssen, auch wenn sie das Gegenteil möchten und ihnen die gesetzliche Handhabe zur Verfügung stünde.

Das Jugendgerichtsgesetz wurde seit seiner Schaffung Anfang der 1920er Jahre nicht wesentlich verändert. Obwohl immer wieder kritisiert, bietet es durchaus verschiedene Ansatzpunkte pädagogischer Wirkung. Leider fand eine vielfach geforderte Vereinheitlichung bzw. Integration von Jugendgerichtsgesetz und Jugendhilfegesetz bisher nicht statt. Der Einsatz und die Realisierung der verfügbaren, erzieherisch gedachten Maßnahmen stehen und fallen mit der Anwendung des Gesetzes vor Ort und im Einzelfall. Lässt man einmal außen vor, dass insbesondere längere Jugendstrafen pädagogisch grundsätzlich wenig sinnvoll sein dürften (vgl. Wilbrand & Unbehend 1995, 58), kann man im Hinblick auf die Frage der Realisierung der vorgesehenen Strafen ein sehr weites Spektrum beschreiben – von sehr problematischen Bedingungen im konkreten Arrest und Strafvollzug, bezogen auf Organisation, Räumlichkeiten und Ausbildung der Wärter und Betreuer – bis hin zu erheblichen pädagogischen Bemühungen, Fördermaßnahmen und unterstützenden Hilfen (vgl. Dünkel 1990). Gerade angesichts massiver Gewaltakte und der öffentlichen Gewaltdebatte überhaupt sind das Jugendstrafrecht und seine Umsetzung immer wieder in der Diskussion (vgl. etwa Heisig 2010).

4.3.4 Schulgesetzliche Regelungen

Der Rahmen der Organisation schulischer Förderung wird durch die Schulgesetzgebung bestimmt. Da die Kultushoheit in Deutschland Ländersache ist, kommen diesbezüglich unterschiedliche gesetzliche Rahmenregelungen in Frage. Aus diesem Grund sollen zentrale Aspekte schulgesetzlicher Regelungen hier am konkreten Beispiel des seit 2003 gültigen Bayerischen Erziehungs- und Unterrichtsgesetzes (BayEUG; vgl. BayStMuK 2007) deutlich gemacht werden.

Ganz grundlegend wird neben dem Bildungs- auch der Erziehungsauftrag des Schulsystems und der einzelnen Schulen definiert. In organisatorischer Hinsicht bestimmt das Gesetz Förderschwerpunkte, darunter einen Förderschwerpunkt soziale und emotionale Entwicklung, das System der Förderschulen und -zentren, darunter auch die Schule zur Erziehungshilfe, Schulen für Kranke – sowie auch Maßnahmen der integrierten Förderung (für Bayern: Mobile sonderpädagogische Dienste) und der vorschulischen Förderung (schulvorbereitende Einrichtungen und mobile sonderpädagogische Hilfe).

Im Hinblick auf die Frage der Kooperation mit der Jugendhilfe ist Art. 31 besonders hervorzuheben, der eine entsprechende Zusammenarbeit für alle Schulen vorsieht.

Der grundlegende Auftrag der Lehrer sowie weiterer pädagogischer Berufsgruppen wird ebenso festgelegt wie die Zusammenarbeit mit Eltern und Erziehungsberechtigten sowie deren Pflichten und Rechte. Dies gilt zwar grundsätzlich für alle Schularten, ist aber für den Kontext Erziehungshilfe von besonderer Bedeutung, wo es um die Abstimmung des spezifischen professionellen Erziehungsauftrags von Schule und Lehrern mit demjenigen (privaten) der primären Erziehungspersonen geht. Das Gesetz enthält schließlich auch Bestimmungen für Privat- sowie Heimschulen.

Von besonderer Bedeutung sind die Art. 118-120 des BayEUG, welche die Möglichkeiten des Schulzwangs, der Ordnungswidrigkeiten sowie der Einschränkung von Grundrechten vorsehen. Hier werden mögliche Sanktionen im Hinblick auf Schulabsentismus sowie im Hinblick auf erhebliche Verstöße gegen schulische Regeln und Normen bestimmt, wobei die Regelverstöße von den Schülern (siehe dazu auch 1.4.4), den Erziehungsberechtigten und auch den (nicht legitimierten) Anbietern von Schule ausgehen können.

Neben gesetzlichen Regelungen wie dem am Beispiel Bayerns angesprochenen Erziehungs- und Unterrichtsgesetz sind auf schulischer Seite, je nach Frage- bzw. Problemstellung, insbesondere auch Finanzierungsgesetze, Schulgesetze sowie die dazu gehörenden Ausführungsbestimmungen relevant.

5. Aufgaben von Sonderpädagogen im Kontext Verhaltensstörungen

In diesem Kapitel soll ein Überblick zu Aufgaben von Sonderpädagogen im Hinblick auf den förderlichen Umgang mit Verhaltensstörungen gegeben werden. Dieser Aufgabenkanon soll sich auf die Arbeit in unterschiedlichen (sonder-) pädagogischen Handlungsfeldern beziehen, wie sie unter 4.2 dargestellt wurden. Je nach spezifischem Arbeitsfeld werden bestimmte dieser Aufgaben eher in den Vordergrund bzw. Hintergrund rücken. Das Aufgabenfeld des Unterrichtens ist primär für Lehrer relevant und stellt für diese die zentrale Aufgabe dar; es ergibt sich jedoch beispielsweise im Rahmen von Stütz- und Förderunterricht auch – hier aber als eine unter mehreren Anforderungen – für Pädagogen, die in der beruflichen Benachteiligtenförderung ausbildungsbegleitende Hilfen anbieten.

Es sei darauf hingewiesen, dass es hier um Aufgaben im Rahmen der engeren Förderung geht – und Diagnostik als Aufgabenstellung bereits unter 3. erörtert wurde. Im Sinne einer ‚Förderdiagnostik' bzw. förderbezogenen Diagnostik wäre sie grundsätzlich mit zu nennen, wenn man ein etwas weiter gefasstes Förderverständnis zugrunde legt (vgl. STEIN 2004, 104ff.).

Zunächst wird es um den Versuch einer näheren Bestimmung der pädagogischen Hauptaufgabe gehen: Erziehung. Auch das Verhältnis zwischen Erziehung und Bildung soll dabei erörtert werden. Insbesondere bezogen auf den Kontext der Schule, sei es die Sonder- bzw. Förder- oder die Allgemeine Schule, werden dann Aspekte des Unterrichtens betrachtet: Leitlinien der Gestaltung, grundlegende didaktische Momente und Theorien sowie konkretere Konzepte des Unterrichts bei Verhaltensstörungen. Schließlich kommen Beratung und, unter 5.4, in knapper Form weitere Aufgaben zur Sprache.

5.1 Erziehung

Bildung und Erziehung sind die Aufgaben jeglicher Pädagogik. Dabei gilt, dass im Kontext einer Pädagogik bei Verhaltensstörungen eine (‚besondere') Erziehung im Zentrum steht. In begrifflicher Hinsicht ist dementsprechend auch von ‚Erziehungsschwierigkeiten', ‚Schwererziehbarkeit', ‚Erziehungshilfe' oder ‚Hilfen zur Erziehung' die Rede.

Eine Annäherung an ‚besondere' Erziehung ist von einer grundlegenden Klärung abhängig, was denn unter Erziehung als solcher überhaupt zu verstehen ist. BÖHM (vgl. 2005, 186) bestimmt Erziehung als „jene Maßnahmen und Prozesse …, die den Menschen zu Autonomie und Mündigkeit hinleiten und ihm helfen, alle seine Kräfte und Möglichkeiten zu aktuieren und in seine Menschlichkeit hineinzufinden". Während unter Sozialisation eher ein stattfindender Prozess verstanden wird („sozial werden"; GUDJONS 1994, 167), steht bei Erziehung der intentionale Charakter im Vordergrund („sozial machen"; ebd.), wie es ja auch in der zitierten Definition als ‚Maßnahmen' und ‚helfen' zum Ausdruck kommt. Allerdings kann die erzieherische Aufgabe auch noch etwas zurückgenommener beschrieben werden: Sie orientiert sich SPECK (vgl. 1991a) zufolge am Erziehungsstand des Kindes und ist auf dessen „Veränderung im Sinne der Freisetzung von Möglichkeiten der Selbst- und Welterschließung und einer vom Sinn getragenen Lebensführung gerichtet" (ebd., 324f.).

BÖHM (vgl. 2005, 186) verweist im Zuge seiner Bestimmung von Erziehung darauf, dass diese nur sehr allgemein ausfallen könne – denn Erziehung sei ein außerordentlich komplexes Phänomen. Damit steht er nicht allein; dieser Tatbestand ist nicht zu leugnen, und daher werden hier auch mehr Fragen gestellt und Probleme aufgeworfen, die eine Nachdenklichkeit über Erziehung erzeugen könnten – als das Phänomen Erziehung exakt zu definieren. (Soweit es möglich erscheint, wird allerdings auch dies versucht.)

Die Komplexität möglicher Auffassungen von Erziehung wird ein wenig deutlicher anhand von vier Gegensatzpaaren von Bedeutungen, welche BREZINKA (vgl. 1990) zum Verständnis von Erziehung zusammenstellt:

- Prozessbedeutung versus Produktbedeutung: Handelt es sich bei Erziehung um einen Vorgang – oder um ein Resultat? (Eine ähnliche Gegensätzlichkeit von Auffassungen kann man auch für den Bildungsbegriff beschreiben.)
- Deskriptives versus programmatisch-präskriptives Begriffsverständnis: Soll der Tatbestand der Erziehung lediglich sachlich beschrieben werden – oder sind damit Wertungen und Vorschriften verbunden dahingehend, was denn durch Erziehung erreicht werden soll?
- Absichts-Begriffe versus Wirkungs-Begriffe: Wird Erziehung durch die jeweils verfolgten Intentionen bestimmt – oder eher durch das, was sich ergibt, also den Effekt erzieherischer Bemühungen?
- Handlungs-Begriffe versus Geschehens-Begriffe: Ist Erziehung als eine (konkrete) Gruppe von Handlungen zu verstehen, die im Hinblick auf die zu erziehende Person förderlich sein sollen – oder geschieht Erziehung eher ‚mit' im Rahmen einer Fülle von Einflüssen, die auf den Menschen wirken?

Das Verständnis von Erziehung ist untrennbar verknüpft mit der jeweiligen Vorstellung vom Menschen, also einer Erziehungsanthropologie. Bedarf der Mensch überhaupt grundsätzlich der Erziehung? Aus verschiedenen Positionen heraus wird dies in Frage gestellt oder verneint – der historische Vorreiter ist hier ROUSSEAU. Aus einer radikalen Perspektive heraus könnte Erziehung dann sogar nicht lediglich nichts bewirken, sondern problematische Effekte erzeugen. Hier ist der Mensch in seinem Werden, wenn die Gesellschaft nicht beeinträchtigend dazwischen tritt, im Wesentlichen eine Art ‚Werk der Natur'. Andere Grundpositionen sehen den Menschen als Werk der Gesellschaft (im Sinne der Sozialisation) – oder auch als Werk seiner Selbst im Sinne einer Personalisation, einer Person-Werdung aus sich heraus (vgl. HILLENBRAND 2006, 21ff.).

In jedem Falle besteht heute, unter anderem auf der Position von KANT (vgl. 1997; ursprünglich 1776/77) beruhend, ein weit reichender Konsens, dass Menschen der Erziehung bedürfen: „Der Mensch kann nur Mensch werden durch Erziehung. Er ist nichts, als was die Erziehung aus ihm macht. Es ist zu bemerken, daß der Mensch nur durch Menschen erzogen wird, durch Menschen, die ebenfalls erzogen sind" (ebd., 8).

Aus der Humanbiologie und Vergleichenden Verhaltensforschung heraus wird zu bedenken gegeben, dass man den Menschen als ein ‚biologisches Mängelwesen' oder auch eine ‚physiologische Frühgeburt' (HAMANN 1998, 123ff.) betrachten kann und dies auch

Erziehungsbedürftigkeit nach sich zieht. Zum anderen ergibt sich diese sowohl aus den spezifischen Eigenheiten und Anforderungen menschlichen Sozialverhaltens und sozialer Bezüge als auch aus der Kultur, in die der Mensch hineingeboren wird (vgl. ebd., 125f.). Wenn BENNER (1991, 62) den Menschen als ‚bildsam' „im Sinne seines interaktiven Bestimmtseins zur Freiheit, Geschichtlichkeit und Sprache menschlicher Praxis" bezeichnet, werden hiermit sowohl Möglichkeit als auch Erfordernis im Rahmen kultureller Eingebundenheit und ihrer drei wesentlichen Aspekte formuliert.

Auf Basis des Konsenses, den Menschen als erziehungsbedürftig zu sehen, lassen sich allerdings immer noch außerordentlich unterschiedliche Auffassungen und Vorstellungen dazu finden, wie weit diese Erziehungsbedürftigkeit geht und wie Erziehung zu verwirklichen sei. Ein Beispiel dafür sind die Auffassungen des erzieherischen ‚Herstellens' mit der Metapher des Bildhauers einerseits, des erzieherischen ‚Wachsenlassens' mit der Metapher des Gärtners andererseits (vgl. GUDJONS 1994, 171f.), wobei diese beiden Bilder die Diskussion sehr stark vereinfacht wiedergeben. Wenn KOBI (vgl. 1993, 76f.) als Konstituenten der Erziehung Erziehungsbedürftigkeit, Erziehbarkeit, Erziehungsfähigkeit und Erziehungswilligkeit bezeichnet, geht er von dem beschriebenen Konsens aus – aber im Hinblick auf Fähigkeit und Willigkeit werden sich wohl nicht mehr alle einig sein.

Aspekte einer Versöhnung verschiedener konflikthafter Auffassungen bietet möglicherweise BENNER (vgl. 1991), der zugleich eine umfassende Theorie der Erziehung und Bildung entwickelt hat und diese beiden Phänomene in ein Verhältnis setzt. BENNER unterscheidet sowohl im Hinblick auf Erziehung als auch auf Bildung eine individuelle sowie eine gesellschaftliche Perspektive: Wie konstituieren sich Erziehung und Bildung, und welche Aufgaben ergeben sich im Hinblick auf Individuum wie Gesellschaft? Auf diesem Wege kommt er zu vier Prinzipien:

Tab. 05: Prinzipientafel aus BENNER 1991, 106

	Die Prinzipien pädagogischen Denkens und Handelns	
	Konstitutive Prinzipien der individuellen Seite	Regulative Prinzipien der gesellschaftlichen Seite
A *Theorie der Erziehung* (2) : (3)	(2) Aufforderung zur Selbsttätigkeit	(3) Überführung gesellschaftlicher Determination in pädagogische Determination
B *Theorie der Bildung* (1) : (4)	(1) Bildsamkeit als Bestimmtsein des Menschen zur Selbstbestimmung	(4) Nichthierarchischer Ordnungszusammenhang der menschlichen Gesamtpraxis
	C *Theorie pädagogischer Institutionen und ihrer Reform* (1) / (2) : (3) / (4)	

Für Bildung stellt sich die Frage der Aufgaben und der Zweckbestimmung der pädagogischen Praxis (ebd., 122f.). (1) Ins Zentrum der Bildsamkeit setzt BENNER dabei Selbstbestimmung, die als unverrückbares Ziel definiert wird (‚Bestimmtsein des Menschen').

Der Mensch soll als Wesen begriffen werden, welches an seiner Menschwerdung aktiv mitwirkt (vgl. ebd., 104). Fragestellung der Theorie der Erziehung ist die richtige Art und Weise des pädagogischen Wirkens – und hier soll (2) das Prinzip der ‚Aufforderung zur Selbsttätigkeit' eine Grundparadoxie pädagogischer Tätigkeit kennzeichnen: „dass wir ohne pädagogische Einwirkungen die auf Selbsttätigkeit basierende Bildsamkeit der Heranwachsenden nicht anerkennen können und durch pädagogische Einwirkungen die Bestimmung der Heranwachsenden nicht festlegen dürfen" (ebd., 104f.).

Diesen beiden ‚konstitutiven' Prinzipien der Bildung und Erziehung stellt Benner zwei ‚regulative' Prinzipien zur Seite, die den Bezug Bildung/Erziehung <> Gesellschaft thematisieren und damit auch pädagogische Aufgabenstellungen in gesellschaftlicher Hinsicht und Perspektive: (4) Bildung wird verstanden als ein ‚nichthierarchischer Ordnungszusammenhang der menschlichen Gesamtpraxis', indem sich Bildung gleichwertig aus dem Reigen der Einzelpraxen unserer Gesellschaft konstituiert – und als diese Einzelpraxen bezeichnet Benner Arbeit (Ökonomie), Ethik (Sittlichkeit), Kunst (Ästhetik), Pädagogik, Politik und Religion. All diese Einzelpraxen kann sich der Mensch in Freiheit, Geschichtlichkeit und Sprachlichkeit erschließen (vgl. ebd., 25ff.). Dass die Gesellschaft Forderungen an die Pädagogik stellt, wird im regulativen Prinzip der Theorie der Erziehung (3) berücksichtigt. Damit verbunden besteht für die Pädagogik als eine ‚nichtaffirmative' Praxis aber die Aufgabe, „diese Anforderungen einer dem Prinzip der Aufforderung zur Selbsttätigkeit verpflichteten Prüfung und Gesellschaftskritik zu unterziehen und sicherzustellen, daß die pädagogische Praxis nicht zu einem Erfüllungsgehilfen gesellschaftlicher Erwartungen an die im Erziehungs- und Bildungssystem zu erbringenden Leistungen verkümmert" (ebd., 105).

Was Benner hier entwirft, ist ein auf einem breiten Bildungsverständnis basierendes Konzept, das zugleich anthropologisch vom Menschen als einem bildungsfähigen Wesen ausgeht, welches zur Bildung drängt und dazu bestimmt ist. Erzieherische Tätigkeit als ‚Fremdaufforderung zur Selbsttätigkeit' zu verstehen, meint, diese Selbsttätigkeit dem zu erziehenden Menschen zuzutrauen und auch zuzumuten – aber dort, wo sie nicht zutage tritt, dazu aufzufordern. Damit ist allerdings auch die Forderung an erzieherische Sensibilität verbunden, solche Aufforderungen so bald wie möglich zugunsten einer Selbsttätigkeit des Zu-Erziehenden zurückzunehmen – bis dahin, sich selbst als Erzieher überflüssig zu machen. – Und schließlich fordert Benner von der Pädagogik und den Pädagogen eine kritische Perspektive im Hinblick auf die gesellschaftlich determinierten Aufgabenstellungen und Erwartungen. Dies ist gerade für die Pädagogik bei Verhaltensstörungen und die Erwartungen, welche sich an sie richten, eine bedeutsame, aber keineswegs selbstverständliche und oft übersehene Forderung, was noch unter 8. Thema sein wird: Gerade hier geht es in besonderem Maße um die Frage der ‚Anpassung' schwieriger Menschen an gesellschaftliche Normen und Standards, auch um die (soziale) Kontrolle von jungen Menschen (vgl. Böhnisch 1999).

Welche Ziele können für die pädagogische Praxis der Erziehung bestimmt werden? Diese Frage ist heikel, denn sie ist von Werten abhängig. Dennoch muss sie gestellt werden – und letztlich muss sie sich auch jede Erzieherperson selbst (immer wieder) stellen. Benner positioniert Selbstbestimmung im Zentrum seiner Sicht. Dies entspricht einem Kanon von Zielaspekten der Erziehung, wie sie seit den 1960er und 1970er Jahren stark im Vordergrund der Diskussion standen und stehen: Emanzipation, Autonomie, Selbstverwirklichung, Selbststeuerung usw. In diesem Reigen erschien aber auch Solidarität als ein stärker auf soziale Bezüge gerichtetes Ziel. Die genannten Ziele ergaben sich aus einem Wertewandel, vor dem „Vorstellungen wie Disziplin, Pflichterfüllung, Gehorsam, Leistung, Ordnung usw. im Mittelpunkt standen" (GUDJONS 1994, 177). Aus der Kritik an einer Gesellschaft der rücksichtslosen Selbstverwirklichung und des Egozentrismus heraus schlägt das Pendel mittlerweile tendenziell wieder in die Gegenrichtung aus.

Im Zuge dieser Diskussion geriet auch das Zielkonzept Autonomie in heftige Kritik, indem es die Gefahr in sich berge, dass der Mensch sich zum Mittelpunkt der Welt mache. SPECK (vgl. 1991b) hält dem ein differenziertes, erweitertes Autonomieverständnis als Schlüsselbegriff heutiger und zukünftiger Pädagogik entgegen, in dem Autonomie aus Heteronomie, also der Fremdbestimmung hervorgeht – wobei aber zugleich das „Erlernen von Autonomie als des rechten Gebrauchs der Freiheit … das Befolgen von Regeln (Disziplin)" nicht ausschließt (ebd., 83). Erziehung zur Autonomie setzt zudem entsprechend selbst autonome sowie verantwortungsbewusste Erzieher voraus. Autonomie in diesem Sinne meint nicht nur individuelle Unabhängigkeit und Freiheit, sondern zugleich das Respektieren der Freiheit und Würde des anderen und „die Kultivierung der eigenen Urteilskraft und eigenen sittlichen Maximen als Gewissensbildung" (ebd., 84), also die Erarbeitung ethischer Leitlinien für das eigene Handeln im Hinblick auf andere Menschen.

Ein zentraler Aspekt von Erziehung wurde bislang noch nicht angesprochen: Implizit gingen alle voran stehenden Gedanken davon aus, dass es im Erziehungsgeschehen stets mindestens zwei Beteiligte mit komplementären Rollen gibt: Zu-Erziehende sowie Erzieher. Ein ‚Klassiker' ist NOHLS (1935, 169) Beschreibung eines ‚pädagogischen Verhältnisses' – als „das leidenschaftliche Verhältnis eines reifen Menschen zu einem werdenden Menschen, und zwar um seiner selbst willen, dass er zu seinem Leben und zu seiner Form komme". Der Erzieher tritt in einer Doppelfunktion als Anwalt des Kindes und als Anwalt der Kultur auf.

Die zentralen Aspekte des Bezugs und der Beziehung können durch sechs Thesen KOBIS (vgl. 1993) näher bestimmt werden und machen zugleich deutlich, was Erziehung meint:

- Erziehung sieht KOBI (vgl. ebd., 73) als eine Haltung und nicht als eine spezifische Tätigkeit. Damit verbindet er Forderungen an die Person des Erziehers: Wesentlich sei, „dass der Erzieher weniger wirkt durch das, was er tut, als durch das, was er ist" (ebd.). Ähnlich dem Konzept der ‚Aufforderung zur Selbsttätigkeit' sieht KOBI die Dialektik der Erziehung darin, sich zu installieren mit dem Ziel, sich aufzulösen und aus dem Erziehungsgeschehen ‚entlassen' zu werden: „Erziehung ist die Kunst, auf möglichst hohem Niveau – verlieren zu können" (ebd., 74).
- Erziehung ist ein Prozess gemeinsamer Daseinsgestaltung und nicht ein einseitiges Tun (auf Erzieherseite) und ein ebenso einseitiges ‚Erleiden' (auf Edukandenseite). Dies bedeutet eine Ablehnung *beider* oben skizzierter Metaphern – des Bildhauers und des Gärtners. „Das kindliche Subjekt ist an der gemeinsamen Daseinsgestaltung … ebenso aktiv und kreativ beteiligt wie seine Erzieher. Erziehung ist ein Prozess gegenseitiger Anverwandlung" (ebd., 75); es sei keine *Be*handlung, sondern ein Prozess der *Ver*handlung.
- Ganz in diesem Sinne sieht KOBI Erziehung als gegenseitiges Aushandeln der Gestaltungsmöglichkeiten und nicht als einseitige Durchsetzung der Vorstellungen ei-

ner Person (des Erziehers) (vgl. ebd., 76ff.). Damit stehen Schwierigkeiten und Probleme auch immer ‚zwischen' beiden: es handelt sich um gegenseitige und gemeinsame Einschränkungen dieser Möglichkeiten der Daseinsgestaltung, nicht um eine Problematik auf einer Seite der Beziehung.

- Erziehung hat aus KOBIs Sicht keinen Gegenstand bzw. kein Moment des ‚Produzierens' – es handelt sich um einen themenzentrierten Diskurs, dessen Thema die Daseinsgestaltung zwischen Subjekten ist. Diese beiden Subjekte sind dabei als eigenständige Individuen zu betrachten. „Die dialektische Situation und Aufgabe besteht … für Erzieher darin, das Kind in Akten der Bindung zugleich Distanz-, und in solchen der Trennung zugleich Verbundenheit erfahren zu lassen" (ebd., 79). Seine Aufmerksamkeit darf allerdings nicht nur „pädaozentrisch" (ebd., 82) auf das Kind gerichtet sein, sondern auch auf das Kollektiv, in dem sich beide bewegen.
- „Erziehung vollzieht sich im bilateralen Beziehungswandel und erfüllt sich nicht nur in kindseitiger Verhaltensänderung" (ebd., 86)[1]. Erziehung ist also ein gemeinsames Schicksal beider beteiligten Personen und ihrer Beziehung. Dieser Prozess ist gekennzeichnet durch einen Wandel der Haltung gegenüber der jeweils anderen Person, Veränderungen der Perspektiven zueinander, ob und inwiefern man füreinander etwas bedeutet (ebd., 87f.).
- Schließlich betrachtet KOBI Erziehung als stimulativen Prozess – und nicht als instruktiven (vgl. ebd., 90f.). Damit ist gemeint, dass letztlich keine Informationen ausgetauscht oder gar einseitig gegeben werden, sondern dass eine parallele Informationskonstruktion erfolgt. Entwicklungen können lediglich durch Impulse angestoßen werden: „Heilerziehung ist qualifiziertes ‚anstössiges' Verhalten" (ebd., 91).

Während BENNER eine Art Strukturtheorie der Erziehung bietet, machen die Gedanken und Thesen KOBIs stärker auf den prozesshaften Charakter und die jeglicher Erziehung zugrunde liegende Beziehung mindestens zweier Personen aufmerksam. Obwohl sie heil- bzw. sonderpädagogisch ausgerichtet sind, haben sie zum einen grundsätzliche pädagogische Bedeutung – und sind zugleich von spezifischer Relevanz für die Pädagogik bei Verhaltensstörungen, die sich mit intensiven Formen der Erziehungsbedürftigkeit und der Realisierung von Erziehung beschäftigt. Es lässt sich kein qualitativer Unterschied zwischen regulären Erziehungsbedürfnissen und Erziehungsbezügen und besonderen Bedürfnissen sowie Beziehungen im Kontext von Verhaltensstörungen bezeichnen – alles Gesagte gilt in diesem Fall schlicht und einfach in ganz besonderem Maße.

5.2 Unterrichtung

Unterrichten ist zwar die klassische Aufgabe von Lehrern (für Sonderpädagogik), betrifft aber unter Umständen auch andere pädagogische Berufsgruppen. Unterrichten wird in aller Regel als eine ‚vermittelnde' Tätigkeit gemeint, die sich auf inhaltliches Wissen richtet: Ein Pädagoge versucht Kindern und Jugendlichen bestimmte Inhalte ‚zu vermitteln'. Während dies früher als sehr aktive Tätigkeit verstanden wurde, ist es heute oft

[1] im Original kursiv

(auch) indirekt gemeint: Dann erarbeitet eine Lehrperson Wege, die es Kindern und Jugendlichen erleichtern, sich eigenaktiv ein bestimmtes Wissen anzueignen – beispielsweise im Offenen oder im projektorientierten Unterricht.

Im engeren Kontext von Verhaltensstörungen bezieht sich Unterrichten auf spezielle (unterrichtliche) Settings, etwa an Schulen für oder zur Erziehungshilfe bzw. mit dem Förderschwerpunkt emotionale und soziale Entwicklung – aber ebenso auf regelschulische Kontexte. Dies ergibt sich aus dem hier zugrunde gelegten Verständnis von Verhaltensstörungen.

Unterrichten dient dem Zwecke der Bildung. Gerade mit Blick auf Störungen gilt für die unterrichtliche Förderung, dass hier Wissensvermittlung und Erziehung eng zusammenrücken und ineinander verschränkt sind. Gleich, ob es um integrative Kontexte oder um Sondereinrichtungen geht, können für die unterrichtliche Arbeit einige grundlegende Prinzipien bestimmt werden – und es sollte dann ein Blick auf den Prozess der Unterrichtsgestaltung sowie auf den Einsatz besonderer Konzepte und Methoden geworfen werden.

5.2.1 Prinzipien der Unterrichtung bei Verhaltensstörungen

Bei der Frage, wie mit einem auffälligen Verhalten umgegangen werden kann, sollte grundsätzlich stets ein Augenmerk auf die beiden Perspektiven des soziohygienischen und des psychohygienischen Aspekt gerichtet werden (vgl. 1.4.1), also den Fokus auf das Wohl der Gemeinschaft versus dasjenige des Individuums. Es ist zwar nicht immer einfach, aber sehr wichtig, Bewusstsein für diese beiden Aspekte zu bewahren, wenn Maßnahmen geplant und umgesetzt werden, um keinen Schaden anzurichten und das Bestmögliche an Förderung für Gruppe wie einzelne Beteiligte zu erreichen.

Für die Arbeit im Hinblick auf Verhaltensstörungen wird eine Fülle von ‚Prinzipien' genannt. Prinzipien sollen zu einer Orientierung für die eigene Arbeit verhelfen. Allerdings finden sich so viele Prinzipien, dass sie unter Umständen eher verwirren als nützlich sind. Daher sollen im Folgenden drei zentrale Prinzipien beschrieben werden, die neben den Aspekten der Psychohygiene und der Soziohygiene für die praktische Arbeit besonders bedeutsam sein dürften (vgl. auch den breiteren Überblick dazu bei STEIN & STEIN 2006, 67ff.). Diese zentralen Prinzipien für die Unterrichtung bei Verhaltensstörungen, die aber ebenfalls Relevanz für die pädagogische Förderung (vgl. Kap. 6) haben, sind das ‚therapeutische Milieu', das Prinzip der Strukturgebung und das Prinzip der Prozessorientierung:

- Das *Prinzip des ‚therapeutischen Milieus'*: Dieses Prinzip entstammt in seiner Tradition aus der psychoanalytischen Pädagogik. Es wurde geprägt von Bruno BETTELHEIM und Fritz REDL und wird noch dezidierter Thema sein (vgl. 6.1.1). Im Wesentlichen meint ‚therapeutisches Milieu' einen besonderen Schutz- und Schonraum für auffällige Kinder und Jugendliche, in dem sie für sich bessere Entwicklungsbedingungen finden. Belastende Einflüsse sollen fern gehalten werden, und die Kinder sollen insbesondere Zuwendung und Annahme, Ruhe und Entspannung sowie Sicherheit und Geborgenheit erfahren. Zu diesem Zwecke soll die gesamte Umwelt bewusst gestaltet werden, und es soll darauf geachtet werden, welche Botschaften bzw. ‚stummen Botschaften' (vgl. BETTELHEIM 1990; KRUMENACKER 1998, 135ff.) das umgebende Milieu für die Kinder und Jugendlichen ausstrahlt. – Hier ist allerdings Vorsicht geboten, denn irgendwann verlassen die Kinder das ‚therapeutische Milieu' und werden mit der rauen Wirklichkeit konfrontiert. Also muss dieser Schonraum auf seine eigene Auflösung hin zugeschnitten werden: Pädagogen müssen versuchen, ihn schrittweise zurückzunehmen und die Kinder und Jugendlichen mit Anforderungen zu konfrontieren. Im Übrigen gilt, dass nicht jedes Kind das gleiche ‚therapeutische Milieu' benötigt: Manche benötigen mehr, manche weniger Schonraum; manche benötigen eher Strukturen, andere eher Freiräume. Insofern ist es eine wichtige Aufgabe, das therapeutische Milieu jeweils gut überlegt auf die individuellen Bedürfnisse von Kindern und Jugendlichen zuzuschneiden. Auf Basis des pädagogischen Primats, das eingangs unter 6. erörtert werden wird, könnte man besser von einem ‚sonderpädagogischen Milieu' sprechen, welches sich an die Überlegungen aus der psychoanalytischen Pädagogik anlehnt – dies wird unter 6.1.1 noch zu diskutieren sein.

- Das *Prinzip der Strukturgebung*: Für viele Kinder und Jugendliche mit Verhaltensauffälligkeiten stellt die Setzung von Strukturen ein wichtiges Element dar: Strukturen, die ihrem auffälligen Verhalten Grenzen bieten und an denen sie sich orientieren können. Strukturgebung ist ein grundlegendes Bedürfnis des Menschen, um Orientierung und Sicherheit zu gewinnen. Insbesondere für aggressive, impulsive oder ‚sozialisiert delinquente' Kinder und Jugendliche scheint oft zu wenig Struktur in ihrem Leben gegeben zu sein. Aus diesem Grund wurden für die Schule für Erziehungshilfe verschiedene Konzepte ‚strukturierten Unterrichts' entwickelt. Konkrete Strukturen können in Form von Regeln, einer bestimmten festgelegten Ordnung oder auch Ritualen bestehen; man könnte etwa Zeitstrukturen, räumliche Strukturen oder Rollen-Strukturen unterscheiden. Jede (pädagogische) Institution weist solche Strukturen auf. Wichtig ist, bei der Entwicklung oder Veränderung dieser Strukturen auf die Bedürfnisse der Kinder und Jugendlichen, aber auch der anderen, professionell in der Einrichtung arbeitenden Personen zu achten. Ein pädagogisches Ziel besteht darin, die Strukturen zunehmend gemeinsam mit den Lernenden zu entwickeln. Dann können ihre individuellen Bedürfnisse optimale Berücksichtigung finden, und sie lernen am meisten über den Sinn und Zweck solcher Strukturen. Dann ist am ehesten gewährleistet, dass die gesetzten Strukturen auch sinnvoll sind. Wichtig ist, dass Strukturen nicht die Kreativität und Lebendigkeit ersticken dürfen. Es gibt also auch Grenzen für Strukturen. Ein besonderer Aspekt der Strukturgebung ist die Konsequenz im Verhalten von Pädagogen: Wenn sie konsequent handeln, nehmen die Lernenden in ihrer pädagogischen Arbeit klare Strukturen wahr, die ihnen bei der Orientierung für ihr Verhalten helfen.
- Das *Prinzip der Prozessorientierung*: Gerade die Arbeit mit verhaltensauffälligen Kindern und Jugendlichen ist sehr ‚dynamisch': Ständig passiert etwas. Die pädagogische Situation verändert sich oft schnell und auch überraschend. Das erfordert von den Pädagogen eine intensive Aufmerksamkeit und Sensibilität für die aktuelle Situation und für das, was möglicherweise in den einzelnen Beteiligten vorgeht – ein waches Erleben des ‚Hier und Jetzt' (vgl. STEIN 2005a). Und Aufmerksamkeit genügt nicht: Die Pädagogen müssen in der Lage sein, rasch und flexibel auf Verände-

rungen der Situation, auf Unvorhergesehenes zu reagieren („being prepared to change", BURNARD & YAXLEY 2000). Hilfreich ist es dabei oft, zwischendurch mit den Kindern und Jugendlichen oder auch mit Kollegen eine ‚Meta-Kommunikation' zu führen: Man redet über das, was gerade geschehen ist, und versucht es dadurch zu klären. Auch hier ist wiederum auf eine notwendigerweise dialektische Sicht hinzuweisen, indem eine reine Prozessorientierung sicher zu weit führen würde: Es bedarf auch der (Vorweg-) Planung, der Bestimmung von Strukturen und der (konsequenten) Verfolgung eines pädagogischen Handlungsplanes; pädagogische Arbeit kann sich nicht auf eine Orientierung am Geschehen des Augenblicks beschränken.

5.2.2 Didaktische Aspekte und Modelle

Die grundsätzliche theoretische Auseinandersetzung mit Unterricht wird üblicherweise als ‚Didaktik' bezeichnet. Dies ist allerdings ein Begriff mit einem weiten Deutungshorizont (vgl. BÖHM 2005, 155ff.). Im weitesten Sinn kann man unter Didaktik die Theorie des Lehrens und Lernens in verschiedensten Situationen und Zusammenhängen verstehen (vgl. ebd.); im engeren Sinne ist damit die Theorie des (schulischen) Unterrichts gemeint.

Was kann und soll eine solche theoretische Auseinandersetzung für die Unterrichtspraxis erbringen?

- Sie kann Hilfestellungen bieten, einen Sachverhalt zu systematisieren;
- sie kann auf Aspekte aufmerksam machen, die bei ‚intuitiv-pädagogischem' Handeln möglicherweise übersehen würden;
- sie kann Kriterien für die Auswertung zur Verfügung stellen – und
- sie kann schließlich eine kritische Distanz zur jeweiligen Praxis ermöglichen und anregen.

In diesem Sinne vermag die didaktische Theorie für eine Lehrperson in der Praxis einen der Orientierung dienenden Rahmen bereitzustellen, mit dessen Hilfe Unterricht systematisch vorbereitet, durchgeführt und nachbereitet werden kann – bei kritischer Distanz zum eigenen Handeln.

So verstanden ist Didaktik das ‚Herzstück' der Gestaltung jeden Unterrichts, auch (und gerade) eines Unterrichts, der besondere Rücksicht auf Verhaltensstörungen nehmen soll oder muss. Didaktik beginnt immer dort, wo sich Lehrer Gedanken über ihren Unterricht machen: vorab planend, reflektierend in der aktuellen Unterrichtssituation – oder auch im Nachhinein, rückblickend. Und letztlich kann auch dieses Nachdenken – im Vorhinein, währenddessen, nachgehend – als ‚Theorie' verstanden werden, indem Pädagogen versuchen, ihre Praxis zu systematisieren, ordnend zu durchdenken – und kritisch zu analysieren. Didaktik meint also neben theoretischen Konzepten auch die Auseinandersetzung von Lehrenden (und mitbeteiligten Lernenden) mit dem Unterricht – in dreierlei Hinsicht:

- didaktische Überlegungen im Hinblick auf die Planung vorab;

- didaktische Überlegungen im Rahmen der konkreten Gestaltung des Unterrichts, also der Durchführung – und dies insbesondere dann, wenn es zu unvorhergesehenen Geschehnissen kommt;
- didaktische Überlegungen im Nachgang zum Unterrichtsgeschehen, im Sinne eines Fazits, einer Auswertung und des Ziehens von Schlussfolgerungen für die weitere Arbeit, für den nachfolgenden Unterricht.

Im Rahmen dieses Verständnisses von Didaktik wurde über die letzten Jahrzehnte hinweg eine Fülle von Konzepten entwickelt, die in verschiedener Hinsicht als ‚didaktische Theorien' bezeichnet werden können. Als ‚Urväter' all dieser Konzepte gelten insbesondere COMENIUS mit seiner ‚Didactica Magna' im 17. Jahrhundert sowie HERBART und seine ‚Formalstufen des Unterrichts' im 18. Jahrhundert (vgl. KRON 1993, 57ff.; GUDJONS 1994, 7ff.). Heute aktuelle didaktische Konzepte sind jüngeren Datums; die Wesentlichen haben sich in einer intensiven Diskussion in den 1960er und 1970er Jahren entwickelt. Die wohl bekanntesten Konzepte und ihre Vertreter, deren Gedanken auch heute noch einen erheblichen Einfluss auf die Lehre von Didaktik haben, sind die folgenden beiden:

- Die Bildungstheoretische Didaktik von KLAFKI (vgl. 1995) erklärt eine umfassende Bildung des Menschen zur Grundlage ihrer Bemühungen. KLAFKI fomuliert eine Reihe von erschließenden Fragen, die bei der Planung und Gestaltung von Unterricht helfen sollen. Diese Fragen betreffen die Begründung der Ziele und Inhalte des Unterrichts, die thematische Strukturierung einschließlich der Frage der Überprüfbarkeit der Aneignung von Inhalten, die Bestimmung der Möglichkeiten, die Inhalte darzustellen und den Lernenden einen Zugang zu ihnen zu ermöglichen – sowie die Strukturierung von Abläufen und Methoden des Unterrichts.
- Die Lehrtheoretische Didaktik nach SCHULZ (vgl. 1995) hat eine lange, erhebliche Entwicklung erfahren. Als Ziele des Lernens werden allgemeine Qualifikationen sowie eine Sozialisation fürs Leben in einer sich verändernden Umwelt angestrebt. Menschen sollen zu Autonomie, Selbstbestimmung, Mitbestimmungsfähigkeit und Solidarität geführt werden. Als Hilfen für die Unterrichtsplanung beschreibt die lehrtheoretische Didaktik eine Reihe von Handlungsmomenten: die Bestimmung von Unterrichtszielen, die Berücksichtigung der Ausgangslagen von Lernenden und auch Lehrenden, die Vermittlungsvariablen (insbesondere Methoden, Medien und Hilfen) sowie die Frage der Erfolgskontrolle, welche als Selbstkontrolle der Lernenden wie auch der Lehrenden verstanden wird.

Aus dem großen Reigen der weiteren didaktischen Modelle sollen hier noch zwei erwähnt werden, denen eine besondere Bedeutung für den Unterricht bei Verhaltensstörungen zukommt:

- Die Kritisch-kommunikative Didaktik von WINKEL (vgl. 1995) beschäftigt sich, ausgehend von der Struktur der lehrtheoretischen Didaktik, in besonderer Weise mit Störungen des Unterrichts und Lernens. WINKEL fasst Unterricht grundsätzlich als ‚gestörten Unterricht' auf, indem Störungen eine Art ‚natürlicher' Bestandteil von Unterricht sind. Diese Störungen sollen genauer analysiert und dann angemessen mit einbezogen werden.

- Die Subjektive Didaktik von KÖSEL (vgl. 1993) bezieht sich auf eine ‚systemisch-konstruktivistische' Sicht von Lernen: Dieses geschieht selbst organisiert bei den Lernenden, welche die ‚Konstrukteure' ihrer Lernentwicklung sind. Lehrende können hierzu nur Angebote machen. Dabei geraten auch solche Lernprozesse stärker in den Blick, die nicht allein auf die ‚kognitive' Ebene der Verarbeitung von gedanklichen (Sach-) Informationen beschränkt sind, sondern auch emotionales oder körperbezogenes Lernen mit einbeziehen. (Diese breitere Sicht findet sich allerdings sehr deutlich auch schon in der Lehrtheoretischen Didaktik.)

Die vorgestellten didaktischen Konzepte stellen eine Auswahl aus einer großen Fülle dar (vgl. KRON 1993). Es handelt sich zum einen um namhafte, viel diskutierte Konzeptionen, zum anderen um Konzepte mit einem ‚exemplarischen' Charakter. Jedes der Konzepte repräsentiert dabei einen bestimmten Fokus auf die Komplexität realen didaktischen Handelns in der Praxis. Insofern ergänzen sie sich gegenseitig.

Gegenüber früheren Auffassungen hat sich das heutige Verständnis von Unterricht und Didaktik in mehrerlei Hinsicht erweitert: Im Zentrum der Planung, Gestaltung und Auswertung von Unterricht steht die ‚Psychologie' der Lernenden und auch diejenige der Lehrenden: Das, was im Unterricht geschieht, soll an ihr inneres Erleben anknüpfen. Unterricht hat dabei immer auch eine gesellschaftliche, soziale und politische Komponente, eine Beziehung zu der Lebenswelt der beteiligten Personen und zum Umfeld, innerhalb dessen der Unterricht stattfindet. Die Planung, Gestaltung und Auswertung des Unterrichts sollte keineswegs allein bei den Lehrern liegen; soweit möglich sollten die Lernenden daran beteiligt werden. Dies wird als ‚Meta-Unterricht' bezeichnet, als ‚Unterricht über Unterricht'. Die Rollen sind nicht so verteilt, dass Lehrer nur lehren und Schüler nur lernen. So können Schüler beispielsweise als ‚Co-Lehrer' oder in der Partnerarbeit auch eine lehrende Rolle einnehmen. Auch für Lehrer gilt, dass sie (lebenslang weiter-) lernen. Die möglichen Lernziele liegen nicht allein im Bereich des Sachwissens, sondern gleichgewichtig auch in den Bereichen der Emotionalität, der Körperlichkeit sowie auch des sozialen Lernens.

Gerade im Hinblick auf den letztgenannten Aspekt wird Didaktik hier im Sinne einer systematischen Reflexion von Lehr-Lern-Prozessen als wichtiges Teilgebiet der Pädagogik aufgefasst. Lernprozesse können eben nicht auf die Vermittlung von kognitiven Inhalten, von Kenntnissen beschränkt werden – Lernen bezieht sich auf die Entwicklung der gesamten Person, im Sinne einer breiten Persönlichkeits-Bildung. Veränderungen im Rahmen unterrichtlicher Lernprozesse umfassen neben Strukturen und Prozessen der Informationsverarbeitung (Kognitionen) im Sinne von Wissen oder Problemlösestrategien auch Einstellungen und überdauernde Motive, emotionale Gehalte, Körper-Empfindungen sowie konkrete Verhaltensweisen, insbesondere in sozialen Bezügen.

Es ist prinzipiell wichtig, dass Lehrer sich als Lernende aus den Erfahrungen des geplanten und durchgeführten Unterrichts heraus verstehen, um eine Weiterentwicklung ihrer didaktischen Kompetenz zu gewährleisten: Nur, wenn sie sich diesbezüglich kritisch selbst hinterfragen und hinterfragen lassen, ist ihre Arbeit entwicklungsfähig.

In den letzten Jahrzehnten ist die Frage der Notwendigkeit einer spezifischen sonderpädagogischen Didaktik, also einer Spezial- oder eigenen Bereichs-Didaktik, intensiv diskutiert worden. Es gibt dazu auch Ansätze. Für den vorliegenden Kontext hieße das zu fragen, ob es einer besondere Didaktik für den Unterricht bei Verhaltenstörungen bedarf.

Mittlerweile geht der Trend dahin, zunächst von allgemeindidaktischen Überlegungen zu Lernen und Unterricht auszugehen und diese dann durch sonderpädagogische Spezifika ‚anzureichern'. Dahinter stehen insbesondere die folgenden Gründe:

- Didaktische Überlegungen allgemeiner Art sollten so ‚gut' sein, dass mit ihrer Hilfe auch Verhaltensstörungen mitberücksichtigt werden können.
- Im Zuge der zunehmenden Bemühungen um eine schulische Integration von Kindern und Jugendlichen mit Verhaltensauffälligkeiten bzw. um ‚inklusiven' Unterricht sind solche Konzepte vonnöten, die Hilfen für Unterricht allgemein darstellen, denn Unterricht ist ein allgemeiner Raum mit einem entsprechend weiten Spektrum.

Eine sonderpädagogische Betrachtung von Didaktik und Unterricht muss von möglichen besonderen Störungen ausgehen. Ein solcher Unterricht kann mit WINKEL (vgl. 1995) als ‚gestörter Unterricht' beschrieben werden. Diese Störungen können unterschiedlichste Ursprünge haben, und sie können verschiedenster Art sein, also sehr unterschiedlich ausfallen.

Die Planung, Durchführung und Reflexion von Unterricht (unter Berücksichtigung von Verhaltensstörungen) muss im Hinblick auf sechs zentrale Aspekte erfolgen (vgl. Abb. 07 sowie ausführlicher STEIN & STEIN 2006, 221ff.):

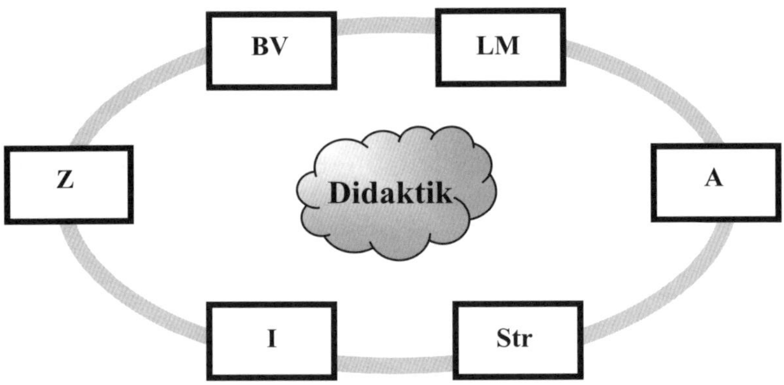

I: Inhalte; Z: Ziele; BV: Bedingungen und Voraussetzungen; LM: Lernformen und Medien; A: Auswertung; Str: Unterrichts-Prozess-Struktur

Abb. 07: Aspekte didaktischer Gestaltung (vgl. STEIN & STEIN 2001)

- Bedingungen und Voraussetzungen: Für die Reflexion von Lernen sind stets vier Aspekte zu berücksichtigen: Voraussetzungen auf Seiten der Schüler und Pädagogen, Voraussetzungen der Lerngruppe als Ganzer, notwendige Bedingungen zur Durchführung einer bestimmten Lerneinheit – sowie Voraussetzungen, welche das Umfeld der Lerngruppe bietet. – Diese ganze Reflexion beinhaltet auch *antizipierte Störungen*: Störungen, die in irgendeiner Weise vorausgesehen werden. Sie haben Einfluss auf die Lernplanung. So könnten in Erwartung bestimmter Störungen Varianten und Alternativen eingeplant werden.

- Ziele: Diese können auf verschiedenen Ebenen von sehr globalen Zielen bis hin zu ganz spezifischen Teilzielen bestimmt werden – und sie können sich auf unterschiedliche Funktionsbereiche beziehen (z.B. affektive, sozial-kommunikative oder kognitive Ziele – aber auch gesellschaftspolitische Ziele).
- Inhalte: Zum Teil sind sie curricular vorgegeben, oft jedoch auch teilweise oder ganz frei wählbar. Bei der Auswahl von Inhalten ist zweierlei zu berücksichtigen: zum einen die grundsätzliche Frage der Eignung bestimmter Inhalte, zum anderen die Frage persönlicher und allgemeiner Relevanz des ins Auge gefassten Inhalts.
- Lernformen und Medien: Auch die Auswahl von adäquaten Lernformen (im Sinne von Aktions- und Sozialformen) sowie Medien hat erheblichen Einfluss auf den Ablauf des Lernens und das Entstehen möglicher Störungen. Dabei ist das möglichst vielfältige Ansprechen von Sinnen und von Verarbeitungsebenen zu bedenken. Im Hinblick auf den Einsatz von Medien steht eine Vielfalt von Gestaltungselementen zur Verfügung, die beispielsweise auch die Wände, die Decke und den Boden umfasst (vgl. KÖSEL 1993, 317f.).
- Unterrichts-Prozess-Strukturen: Darunter ist die Strukturierung des Unterrichtsprozesses zu verstehen, wie sie im Vorhinein erarbeitet wird – einschließlich möglicher Varianten. Es handelt sich also um den jeweils vorläufig geplanten zeitlichen, strukturellen und organisatorischen Ablauf der Auseinandersetzung mit einem Themenbereich. Ergänzend zu den *antizipierten Störungen* sind hier *aktuelle Störungen* zu berücksichtigen – solche Störungen, die nicht schon vorweg gedacht und erwartet werden können. Sie haben Bedeutung für die unterrichtsbegleitende Planung – im Sinne einer kontinuierlich-prozesshaften Lerngestaltung.
- Auswertung: Die Auswertung von Lernen und Unterricht kann im Prozess des Unterrichts erfolgen – insbesondere aber im Anschluss an eine abgeschlossene Lerneinheit. Vier Aspekte sind zu bedenken: die je individuellen Lernprozesse der Schüler, der Prozess der gesamten Lerngruppe, die Beurteilung der Lernplanung – und die Arbeit des Pädagogen im Unterricht selbst, im Sinne der Umsetzung, Begleitung und Unterstützung.

Eine sorgfältige Planung, Durchführung und Auswertung des Unterrichts unter Berücksichtigung all dieser Aspekte ist umso wichtiger, je schwieriger unterrichtliche Kontexte sind. Sie ermöglicht es, Störungen zu vermeiden, rechtzeitig zu erkennen, gezielt anzugehen sowie aus aufgetretenen Störungen im Nachhinein gezielte und wohlüberlegte Konsequenzen zu ziehen.

In diesem Sinne besteht eine besondere Herausforderung darin, den Unterricht so zu gestalten, dass er auch bei auftretenden Verhaltensauffälligkeiten der Kinder oder Jugendlichen – oder trotz dieser – gewinnbringend ist. Diese Ausrichtung von Unterricht steht häufig im Vordergrund und führt zu dem Bemühen um eine unterrichtliche Prävention, die aufkommende Störungen von vornherein ausschaltet. Eine andere Sicht wäre die, Störungen als integrativen Bestandteil des Unterrichts zu betrachten und mit aufzunehmen. Aus dieser Perspektive haben Störungen einen Signalcharakter für damit zum Ausdruck kommende oder ‚hinter' den Auffälligkeiten von Schülern stehende Probleme und sollten aufgegriffen werden. Dies entspricht auch einem integrativen Verständnis von Unterricht in dem Sinne, dass es hier nicht allein um (kognitive) Lernfortschritte geht, sondern Unterricht auf umfassende Lernprozesse der ganzen Person abzielt. So verstanden sind emotionale und soziale Aspekte des Lernens ebenso Bestandteile, Inhalte und Zielebenen wie der kognitive Bereich.

5.2.3 Konzepte für den Unterricht bei Verhaltensstörungen

Bis hierher wurden Aspekte eines allgemeinen Rahmens für den Unterricht entwickelt. Nun soll noch ein knapper Überblick konkreter Konzepte der Unterrichtsgestaltung erfolgen. Zum einen kommt dafür allgemeinen Unterrichtskonzepten Bedeutung zu, zum anderen solchen, die speziell im Hinblick auf Verhaltensstörungen entwickelt wurden. Für die letztgenannten lässt sich ein Spektrum beschreiben von solchen Konzepten, die pädagogisch-didaktisch orientiert sind, bis hin zu Unterrichtskonzepten mit stärker psychotherapeutischer Ausrichtung.

Allgemeine Unterrichtskonzepte

Grundsätzlich kommen alle Konzepte, die generell für die Durchführung von Unterricht entwickelt wurden, auch für den Kontext Verhaltensstörungen in Frage. Man kann im Hinblick auf diesen Kontext für jedes Konzept besondere Vorzüge sowie Probleme diskutieren. Seit den 1980er Jahren wurde insbesondere die Frage der Übertragung der allgemeinen Unterrichtsformen des Offenen Unterrichts sowie des Projektunterrichts auf die Arbeit mit verhaltensauffälligen Schülern diskutiert (vgl. GOETZE 1989a; 1994; GOETZE & JÄGER 1991; NEUKÄTER 1980; 1989). Neben einer theoretischen Analyse (vgl. etwa HARTKE 2003) wurden auch Umsetzungsversuche dokumentiert und ausgewertet.

Bei den Formen Offenen Unterrichts handelt es sich um eine recht breite Gruppe von Konzepten: Dazu gehören insbesondere Freie Arbeit, Tages- und Wochenplan, Gesprächskreise, Lernzirkel und Stationenarbeit, Formen handlungsorientierten Unterrichts und projektorientierte Unterrichtsformen. Gemeinsam ist all diesen Konzepten die Abwendung von einem frontalen, stark lehrerdominierten Unterricht.

Die Standpunkte zum Einsatz dieser Unterrichtsformen im Kontext der Pädagogik bei Verhaltensstörungen sind häufig kontrovers (vgl. STEIN & STEIN 2006, 160ff.): Auf der einen Seite steht die Position, Offener und Projektunterricht seien für die Unterrichtung von Schülern mit Verhaltensauffälligkeiten besonders geeignet, indem sie den Schülern die nötigen Freiräume gäben, Frontalunterricht gerade bei diesen Schülern eher zu Störungen führe oder diese sogar provoziere – und offener Unterricht gerade Situationen schaffe, in denen die üblichen Verhaltensauffälligkeiten gar nicht aufträten. Auf der anderen Seite findet sich die entgegen gesetzte Position, diese Unterrichtskonzepte brächten im Hinblick auf Schüler mit Verhaltensauffälligkeiten besondere Schwierigkeiten mit sich und seien geradezu kontraindiziert, indem die Schüler enge, klare Strukturen und frontale Ausrichtung bräuchten, um sich zu konzentrieren und auf den Unterricht einzulassen. Ohne diese starken Strukturen, die offene Unterrichtsformen gerade nicht böten, würden die Schüler den Unterricht stören. Zudem setze offener Unterricht Kompetenzen wie etwa Selbststeuerung oder Kommunikationsfähigkeit und -bereitschaft voraus, welche gerade bei diesen Schülern gering ausgeprägt seien.

Spezifische Unterrichtskonzepte

Insbesondere seit den späten 1960er Jahren begann im Zuge des Aufbaues spezifischer Schulen für Erziehungshilfe auch die Suche nach Konzepten für diese Schulen. Zum Teil wurden Konzepte aus der internationalen Literatur ins Deutsche übersetzt oder übertragen, zum Teil entwickelten sich ganz eigene Ansätze. Konzepte, die heute im Vordergrund der Diskussion stehen, sind insbesondere die Folgenden (vgl. HILLENBRAND 1999a; STEIN & STEIN 2006):

- Das Modell der Reizreduzierung von CRUICKSHANK (vgl. 1973; 1981) wurde im Hinblick auf besondere Beeinträchtigungen ‚hirngeschädigter' und ‚hyperaktiver' Kinder entwickelt. Durch eine besondere Gestaltung der Umgebung wird angestrebt, irrelevante, potentiell ablenkende Reize von den Schülern fernzuhalten. Lernangebote hingegen sollen stark strukturiert sein; die Aufgaben und Materialien lenken konsequent auf das Wesentliche hin. Es wird versucht, die Lernumwelt so zu gestalten, dass es nicht zu Verhaltensauffälligkeiten (insbesondere Aufmerksamkeitsstörungen und Hyperaktivität) kommt, damit das klassische (kognitive) schulische Lernen gefördert wird. Dieses Konzept ist aufgrund seiner recht konsequenten Reizreduzierung (z.B. durch Lernkabinen) und der starken Lenkung durch die Lehrpersonen sehr kontrovers diskutiert worden.
- Der ‚funktionsteilige' oder auch ‚durchstrukturierte' Klassenraum nach HEWETT (vgl. 1968) wurde von SCHUMACHER (vgl. 1979) ins Deutsche übertragen. Das Konzept basiert auf einem Stufenmodell der Entwicklung von Kindern. Für die Förderung im Unterricht sollen die Schüler entsprechend ihrer Entwicklungsstufe zugeordnet werden. Die gemeinsame Arbeit erfolgt in einem durchstrukturierten Klassenraum, der aus unterschiedlichen Zentren für bestimmte Aufgaben besteht: kulturelle Fertigkeiten, Ordnung, Erforschung, Büros für Einzelarbeit. Der Pädagoge kooperiert mit einem Assistenzlehrer. Eine Verhaltenssteuerung erfolgt durch ein konsequentes Münzverstärkersystem; der Tagesplan ist in kleinen Zeiteinheiten streng durchstrukturiert. Die kritische Diskussion an diesem Konzept entzündet sich vor allen Dingen an dem sehr vereinfachenden und nicht wissenschaftlich überprüften Stufenmodell, der starken Lehrerdominanz und dem Aufwand im Hinblick auf Personal und räumliche Ressourcen.
- Der entwicklungstherapeutische Unterricht nach WOOD (1975) sowie seine Übertragung und Weiterentwicklung nach BERGSSON (vgl. 1995; 1999) sind gerade in den vergangenen Jahren in Deutschland sehr bekannt geworden; aus den USA kommend erfuhr der Ansatz konkrete Umsetzung in einer Schule in Essen. Dieses Konzept zählt, wie diejenigen von CRUICKSHANK sowie HEWETT und SCHUMACHER, zu den strukturierten Unterrichtskonzepten. Mittlerweile firmiert es unter dem Oberbegriff ‚Entwicklungstherapie – Entwicklungspädagogik' (ETEP). Ähnlich wie bei SCHUMACHER ist auch hier ein Stufenmodell der Entwicklung die theoretische Basis, das WOOD anhand unterschiedlicher psychologischer Theorien generiert hat. Zweite theoretische Basis ist die Unterscheidung von vier Lernbereichen: Verhalten, Kommunikation, Sozialisation und schulische Fertigkeiten. Basis der praktischen Förderung ist ein sehr umfassendes Diagnostikum, der ‚Entwicklungstherapeutische Lernziel-Diagnose-Bogen' (ELDiB). Er basiert auf den erwähnten fünf Stufen und vier Lernbereichen und umfasst eine Fülle von Items, mit denen der Entwicklungsstand

eines Kindes durch Lehrer, Erzieher, die Eltern und es selbst eingeschätzt wird. Aus diesem Kompetenzbild werden zur Förderung einzelne Kompetenzen nach bestimmten Prinzipien ausgewählt und im ‚Entwicklungstherapeutischen Unterricht' (ETU) gefördert. Dieser ist stark durchstrukturiert und soll durch ein Team aus drei Pädagogen durchgeführt werden. Ein Spektrum von Handlungsstrategien zum Umgang mit problematischen Verhaltensweisen und Situationen, die stark präventiv ausgerichtet sind, soll ihnen Unterstützung bieten. Das Modell versteht sich eigentlich als Ansatz der integrativen Förderung, wird aber sehr verbreitet gerade auch in Sonder- und Förderschulen eingesetzt. Hier, wie bei HEWETT und SCHUMACHER, richtet sich die Kritik auf das problematische theoretische Gerüst, aber auch auf den hohen Aufwand, insbesondere für Diagnostik, aber auch für die Förderung – und die Frage der Realisierung dieses Aufwandes.

- Das Konzept des konfliktverarbeitenden Unterrichts von BAULIG (vgl. 1982) wurde in besonderer Hinsicht auf den Umgang mit aggressiv-ausagierendem Verhalten auf psychodynamischem (psychoanalytischem) Hintergrund entwickelt. Kern des Konzepts sind Ansätze zur Konfliktverarbeitung im Unterricht, Maßnahmen zur Strukturierung, die Ich-Stützung der Schüler sowie die Thematisierung von und Einwirkung auf von den Kindern und Jugendlichen erlebte Stigmatisierungen. BAULIG geht von einem Entwicklungsprozess in der Arbeit mit den Schülern aus, wobei im Zentrum die Bearbeitung von Konflikten steht. Im psychodynamischen Sinne meint BAULIG damit insbesondere intrapsychische Konflikte der Schüler, aber auch soziale Auseinandersetzungen. Eine Fülle von Arbeitsprinzipien unterschiedlichster konzeptioneller Herkunft wird in das Konzept integriert. In einem frühen Entwicklungsstadium findet sich dabei auch ein Gegenmodell zur Konfliktaufarbeitung: das Prinzip der Neutralisierung der Lerninhalte nach SIGRELL (vgl. 1971), indem zunächst solche Themen und Aspekte vermieden werden, welche die Schüler aufwühlen könnten. Einer der zentralen Kritikpunkte an diesem Konzept ist der Vorwurf eines allzu großen Eklektizismus, indem BAULIG hier sehr viele Elemente, von der Psychoanalyse bis zu lernpsychologischen Vorgehensweisen, zu integrieren versucht hat.
- Das Konzept ‚strukturiert-schülerzentrierten Unterrichts' von NEUKÄTER & GOETZE (vgl. 1978) stellt den Versuch einer Kompromisslösung dar zwischen einen schülerzentrierten Unterricht in der Tradition von ROGERS (vgl. 6.1.5) und einem strukturierten Unterricht, wie ihn die drei vorher dargestellten Konzepte anstreben. Schülerzentrierung ist hier eine Zielsetzung, welche aber angesichts der Besonderheiten und Probleme von Schülern mit Verhaltensauffälligkeiten nicht direkt erreicht werden könne. In einem Dreiphasenmodell soll der Weg von starker Strukturierung und Lehrerzentrierung bis hin zur offenen Schülerorientierung gehen. Eine bedeutsame kritische Frage zu dieser Konzeption ist, ob so unterschiedliche theoretische Ausgangspunkte wie die hinter der Schülerzentrierung einerseits und der Strukturierung andererseits stehenden überhaupt überein gebracht werden können.
- Die Kooperative Verhaltensmodifikation nach REDLICH & SCHLEY (vgl. 1981) stellt eine Weiterentwicklung der klassischen Verhaltensmodifikation dar. Verhaltensstörungen werden als systemisch bedingtes Phänomen gesehen, die pädagogische Arbeit als ein kontinuierlicher Prozess der Problemlösung. Die Arbeit von Lehrern und Schülern wird durch einen Berater begleitet. Gemeinsam sollen zu Problemen im unterrichtlich-fachlichen, insbesondere aber im sozialen Bereich Veränderungspläne

entwickelt und angegangen werden. Das Konzept bietet eher flankierende Maßnahmen an und stellt insofern eine Ergänzung zum gesamten Unterrichtsgeschehen dar.

- Beim alltagsästhetischen Ansatz von BRÖCHER (vgl. 1997; 1999a; 1999b) handelt es sich um ein neueres Konzept. Es wurde aus der Erfahrung heraus entwickelt, dass es häufig problematisch ist, sich der subjektiven Lebenswelt der Schüler anzunähern, andererseits die Inhalte und Themen des Unterrichts für diese sehr weit von ihrer ‚Welt' entfernt sind. Zudem seien die Verhaltensauffälligkeiten ein Ausdruck der eigenen ‚zerrissenen' Lebenswelt. BRÖCHER versucht sich über ‚alltagsästhetische' Produktionen dieser Lebenswelt anzunähern: Collagen, Skulpturen, freie Texte usw. Diese werden gemeinsam mit den Schülern interpretiert und ermöglichen einen Zugang zu ihnen. Erst danach soll eine Sachorientierung und Berücksichtigung der Lehrpläne erfolgen. Dieses Konzept ist sicher recht weit am ‚psychotherapeutischen' Pol einzuordnen, woraus auch einige Kritik resultiert: Müssten nicht Pädagogen dafür therapeutische Kompetenzen haben, wie erfolgt der Übergang zum regulären Unterricht, besteht überhaupt eine Bereitschaft der Schüler für solche Produktionen und vertieften Interpretationsprozesse usw.?

In den vorgestellten Reigen könnte man noch das Konzept schülerzentrierten Unterrichts einordnen, das auf Arbeiten von ROGERS (vgl. v.a. 1988; siehe 2.2.6) basiert. Die Grundgedanken entsprechen denjenigen des im weiteren Verlauf noch darzustellenden personenzentrierten Lernens (vgl. 6.1.5).

Wie die Jahreszahlen zeigen, wurden viele der skizzierten Konzepte in der angesprochenen Phase der 1960er und 1970er Jahre entwickelt und veröffentlicht – und seither nicht mehr verändert. Eine Besonderheit stellt das Konzept von WOOD dar, das sich im Sinne der Weiterentwicklungen von BERGSSON (vgl. 1995; 1999) und insbesondere der konkreten Umsetzung an einem Zentrum für Erziehungshilfe in Essen als sehr lebendiger Ansatz auch heute in Literatur und Praxis wieder findet und viel diskutiert wird. Während das Konzept der Konfliktverarbeitung historisch etwas nach der ‚Gründungsphase' anzusiedeln ist, zählt der alltagsästhetische Ansatz zu den wenigen jüngeren Entwicklungen.

Neben solchen Rahmenkonzepten zum Unterricht bei Verhaltensstörungen gibt es auch einige wenige spezielle Vorschläge für unterrichtliche oder pädagogisch-therapeutische Elemente: beispielsweise das Liverpooler Konzept des ‚Quiet Place' (vgl. SPALDING & KASTIRKE 2002) oder das kooperative Verfassen von Geschichten (vgl. LUDER 2002).

5.3 Beratung

Beraten meint die Unterstützung einer anderen Person im Sinne der Weitergabe von Informationen, im Sinne einer Hilfe zur Entscheidungsfindung, im Sinne einer Hilfe bei der Lösung eines Problems oder im Sinne des Austausches von Meinungen und Erfahrungen. Die Auffassung von Beratung hat sich zunehmend entfernt von einer früheren ‚hierarchischen' Sicht, aus welcher der Berater ein Experte ist, der dem Beratenen empfiehlt, was richtig und sinnvoll ist und was er tun sollte. Heute wird Beratung eher verstanden als gemeinsame, kooperative Aufgabe (vgl. KLEBER 1989; MUTZECK 1999 sowie BACHMAIR u.a. 1989). Dabei sollte nicht übersehen werden, dass Berater dennoch oft Personen sind, die größeres Wissen oder reichhaltigere Erfahrung mitbringen. Allerdings ist die beratene Person letztlich der ‚Experte' für das eigene Schicksal und die Entscheidungen im Hinblick auf die eigene Person.

Beratung kann sich zum einen an die jungen Menschen richten, mit denen eine Pädagogenperson arbeitet: etwa im Sinne einer Lern- oder Lebensberatung. Eine Beratung in diesem Sinne kann zwischen den Aufgaben des ‚Erziehens' und des ‚Förderns' eingeordnet werden. Aber auch Eltern und andere Bezugspersonen des Kindes oder Jugendlichen könnten die ‚Klientel' einer pädagogischen Beratung sein, aus eigenem Wunsch oder vom Pädagogen ausgehend, ‚aufsuchend'. In den letzten Jahren ist gerade die Erziehungsberatung von Eltern zunehmend in den Vordergrund der Diskussion geraten, auch im Hinblick auf Prävention (vgl. HILLENBRAND 2006b) oder Frühintervention (siehe beispielsweise Kap. 7.1). Diese Diskussion speist sich aus der Beobachtung, dass eine große Fülle von verfestigten Auffälligkeiten bei Kindern und Jugendlichen durch mangelnde Kompetenzen sowie auch eine problematische Realisierung von Erziehung im häuslichen Kontext zustande kommt und es effektiv wäre zu versuchen, hier Vorsorge oder ein frühes Eingreifen zu gewährleisten. Dies wird sicher einer der zukünftigen ‚Brennpunkte' der konzeptionellen Weiterentwicklung sein.

Auch der wechselseitigen Beratung von Kolleginnen und Kollegen innerhalb eines Arbeitsbereiches, etwa einer Einrichtung, kommt ein maßgeblicher Stellenwert zu – und schließlich könnte auch die Beratung *von* anderen Berufsgruppen oder *durch diese* notwendig und sinnvoll sein: etwa mit einem Arzt, einer Psychologin, einem Sozialpädagogen oder einer Erzieherin.

Das Bereitstellen sowie Inanspruchnehmen von Beratung ist eine zunehmend wichtige und zentrale (sonder-) pädagogische Aufgabe in Kontexten der Erziehungshilfe geworden, die gerade in den letzten Jahren für sonder- und sozialpädagogische Arbeitsfelder sehr viel Aufmerksamkeit erfährt (vgl. etwa NUSSBECK 2006; SCHNOOR 2006). Die Bereitschaft beraten zu werden und auch die Verfügbarkeit kompetenter Berater sind von großer Bedeutung für eine gezielte und effektive pädagogische Arbeit, aber auch für die Gesundheit im Beruf sowie für die Weiterentwicklung der eigenen fachlichen Kompetenz. Hier findet neben dem Informationsaustausch in aller Regel auch ein mindestens ebenso bedeutsamer emotionaler Austausch statt.

Eine Art Sonderfall der Beratung stellt die Supervision dar: Professionelle Berater, hier insbesondere Pädagogen, unterstützen eine andere Person oder eine Gruppe auf Basis wissenschaftlicher Konzepte dabei, sich im Hinblick auf bestimmte berufliche Problemstellungen, hier also solche im Kontext Erziehungshilfe, zu orientieren. Recht verbreitet sind zum einen die Fallsupervision als Beratung von Pädagogen im Hinblick auf die Arbeit mit konkreten Kindern und Jugendlichen, zum anderen die Teamsupervision als Beratung eines Teams angesichts akuter Konflikte oder auch kontinuierlich über eine Zeit hinweg.

5.4 Weitere Aufgaben im Kontext Verhaltensstörungen

Die pädagogische Arbeit im Hinblick auf Verhaltensstörungen umfasst eine Fülle von Aufgabenbereichen. Welche jeweils im Vordergrund stehen werden, entscheidet sich anhand des speziellen Einsatzgebietes, der Einrichtung, der Rollenbeschreibung und auch der Gruppe von jungen Menschen, mit der eine Pädagogin oder ein Pädagoge arbeitet. Im Folgenden sollen im Hinblick auf das Arbeitsfeld ‚Verhaltensstörungen' einige weitere zentrale, übergeordnete Aufgaben beschrieben werden (vgl. dazu STEIN 2004, 91ff.): Kooperation, Verwaltung, Reflexion und Innovation.

5.4.1 Kooperation

Kooperieren ist im vorliegenden Themenkontext eine häufige und wichtige Anforderung – das wurde im Kontext der Gedanken zur Aufgabe des ‚Beratens' (und Beraten-Werdens), aber auch des Unterrichtens deutlich. Die Qualität der Förderung von Kindern und Jugendlichen mit Verhaltensauffälligkeiten entscheidet sich nicht zuletzt in Abhängigkeit von der Zusammenarbeit verschiedenster Institutionen, zu denen das Kapitel 4.2 einen Überblick bietet. Die Relevanz, aber auch Problematik einer solchen (netzwerkartigen) Kooperation von Einrichtungen wurde zum Abschluss von 4.2 deutlich. Fast nie ist es so, dass sich nur eine Institution mit bestimmten Auffälligkeiten befasst – zumeist sind eine Schule, das Jugendamt, ein Heim oder auch eine Kinder- und Jugendpsychiatrie damit konfrontiert. Oft scheitert eine ausreichende Förderung bereits an mangelndem Informationsaustausch. Das muss keine ‚böse Absicht' sein, sondern kann einfach im Alltagsstress untergehen. Es fehlt häufig am bewussten ‚Blick über den Tellerrand' der eigenen Einrichtung, in der man arbeitet. Es ist im Hinblick auf die Entwicklung der Kinder und Jugendlichen, aber auch im Hinblick auf die Effektivität der eigenen Arbeit, die Arbeitszufriedenheit und die psychische Gesundheit der Pädagogen gerade für diesen Bereich wichtig, den Blick über die konkrete Arbeit in der eigenen Institution hinaus zu schärfen und auch zu bewahren. Neben dem wechselseitigen Informationsaustausch über das Kind oder den Jugendlichen kann ‚kooperieren' meinen (vgl. STEIN 2004):

- eine wechselseitige Beratung;
- eine wechselseitige emotionale Unterstützung in Krisensituationen;
- eine Information über Planung und Ablauf von Maßnahmen der Diagnose oder Förderung;
- die gemeinsame Planung von Fördermaßnahmen sowie auch
- die koordinierte Umsetzung solcher Fördermaßnahmen.

REISER (vgl. 1997a) bezeichnet Kooperation neben Erziehen, Unterrichten und Beraten als eine der vier Kompetenzsäulen zukünftiger Sonderpädagogen. Diese Aufgabe richtet sich auf Kontaktpartner innerhalb, aber auch außerhalb der eigenen Organisation; sie richtet sich auf Professionelle (Lehrer, Erzieher, Diplom-Pädagogen, Psychologen, Ärzte, Polizisten), aber auch auf Laien (Eltern und insbesondere die Kinder und Jugendlichen selbst). Besonders häufig und bedeutsam sind Kontakte zwischen sozialpädagogisch tätigen Pädagogen, erzieherisch Tätigen und Lehrern sowie zwischen diesen drei Gruppen und Eltern, Erziehungs- bzw. Sorgeberechtigten.

Ob Kooperation kompetent realisiert werden kann, ist von der komplementären Kooperationskompetenz und -bereitschaft der Partner, insbesondere aber von der eigenen Ausbildung und von der Gewährleistung institutioneller Voraussetzungen abhängig – eine kritische Hinterfragung beider Bedingungen bietet REISER (vgl. 1996, 180).

5.4.2 Verwaltung

Verwalten ist für Pädagogen nicht unbedingt eine der beliebtesten Aufgaben. Aber Verwaltungsaufgaben stellen sich in vielfältiger Art und Weise. Dazu kann die Aufnahme oder Entlassung von Kindern und Jugendlichen gehören, die Dokumentation von besonderen (problematischen) Vorfällen, die Planung, Organisation und Aufzeichnung von Abläufen in der Einrichtung, um diese im Nachhinein und auch für jemanden von außen nachvollziehbar zu machen – aber auch die formalen Aspekte eines diagnostischen Verfahrens sind ein Aspekt von Verwaltung. Die Realisierung dieser Aufgabe dient beispielsweise der Rechtfertigung der gesellschaftlichen Finanzierung von Maßnahmen, was gerade im Kontext der Jugendhilfe einen unverzichtbaren Tätigkeitsbereich darstellt. Unklare Finanzierungen oder auch nach außen hin problematisch bzw. ineffektiv wirkende Maßnahmen könnten dazu führen, dass eine Einrichtung und die in ihr Tätigen gesellschaftlich ‚zur Rechenschaft' gezogen werden. Dass Verwaltung häufig eher unbeliebt ist, hat verschiedene Gründe: Sie kann an verschiedenen Punkten eine (flexibel sein sollende, kurzfristig reagierende) individuelle pädagogische Förderung behindern oder beschränken, sie blockiert immer auch einen Teil der Arbeitszeit, der nicht mehr für die eigentlichen pädagogischen Aktivitäten zur Verfügung steht – und sie ist oft einfach mühsam. Es sollte deutlich geworden sein, dass Verwaltung zur Organisation und Rechtfertigung der pädagogischen Arbeit unverzichtbar ist – die Dokumentation einer Hilfeplanung beispielsweise hat erhebliche Verwaltungsanteile und erfüllt zugleich wichtige Zwecke. Allerdings gilt es ein kritisches Auge darauf zu werfen, wann Verwalten zu einem Selbstläufer wird und sich pädagogisch wirklich behindernd oder schädlich auswirkt.

5.4.3 Reflexion

Eine spezielle Erziehung bedarf, bezieht man sich auf SPECK (vgl. 1991a, 268), einer Art ‚Meta-Kompetenz': der professionellen Fähigkeit, entsprechende Aufgaben zu reflektieren, zu formulieren und nach außen zu vertreten. Zugestanden – keine der hier beschriebenen Aufgabenstellungen kommt ohne Reflexion aus. In Anbetracht ihres Stellenwertes und der einschlägigen Fachdiskussion soll sie jedoch nochmals gesondert als Aufgabe hervorgehoben werden.

Traditionell kann die Reflexion und Formulierung von Aufgaben als „theoriegeleitetes Handeln und Reflektieren" (WITTROCK 1998, 87) beschrieben werden und stellt somit grundsätzlich eine Anforderung an alle professionell tätigen Pädagogen dar, der allerdings für Sonderpädagogen in der Erziehungshilfe aufgrund ihrer schwierigen Arbeitsfelder oft besondere Bedeutung zukommt, insbesondere im Hinblick auf die Fähigkeit zu komplexer Reflexion systemischer Bezüge und Wechselwirkungen (vgl. VERNOOIJ 1998a; BACH 1997, 25). Auch OPP (vgl. 1998) fordert (hier spezifisch für die Arbeit in der Kinder- und Jugendhilfe) eine „reflexive Professionalität", auch eine „Reflexion über die Reflexion" (ebd., 154) und misst reflexiver Kompetenz die Bedeutung zu, von vorgegebenen Strukturen zu befreien, indem der Reflektierende sich von diesen lösen kann und dadurch an Flexibilität gewinnt. Hier sind auch Fähigkeiten und Fertigkeiten (sowie die Bereitschaft) zur ‚Selbstevaluation' eigenen Handelns (SCHMETZ 1998, 363) zu nennen.

Reflexive Kompetenzen können angesichts der Veränderungen der Sonderpädagogik als eine Art ‚Schlüsselqualifikationen' auch dazu dienen, den sich (teilweise rasch) wandelnden Anforderungen an Heil- und Sonderpädagogen zu begegnen, sich auf diese flexibel einzustellen. Über die Aneignung von spezifischen Handlungskonzepten hinaus ist HEIMLICH (vgl. 1999b) zufolge für deren flexible Erneuerung ein „*Reflexionswissen auf der Ebene metatheoretischer Kompetenzen*" (ebd., 190) vonnöten. Dazu gehöre zum einen die kritische Prüfung und gegebenenfalls Aneignung neuer Konzepte, zum anderen die eigenständige Weiterentwicklung von bereits angeeigneten, verfügbaren Handlungskonzepten. Dazu zählt aber auch die kritische Reflexion der eigenen Rolle als Basis des im Hinblick auf Kooperation beschriebenen Aushandelns von Rollen: Vor dem Aushandeln steht die Fähigkeit und Bereitschaft zur eigenständigen Rollenreflexion (vgl. MBWW RHEINLAND-PFALZ 1999, 4ff.), ohne die ein Aushandeln nicht wirklich erfolgreich sein und zu Änderungen führen kann. HEIMLICH (vgl. 1999b) fordert also von Lehrern für Sonderpädagogik neben instrumentellen auch reflexive Kompetenzen. Ähnlich skizziert REISER (vgl. 1997a, 67f.) zentrale Komponenten kritischen sonderpädagogischen Denkens, deren Förderung vor allem Aufgabe der ersten Studienphase ist: die Fähigkeiten, in Gegensätzen zu denken, Perspektiven zu wechseln, Probleme zu formulieren und Methodenkritik zu üben.

5.4.4 Innovation

Innovieren ist eine Aufgabe, die in jüngerer Zeit häufig für Lehrer genannt wird (vgl. MEYER 1997a; 1997b; STEIN 2004), aber grundsätzlich für alle Professionellen in Kontexten der Erziehungshilfe von großer Bedeutung ist. Damit ist gemeint, die Einrichtung und ihre Funktion sowie auch die eigene Arbeit nicht als etwas Selbstverständliches, Unveränderbares zu betrachten, sondern eigenständig nach Weiterentwicklungsmöglichkeiten der ausgeübten Tätigkeit und des ‚Funktionierens' einer Einrichtung zu suchen und diese Möglichkeiten als Vorschläge mutig in die Diskussion zu bringen. Es bedeutet auch, nach Ideen zu suchen, neuere wissenschaftliche Erkenntnisse in die Praxis umzusetzen. Innovieren setzt ein kritisches Potential voraus, einen distanzierenden Blick auf die eigene Arbeitsstätte, die eigenen Aufgaben und Aktivitäten. Innovieren ist damit ein wichtiges Hilfsmittel gegen die Festgefahrenheit und Starre von pädagogischen Institutionen.

Innovation als ein so verstandenes Potential ist gerade für die schwierige, oft frustrierend wirkende Arbeit im Bereich Verhaltensstörungen auch von Bedeutung für die Prävention im Hinblick auf berufliches Ausbrennen (Burnout) sowie Berufsunzufriedenheit. Häufig kommt es hier beispielsweise zu immer gleichen, aber nicht weiter führenden Interaktionsmustern, die kritisch hinterfragt und für die Alternativen und neue Wege gefunden werden müssen, um aus ‚Teufelskreisen' und Blockaden herauszukommen. Angesichts von erlebter Unzufriedenheit und Erschöpfung von Pädagogen ist es von großer Bedeutung zu erforschen, warum diese Probleme entstanden sind bzw. sich zu verfestigen drohen – um Überlegungen zur Veränderung der eigenen Situation anzustellen. Soweit Pädagogen nicht die Konsequenz ziehen, zugunsten eigenen Wohlbefindens den beruflichen Kontext zu wechseln, also aus der Arbeitssituation auszusteigen, wird es um Überlegungen zur Veränderung dieser Situation gehen.

Im Rahmen von Innovation kann sich der Blick aber auch auf das Wohlergehen der zu fördernden Kinder und Jugendlichen richten – und innovatorische Impulse wären dann als der Versuch gemeint, situative Bedingungen zugunsten der Adressaten des eigenen pädagogischen Handeln zu optimieren. Innovation ergibt sich aus einer Position der Parteinahme. So fordert HAEBERLIN (vgl. 1996, 342ff.) eine besondere ethische Grundorientierung als Basiskompetenz jeglicher heil- bzw. sonderpädagogischen Arbeit – und fasst darunter die Offenheit gegenüber den Bedürfnissen und Nöten hilfsbedürftiger Kinder und Jugendlicher, die Verantwortungsübernahme für das Lebensrecht aller Menschen, den Einsatz für die Teilhabe an Bildung für alle Menschen und die Anerkennung eines Rechts auf Selbstständigkeit und Lebensqualität. Dieser Einsatz kann sich direkt auf die Edukanden richten – aber eben auch auf eine Veränderung der Verhältnisse im pädagogischen Nahraum oder darüber hinaus.

6. Pädagogisch-therapeutische Förderung: Konzepte und Förderbereiche

Ansätze der besonderen Förderung, teilweise am Schnittbereich zwischen Pädagogik und Psychotherapie, sind Thema dieses Kapitels, wobei zunächst Handlungsmodelle aus den unter 2. dargestellten Theorien zur Erklärung entwickelt werden, um danach einen Blick auf bestimmte Funktionsbereiche und Förderschwerpunkte zu werfen: Spiel, moralisches Urteilen und Handeln, Psychomotorik und Wahrnehmung sowie Identität und Selbstkonzept.

Bevor Herangehensweisen vorgestellt und Förderschwerpunkte erörtert werden sollen, ist allerdings zu klären, was denn unter ‚pädagogisch-therapeutischer Förderung' zu verstehen ist. Es handelt sich um einen in sonderpädagogischen Kontexten recht verbreiteten Begriff – aber: In welchem Verhältnis stehen hier Pädagogik und Therapie?

Pädagogisch-therapeutische Förderung ist mittlerweile ein feststehender heil- und sonderpädagogischer Begriff. Es wird oft nicht mehr allzu tief greifend reflektiert, was denn damit nun gemeint ist: Handelt es sich eher um eine pädagogische oder eher um eine therapeutische Förderung? Oder ist eine Mischung von beidem gemeint, und wenn ja: wie sieht diese Mischung aus?

Man mag diese Fragen als ‚praxisferne Begriffsklauberei' bezeichnen. Dem ist aber nicht so: Das Verständnis der eigenen Tätigkeit hat erheblichen Einfluss auf das berufliche Handeln selbst. Damit ist die kritische Frage eines verantwortungsvollen, professionellen Arbeitens verbunden. Die nachfolgenden Gedanken zur Unterscheidung von Pädagogik und Therapie sind als Anregungen zum Nachdenken, zur Reflexion des professionellen Selbstverständnisses gedacht (vgl. auch GÖPPEL 2000).

Zuvor gilt es aber, den Begriff der Förderung zu bestimmen. Auch dieser ist in der Sonderpädagogik sehr verbreitet und bleibt zumeist eher unbestimmt. Förderung kann als recht allgemeines Konzept der intentionalen Einwirkung von Professionellen (Erziehern, Psychologen, Psychotherapeuten usw.) auf Menschen, im engeren Sinne auf Kinder und Jugendliche beschrieben werden, durch welche eine erwünschte Entwicklung angestoßen oder vorangetrieben werden soll. Insofern sind Erziehung oder auch Therapie enger gefasste Begriffe. Für die Pädagogik bei Verhaltensstörungen soll mit Förderung hier das konzeptgeleitete, insbesondere interventive pädagogische Arbeiten gemeint sein. Im weiteren Verlauf dieses Kapitels werden vor allen Dingen solche Förderkonzepte vorgestellt, die sich aus den unterschiedlichen Ansätzen zur Erklärung von Verhaltensstörungen ergeben (vgl. Kap. 2).

Wie steht es mit einer Gegenüberstellung und Unterscheidung von Therapie und Pädagogik?

Therapie bezeichnet eine Kranken- und Heilbehandlung (vgl. DUDEN 1990, 778). Der Begriff entstammt dem griechischen ‚therapeia', was ursprünglich ‚Dienen', ‚Dienst' oder ‚Pflege' bedeutete, in unserer Zeit und Gesellschaft aber eben als Kranken- und Heilbehandlung verstanden wird. Mit ‚Therapeutik' meint man die Wissenschaft von der Behandlung der Krankheiten. Psychotherapie bezieht sich dabei auf die (Heil-) Behandlung von Störungen des Erlebens und Verhaltens.

Bezieht man sich auf die populärste Interpretation im Sinne des griechischen Wortursprungs *paidagogein*, dann sind Pädagogen als ‚Knaben-Führer' zu verstehen (vgl. DUDEN 1990, 563), im weiteren Sinne als ‚Kinder-Führer'. BÖHM (2005, 478) allerdings interpretiert den Begriff, von *paideia* her, als „(wissenschaftliche) Lehre von der menschlichen Bildung bzw. Bildungslehre". Heute verbindet man mit Pädagogen spezifisch die Berufsbilder der Erzieher und der Lehrer. Dabei ist Erziehen grundsätzlich positiv zu verstehen, eben, wie unter 5.1 dargestellt, als ‚Aufforderung zur Selbsttätigkeit' (BENNER 1991) – und nicht als Beseitigung einer Störung. Ruth COHN (vgl. 1975) beschreibt das Verhältnis zwischen Therapie und Pädagogik wie folgt: „Psychotherapie dient der Auflösung fehlgeleiteter und fixierter Strebungen oder dem Erwecken verkümmerter Möglichkeiten; Pädagogik bezieht sich auf die Erfüllung und Erweiterung des freien Potentials" (ebd., 176).

Allerdings geht es hier um das Arbeitsfeld der Sonder- oder auch Heil-*Pädagogik*. Es geht um das pädagogische Umgehen mit Störungen, unter anderem mit Verhaltensstörungen. Zwar liegen Heil- und Sonderpädagogik an einem Übergangsbereich zwischen pädagogischer und therapeutischer Tätigkeit: Man hat es hier sicher häufig eher mit ‚verkümmerten Möglichkeiten' zu tun als mit einem ‚freien Potential', dem man nur zur Erweiterung verhelfen müsste. Dennoch handelt es sich zuallererst um pädagogische und eben nicht um therapeutische Tätigkeitsfelder – und Sonderpädagogen sind unbedingt zunächst als Pädagogen zu verstehen. Dies kann dreifach begründet werden:

- Ein pädagogisches Selbstverständnis bedeutet, Kinder und Jugendliche in ihrem Verhalten und Erleben als ‚normal' zu betrachten und damit zu akzeptieren. Soweit sich im weiteren Verlauf der Zusammenarbeit zeigt, dass erheblichere Störungen vorliegen, können Sonderpädagogen immer noch abwägen, inwiefern sie ihre eigene Tätigkeit ‚pädagogisch-therapeutisch' anpassen müssen oder ob professionelle Therapeuten hinzugezogen werden sollten. Es ist in unserer Gesellschaft durchaus chic, sich selbst mit dem medizinisch-therapeutischen ‚weißen Kittel' zu schmücken, und sei es symbolisch, indem man sich selbst als ‚Therapeuten' bezeichnet. Das hat ein hohes Renommée und scheint eine höhere Anerkennung für den eigenen Berufsstand zu schaffen. Das Problem besteht aber darin, auf diesem Wege Kinder und Jugendliche vorschnell als ‚krank' oder ‚gestört' zu bezeichnen oder dies durch eine eigene ‚therapeutische' Funktion implizit nahe zu legen.
- Therapie oder Psychotherapie ist auf besondere Gegebenheiten angewiesen und unterscheidet sich damit von einer pädagogischen Situation: Viele Psychotherapien finden in der Einzelarbeit zwischen Therapeut und Klient statt. Man trifft sich beispielsweise einmal wöchentlich für eine Stunde. Im Vordergrund steht die Arbeit an der Störung. Sonderpädagogen hingegen haben es zumeist mit (kleineren) Gruppen von Kindern und Jugendlichen zu tun, mit denen sie täglich für mehrere Stunden zusammen arbeiten. Im Vordergrund stehen eher pädagogische Alltagssituationen: Unterricht, Gesprächsrunden, Essen kochen, Ausflüge machen, spielen, Hausaufgaben erledigen. Es ist fraglich, in welchem Maße in solchen ‚Alltagssituationen' überhaupt eine seriöse ‚therapeutische' Arbeit geleistet werden kann.
- Psychotherapie ist ein ernsthafter, wichtiger, sensibler Aufgabenbereich. Eine solche Arbeit kann weder ‚nebenbei' gelernt noch ‚nebenbei' ausgeübt werden. Die psychotherapeutische Tätigkeit basiert auf komplexeren, gut durchdachten Konzepten

und bedarf eines anspruchsvollen ‚Handwerkszeugs' der praktischen therapeutischen Kompetenz. Grundlage ist eine in der Regel mehrjährige Ausbildung in einem bestimmten psychotherapeutischen Ansatz. Die therapeutische Arbeit ohne eine solche Ausbildung ist unverantwortlich und kann bei den Klienten einen erheblichen Schaden anrichten.

Nichtsdestotrotz sollen im Folgenden verschiedene Konzepte vorgestellt werden, die in der Tat aus der Psychologie und zumeist auch aus der Psychotherapie heraus kommen. Dies ist insofern sinnvoll und unverzichtbar, als die vorzustellenden Konzepte wichtige Hilfsmittel für das Verstehen von Verhaltensstörungen und den Umgang mit solchen Störungen bieten können. Sonderpädagogen sollten mit solchen Konzepten vertraut sein. Dieses Wissen hilft ihnen, Störungen zu erkennen und einzuschätzen, gezielt an Fachkräfte weiterzuleiten, sich mit diesen zu verständigen (eine gemeinsame ‚Sprache' zu verstehen) und damit frühzeitig Fehlentwicklungen vorzubeugen. Das Kennen psychotherapeutischer Konzepte und Sichtweisen kann auch helfen, das eigene Verhalten und Erleben zu hinterfragen und kritisch zu betrachten. All diese Aspekte nennt BUNDSCHUH (vgl. 1995, 202ff.). Es handelt sich grundsätzlich um Aspekte des ‚Verständniswissens' – und nicht um ein ‚Anwendungswissen', das es erlaubt, psychotherapeutisch zu handeln. Da, wo es zum Anwendungswissen werden könnte, wird jeweils kritisch zu fragen sein, welche Komponenten aus einem Konzept sinnvoll und verantwortungsbewusst in *pädagogisches* Handeln transformierbar sind.

Pädagogik bei Verhaltensstörungen soll aus all diesen Gründen hier als eine *besondere Pädagogik* verstanden werden, wobei drei Besonderheiten im Vordergrund stehen (vgl. auch STEIN 1999, 91):

- besondere Organisationsformen wie etwa kleinere Lerngruppen, mehr pädagogische Betreuung sowie Betreuung durch andere Berufsgruppen wie Psychologen, Ärzte oder Sozialarbeiter und auch besondere Ausstattung mit Räumen und Material;
- spezifische Ausbildung der Pädagogen für die Arbeit mit Kindern und Jugendlichen (mit Verhaltensauffälligkeiten) im Hinblick auf pädagogisches Wissen sowie konzeptgesteuerte, pädagogische Handlungskompetenz – und dazu gehören auch psychologische und psychotherapeutische Grundkenntnisse;
- die Verfügbarkeit besonderer Zusatzdienste: etwa Sonder- oder Förderschulen, Erziehungsberatungsstellen, Jugendämter.

Alle im Folgenden dargestellten Förderkonzepte gründen auf bestimmten Theorien. Der Text soll einen Überblick über wichtige Ansätze pädagogisch-therapeutischer Förderung geben; diese werden, unter Bezug auf die ihnen jeweils zugrunde liegenden Sichtweisen von Störungen (vgl. Kap. 2), im Hinblick auf zentrale Gedanken vorgestellt. Auf diesem Wege soll auch ein Vergleich möglich sein. Um ein bestimmtes Konzept allerdings gezielt, erfolgreich und verantwortlich einsetzen zu können, ist eine erheblich vertiefte Beschäftigung mit diesem unverzichtbar. Fast alle diese Konzepte stammen aus dem psychotherapeutischen Bereich – um mit ihnen pädagogisch arbeiten zu können, braucht man eine umfangreiche, in der Regel mehrjährige Fortbildung. (Das gilt oft ebenso für die spezifischer pädagogischen Ansätze.) Das Kennen dieser Konzepte kann allerdings dabei behilflich sein, Verhaltensstörungen zu verstehen und erhebliche Erziehungsfehler zu minimieren.

6.1 Konzepte pädagogisch-therapeutischer Förderung

6.1.1 Psychoanalytische Pädagogik

Grundlegende Aspekte der psychoanalytischen Theorie wurden unter 2.2.1 vorgestellt: die Instanzen-, Phasen- und Neurosenlehre. Nun sollen die Konzepte von drei Psychoanalytikern angesprochen werden, die sich auf Basis psychoanalytischen Gedankengutes mit dem Problem der Erziehung, insbesondere der Erziehung schwieriger Kinder und Jugendlicher, aktiv in Theorie und Praxis auseinandergesetzt haben: August AICHHORN, Bruno BETTELHEIM und Fritz REDL.

6.1.1.1 Der Beitrag August AICHHORNs

August AICHHORN (1887-1949) gilt als Begründer einer psychoanalytisch orientierten Pädagogik. Seine Arbeit fußt insbesondere auf der FREUD'schen Triebtheorie. Zunächst war er Volksschullehrer und übernahm dann 1918 den Auftrag, ein Erziehungsheim für verwahrloste Kinder einzurichten. Die Anstalt wurde 1922 aufgelöst. 1925 veröffentlichte er sein Buch „Verwahrloste Jugend" (vgl. AICHHORN 1987). AICHHORN übertrug auch als erster die psychoanalytische Theorie umfassend und systematisch in die Arbeit im Kontext der Erziehungsberatung: Ab 1923 gründete er in Wien Erziehungsberatungsstellen.

AICHHORN unterscheidet zwei Zustandsformen der Verwahrlosung: eine ‚latente Verwahrlosung', welche durch die Erziehungsgeschichte des Kindes zustande gekommen ist – und eine ‚manifeste Verwahrlosung', wenn die emotionale Verwahrlosung dann im Verhalten des Kindes oder Jugendlichen deutlich wird, wenn er oder sie ‚verwahrlost' erscheint. Ursachen für Verhaltensstörungen werden hier also vor allen Dingen auf eine Verwahrlosung in Familie und Erziehung in der Kindheit zurückgeführt.

Um das Bahnbrechende an AICHHORNs Arbeit zu verstehen, muss man den zeitlichen Hintergrund sehen: Zu seiner Zeit waren ‚Besserungsanstalten' militärähnlich organisiert, als eine Art Arbeitslager (vgl. HEINEMANN u.a. 1992, 14). AICHHORN beurteilte den dort üblichen reinen Zwang zur Anpassung über Strafe und Belohnung als wenig hilfreich. Er wollte stärker an den Ursachen von Verwahrlosung ansetzen und sie anders angehen. Ziel war es für ihn auch, die seelische Situation der Kinder mit Hilfe der Psychoanalyse zu verstehen. Kennzeichen seiner Pädagogik waren daher grenzenlose Milde und Güte. Dazu gehörte auch ein befreiendes Verstehen der Verwahrlosung der Kinder. Außerdem sollten im Bezug der Kinder zu den Erziehern ‚Übertragungen' stimuliert werden. Unter ‚Übertragungen' versteht die Psychoanalyse das Phänomen, dass ein Patient in der Therapie frühere emotionale Beziehungen auf seine Beziehung zum Therapeuten überträgt. Er wird dann vielleicht mit der Therapeutin so reden und umgehen, wie er es mit seiner Mutter getan hat. Solche Übertragungen sollten durch eine intensive Erzieher-Kind-Beziehung gefördert, aufgedeckt und anschließend bearbeitet werden. Auf der anderen Seite stehen ‚Gegenübertragungen': indem Therapeuten bzw. Pädagogen frühere eigene Beziehungsmuster unbewusst auf die Beziehung mit einem Kind oder Jugendlichen übertragen. Auch diese Prozesse sollten für eine gelingende therapeutische oder pädagogische Arbeit bewusst sein bzw. gemacht werden.

Im Erziehungsheim Oberhollabrunn wurden Gruppierungen von Kindern und Jugendlichen nicht nach Geschlecht oder Alter, sondern nach Art der Störung gebildet. Darunter waren auch viele Kinder und Jugendliche mit erheblichen sozialen Auffälligkeiten, starker Aggressivität und unsozialem Verhalten.

Aus dem triebtheoretischen Verständnis FREUDs heraus ging AICHHORN davon aus, dass jeder Mensch sein Leben als ‚asoziales' Wesen beginnt. Erziehung hat die Aufgabe, Menschen aus diesem Zustand heraus zu sozialer Anpassung zu führen. Dies versuchte AICHHORN, wie bereits angesprochen, allerdings nicht durch Kontrolle zu erreichen, sondern durch Liebe und den konsequenten, beharrlichen Aufbau einer Beziehung. Zunächst muss aus seiner Sicht das große Defizit an Liebe ausgeglichen werden; erst dann können Kinder und Jugendliche nach und nach sehr vorsichtig belastet werden. Dabei bestand das Ziel nicht etwa einfach in einem ‚Ausleben' von Trieben und Bedürfnissen, sondern eben im Erfahren von Liebe und im Aufbau einer engen Beziehung zu den Erziehungspersonen. Auf dieser Basis sollte eine Stärkung des Ich, also der kontrollierenden Instanz, angegangen werden.

Auch hinsichtlich der schwierigsten Kinder und Jugendlichen versuchte AICHHORN sein Prinzip grenzenloser Milde und Güte umzusetzen. Die Zuneigung sollte das Liebesdefizit ausgleichen, das aus AICHHORNs Sicht in den Aggressionen zutage tritt. Es gab zwar einige Regeln, etwa einen festgesetzten Tagesrhythmus, aber aus diesem konnten die Kinder und Jugendlichen ausscheren. Das oberste Prinzip war immer, alle soweit irgend möglich gewähren zu lassen. Die Erzieherinnen und Erzieher sollten also größtmögliche Geduld üben. Diese Anforderung stellte sich, trotz aller Erfolge des Konzepts, als eine sehr schwierige heraus, welche die Pädagogen an ihre Grenzen brachte: „Aichhorn konnte zwar mit dem psychoanalytisch-pädagogischen Modellversuch seine theoretischen Leitideen bestätigen, allerdings zu Lasten von Menschen und Sachen. Zwei Erzieherinnen erlitten schwere Zusammenbrüche. Die Unterkunft der Jungen wurde zu einer Ruine" (MYSCHKER 2005, 188). Das ‚Lustprinzip' dominierte in dieser Umsetzung gegenüber dem ‚Realitätsprinzip' (vgl. GÖPPEL 1989, 177ff.).

6.1.1.2 Der Beitrag Bruno BETTELHEIMs

BETTELHEIM (1903-1990) bezog sich in seiner psychoanalytisch-pädagogischen Arbeit auf AICHHORN und gründete als Professor der University of Chicago die „University of Chicago Sonia Shankman Orthogenic School" – eine Internatsschule für Kinder mit mindestens durchschnittlicher Intelligenz und schweren psychischen Störungen verschiedenster Art. Die gesamte Einrichtung wurde im Sinne eines therapeutischen Milieus strukturiert. Bei enorm hohem (auch privatem) Einsatz der Mitarbeiter verzeichnete die orthogenische Schule und Anstalt erhebliche Erfolge und gewann weitweit Vorbildcharakter.

BETTELHEIM setzte sich zum Ziel, dass die Kinder (in der Regel erstmals) die Erfahrung machen sollten, die Welt als angenehm zu erfahren. Besondere Bedeutung wurde dem Essen beigemessen, das jederzeit reichlich zur Verfügung stand, ohne Begrenzung durch die Erzieher. Auf Basis der Befriedigung der Grundbedürfnisse sollte der Aufbau einer positiven Beziehung zu den Pädagogen möglich sein. Die Lerngruppen bestanden aus 5-8 Schülern; es sollte keinen curricularen Druck geben. Primat war der Aufbau einer positiven Beziehung zwischen Pädagogen und Kindern. Den Pädagogen und ihrer Person kommt eine zentrale Position in dieser gestalteten Lernwelt zu.

Bekannt geworden ist das BETTELHEIM'sche Konzept des ‚Therapeutischen Milieus' bzw. der ‚Milieutherapie'. Es wurde bereits darauf hingewiesen, dass dies als ein ‚Basisbaustein' einer Pädagogik bei Verhaltensstörungen betrachtet werden kann, der Begriff allerdings mit sehr schillerndem Bedeutungsgehalt verwendet wird. Das Konzept BETTELHEIMs entstand aus der Arbeit in der Schule heraus und dem entsprechend in enger Theorie-Praxis-Verschränkung.

KRUMENACKER (vgl. 1998, 114) verweist in seiner Biographie auf die Internierung von BETTELHEIM in einem Konzentrationslager und bezeichnet das therapeutische Milieu im Hinblick auf seinen Charakter als ‚umgekehrtes Konzentrationslager': „Wenn eine totale Umwelt in der Lage ist, menschliche Persönlichkeit bis zur Unkenntlichkeit negativ zu verändern, lautet Bettelheims elementare methodologische Konsequenz, so muß es auch möglich sein, eine Umwelt zu schaffen, die diese Wirkung in positiver Hinsicht ausübt" (ebd., 114).

Auch in Konsequenz der BETTELHEIM'schen Psychoanalyse-Kritik ergibt sich für ihn die besondere Bedeutung der Umwelt – in der Analyse ein vernachlässigter Faktor. „Milieutherapie bedient sich der bewussten Manipulation und Modifikation von Umwelt, so daß sie auch von Ich-schwachen Kindern bewältigt werden kann" (ebd., 115) … „Den in vielen Fällen ‚totalen Störungen' soll ein totales therapeutisches Milieu entgegengesetzt werden" (ebd., 116).

Dabei ist diese Milieutherapie für Kinder und Jugendliche mit schweren psychischen Störungen vorgesehen und versteht sich als letztes, intensivstes Glied einer Kette von Maßnahmen. Im Vordergrund steht, wie im Weiteren noch näher thematisiert werden soll, die bewusste Gestaltung pädagogischer Alltagssituationen, wobei zugleich der Basis menschlicher Beziehungen besondere Bedeutung beigemessen werden soll. Das Verhältnis von Therapie und Erziehung ist im Konzept BETTELHEIMs nicht recht geklärt – einerseits wird der Therapiebegriff verwendet, andererseits wird ausdrücklich der erzieherische Charakter der Konzeption betont.

Die Milieutherapie wurde über fast vier Jahrzehnte hinweg entwickelt und konzeptionell ausgefeilt. In den frühen Veröffentlichungen werden die Begriffe ‚Milieutherapie' und ‚therapeutisches Milieu' pragmatisch verwendet und kaum definiert. Betont wird der innere Zusammenhang der unterschiedlichen bedeutsamen Dimensionen: verlässliche, bedeutsame und emotional befriedigende Beziehungserfahrungen, eine flexible institutionelle Organisation, welche den Kindern die Entwicklung oder Wiedererlangung einer gesunden Selbstachtung ermöglicht – sowie eine überreichliche Befriedigung kindlicher Grundbedürfnisse. Der frühe Ansatz hinterlässt bei KRUMENACKER (1998, 119) „den Eindruck, als bestehe Milieutherapie vor allem aus zwei Elementen: einer intensiven Beziehungsgestaltung im Verhältnis eins zu eins und der überreichlichen Befriedigung der kindlichen Grundbedürfnisse". Aber auch die Bedeutung der Gruppe wird in der frühen Phase bereits betont.

In Veröffentlichungen aus den 1970er Jahren erfährt das Konzept eine Ausdifferenzierung und Integration. Von besonderer Bedeutung sind hier die ‚stummen Botschaften' im Rahmen des therapeutischen Milieus. Die Symbolik von Räumen, Ausstattungen und Situationen sowie die (nonverbal vermittelte) Bedeutung pädagogischer Haltungen rücken in den Blick. Auch hier wird das Einhergehen der konzeptionellen Tätigkeit mit der praktischen Arbeit in der Orthogenic School deutlich. Als ein weiteres besonderes Moment kommt in der späteren Entwicklungsphase die Betonung einer Dynamik zwischen der Persönlichkeitsintegration der Patienten und der Entwicklung der pädagogischen Mitarbeiter (sowie dem „permanenten Ringen der gesamten Institution um Integration und Weiterentwicklung") hinzu: „Damit wird ein Prinzip mit weitreichenden Implikationen für die Theorie und Praxis ‚pädagogischer Orte' erkennbar, das man *positive pädagogische Induktion* nennen könnte" (ebd., 123).

KRUMENACKER (vgl. 1998, 123ff.) nennt drei Hauptsäulen der Milieutherapie:

- eine gezielte, psychoanalytisch informierte Milieugestaltung – im Näheren entlang von vier Dimensionen: Umgebung, organisatorische Struktur, Gebäude, Räume und Ausstattungen – sowie die Beziehungsgestaltung;
- eine Gestaltung sowie psychoanalytische Interpretation täglich wiederkehrender Handlungen und Ereignisse („tiefenpsychologisch reflektierter und gestalteter Alltag", ebd., 123);
- eine gezielte Gestaltung und Nutzung von nicht-alltäglichen Ereignissen – im Besonderen mit Festtagen.

Kurz könnte das Konzept dann wie folgt definiert werden: „Die synonymen Begriffe Milieutherapie/therapeutisches Milieu bezeichnen eine umfassende, aufeinander bezogene *räumliche* und *zeitliche* Gestaltungsleistung in einem *institutionellen* Kontext" (ebd., 125).

Ein grundlegendes Prinzip ist dabei dasjenige der ‚Abstufung': Den Kindern sollen nur ausgewählte Erfahrungsmöglichkeiten angeboten werden, die sie auch verarbeiten können. Hinzu soll immer ein Beistand kommen, der bei der Bewältigung und Verarbeitung helfend zur Seite steht.

Mit KRUMENACKER sei darauf hingewiesen, dass die nachfolgende Beschreibung von Einzelaspekten dem Konzept nur bedingt gerecht wird, da gerade die integrative Verschränkung der Aspekte betont wird. Nun sollen aber die Säulen beleuchtet werden:

Tiefenpsychologisch reflektierter und ‚abgestufter' Alltag

Gerade über Alltagsereignisse sollen den Kindern korrigierende Erfahrungen ermöglicht werden. Ein erstes Element ist die reichhaltige Versorgung mit Essen und Trinken. Dies sei mit den Gefühlen von Sicherheit, Vertrauen und Geborgenheit verbunden – insbesondere für Kinder mit Mangelerfahrungen. Besonderes Augenmerk solle auf die Zeiten und Orte von Erfahrungen gelegt werden, da diese für deren Wirksamkeit bedeutsam seien. Korrigierende Erfahrungen seien besonders effektvoll, wenn sie in der gleichen Situation vermittelt würden, in der die negativen Erfahrungen gemacht wurden. Dabei seien die persönlichen Kontakte von ganz besonderer Relevanz. Wichtig sei auch die

Verschränkung von Ort und persönlichem Kontakt: „Kinder können ihre größten Ängste und schmerzhaftesten Erinnerungen oft erstmals mitteilen, wenn sie in dem Augenblick und an dem Ort, an dem sie auftauchen, mit ihren Betreuern zusammen sind“ (ebd., 127). Der Effekt einer pädagogisch-therapeutischen Alltagsgestaltung ergebe sich zudem aus der kumulativen Wirkung unterschiedlicher Alltagstätigkeiten und -erfahrungen. „Durch die sorgfältige Auswahl und behutsame Abstufung von Lebenserfahrungen in einem durch ‚Vorhersagbarkeit‘ und ‚Dauerhaftigkeit‘ … geprägten Milieu sollen die Komplexität von alltäglichen Erfahrungen und Anforderungen auf ein Maß reduziert werden, dem die Kinder gewachsen sind“ (ebd., 127).

Nicht-alltägliche Ereignisse im therapeutischen Milieu: ‚Magische Tage‘

Besondere Ereignisse können aus BETTELHEIMs Sicht nur eine Art ‚Zugabe‘ zur mächtigen Wirkung von Alltagsereignissen und Alltagsleben sein. Unter ‚magischen Tagen‘ versteht er bewusst gestaltete Feiertage, die durchaus eine solche ergänzende, wichtige Funktion einnehmen können.

> „Alle großen Feiertage zelebrieren nach Bettelheim symbolisch Geburten oder Wiedergeburten. Nicht zuletzt darin liegt ihre besondere Wirkung auf Kinder begründet. Werden sie freudig, und den kindlichen Bedürfnissen angemessen begangen, ist dies eine bedeutsame Zusicherung für das Kind, daß es willkommen war und geliebt wird. Die regelmäßige Wiederkehr von Festtagen bietet ihm nicht nur eine Orientierung in der Zeit, sie vermittelt ihm vor allem das Gefühl, daß es auch in Zukunft geliebt werden wird. Je unbedeutender und unsicherer sich ein Kind in der Welt fühlt, desto nötiger hat es eine solche Bestätigung“ (KRUMENACKER 1998, 129).

Feiertage sollen ihrer (kindlichen) Magie nicht zu früh beraubt werden. Die Gestaltung der magischen Tage soll sich also gegen das Gefühl des Nicht-Geliebt-Werdens und gegen die Erfahrung von Entbehrungen richten.

Die Umgebung

Auch wenn man unter ‚therapeutischem Milieu‘ den institutionellen Binnenraum versteht, rückt die Umgebung und ihre Verbindung mit der Einrichtung in den Blick. Die Generalthese ist, dass diese Umgebung von grundsätzlicher Bedeutung ist – was man am spezifischen Beispiel der Orthogenic School zeigen kann. BETTELHEIM zufolge sollte die Urbanität der Umgebung derjenigen entsprechen, die dem Patienten vertraut ist: Ein städtischer Patient werde sich in einer ländlichen Umgebung ausgegrenzt und abgeschoben fühlen. Das spezifische Universitätsmilieu um die Orthogenic School bringe weitere Nutzenaspekte mit sich: Erstens unterstütze es die Selbstachtung. Die gesellschaftliche Anerkennung der Universität strahle aus – selbst, wenn man ‚nur‘ Patient in dieser Institution sei. Hinzu komme der ‚Geist‘ der Universität als einer Einrichtung, die sich dem Lernen widmet. Zudem diene die universitäre Umgebung als ‚Puffer‘ – hier zwischen der Weltstadt Chicago und der ‚kleinen Welt der Schule‘ (BETTELHEIM 1990, 101ff.; KRUMENACKER 1998, 133). KRUMENACKER zieht zwei grundsätzliche Schlussfolgerungen zum Faktor Umgebung:

„Erstens: Zwischen Institutionen und ihren Umgebungen muss eine begrenzte Wechselwirkung angenommen werden. Auch diese wirkt sich entweder positiv oder negativ auf die pädagogisch-therapeutischen Bemühungen aus. … Zweitens: Die denkbar beste ‚stumme Botschaft', die von der Beziehung Institution-Umgebung ausgehen kann, ist die von Integration bei Wahrung der besonderen Identität" (ebd., 134).

Gebäude, Räume und Ausstattungen

Gebäude, Räume und Ausstattungen sollten den konkreten Bedürfnissen der Bewohner gerecht werden. Zugleich sollten sie aber auch den Anforderungen entsprechen, welche die Mitarbeiter an sie stellen – also den pädagogischen Aufgaben und Erfordernissen. Sie sollten des Weiteren ansprechende ästhetische Qualitäten sowie eine solide Beschaffenheit aufweisen. Und schließlich sollten von ihnen auch positive symbolische Botschaften ausgehen. Von einer anderen Seite her könnte man quantitative und qualitative Aspekte unterscheiden: Quantitative Momente wären die Große einer Einrichtung einschließlich optimal bemessener Privat- und Gruppenbereiche. Qualitative Aspekte wären die Reize für die menschlichen Nahsinne. Im Hinblick auf den symbolischen Charakter weist BETTELHEIM (vgl. 1990) auf die besondere Wahrnehmung psychotischer Menschen hin: Sie unterlegten jedem wahrgenommenen Detail eine Bedeutung und bezögen es auf die eigene Person. Zum anderen orientierten sie sich weniger am rationalen Gehalt einer Erfahrung als am symbolischen und emotionalen. Damit trete die symbolische Dimension bei solchen Menschen gegenüber nicht-psychotischen Personen in doppelter Verstärkung zutage. Dem müssen Gebäude, Räume und Ausstattungen Rechnung tragen.

Die Orthogenic School kommt ohne traditionelle Anstaltsarchitektur aus, was große Vorteile mit sich bringt. Wichtig ist es, dass Architektur und äußere Erscheinung eines Gebäudes einen positiven, ersten Gesamteindruck vermitteln. „Die Innenarchitektur und die Ausstattung der Räume müssen ihn aufnehmen, bestätigen und differenzieren" (ebd., 139). Aber auch die einzelnen Gegenstände von Räumen sowie deren Kombination senden ‚stumme Botschaften' aus. All diese Gesichtspunkte entsprechen dem folgenden zentralen Gedanken: „Das psychotische Kind wird, so wie es ist, angenommen. Man versucht, in seine Welt einzutreten, anstatt von ihm zu verlangen, seine Symptome abzulegen und sich der Welt der Erwachsenen einzufügen" (KRUMENACKER 1998, 142). Man teilt seine Sicht der Welt und entlastet es dadurch – und schafft möglicherweise eine grundlegende Bereitschaft, sich auch auf die Sichtweisen der betreuenden Erwachsenen einzulassen. Gerade psychotisch erkrankte Menschen seien oft durch Symbole betrogen worden – daher sei es besonders wichtig, dass in diesem förderlichen Milieu Symbole keinen trügerischen Charakter hätten.

KRUMENACKER (vgl. ebd., 143ff.) betrachtet kritisch, ob die Ausstattung der Orthogenic School diesen Kriterien wirklich gerecht wird – von einigen Insassen wurde sie als ‚Gefängnis' empfunden. Des Weiteren gehe BETTELHEIM bei den Symboldeutungen stark von sich aus – und nicht von der tatsächlichen Wahrnehmung der Kinder. Auch die Ausstattung sei durch seinen Geschmack bestimmt. Allerdings betone Bettelheim selbst, dass andere Gestaltungen die dahinter stehenden Zwecke ebenso gut erfüllen könnten. Vermutlich vermittle die an die Ausstattung angelegte Sorgfalt auch Achtung vor den Kindern und ein besonderes Engagement für ihr Wohlergehen – was so ankomme und entsprechend wirke.

Organisationsstrukturen

Auch von den Organisationsstrukturen gehen ‚sozialisierende Wirkungen' aus – in positivem wie negativem Sinne. Im Vordergrund steht dabei die Vermeidung einer starken Hierarchie und Arbeitsteilung: Erstens reproduziere eine horizontale (Zuständigkeiten) sowie vertikale (zugestandene Kompetenzen) Trennung des Teams die inneren Spaltungen der Patienten. „Zweitens erschweren Hierarchie und Arbeitsteilung eine offene Kommunikation zwischen den unterschiedlichen Ebenen" (KRUMENACKER 1998, 147). Im Übrigen verstärke eine beträchtliche Hierarchie das Gefühl, dem Schicksal hilflos ausgeliefert zu sein, weil es wenig Zugang zu der besonders bedeutsamen Leitungsebene gebe. Hierarchie und Arbeitsteilung setzt BETTELHEIM die Organisationsprinzipien oder -werte Einheitlichkeit, Autonomie, Soziale Solidarität sowie Gemeinschaft entgegen (vgl. ebd., 146ff.):

- Einheitlichkeit: Damit soll den gespaltenen und fragmentierten Persönlichkeiten der Patienten begegnet werden. Ideal sei eine dauerhaft und vollkommen integrierte Institution. Ein größtmögliches Maß an Einheitlichkeit soll durch den Abbau der Statushierarchie sowie die Zusammenfassung aller wichtigen, auf ein Kind gerichteten Aufgaben auf einen Hauptbetreuer erreicht werden. Dieser wird allerdings wegen der Vielzahl der anstehenden Aufgaben durch eine zweite Person unterstützt, „die ebenfalls eine zentrale Bezugsperson für das Kind darstellt. Hinzu kam noch eine Lehrerin, die die Kinder viele Jahre lang unterrichtete" (ebd., 149). Diesen drei Personen wird eine allerdings jeweils abnehmende Hauptverantwortlichkeit zugewiesen. Bezogen auf Hierarchie sind alle Mitarbeiter außer dem Direktor gleich gestellt. Als wichtig wird auch eine gleiche Philosophie aller Mitarbeiter beurteilt, um Einheit in das Leben des Patienten zu bringen. Einheitlichkeit solle allerdings nicht mit Einförmigkeit der immer gleichen Aufgabenerfüllung gleichgesetzt werden. Einheitlichkeit sei zudem nicht als notwendige Voraussetzung der pädagogisch-therapeutischen Arbeit zu verstehen, sondern ergebe sich aus engagierten und permanenten gemeinsamen Bemühungen.
- Autonomie: Gefordert ist der Einsatz der ganzen Persönlichkeit eines Mitarbeiters. Diese Persönlichkeit stelle die Arbeitsgrundlage der Milieutherapie dar. Um das zu gewährleisten, wird den Betreuern ein Höchstmaß an Selbstbestimmung und Entscheidungsbefugnissen zugestanden. Ein solcher autonomer Arbeitsstil werde aber nicht nur ermöglicht, sondern auch gefördert und gegebenenfalls aktiv unterstützt. Mit der starken Autonomie sei zudem eine besondere Rechenschaftspflicht verbunden. Aus diesen Anforderungen entstand der Vorwurf an BETTELHEIM, die Mitarbeiter würden ausgenutzt. KRUMENACKER verweist zudem auf den impliziten Widerspruch zwischen Einheitlichkeit und Autonomie. Dies könne aber überein gebracht werden: „Die notwendige Klammer bildet ohne Frage das Ethos der Institution, das maßgeblich durch Bettelheims humanistische Psychoanalyse-Lesart bestimmt wird. Das humanistische Ethos der Institution ist das letztlich tragende und einheitsstiftende Band der ganzen Organisation Orthogenic School" (ebd., 154). Viele formelle und informelle Besprechungen sollten die Reflexion fördern, um beide Prinzipien überein zu bringen.
- Soziale Solidarität: Innerhalb der Mitarbeiterschaft sind gegenseitige Unterstützungen von besonderer Bedeutung. Aber auch die Leitung hat vielfältige Unterstüt-

zungsaufgaben im Hinblick auf die Mitarbeiter. Dabei ist auch das Austragen von Konflikten impliziert. Von besonderer Bedeutung ist die „Unterstützung der Mitarbeiter bei der Re-Integration ihrer eigenen Persönlichkeit" (ebd., 155), beim „Kampf mit sich selbst" (BETTELHEIM 1990, 374ff.). Eigene unerledigte Konflikte würden durch die langfristige Arbeit mit psychisch stark gestörten Kindern reaktiviert, innere Konflikte ausgelöst. Dies müsse aufgearbeitet werden. „Ausgehend von Erfahrungen eigener Unzulänglichkeit in der pädagogischen Arbeit, etwa der Unfähigkeit mit bestimmten Situationen angemessen umzugehen, arbeiten die Mitarbeiter der Orthogenic School bewusst und mit *Unterstützung der* Institution an den zugrunde liegenden, eigenen, unbewältigten Konflikten" (KRUMENACKER 1998, 156). Zur Aufarbeitung dienen Konferenzen und Mitarbeiterbesprechungen, teilweise mit dem Charakter intensiver Gruppen-Supervisionen. Das Helferverhalten soll nicht auf Selbstlosigkeit und Opferbereitschaft, sondern auf dem Wunsch nach Weiterentwicklung der eigenen Persönlichkeit basieren. Allerdings kritisiert KRUMENACKER, dass all dies sehr auf Kosten der freien Zeit der Mitarbeiter gegangen sei.

- Gemeinschaft: Die Mitarbeiter sollen eine Gemeinschaft von Gleichgestellten bilden. Zentrum sei das Engagement für die Aufgabe; der Charakter gleicht den israelischen Kibbuzim (vgl. BETTELHEIM 1990, 340f.). Gemeinschaft und soziale Solidarität gehen miteinander her. Die meisten Mitarbeiter wohnen in der Orthogenic School – was allerdings auch dem amerikanisch-universitären Campuscharakter entspricht. Dies verweist auf die grundsätzliche Bedeutung einer kulturellen Umgebung.

Die ‚menschliche Umwelt': Beziehungen

Auf Basis des psychoanalytischen Hintergrundes kommt Beziehungen und Beziehungsgestaltung eine zentrale Bedeutung zu – es handelt sich um einen Aspekt, der allen bis hierher vorgestellten Momenten unterliegt. Eigenschaften, Kompetenzen und Einstellungen (Haltungen) der Mitarbeiter sind daher außerordentlich wichtig. Beziehungen sollen gut vorbereitet und behutsam angebahnt werden. Das Kind werde und könne Angebote ausprobieren – geprägt von einem grundsätzlichen Misstrauen. Allmählich entwickle sich dann, wenn es gut läuft, eine Beziehung, die gefestigt werden könne. Die zentrale Bedeutung dieser Beziehung wurde an verschiedenen Punkten der bisherigen Darstellungen deutlich. Auf eine Phase der Entlastung der Kinder und Jugendlichen hin komme es zunehmend zu einer Wieder-Belastung und zu Zumutungen. Auch die Gruppe und die in ihr stattfindenden Prozesse sind von beträchtlicher Bedeutung. Beziehung ist wechselseitig zu sehen, womit wiederum auch die Konflikte, Problematiken und Gegenübertragungen der Betreuer in den Blick geraten. Es gibt einen Prozess der *gegenseitigen* Erziehung (vgl. BETTELHEIM 1990).

Die ‚Orthogenic School' existiert nach wie vor (vgl. http://www.orthogenicschool.uchicago.edu/). Die Arbeit und die Person Bruno BETTELHEIMs wurden lange Zeit bewundert, teilweise auch idealisiert (vgl. die interessante kritische Betrachtung von Arbeit und Person bei KRUMENACKER 1998). Aber auch aus heutiger Sicht gilt: Er hat in der Tat für die Pädagogik bei Verhaltensstörungen enorm wichtige Beiträge geleistet, deren Beachtung und weitere Diskussion lohnt (vgl. auch ADAM 1999).

6.1.1.3 Der Beitrag Fritz REDLs

Fritz REDL war ein österreichischer Psychoanalytiker, Pädagoge und Schulpsychologe, der 1936 in die USA emigrierte. Dort erhielt er eine Professur für Erziehungswissenschaften. Er führte verschiedene Projekte mit verhaltensauffälligen Kindern und Jugendlichen durch (‚Pioneer House'; ‚Detroit Group Project'; ‚Detroit Group Project Summer Camp'). David WINEMAN war sein Schüler und Mitarbeiter; auch er hatte später eine Pädagogik-Professur inne.

Das von REDL in Zusammenarbeit mit WINEMAN entwickelte Konzept entstammt den 1950er Jahren und ist durchaus auch medizinisch geprägt. Diesbezüglich gilt es allerdings den geschichtlichen Hintergrund zu berücksichtigen: Straffällig gewordene Jugendliche wurden zur Zeit der Entwicklung des Konzepts abgeurteilt und eingesperrt. REDL und WINEMAN setzten diesem Umgang den Versuch entgegen, die problematischen Verhaltensweisen zu verstehen und zu ‚behandeln'.

Aus der Sicht von REDL und WINEMAN leiden aggressive Kinder (mit denen sie sich insbesondere beschäftigt haben) an bestimmten Störungen des Ich und des Über-Ich. Hinter Hass und Aggressivität stehe eine gestörte Persönlichkeit. Auf diese Persönlichkeit müsse sich die pädagogisch-therapeutische Förderung richten.

Allerdings gibt es für Erzieher nicht nur das Ziel, an der Persönlichkeit der Kinder und Jugendlichen zu arbeiten, sondern auch den Wunsch, mit schwierigen Erziehungssituationen zurechtzukommen. Das Typische an der psychoanalytischen Arbeit sind allerdings gerade längerfristig angelegte Zielsetzungen und Konzepte. REDL und WINEMAN beschreiben das Erzieherproblem wie folgt:

> „Geplagt von dem Ärger über unangenehme, unerwünschte, pathologische oder vielleicht sogar gefährliche Verhaltensausbrüche seiner Kinder und beladen mit der Verantwortung für das Wohl der anderen Kinder, wenn bei einem Kind solche Symptome auftreten, hält er [der Erzieher; R.S.] in der Regel nicht viel von zwar faszinierenden, aber ziemlich weit ausholenden Abschweifungen in den Bereich langfristiger therapeutischer Ziele. Er verlangt wahrscheinlich eine unmittelbare Antwort auf die Frage: ‚Aber wie verhindere ich jetzt im Augenblick, daß das Kind dieses oder jenes tut?', und er ist wenig geneigt, sich eine Rekonstruktion sämtlicher Entwicklungen anzuhören, die dieses Verhalten ausgelöst haben könnten" (REDL & WINEMAN 1976, 15).

Dies trifft das Empfinden vieler Erzieher, die mit schwierigen Kindern und Jugendlichen zu tun haben. Aus diesem Grunde haben REDL und WINEMAN, auf Basis Ihrer Erfahrungen mit den Kinder- und Jugendcamps, eine Reihe von ‚Interventionstechniken' zusammengetragen, die aus ihrer Sicht hilfreich sind, um mit schwierigem Verhalten von Kindern und Jugendlichen umzugehen – und zwar auch ohne langfristige Analysen. Diese ‚17 Interventionstechniken' werden im Folgenden kurz gefasst vorgestellt:

Tab. 06: ‚Interventionstechniken' von REDL *&* WINEMAN *(vgl. 1976)*

1. Bewusstes Ignorieren („Planful ignoring.“) Um ein störendes Verhalten erfolgreich zu ignorieren, muss man einschätzen können, ob das Kind oder der Jugendliche einfach seine ‚Energie ablässt', die sich von selbst erschöpft. Ignorieren empfiehlt sich aber auch dann, wenn das Kind die Reaktion einer Erziehungsperson provozieren will.
2. Eingriff durch Signale („Signal interference“; Zeichengeben.) Es wird ein Signal an das Ich oder an das Über-Ich des Kindes gerichtet, ‚damit es wieder die Zügel in die Hand nimmt'. Dabei wird davon ausgegangen, dass dem Kind einfach ‚die Pferde durchgegangen sind'. In schulischen Kontexten gibt es Lehrer, die in Analogie zum Fußball gelbe und rote Karten nutzen, um Warnungen zu symbolisieren.
3. Kontrolle durch körperliche Nähe und Berührung Oft entstehen erregte ‚Ausbrüche' von Kindern aus Angst heraus. Dann können sie durch körperliche Nähe beruhigt werden. Das gilt, so meinen REDL und WINEMAN, vor allem für Kinder mit starken Störungen des Ich und des Über-Ich. Solche Berührungen können die Situation aber auch verschlimmern, wenn das Erzieher-Kind-Verhältnis durch Überaggressivität oder durch ein überstarkes Liebesbedürfnis von Seiten des Kindes geprägt ist.
4. Engagement in einer Interessengemeinschaft REDL und WINEMAN sind der Auffassung, dass ‚ich-gestörte' Kinder mehr als andere Kinder eine ständige Wiederbelebung ihrer Interessen benötigen. Dies wird durch die unmittelbare Anteilnahme von Erwachsenen erleichtert. Ziel ist es also, gemeinsam zu erleben.
5. Affektive Zuwendung („Hypodermic affection.“) Oft fürchten Kinder, nicht geliebt zu werden. Bei Auftreten starker Angst oder auch anderer intensiver Gefühle wird daher oft nichts weiter als eine sofortige ‚zusätzliche Menge' von Zuwendung benötigt. Mit diesem Mehr an emotionaler Unterstützung sind die Kinder dann in der Lage, die Verhaltenskontrolle von Ich oder Über-Ich zurückzuerlangen. Die Zuwendung sollte eher unauffällig gegeben werden.
6. Spannungsentschärfung durch Humor („Decontamination through humor.“) Dass der Einsatz von Humor in kritischen Erziehungssituationen oft spannungsentschärfend wirkt, ergibt sich aus drei Feststellungen: Erstens zeigen Erwachsene durch Humor Festigkeit und Unerschütterbarkeit. Zweitens erspart eine humorvolle Reaktion dem Kind Schuldgefühle und Ängste. Es kann in der Gruppe sein Gesicht wahren. Drittens kann es für alle Beteiligten einfach erleichternd sein, einer krisenhaften Situation etwas Komisches abzugewinnen. Wichtig ist allerdings die Abgrenzung zu Sarkasmus und Zynismus als ‚negativen' Formen des Humors, die ‚auf Kosten' von Beteiligten gehen.
7. Hilfestellung zur Überwindung von Hindernissen Verhaltensausbrüche kommen oft zustande, weil dem Kind ‚das Ziel verstellt wurde': Es ist frustriert, weil es bei einer Aufgabe nicht weiterkommt, weil es fest hängt. Dann kann eine einfache Lösung der Spannung darin bestehen, dem Kind über dieses bestimmte Hindernis hinweg zu helfen. Wenn allerdings andere Gründe verantwortlich für den emotionalen Ausbruch sind, etwa der Ärger über ein Kind, nutzt eine Hilfestellung unter Umständen wenig.
8. Deutung als Eingriff Wenn ein Kind sich auffällig verhält, kann es hilfreich sein, das Verhalten offen zu deuten: also dem Kind mitzuteilen, was der wahre Grund für seine Auffälligkeit ist. („Du verhältst dich nicht so unruhig, weil du dich nicht mehr konzentrieren kannst, sondern weil du möchtest, dass alle hinschauen!“) Es handelt sich um eine eher vorbeugende Maßnahme. Sie kann hilfreich sein, wenn das Kind verwirrt und sich über seine eigenen Handlungen oder eine Situation nicht recht klar ist. Sie kann aber auch hilfreich sein, indem ein Kind seine eigene Bedürfnislage in den Griff bekommt.

9. Umgruppierung

(„Regrouping.“) Damit sind Veränderungen in der jeweiligen Gruppenzusammensetzung gemeint, weil in dieser Zusammensetzung das Hauptproblem erkannt wurde. Möglichkeiten sind a) der ‚institutionelle Ausschluss' (ein Jugendlicher wird für einen oder zwei Tage von einer Gruppenaktivität ausgeschlossen); b) Veränderungen in Gruppenzusammenstellungen (ein Junge aus Hütte 7 wird in Hütte 9 verlegt) sowie c) Veränderungen innerhalb der Gruppe bzw. der Untergruppen (zwei Arbeitsgruppen werden neu zusammengesetzt). Umgruppierungen sind das ‚Mittel der Wahl', um beginnende ‚Ansteckungsketten' störenden Verhaltens zwischen verschiedenen Kindern oder Jugendlichen zu unterbrechen.

10. Umstrukturierung

Eine Betätigung der Kinder oder Jugendlichen oder eine gegebene Arbeitsstruktur wird aufgegeben oder verändert. Sie wurde als unzulänglich oder momentan problematisch erkannt. Sie wird ersetzt durch eine zu diesem Zeitpunkt geeignetere Betätigung oder Struktur. Ein Erzieher könnte beispielsweise erkennen, dass die Kinder bei seinem Vortrag unruhig und unaufmerksam werden, diesen abbrechen und durch eine Gruppenarbeit ersetzen. Stärkeren Auffälligkeiten kann so vorgebeugt werden.

11. Direkter Appell

Damit ist ein Appell an die ‚Vernunft' des Kindes gemeint. Das ist erst bei einem gewissen ‚Funktionieren' von Ich und einem angemessenen Gewissen möglich. Auch muss das Kind potentiell aufnahmebereit sein. Die Bedingungen dafür müssen kritisch geprüft werden, sonst läuft der Appell ins Leere.

Einige Beispiele für Appelle:

Appell an die Feinfühligkeit gegenüber anderen: „Hör mal, das können wir nicht machen. Weißt du, die anderen Leute werden ein solches Benehmen in der Kegelbahn nicht dulden.“

Appell an den narzißstischen Stolz: „Na hör mal, so willst du doch wohl nicht herumlaufen, dass sich alle Leute nach uns umdrehen.“

Appell an die persönliche Rücksichtnahme: „Bitte, schlag jetzt nicht mehr gegen die Tür, ich brauche wirklich meinen Schlaf, denn ich war die ganze Nacht auf.“

12. Einschränkung der räumlichen Bewegungsfreiheit und der Verfügbarkeit von Gegenständen

(„Limitations in activity, space and props.“) Solche Maßnahmen können sinnvoll sein im Falle der Selbstgefährdung des Kindes oder der Gefährdung anderer Personen. Wichtig ist es, so vorzugehen, dass das Erzieherverhalten vom Kind nicht als Akt der Ablehnung und Zurückweisung oder als pure Aggression aufgefasst wird, aber auch nicht als Strafe oder Rache. Die einschränkende Maßnahme soll daher einen klar vorübergehenden Charakter haben und auch als solche für die Kinder erkennbar sein.

13. Antiseptischer Hinauswurf

Ein ‚Hinauswurf' erfolgt oft in ‚Notfallsituationen'; er kann aber auch vorbeugend geschehen, wenn sich eine massive Störung abzeichnet. In manchen Situationen ist er die einzige Möglichkeit, die damit verbundenen Verhaltensweisen zu beeinflussen.

Kriterien für einen Hinauswurf sind beispielsweise eine physische Gefahr für Beteiligte, Provokationen durch die Vorgänge in der Gruppe oder auch ein unbezwingbarer Ansteckungseffekt in der Gruppe. Ein Hinauswurf kann einem Kind (manchmal aber auch dem Erzieher) helfen, ‚das Gesicht zu wahren'. Einen Nutzen von Hinauswürfen bezeichnen REDL und WINEMAN als ‚Einmassieren' von Grenzen.

Was meint nun der merkwürdige Begriff ‚antiseptisch'? Zunächst bedeutet er, dass eine Ansteckung von Kindern durch die Auffälligkeiten anderer in der Gruppe verhindert werden soll. Aber es ist auch gemeint, dass durch den Hinauswurf weder an anderer Stelle Schaden angerichtet noch das erzieherische Ziel gefährdet werden soll.

REDL und WINEMAN machen mit verschiedensten Vorsichtsmaßregeln und Gegenbeispielen deutlich, dass Hinauswürfe nützlich sein, aber auch großen Schaden anrichten können. Sie weisen insbesondere darauf hin, die persönliche Beziehung zwischen Erzieher und Kind nicht zu gefährden. Ein Erzieher sollte auch weiter beim hinausgeworfenen Kind sein; die dem Hinauswurf folgende Zeit sollte strukturiert werden, und Folgen des Hinauswurfes für das Kind (etwa Gefühle wie Wut, Angst, Hass) sollten aufgefangen werden, insbesondere durch nachfolgende Gespräche.

14. Physisches Eingreifen Damit ist gemeint, ein Kind in kritischen Situationen festzuhalten oder aus der Situation zu entfernen und so Schäden zu verhindern. Ein solches ‚physisches Eingreifen' empfiehlt sich etwa bei Tobsuchtsanfällen. Dadurch soll keine körperliche Bestrafung erfolgen, und es ist wichtig, dass dem Kind dies auch klar (gemacht) wird: dass es sich weder bestraft noch abgelehnt vorkommt. Ansonsten wirken solche Zwischenfälle und Maßnahmen unter Umständen ‚kontaktzerstörend' auf die Beziehung zwischen Kind und Erzieherperson.
15. Erlaubnis und ‚autoritatives Verbot' („Verbot" heißt es auch im Englischen.) Ein auffälliges Verhalten gerade zu erlauben kann drei Zwecke haben: Erstens kann es dazu dienen, um dann zu einem erwünschten Verhalten überzuleiten. („Okay, du kannst jetzt noch fünf Minuten toben, und dann kommen wir zu der Aufgabe ..:") Es kann zweitens als ‚paradoxe Intervention' genutzt werden, indem dem Kind der Spaß an dem Verhalten genommen wird, gerade dadurch, dass es erlaubt wurde (siehe die Techniken der systemischen Therapie in Kapitel 6.1.8). Und drittens kann eine Erlaubnis auch erfolgen, um einer Handlung des Kindes ‚die Spitze zu nehmen': Es ist bisweilen weniger problematisch, das Verhalten laufen zu lassen, als mit dem Kind in einen eskalierenden Konflikt zu geraten. Achtung ist darauf zu halten, dass dieses Erlauben nicht als totales Gewähren lassen, Zeichen von Schwäche, Angst oder Desinteresse interpretiert wird. Mit ‚autoritativem Verbot' meinen REDL und WINEMAN ein klares, sehr bestimmtes „Nein!" des Erziehers ohne eine Aufweichung durch Erklärungen oder Argumente, aber frei von Feindseligkeit, Angst oder Zorn. Es sollte möglichst eingebettet sein in eine Atmosphäre der grundsätzlichen Anerkennung des Kindes. Und: Es sollte nicht zu einer ‚Politik autokratischer Einschränkungen' hinführen, also zu einer Häufung von Verboten als einer Art Erziehungsprinzip.
16. Versprechen und Belohnungen („Rewards and promises".) Dem Kind wird ‚Lust' gewährt oder versprochen, um sein Verhalten zu beeinflussen. Das erfolgt oft im Sinne eines Vertrages: „Du tust dies und bekommst dafür dann jenes!" Grundlegende Ich-Funktionen des Kindes müssen dazu intakt sein, damit der Vertrag funktionieren kann und das Versprechen ‚greift'.
17. Bestrafungen und Drohungen („Punishment.") Solche Maßnahmen können einen positiven Effekt haben; sie sollten jedoch nicht als ein Ventil von Erziehern für Zorn, Grausamkeit, Hass und Rache verstanden und eingesetzt werden. Wichtig ist es, dass das Kind Zusammenhänge zwischen seinem Verhalten und den Konsequenzen (Bestrafungen) erkennen und verstehen kann.

Es war das erklärte Ziel von REDL und WINEMAN, einfach hilfreiche Maßnahmen zusammen zu tragen. Dabei bezogen sie sich unmittelbar auf (ihre) Praxis – und viele der von ihnen gesammelten Interventionstechniken stellen auch jenseits einer psychoanalytisch-pädagogisch orientierten Erziehungsarbeit verbreitete Methoden dar. Auch von ihrem theoretischen Hintergrund her zeigt sich in diesen Maßnahmen eine gewisse Offenheit, indem sie keineswegs durchweg aus dem psychoanalytischen Konzept abgeleitet sind. Von entscheidender Bedeutung ist die Frage der Reflexion, welche Strategie in welcher Situation bei welchem Kind angemessen und Erfolg versprechend sein kann.

Der zentrale Ansatz dieser Interventionen liegt allerdings bei Ich und Über-Ich: Zum einen wird eine Unterstützung von regulierenden Ich-Funktionen angestrebt, zum anderen das Arbeiten an der Verinnerlichung von Wertvorstellungen bei den Kindern und Jugendlichen (also dem Aufbau des Über-Ich). Zu diesem Zweck wird ein ‚therapeutisches Milieu' hergestellt, wie es sich ähnlich auch bei BETTELHEIM findet: eine Mischung aus Gewähren von Befriedigungen, liebevoller Zuwendung von Seiten der Erzieher, aber auch strukturierten Programmen zur Ich-Unterstützung und die therapeutische Nutzbarmachung und Bearbeitung von alltäglichen Ereignissen.

An zentraler Stelle zur Bearbeitung solcher alltäglicher Konflikte steht in REDLs Arbeit das ‚Life Space Interview'. Es handelt sich um ein Gespräch, das nach einer Konfliktsituation mit dem Kind oder Jugendlichen geführt wird. In Schulen oder Heimen wird dies oft die Leitungsperson der Einrichtung übernehmen. Es soll dazu dienen, solche Ereignisse therapeutisch auszuwerten und eine unmittelbare emotionale ‚Erste Hilfe' zu leisten (vgl. HEINEMANN u.a. 1992, 19).

Eine solche ‚emotionale Erste Hilfe' bietet das ‚Life Space Interview', indem

- es dem Kind ermöglicht, Frustrationen abzulassen,
- es bei der Bewältigung von panischer Angst, von Wut und Schuldgefühlen unterstützt wird,
- durch das Gespräch die Kommunikation mit dem Kind bei drohendem Abbruch der Beziehungen aufrecht erhalten wird,
- durch das Gespräch Verhaltensabläufe und soziale Beziehungen positiv beeinflusst werden – und
- schließlich auch eine schiedsrichterliche Hilfe bei schwierigen Entscheidungen und risikoreichen Abmachungen erfolgt (vgl. HEINEMANN u.a. 1992, 20).

Dem Kind (oder Jugendlichen) sollen die Realitäten der Situation nahe gebracht werden. Es soll erkennen, dass sich sein auffälliges Verhalten nicht bezahlt macht. Möglicherweise in den Hintergrund geratene Wertgefühle des Kindes sollen wiederbelebt werden. Ihm sollen neue Verhaltensmöglichkeiten und Anpassungstechniken angeboten werden, und es soll zugleich durch das Gespräch eine Ermutigung und Stärkung seiner Person erfahren.

Eine aktuelle Nutzung sowie Weiterentwicklung erfuhr diese ‚Life Space Intervention' im Rahmen der deutschen Ausprägung des entwicklungstherapeutischen Ansatzes von Mary WOOD durch Marita BERGSSON (vgl. 1999; siehe 5.2.3). Hier wird das Vorgehen bei solchen Gesprächen in sechs Schritte gegliedert (vgl. ebd., 91):

- Die Situation strukturieren: Eine günstige Situation für das Gespräch wird vorbereitet und die Erzieherperson signalisiert Verständnis für die emotionale Situation des Kindes.
- Die Gesprächseröffnung: Hier soll das Kind die Möglichkeit erhalten, den Vorfall bzw. die Situation zu beschreiben, auch mit dem Ziel der emotionalen Entlastung und Gewährung von Halt für das Kind. Die Erzieherperson sollte Emotionen und Verhalten nicht bewerten oder korrigieren, sondern spiegeln.
- Herausfinden des zentralen Problempunktes: Das Hauptproblem herauszuarbeiten dient dazu, Gefühle und Ängste des Kindes so weit wie möglich verstehen zu können. Im Idealfall werden dem Kind dadurch sein Verhalten, aber auch die diesem Verhalten zugrunde liegenden Gefühle und mögliche Konsequenzen des Verhaltens bewusst.
- Wählen einer Lösung, die auf für das Kind wichtigen Werten basiert: Eine Lösung soll mit dem Kind gemeinsam erarbeitet werden, auch mit dem Ziel, dass das Kind die Lösung nicht als ‚verordnet' erlebt, sondern sie als ‚seine' Lösung sieht.
- Planen des Erfolgs der Lösung: Die Situation bei der Lösungsfindung bzw. beim Lösungsversuch muss möglichst genau vorausgedacht werden: Wie könnte sich das

Kind (anders) verhalten, wie könnten andere dann reagieren, wie könnte das Kind sich fühlen? Hierdurch soll auch möglichen Frustrationen des Kindes vorgebeugt werden, wenn die Lösung nicht problemlos umsetzbar ist.

- Vorbereitung der Rückkehr: Das Gespräch entstand aus einer Krisensituation heraus, also einer emotionalen Ausnahmesituation. Es muss nun gemeinsam überlegt werden, wie das Kind oder der Jugendliche in die Gruppe zurückkehren kann, ohne dass neue Konflikte aufbrechen. Was kann das Kind dazu tun, was kann die Erzieherperson beitragen – und wie könnte das Kind angesichts eines bestimmten Verhaltens der anderen in der Gruppe reagieren?

Auch wenn die ‚medizinische' Sprache nicht mehr zeitangemessen erscheint, kommt der Arbeit von REDL und WINEMAN sowohl Pioniercharakter als auch einige Aktualität zu. Neuere Aufarbeitungen finden sich bei FATKE (vgl. 1999) sowie FATKE & SCARBATH (vgl. 1995).

6.1.1.4 Psychoanalytische Pädagogik nach ihren Begründern

Neben den drei vorgestellten Vertretern psychoanalytischer Pädagogik ist noch Hans ZULLIGER zu nennen, von dem noch im Rahmen des Kapitels zu Spiel unter 6.2.1.2 die Rede sein wird. Im Gesamtbild psychoanalytisch orientierter pädagogischer Arbeit steht die Person des Erziehers sehr stark im Vordergrund. NEIDHARDT (vgl. 1989, 806) weist darauf hin, dass Erzieher es im Grunde immer mit zwei Kindern zu tun haben – dem Kind gegenüber und dem Kind in sich selbst:

> „Weil wir alle auch einmal Kinder waren, können wir uns in Kinder einfühlen. Was wir aber da in der Beziehung zu ihnen wahrnehmen, ist nur das verkannte Kind in uns, sofern es als das verdrängte, unerwünschte Kind nicht leben durfte. Psychisch gestörte Kinder werden unausweichlich an die eigene Deformation des Erziehers und Lehrers in seiner kindlichen Entwicklung rühren" (NEIDHARDT 1989, 806).

Aus diesem Grunde kommt für Menschen, die professionell mit Verhaltensstörungen zu tun haben, der Supervision eine besondere Rolle zu. Eine psychoanalytische Form der Supervision (auch) für Pädagogen bieten die ‚Balint-Gruppen'. Sie wurden von dem englischen Psychotherapeuten Michael BALINT (1896-1970) zu Beginn der 1950er Jahre in London entwickelt, zunächst für praktische Ärzte, denen BALINT psychotherapeutische Denk- und Arbeitsweisen näher bringen wollte, sowie für Sozialarbeiter. Die Art der Arbeit in Balint-Gruppen und die Auswirkungen einer solchen Supervision für Pädagogen werden von NEIDHARDT (1989) ausführlich beschrieben.

Die psychoanalytische Pädagogik stellt nach wie vor eine sehr lebendige Konzeption in der Arbeit mit Kindern und Jugendlichen mit emotionalen Problemen und Verhaltensauffälligkeiten dar – siehe etwa die jüngeren Arbeiten von HEINEMANN, RAUCHFLEISCH & GRÜTTNER (vgl. 1992), HEINEMANN & HOPF (vgl. 2006) oder REISER (vgl. 2006).

6.1.2 Individualpsychologische Pädagogik

Aus der individualpsychologischen Sicht von Verhaltensstörungen, wie sie unter 2.2.2 anhand des Ursprungskonzepts von ADLER beschrieben wurde, ergeben sich auch Perspektiven für die Erziehung. Dieses Konzept kann am einfachsten als ‚Ermutigungspädagogik' beschrieben werden (vgl. KLEBER & STEIN 2001, 120ff.).

Im Vordergrund stehen die Konzepte der Minderwertigkeit, des Minderwertigkeitskomplexes, der Kompensation sowie des in den ersten Jahren entwickelten Lebensplanes. Ziel der pädagogischen Arbeit ist es zunächst,

- eine vertrauensvolle Beziehung zum Kind oder Jugendlichen aufzubauen;
- dann wird es darum gehen, dessen Lebensplan zu ergründen;
- ist dies geschehen, so wird die Erzieherperson dem Kind oder Jugendlichen seinen Lebensplan rückmelden – das geschieht, weil der Lebensplan oft sehr wenig bewusst ist;
- im Anschluss soll das Kind oder der Jugendliche unterstützt und ermutigt werden, seinen Lebensplan zu verändern, also eine ‚Umfinalisierung' vorzunehmen.

Dies bedeutet im Wesentlichen, die Richtung zu ändern, in die man im Leben möchte, sowie auch die Mittel, die man zur Erreichung dieser Ziele einsetzt. Zur Unterstützung seitens des Pädagogen gehört es, den Mut und die selbstständige Energie des Kindes oder Jugendlichen zu fördern, aber auch, sein Gemeinschaftsgefühl zu stärken. Dabei nimmt Ermutigung einen zentralen Stellenwert ein: Während Tadel den Mut zur Entwicklung und zur Annahme von Herausforderungen nehmen, treiben Ermutigungen aus individualpsychologischer Sicht Kinder voran.

Die Individualpsychologie ist zunächst ein psychotherapeutisches Konzept. Allerdings hat schon ADLER selbst seine Gedanken und Ideen auf Erzieher übertragen. In der Erziehung sah er die Möglichkeit der Vorbeugung von Störungen, damit es erst gar nicht zur Notwendigkeit einer Psychotherapie kommen muss. Insofern war ihm die Arbeit in Kindergärten, der Erziehungsberatung und einer Versuchsschule wichtig. Davor noch steht für ihn aber die ‚Erziehung der Erzieher', also eine individualpsychologische Fortbildung oder Ausbildung von Pädagogen, die auf diese Weise eventuell auch eine mögliche Fehlerziehung in der Familie ausgleichen oder kompensieren könnten. Während die Erziehung der Eltern und in den Familien schwer zugänglich ist, sind die Erzieher über Aus- und Fortbildung viel leichter erreichbar. Sie können allerdings auch versuchen, auf Basis ihrer Ausbildung eine ‚Elternerziehung' anzustreben (vgl. ADLER 1976, 135ff.).

Hier gilt natürlich wiederum, dass in Erziehungskontexten keine individualpsychologische Therapie möglich ist. Die Ergründung des Lebensplanes und dessen Umgestaltung werden im Rahmen von Erziehung schwierig bis unmöglich sein. Aber: Verhaltensauffälligkeiten können aus einer individualpsychologischen Perspektive heraus zunächst einmal einfach *verstanden* werden, was die erzieherische Arbeit erleichtert und es ermöglicht, die eigenen Maßnahmen gezielter auszuwählen. Darüber hinaus könnten Erzieher jedoch zweierlei auch aktiv anstreben und bewirken: zum einen eine Förderung des Gemeinschaftsgefühles und zum anderen eine grundlegende Ermutigung. Aus individualpsychologischer Sicht sind dies zwei pädagogische Ansatzpunkte, mit deren Wahl die erzieherische Arbeit gar nicht fehl gehen kann.

6.1.3 Pädagogische Implikationen der Bindungstheorie

Aus der Psychoanalyse heraus entstanden Bindungstheorie und Bindungsforschung (vgl. Kap. 2.2.3). In den vergangenen Jahren wurde zunehmend versucht, auf diesem Hintergrund Schlüsse für die psychotherapeutische und auch für die pädagogische Praxis zu entwickeln. Dies ist eine durchaus sinnvolle Überlegung angesichts der vorliegenden Befunde – allerdings scheint es ratsam, dabei vorsichtig zu sein: Es gibt Hinweise darauf, dass die Prognose für Kinder mit unterschiedlichen Bindungsmustern unterschiedlich günstig ist und bei einem bestimmten Bindungsverhalten auch deutlich eher Verhaltensauffälligkeiten und psychische Störungen zu erwarten sind. Dabei handelt es sich allerdings erstens immer nur um Wahrscheinlichkeiten – ein Kind mit ‚desorganisiertem' Bindungsverhalten könnte sich durchaus auch unauffällig entwickeln. Und zweitens müssen die Hinweise auf solche Zusammenhänge aus Untersuchungen noch mit Zurückhaltung betrachtet werden (vgl. PETERMANN u.a. 1998, 160ff.; SPANGLER & ZIMMERMANN 1999, 181ff.; DORNES 2000, 58ff.). Im Übrigen besteht eine Gefahr dieser Erkenntnisse darin, zu glauben, dass man ‚die pädagogische Flinte ins Korn werfen' kann, indem die frühkindliche Bindung das spätere Verhalten des Kindes oder Jugendlichen unwiderruflich bestimmt.

Zunächst richten sich mögliche Schlussfolgerungen auf die Prävention: So wie es SPANGLER & ZIMMERMANN (vgl. 1999, 192) im Hinblick auf die Arbeit von Therapeuten diskutieren, kann das Wissen um Konzepte und Befunde der Bindungsforschung für professionelle Erzieher hilfreich sein im Hinblick auf ihr eigenes Erzieherverhalten. Des Weiteren ist es wichtig, bei Gefährdungen einen förderlichen Einfluss auf das Verhalten der Erziehungspersonen zu nehmen. Dies betrifft etwa auch Heim- und Hort-Erzieher, welche mit kleineren Kindern arbeiten. Es kann auch von Nutzen sein, bei erheblichen Verhaltensauffälligkeiten von Kindern einmal zurück zu schauen, wie sich denn die Bindungsentwicklung dieses Kindes wohl gestaltet hat. Aus einer solchen Untersuchung könnte zunächst einfach ein vertieftes Verständnis für das heutige Bindungsverhalten des Kindes erwachsen. Es ist ja durchaus wahrscheinlich, dass die Kinder ihre prägenden Bindungserfahrungen auf aktuelle Beziehungen übertragen – und damit wiederum ein komplementäres, bestätigendes Verhalten beim Beziehungspartner auslösen (vgl. JULIUS 2001, 91). Auf Basis solcher Einsichten ist eine pädagogische bzw. pädagogisch-therapeutische Förderung hilfreich, die es dem Kind ermöglicht, nach und nach neue, positive Bindungserfahrungen zu machen. Für die primäre oder selektive Prävention ist es des Weiteren aber auch denkbar, im Hinblick auf Bindungsverhalten Risikogruppen von Eltern zu identifizieren und diesen Angebote der Information und Aufklärung, der Beratung oder des Trainings zu machen, um einen förderlichen Einfluss auf ihr elterliches Verhalten gegenüber den Kindern zu nehmen: „Eine Intervention müsste hier dazu beitragen, dass durch das Verhalten der Bezugsperson dem Kind ihre emotionale Verfügbarkeit und Zuverlässigkeit signalisiert wird und somit beim Kind emotionale Sicherheit in der Bindungsbeziehung aufgebaut werden kann" (SPANGLER & ZIMMERMANN 1999, 192).

Bei schwereren Störungen müssen vielleicht zusätzlich Therapeuten eingeschaltet werden – aber gerade auch Erzieher oder Lehrer, die täglich engen Kontakt mit den Kindern oder Jugendlichen haben, können durch das Angebot einer warmen, auffangenden Beziehung solche neuen Erfahrungen ermöglichen (vgl. für die Heimerziehung SCHLEIFFER 2001). Dazu scheint die Orientierung an den 'Therapeutenvariablen' von ROGERS (vgl. 6.1.5) gut zu passen und empfehlenswert zu sein.

Es ist allerdings Vorsicht angebracht, denn hier sind einer seriösen pädagogischen oder therapeutischen Arbeit durchaus Grenzen gesetzt: Es wird sich stets um eine professionelle Beziehung zwischen Pädagoge (oder Therapeut) und Kind handeln – und diese kann letztlich nicht Bindungen ersetzen, welche in der Interaktion mit primären Bezugspersonen wie etwa den Eltern entstehen. Insofern sind Bindungen im professionellen pädagogischen Rahmen immer in klaren Grenzen zu sehen, und dies dürfen Erzieher nie aus den Augen verlieren.

6.1.4 Verhaltensmodifikation

Verfahren der Verhaltensmodifikation gehen auf Erkenntnisse der Lernpsychologie zurück, insbesondere auf die Erforschung von Prozessen des Konditionierungslernens, des Modelllernens, aber auch des kognitiven Lernens. Die Grundlagen dazu wurden unter 2.2.4 dargestellt. Auch im Hinblick auf pädagogisch orientierte Fördermaßnahmen wurden die auf Konzepte des Konditionierungslernens zurückgehenden Ansätze zunehmend ergänzt durch Verfahren des Modelllernens, aber auch durch kognitive Aspekte, also eine Berücksichtigung und Miteinbeziehung der bewussten Informationsverarbeitung beim Menschen.

Grundgedanke aller Verfahren der Verhaltensmodifikation ist, dass auffällige Verhaltensweisen gelernt wurden. Also können sie auch wieder ‚verlernt' oder ‚umgelernt' werden. Die gleichen Mechanismen, mit denen das Lernen des auffälligen Verhaltens erfolgte, können herangezogen werden, um das Verhalten zu verändern.

Hier sollen vier konkrete Konzepte vorgestellt werden, mit denen im Rahmen der pädagogischen Verhaltensmodifikation gearbeitet wird (vgl. etwa BELSCHNER u.a. 1973; DGVT 1986; LAUTH 1989; SCHLEY 1989; SPRAU-KUHLEN 1989; GROTLOH-AMBERG 1995; MUTZECK 2000, 236ff.; ALBERTO & TROUTMAN 2006; WESTWOOD 2007):

6.1.4.1 Token-Programme (und Response cost)

Ein ‚Token' ist ein beliebiges Objekt mit Tauschwert, also beispielsweise ein Spielchip oder ein Klebepunkt. Solche Tokens werden zur positiven Verstärkung vergeben und können später gesammelt (‚summativ') gegen konkrete Verstärker eingetauscht werden. Dies könnten materielle Dinge sein (Süßigkeiten, Spielzeugautos); pädagogisch förderlicher sind jedoch soziale Verstärker (gemeinsam mit der Erzieherperson spielen, gemeinsam ins Kino gehen) und Handlungsverstärker (alleine ein Spiel machen dürfen, eine halbe Stunde an einem Computerspiel sitzen). Tokens haben gegenüber der direkten Verstärkung eine Reihe von Vorteilen: Sie können ‚nebenbei' vergeben werden, während die pädagogische Arbeit weiterläuft, sie können gegen sehr individuelle Verstärker eingetauscht werden – und sie können die Fähigkeit zum Aufschub einer Belohnung fördern, indem man erst einige Tokens sammeln muss, um sie dann (gegen etwas besonders Attraktives) umzutauschen.

Die Nutzung von Tokens sollte unbedingt in ein gut durchdachtes Programm eingebunden werden. Der bewusste Einsatz von Tokens wird als ‚Kontingenzmanagement' bezeichnet, ein entsprechendes Programm als ‚Token economy'. Dabei sollten vor allen Dingen die folgenden Aspekte bedacht werden:

- Das erwünschte Verhalten wird ausgewählt und möglichst genau bestimmt. (Ungenau wäre etwa: „Mike soll in der Gruppe nett sein." Genauer wäre: „Mike soll den anderen in der Gruppe helfen. Er soll ihnen zuhören und so mit ihnen sprechen, wie er es auch für sich selber möchte.") Hilfreich für die Einschätzung des Erfolges des Programms ist es dabei auch, die ‚Basisrate' festzustellen: Wie häufig treten die Verhaltensweisen, um die es geht, vor Beginn des Programms auf?
- Die Art und Anzahl der einzusetzenden Tokens wird bestimmt: Für welches erwünschte Verhalten kann man wie viele Tokens erhalten?
- Die konkreten Verstärker werden ausgewählt. Dies kann durch die Erzieher, durch die Kinder oder Jugendlichen oder in gemeinsamer Vereinbarung erfolgen. Die Verstärker könnten sich an den individuellen Vorlieben der Kinder ausrichten (nicht für jedes Kind ist z.B. ein Spielzeugauto oder ein Ausflug mit der Erzieherin attraktiv oder gleich attraktiv).
- Der Umtausch der Tokens in konkrete Verstärker wird genau festgelegt: Wann können die Tokens eingetauscht werden, gegen was, und wie viele Tokens benötigt man?
- In der Regel werden alle Festlegungen und Vereinbarungen in einem gemeinsamen Vertrag (Kontingenzvertrag) festgehalten. (Diese Methode wird als gesondertes Verfahren im folgenden Teilkapitel vorgestellt.)

Token-Programme suggerieren eine einfache Durchführbarkeit und sind in der pädagogischen Praxis mittlerweile sehr verbreitet. Sie sind allerdings keineswegs so einfach erfolgreich umsetzbar, wie es scheint. Dann, wenn sie gut geplant und konsequent realisiert werden, können sie sich rasch als sehr wirkungsvoll erweisen. Neben den Tücken der Umsetzbarkeit bergen sie allerdings ein weiteres zentrales Problem in sich: Die Belohnung für erwünschtes Verhalten ‚korrumpiert' Kinder und Jugendliche und führt unter Umständen dazu, dass das Verhalten eben nur gezeigt wird, wenn die entsprechende Belohnung lockt. Zudem besteht dann die Gefahr, dass das Verhalten nur in Erziehungssituationen gezeigt wird, in denen die Tokens bereitstehen. Wünschenswert ist aber eine Übertragung des Verhaltens in andere Situationen. Wie kann dies gefördert werden? Dazu sind einige Prinzipien zu beachten:

- Der Übergang von ‚kontinuierlicher' zu ‚intermittierender' Verstärkung, also von einer Verstärkung, die jedes Mal erfolgt, wenn das gewünschte Verhalten auftritt, zu einer Verstärkung, die nur ab und zu erfolgt;
- der Miteinbezug von Situationen außerhalb des Erziehungskontextes, etwa durch Beteiligung von Eltern oder Lehrern an dem Programm, so dass dieses beispielsweise auch zuhause durchgeführt wird;

- der sukzessive Übergang von der Fremdkontrolle (durch die Erzieher) zur Selbstkontrolle (durch das Kind oder den Jugendlichen).

Ein Eintausch der Tokens gegen ganz individuelle Verstärker je Kind ist möglich und oft sinnvoll; dies sollte aber genau bedacht und geplant werden, da es unter Umständen zu Protesten wegen der unterschiedlichen ‚Behandlung' der Kinder kommt. Oft akzeptieren Kinder jedoch durchaus solche Unterschiede, wenn sie vorab genau vereinbart und nachvollziehbar begründet werden.

Unter ‚Response Cost' versteht man ein umgekehrtes Verfahren: Die Kinder oder Jugendlichen erhalten zu Beginn eines Tages oder einer Woche eine Anzahl von Punkten. Es werden Fehlverhaltensweisen genau definiert, welche die Kinder vermeiden sollen. Wenn eine solche Verhaltensweise doch auftritt, wird eine vorher vereinbarte Anzahl von Punkten abgezogen. Die übrig gebliebenen Punkte können als Tokens am Ende des Tages oder der Woche eingetauscht werden. Das Response Cost-Verfahren ermöglicht es, unerwünschte Verhaltensweisen abzubauen. Beim Token-Programm ist ja lediglich ein Aufbau von erwünschtem Verhalten möglich. Allerdings hat auch das Response-Cost-Verfahren seine ‚Tücken': Insbesondere ist sehr darauf zu achten, dass kein Kind vorzeitig mit seiner verfügbaren Punktsumme auf Null rutscht, weil dadurch unter Umständen jede Motivation verloren geht, sich für den Rest der Zeit noch angemessen zu verhalten.

Häufig ist die Kombination von Response Cost und Token Economy empfehlenswert: Eine Reduzierung unerwünschter Verhaltensweisen genügt nicht und wird die betroffenen Kinder oder Jugendlichen möglicherweise in eine Sackgasse der Hilflosigkeit führen, da ihnen lediglich signalisiert wird, wie sie sich *nicht* verhalten sollten – ergänzend kann über ein Token-Programm *erwünschtes* Verhalten signalisiert und aufgebaut werden. Dieser Zusammenhang und die Notwendigkeit des Aufbaues erwünschter Verhaltensweisen werden in der Praxis des Öfteren übersehen.

Die Gewährung von Belohnungen für erwünschtes Verhalten darf keinen Entzug von Grundrechten bedeuten, indem solche als Belohnungsbedingungen definiert und entsprechend zugewiesen werden – eine solche Gefahr besteht insbesondere beim Einsatz von Kontingenzverträgen und Tokenprogrammen in geschlossenen Einrichtungen, etwa Strafanstalten (vgl. REINECKER 1993, 100).

6.1.4.2 Kontingenzverträge

Die Bedeutung und der Einsatz von Verträgen wurden bereits im Rahmen der Planung und Durchführung von Token-Programmen erwähnt. Vor Beginn eines Programms zur Verhaltensmodifikation schließen Pädagoge und Kind oder Jugendlicher einen solchen Vertrag, in dem wichtige Aspekte und Bedingungen des Programms festgehalten werden. Dieser Vertrag sollte als eine gegenseitige Vereinbarung insbesondere folgendes berücksichtigen:

- Die Verhaltensweisen des Kindes oder Jugendlichen, um die es geht, sollten möglichst genau beschrieben werden. Dabei gibt es verschiedene Möglichkeiten: Es könnten Verhaltensweisen genannt werden, die man aufbauen möchte und bei deren

Auftreten das Kind Tokens erhält. Es könnte sich aber auch um Verhaltensweisen handeln, die reduziert werden sollen und bei deren Nicht-Auftreten (über eine bestimmte Zeit hinweg) Tokens gewonnen werden – oder bei deren Auftreten es zum Abzug von Punkten im Sinne des Response-Cost-Verfahrens kommt. Wichtig ist es, das erwünschte oder nicht erwünschte Verhalten wirklich klar und eindeutig zu beschreiben. Dies hilft dem Kind zur Orientierung und reduziert das Risiko, dass hinsichtlich der Vereinbarungen Missverständnisse und Konflikte entstehen.

- Auch der Erhalt und die Eintauschbedingungen von Tokens müssen genau bestimmt werden: Erhält das Kind beispielsweise ein Token für jedes Auftreten des Verhaltens, dafür, wenn das Verhalten fünfmal aufgetreten ist – oder beispielsweise, wenn es ein nicht erwünschtes Verhalten an einem ganzen Tag tatsächlich vermieden hat? Was ist zumutbar und realistisch? Wie viele Tokens muss das Kind sammeln, um im Austausch dafür welche Belohnung zu bekommen?
- Aufgaben des Kindes oder Jugendlichen: Es sollte über den reinen Erwerb von Tokens hinaus alles festgelegt werden, was vom Kind im Rahmen des Token-Programms erwartet wird. Dazu gehört es bei einem individuellen Programm etwa, pünktlich zu den gemeinsamen Treffen zu erscheinen.
- Aufgaben des Pädagogen: Nicht nur das Kind oder der Jugendliche legt sich mit dem Kontingenzvertrag auf bestimmte Pflichten fest. Auch die beteiligten Pädagogen übernehmen Pflichten, an die sie sich halten müssen: beispielsweise die faire Vergabe von Tokens.

Das Anstreben der Verhaltensmodifikation ist nur dann Erfolg versprechend, wenn sich Kind oder Jugendlicher wirklich aus freien Stücken auf das Programm einlassen. Oft bleibt ihnen jedoch gar keine andere Wahl, als den Vertrag zu unterzeichnen, oder sie wissen nicht genau, wozu sie sich dabei verpflichten. Das sind ungünstige Bedingungen für ein Gelingen der Maßnahme. Zu beachten ist auch Folgendes (vgl. SPRAU-KUHLEN 1989): Der Vertrag sollte keine Drohungen enthalten. Die Verstärker dürfen nicht auf anderem Wege erhältlich sein, da ansonsten der Effekt im Programm untergraben wird. Auch sollte es dem Kind grundsätzlich möglich sein, das im Vertrag beschriebene erwünschte Verhalten zu zeigen bzw. das beschriebene unerwünschte Verhalten zu unterlassen. Wenn das Verhaltensziel zu weit von den derzeitigen Möglichkeiten des Kindes weg liegt, wird es frustriert, und das Verstärkungsprogramm kann nur scheitern. Auch das muss bedacht werden, und in solchen Fällen ist es hilfreich, sich Zwischenziele zu überlegen und zunächst mit diesen zu arbeiten (vgl. ebd.).

6.1.4.3 Time Out

Beim ‚Time Out' wird ein Kind oder Jugendlicher in eine ‚Auszeit' geschickt. Der Einsatz dieses Verfahrens ist für Situationen vorgesehen, in denen extremes Problemverhalten gezeigt wird, das zu Selbst- oder Fremd-Gefährdungen führen kann. Aus einer lernpsychologischen Sicht wird angenommen, dass irgendein Aspekt der Situation das extreme Verhalten verstärkt und so aufrecht erhält. Da es nicht möglich ist, schnell genug, also, bevor jemand Schaden erleidet, diesen verstärkenden Faktor ausfindig zu machen, entfernt man stattdessen die Person aus der Situation. Damit sollen zugleich alle potentiellen Verstärker unmittelbar unerreichbar gemacht werden. Die betreffende Person wird also sofort bei Zu Tage treten des Problemverhaltens aus der Situation heraus genommen und in eine möglichst völlig neutrale Umgebung gebracht. Wichtig ist dieser neutrale Charakter der neuen Umgebung, denn wenn sie wiederum verstärkende Bedingungen aufweist, könnte sich der Ortswechsel ungünstig auswirken und beispielsweise dazu führen, dass ein Kind in einer Gruppe häufiger ‚aufdreht', um etwa in das attraktive Spielzimmer gebracht zu werden. Es sollte also durch das Time Out keine Flucht des Kindes aus einer für es unangenehmen Situation ermöglicht oder unterstützt werden. Wichtig ist auch, dass von Seiten der Erziehungspersonen dem Kind zugleich alternative Verhaltensweisen nahe gebracht werden und dass man diese verstärkt, wenn sie auftreten. Der Einsatz des Time Out sollte unmittelbar erfolgen, damit das Kind eine Verbindung zu seinem Problemverhalten erlebt, und es sollte durch klare Instruktionen angekündigt werden.

In psychiatrischen Kliniken werden häufig Time Out-Räume eingerichtet. Diese sind optisch neutral gestaltet und sollen durch ihre Einrichtung eine Selbstverletzung der oft sehr erregten Betroffenen verhindern: etwa durch eine Polsterung der Türe, einen hochgehängten Heizkörper oder eine vergitterte Fensterscheibe.

Sehr verbreitet ist es, das Time Out als Bestrafungsmaßnahme zu verstehen. Dies ist aber gerade nicht sein Zweck. Es soll eine Situation ohne Verstärker bieten. Time Out ist allerdings nichtsdestotrotz sehr umstritten, weil die betroffenen Personen in aller Regel, hoch erregt, gegen ihren Willen in das Time Out gebracht werden und weil die Argumentation dennoch nicht abwegig ist, dass die kurzfristige soziale Isolation und ‚Wegsperrung' eine Bestrafung darstellt. Time Out wird häufig als ‚letzte Maßnahme' bei extremen Selbst- und Fremdaggressionen eingesetzt. Wenn es schon seinen Einsatz findet, ist das Verhalten der Erziehungspersonen von großer Bedeutung: Sie sollten signalisieren, dass es nur um eine Konsequenz auf ein Verhalten hin geht, nicht um eine Bestrafung der Person. Auch sollte die Time Out-Maßnahme in keinem Fall ohne eine nachfolgende Aufarbeitung bleiben: Die Konfliktsituation und die Reaktion der Betreuer sollten mit der betroffenen Person gemeinsam geklärt werden.

Die Einrichtung von Time Out darf auf keinen Fall ohne eine Hinzuziehung von fachlich ausgebildeten Kräften wie Diplom-Psychologen oder Psychiatern erfolgen und auch nicht ohne eine sorgfältige Auswertung der durchgeführten Time Outs, da es bei unsachgemäßem Einsatz zu schwerwiegenden Folgen bei den betroffenen Kindern und Jugendlichen kommen kann.

6.1.4.4 Selbstinstruktion und ‚kognitives Modellieren'

Auf die mögliche positive und negative Wirkung von ‚innerem Sprechen' wurde bereits hingewiesen. Hier geht es nun darum, solche Vorgänge der Selbstinstruktion für die Förderung bei Verhaltensstörungen nutzbar zu machen. Grundsätzlich sind dabei zwei Einsatzbereiche zu nennen: zum einen die Unterstützung des erfolgreichen Bewältigens von konkreten persönlichen Problemsituationen durch Selbstinstruktionen, zum anderen die Unterstützung des erfolgreichen Bewältigens einer komplexeren Aufgabe mit mehreren Schritten über den Weg des ‚inneren Sprechens'.

Erfolgreiches Bewältigen von konkreten persönlichen Problemsituationen durch Selbstinstruktionen

Aggressive Kinder haben in verschiedenen Situationen Probleme, nicht ‚auszuklinken' und auf andere einzuschlagen. Impulsive Kinder werden eher Schwierigkeiten damit haben, ruhig zu bleiben und sich auf die Situation zu konzentrieren, etwa eine Aufgabe. Ein sozial unsicheres Kind hat vielleicht damit zu kämpfen, einen Erzieher auf ein drängendes Problem hin anzusprechen. Die Selbstinstruktionstechnik besteht darin, den Kindern oder Jugendlichen für solche Situationen hilfreiche, verhaltenssteuernde Sätze oder Worte mitzugeben. Diese sollen in der Situation selbst erinnert und abgerufen werden, um dem Kind Unterstützung zu geben, sich zurückzuhalten, zu bremsen, zu konzentrieren oder sich zu einer Aufnahme von Sozialkontakt zu trauen. Das Trainingsprogramm von PETERMANN & PETERMANN (vgl. 2001) beispielsweise arbeitet dazu mit kleinen Kärtchen, auf denen solche Selbstinstruktionen mit einem passenden Comicbild verbunden werden. Wichtig ist es, die Kinder in die Nutzung der Kärtchen einzuführen. Die hier verwendeten Kärtchen sind mit 4x4 cm so klein, dass sie in der Hosentasche mitgeführt werden können. In der kritischen Situation soll das Kind das Kärtchen spüren und sich an die Selbstinstruktion erinnern: beispielsweise „Ich bleibe ruhig!" oder „Wenn ich wütend schreie, darf ich nicht mehr mitspielen!" Vorgegebene Karten können verwendet werden; es ist jedoch sinnvoll, mit Kindern eigene, auf ihre individuellen Problemsituationen zugeschnittene Selbstinstruktions-Karten zu erstellen. Ein wichtiges Ziel besteht auch hier wieder darin, die Karten in den Alltag ‚hinüberzuretten', um einen Transfer aus der pädagogisch-therapeutischen Situation heraus zu erreichen.

Erfolgreiches Bewältigen einer komplexeren Aufgabe mit mehreren Schritten durch Selbstinstruktionen

Gerade impulsive Kinder haben oft große Schwierigkeiten damit, bei einer längeren Aufgabenstellung ‚dran' zu bleiben. Sie schweifen ab, vergessen, wie es weitergehen sollte, oder bringen die Aufgabe in rasender Geschwindigkeit (und dann falsch oder unvollständig) zum Ende. Selbstinstruktionen können hier eingesetzt werden, um eine Unterstützung bei der Durchführung einer solchen komplexeren Handlung zu gewährleisten. Dazu wird in aller Regel eine Abfolge von Instruktionen auf Zetteln, Karten oder Plakaten entwickelt (vgl. etwa LAUTH 1988). Die Instruktionen könnten etwa wie folgt lauten: „Was muss ich überhaupt machen?" „Ich mache mir erst einmal in Ruhe einen Plan!" „Was kommt nun zuerst?" „Bin ich auch noch auf dem richtigen Weg?" „Habe ich auch alles beachtet?" „Bin ich wirklich fertig, oder fehlt noch etwas?" „Habe ich das gut gemacht?" „Das habe ich ganz prima gemacht!" Diese Instruktionsfolgen werden oft über ‚kognitives Modellieren' vermittelt: Dabei wird das Selbstinstruktions-Verfahren mit Modelllernen verkoppelt. Das ‚kognitive Modell' ist die Pädagogenperson selbst. Das Vorgehen orientiert sich an einer Reihe von Schritten (vgl. etwa LAUTH 1989; MEICHENBAUM 1979):

- Der Pädagoge bearbeitet eine Aufgabe und verwendet dabei die Selbstinstruktionen.
- Anschließend soll das Kind die Aufgabe bearbeiten. Der Pädagoge spricht die Selbstinstruktionen laut vor.
- Im nächsten Schritt bearbeitet das Kind eine weitere Aufgabe und verwendet dabei selbst die Instruktionen, indem es sie sich laut vorspricht.
- Das Kind flüstert sich die Instruktionen vor, während es an einer Aufgabe arbeitet.
- Das Kind bearbeitet eine Aufgabenstellung und nutzt die Selbstinstruktionen in den verschiedenen Phasen der Bearbeitung in Form des ‚inneren Sprechens'.

Diese Abfolge soll den Kindern dazu verhelfen, die Instruktionen schrittweise zu verinnerlichen. Der schrittweise Ablauf ist wichtig, da ansonsten oft die Selbstinstruktionen wieder vergessen oder aber als scheinbar unwichtig ‚überlesen' werden. Daher muss von Seiten der Pädagogen auch immer wieder auf den Einsatz der Instruktionen durch das Kind oder den Jugendlichen geachtet werden. Auch Bemühungen, das im pädagogischen Kontext gelernte Nutzen der Instruktionen in den Alltag zu übertragen, sind wiederum von großer Bedeutung.

Konzepte der kognitiven Verhaltensmodifikation sind in sonder- und heilpädagogischen Feldern mittlerweile sehr verbreitet – dies gilt besonders für den anglikanischen Sprachraum (siehe etwa WESTWOOD 2007, 53ff.). Dabei werden oft verschiedene der hier vorgestellten Verfahren miteinander kombiniert. Bei sorgfältigem und verantwortungsvollem Einsatz bieten diese Methoden ein hilfreiches Handwerkszeug.

6.1.5 Personenzentriertes Lernen

Unter 2.2.6 wurde die Selbstkonzepttheorie von ROGERS dargestellt und auf die Frage der Erklärung von Verhaltensauffälligkeiten bezogen. Im Vordergrund standen das Streben nach Selbstaktualisierung, die Entwicklung eines Selbstkonzepts beim Menschen und dessen Verhältnis zum Organismus. Störungen wurden auf eine Reihe möglicher Inkongruenzen zurückgeführt.

Der Therapeut hat aus der Sicht von ROGERS die Aufgabe, durch seine Arbeit dem Klientel zu einem ‚kongruenten', also authentischen, Selbstaktualisierung ermöglichenden und im stetigen Fluss befindlichen Selbstkonzept zu verhelfen. Dabei spricht ROGERS bewusst vom ‚Klienten' und nicht vom ‚Patienten': Auf diesem Wege soll die Selbstverantwortlichkeit des Adressaten von Therapie und Beratung in den Vordergrund gerückt werden, den der Therapeut in keinem Falle in eine bestimmte Richtung drängen soll. Der Klient wird selbst wissen oder erkennen, was für ihn gut ist.

Damit der Therapeut dieser Aufgabe gerecht werden kann, formuliert ROGERS drei ‚Therapeuten-Variablen', deren Bedeutung unumstritten und auch empirisch belegt ist (vgl. TAUSCH & TAUSCH 1991). Es handelt sich um Merkmale, denen der Therapeut in der therapeutischen Beziehung (und auch darüber hinaus) gerecht werden sollte:

- nicht-wertende Annahme: den Partner akzeptieren, so wie er ist, und ihm mit emotionaler Wärme (Wertschätzung und Vertrauen) und menschlicher Achtung (Anerkennung) begegnen;
- Empathie: einfühlendes Verstehen des Partners bei Verzicht auf Bewertungen und Beurteilungen;
- Kongruenz: Echtheit und Aufrichtigkeit (Authentizität) des Therapeuten bzw. Pädagogen in dem Sinne, dass eine Übereinstimmung zwischen seinen Äußerungen und seinen Gefühlen und Überzeugungen besteht (,real sein').

ROGERS selbst hat versucht, die Grundprinzipien seiner Arbeit konsequent auf den pädagogischen Bereich zu übertragen. Zunächst tat er das im Hinblick auf seine Arbeit an der Hochschule; zunehmend wurden jedoch auch verschiedene andere pädagogische Felder in den Blick genommen. Ohnehin macht ROGERS eher wenig Unterschiede zwischen Therapie und Beratung, was insbesondere auf die Betonung einer nicht-hierarchischen Beziehung zwischen Professionellem und Klienten zurückzuführen ist. Pädagogen sieht ROGERS als ,Facilitator', als ,Lern-Erleichterer': Ihre Aufgabe ist es vor allen Dingen, eine nicht-bedrohliche Atmosphäre zu fördern und solche Bedingungen zu schaffen, in denen die Lernenden aus sich heraus, selbsttätig, lernen und sich entwickeln können. Für die Arbeit mit Kindern und Jugendlichen mit Verhaltensauffälligkeiten kommt seinen ,Therapeuten-Variablen' als ,Pädagogen-Variablen' eine große Bedeutung zu. Dabei können Akzeptanz, Empathie und Echtheit im Sinne von ROGERS nicht wirklich erfolgreich als bloße ,Techniken' eingesetzt werden – hinter ihnen muss eine entsprechende Haltung stehen. Im Übrigen sollten Pädagogen in Form von Kongruenz eine Eigenschaft verwirklichen, die zugleich ein Ziel des Therapieprozesses im Sinne von ROGERS darstellt und damit für eine ,reife' Persönlichkeit spricht, denn Kongruenz bedeutet nicht allein Aufrichtigkeit nach außen hin, sondern auch Aufrichtigkeit gegenüber sich selbst.

Bei aller nicht-wertenden Annahme und aller Empathie darf eine professionelle Distanz nicht vergessen werden: Sie ist unverzichtbar, damit sich ein Pädagoge oder Berater nicht in den ,Sog' der Probleme und Konflikte des Gegenübers und seines Kontextes mit hineinziehen lässt und sich damit identifiziert. Dadurch verliert seine Wahrnehmung der Probleme an Klarheit. Seine Arbeit leidet – aber auf Dauer (durch die Belastung) auch er selbst (vgl. HANSEN 1997, 36).

Verfolgt man den Ansatz des kongruenten Selbstkonzepts für die pädagogische Arbeit, dann wird deutlich, dass jedes ,ich sollte' kritisch betrachtet werden kann. WAGNER (vgl. 1987) spricht von ,pädagogischen Imperativen', die Pädagogen oft das Leben (und die Arbeit) schwer machten: „Ich sollte immer nett zu allen Kindern sein ..."; „ich sollte alle gleich behandeln ..." oder gar ...: „ich sollte humanistisch-pädagogisch arbeiten und eingestellt sein ...". Es ist empfehlenswert, dass Pädagogen kritisch durchdenken, welche Verpflichtungen für ihre pädagogische Arbeit *wirklich* bestehen – und was aus ihrem eigenen pädagogischen Selbstverständnis heraus *wirklich* wichtig ist.

Die Grundkonzepte von ROGERS dienten auch der Entwicklung des recht bekannt gewordenen ,Konferenz'-Ansatzes von GORDON (vgl.1977). Hier stehen beispielsweise das Bestreben um ,niederlagenlose' Konfliktlösungen für alle Seiten im Vordergrund sowie das Aussenden von ,Ich-Botschaften' durch die Pädagogen: „Ich fühle mich durch dich gestört" anstelle von „du störst" oder gar „du bist auffällig!" Dem populären Konzept von GORDON könnte man allerdings vorwerfen, dass hier die Leitlinien aus dem personenzentrierten Ansatz allzu stark vereinfacht würden.

Die Positionen von ROGERS sind mittlerweile recht stark pädagogisches Allgemeingut geworden und wirken dadurch oft nicht mehr besonders spektakulär. Auf Basis seiner Gedanken zur Pädagogenperson sind alle Pädagogen jedoch immer wieder aufgefordert, sich und ihre Haltung kritisch zu hinterfragen.

Die Ansätze der Humanistischen Psychologie und Pädagogik, die sehr stark parallel zur ‚antiautoritären' Bewegung in den 1960er und 1970er Jahren entstanden sind, werden immer wieder einer Kritik unterworfen, wie sie in der nebenstehenden Karikatur deutlich wird. Damit wird die Variable der nicht-wertenden Annahme oder auch ‚Akzeptanz' in Zweifel gezogen. Hier gilt es allerdings zu unterscheiden zwischen einer (geforderten) bedingungslosen Annahme des Anderen (etwa eines Kindes) *als Person*, also so, wie er oder sie ist – und der Akzeptanz eines bestimmten *Verhaltens*. Beides muss streng getrennt werden, und ROGERS meint die Akzeptanz der Person. Allerdings sind auch diesbezüglich Grenzen für die praktische pädagogische Arbeit zu bedenken: Es wird einem Pädagogen unter Umständen nicht möglich sein, ein Kind zu akzeptieren. Im Sinne des ‚Real-Seins' müsste er sich und anderen dies eingestehen – was wiederum zu Verletzungen beim Kind führen könnte. In solchen Fällen wäre zu reflektieren, ob nach Möglichkeit ein anderer Pädagoge dieses Kind weiter fördert – und wie dieser Wechsel vonstatten gehen könnte, ohne wiederum beim Kind negative Folgen auszulösen, etwa das Gefühl, von einer wichtigen Bezugsperson im Stich gelassen zu werden.

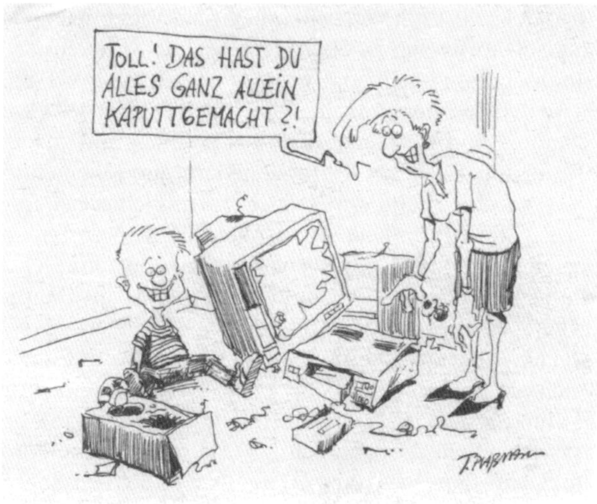

Abb. 08: „Akzeptanz" ... (Cartoon von Thomas Plassmann)

6.1.6 Aspekte einer Förderung aus situationistischer Perspektive

Unter 2.1.2 wurde eine (radikal-) situationistische Perspektive auf Verhaltensstörungen vorgestellt; diese wurde anschließend als eine von vier möglichen Perspektiven in eine komplexere Sicht eingebunden. Auch, wenn man Situationen nur als einen Beitrag zur Entstehung auffälligen Verhaltens und Erlebens betrachtet, lautet die Konsequenz, dass es möglich ist, zur Förderung an den Situationen anzusetzen, denen Kinder und Jugendliche ausgesetzt sind. – Aus dieser situationistischen Perspektive heraus ergeben sich drei grundlegende, unterschiedliche Ansatzpunkte zur Förderung:

Erstes Ziel einer Förderung könnte die Veränderung situativer Bedingungen sein – dergestalt, dass diese grundsätzlich nicht, nicht mehr oder nicht weiter zu Störungen und auffälligem Verhalten führen. Dies könnte meinen, die Belastungen aus Situationen zu reduzieren, beispielsweise schulische Über- oder Unterforderungen zu vermeiden, persönliche Verletzungen und Kränkungen eines Kindes in einer Heimgruppe zu verhindern oder rechtzeitig über Beratung auf eine sich als zunehmend problematisch andeutende Familiensituation einzuwirken, so dass sie gar nicht erst zu einer ernsthaften Belastung für die Kinder wird. Gerade in vielen schulischen Situationen ist eine Veränderung der Unterrichtsgestaltung sehr hilfreich, um bestimmte Störungen zu reduzieren – ein unmittelbar ‚situationistisch' geprägtes Vorgehen, denn hier werden Auffälligkeiten nicht selten durch Unterrichtsführung hervorgerufen. – Aber auch provozierende Situationen könnten verhindert oder eingeschränkt werden: Ein Beispiel dafür sind die Sicherheitsvorkehrungen in Kaufhäusern, die dem hohen Aufforderungscharakter der Situation im Hinblick auf Diebstahl entgegenwirken sollen: etwa die Ausgabe von CDs an der Kasse oder Schutzetiketten an der Kleidung und weitere Maßnahmen.

Eine zweite Möglichkeit besteht darin, bestimmte Personen nicht bestimmten Situationen auszusetzen, also zu verhindern, dass ein Kind in eine bestimmte Situation mit hohem Aufforderungscharakter oder starker Belastung gerät. Das Ziel besteht hier nicht in einem Einwirken auf die Situation, sondern darin, zu erreichen, dass es nicht zum Zusammentreffen von Person und Situation kommt. So werden in manchen Schulen angesichts aufgetretener Konflikte die Schulhöfe in Zonen unterteilt, etwa einen Bereich für die älteren und einen für die jüngeren Schüler angesichts der Erfahrung, dass es häufig zu aggressiven Attacken älteren Schüler gegenüber jüngeren kam.

Soweit als Fördermöglichkeit die Präparation von Personen für bestimmte belastende oder schwierige Situationen oder auch für Situationen mit hohem Aufforderungscharakter angestrebt wird, handelt es sich um ein letztlich von interaktionistischen Gedanken geprägtes Vorgehen. Damit wäre eine ‚Immunisierung' der Personen gegen die besonderen, Auffälligkeiten provozierenden Qualitäten der jeweiligen Situation gemeint. So könnte man ein Kind auf eine belastende Situation, etwa die Trennung der Eltern, vorbereiten. Oft wird mit solchen präparierenden Maßnahmen zwar keine Verhinderung, aber immerhin eine Reduzierung oder Eindämmung von Verhaltensauffälligkeiten verbunden sein.

Im Hinblick auf diese Schlussfolgerungen aus einer situationistischen Perspektive heraus könnte man einwenden, dass dabei häufig das ‚eigentliche' Problem nicht angegangen oder gar gelöst, sondern eher vermieden wird. Dies ist stets kritisch abzuwägen; häufig ist es aber im pädagogischen Alltag zumindest zunächst hilfreich, bestehende oder drohende Problematiken auf diese Weise unter Kontrolle zu bekommen. In manchen Fällen wird es dann gar nicht nötig sein, ‚tiefergehende' Lösungen anzustreben – in anderen Fällen aber durchaus. Es gehört zur pädagogischen Verantwortlichkeit, dies zu bedenken und dann gegebenenfalls einer ‚pragmatischen' situationistischen Lösung weitere Maßnahmen folgen zu lassen.

6.1.7 Pädagogische Förderung der Selbst- und Handlungsregulation

Das Modell der Selbst- und Handlungsregulation betrachtet Handeln als Interaktion einer Person mit den Situationen, in denen sie steht (vgl. 2.2.5). Es beschreibt auf zwei Dimensionen des Handelns zum einen unterschiedliche Phasen von Handlungen sowie zum anderen Handeln auf verschiedenen Bewusstseinsebenen. Unter 2.2.5 wurde gezeigt, wie es im Hinblick auf Phasen und Ebenen zu Störungen kommen kann.

Ganz grundsätzlich ist zunächst festzustellen, dass gelingende Handlungskontrolle aus psychohygienischer Sicht ein Grundbedürfnis des Menschen darstellt, wie die Forschung zu ‚erlernter Hilflosigkeit' (vgl. SELIGMAN 1995) sowie zur ‚Selbstwirksamkeit' (vgl. BANDURA 1992) zeigt; aus soziohygienischer Sicht ist sie jedoch auch ein wichtiges Anliegen der Gemeinschaft, um deren soziale Funktionsfähigkeit zu erhalten: im Sinne des Einhaltens sozialer Regeln und Normen und der Definition sozialer Rollen. – Pädagogisch gestaltete Situationen müssen auf dieses Grundbedürfnis Rücksicht nehmen, damit es nicht zum Erleben von Hilflosigkeit und Selbst-Unwirksamkeit und in der Folge zu Rückzug und Disengagement kommt – oder zur Suche nach Wirksamkeit in anderen Situationen, oft auf problematischem Wege.

Das Modell der Selbst- und Handlungsregulation ermöglicht es, gezielt zu untersuchen, wo Probleme der Handlungsregulation verortet werden können, um dann dort ebenso gezielt mit Fördermaßnahmen anzusetzen. Im Hinblick auf Diagnostik gilt zunächst ganz allgemein, dass das Modell auf dreierlei verweist:

- Zum einen macht es auf ganz bestimmte Aspekte der Person aufmerksam, welche Voraussetzungen für eine gelingende Handlungsregulation darstellen: etwa die Fähigkeit zur Regulation emotionaler Impulse, Kompetenzen zur bewussten Auseinandersetzung mit Situationen, kognitive Differenziertheit zur Einschätzung von Situationen und zur Erarbeitung von Handlungsplänen, Fähigkeit zum Bedürfnisaufschub – aber auch normativ-ethische Einstellungen.
- Zweitens sind aber auch Situationen zu beobachten und beurteilen – im Hinblick auf ihren Charakter der Herausforderung zu einem kompetenten Handeln: in Form belastender Anteile, des Neuheitscharakters, der Überschaubarkeit der Situation, von Überforderungen oder auch Unterforderungen.
- Drittens tritt im Sinne der Auseinandersetzung mit der Situation auch das aktuelle Erleben der betroffenen Person in den Vordergrund, das es möglichst angemessen zu erfassen gälte: Wo genau, also auf welchen Ebenen, aber auch im Rahmen welcher spezifischen Phasen, treten Probleme der Handlungsregulation auf? – Von Bedeutung sind dabei eben auch kognitive Prozesse – im Besonderen die vorliegenden Erwartungen der Person (an Handlungen und Ergebnisse) sowie ihre Attributionen: etwa gelingende Handlungen external (Glück, günstige Umstände), misslingende hingegen internal (mangelnde Kompetenz) zu erklären. Hier verschränken sich Diagnostik und Förderung, indem sich aus der Feststellung, wo Probleme und Schwierigkeiten liegen, differenziertere Hinweise auf zu fördernde Aspekte ergeben. Ziel der Förderung wäre es dann, die Regulation und bewusste Kontrolle von Handlungen möglichst direkt zu unterstützen.

Es ist festzustellen, dass es durchaus Konzepte und Programme gibt, die – teilweise auch ohne expliziten Bezug auf die hier erörterte theoretische Basis – an Aspekten der Handlungsregulation mit Förderung ansetzen:

Ohne auf den hier erörterten theoretischen Hintergrund zu verweisen, arbeiten grundsätzlich zentrale Komponenten vieler aktueller Programme zur Gewaltprävention und zur Mediation in pädagogischen Handlungsfeldern, insbesondere in Schulen, in ähnlicher Richtung – etwa das Präventionsprogramm „Faustlos" (vgl. CIERPKA 2001): Solche Konzepte zielen die Förderung der Wahrnehmungskompetenz an, die Förderung der gewaltlosen Problemlösekompetenz in Konfliktsituationen und auch die Förderung eigenverantwortlichen Handelns. Dazu ist allerdings aus dem hier betrachteten theoretischen Hintergrund zweierlei zu sagen: Zum einen werden hier oft komplette Programme durchgeführt – die unter 2.2.5 skizzierte gedankliche Basis würde vielleicht helfen, gezielter tatsächlich vorliegende Probleme (in bestimmten Phasen, auf bestimmten Ebenen) zu erkennen und anzugehen. Zum anderen setzt die Förderung oft an den personalen Kompetenzen an und teilweise losgelöst von konkreten (realen) Konfliktsituationen – aus der durch das Modell der Selbst- und Handlungsregulation vertretenen interaktionistischen Sicht heraus wäre das direkte Ansetzen am konkreten Erleben und Handeln der wichtigste Weg.

Explizit aus dem theoretischen Hintergrund der Selbst- und Handlungsregulation heraus wurden, zum Zweck einer gezielten Förderung bewusster Handlungsregulation, in Form von Trainings eine Reihe von Vorgehensweisen entworfen und in konkrete Förderprogramme eingebunden, die eher therapeutisch strukturiert sind und sich auf unterschiedliche ‚Problemgruppen' wie etwa aggressive oder auch aufmerksamkeitsgestörte Kinder und Jugendliche richten (vgl. etwa PETERMANN & PETERMANN 1996; 2001; LAUTH & SCHLOTTKE 1997). Letztlich soll hier Bewusstheit der Regulierung des Handelns angeregt und trainiert werden: durch Signale zur Handlungskontrolle, durch Verträge zur Unterstützung der Handlungsregulation, durch das Verfahren des kognitiven Modellierens, durch gezielte Anregung zur Erarbeitung von Handlungsplänen oder auch durch den Aufbau eines Repertoires möglicher Verhaltensweisen. Ein Problem besteht dabei allerdings oft in dem Transfer des Trainierten: von therapeutischen auf schulische Kontexte sowie von pädagogisch-professionellen Kontexten auf andere Kontexte des Lebens.

Hilfreicher im Sinne des Modells wäre es allerdings, weniger in therapeutischen Settings als vielmehr direkt an der Förderung der handelnden Auseinandersetzung mit ‚natürlichen pädagogischen Situationen' anzusetzen – seien dies schulisch-unterrichtliche oder andere Situationen solcher Art. Man würde sich den Transfer von künstlich inszenierten (therapeutischen) Situationen her ersparen und direkt im pädagogischen Handlungsfeld arbeiten – ein Ansatzpunkt, für den sich das Modell empfiehlt und der in der Pädagogik bei Verhaltensstörungen häufig zu wenig beachtet wird. Als eine wichtige Methode zugunsten einer solchen Auseinandersetzung der Lernenden mit Situationen im Erleben und Handeln liegen Projekte und projektartige Orientierungen nahe: Unternehmungen, die komplexe Anforderungen im Hinblick auf die Auseinandersetzung von Personen mit Lern-Situationen stellen – und Anforderungen, die auch das emotionale Erleben und soziale Handeln betreffen. Projektartige Unternehmungen bieten die Möglichkeit, Förderung auf bestimmte Phasen, aber auch Ebenen der Handlung zu beziehen (vgl. GAGNÉ 1985; GAGNÉ & MERILL 1990; STEIN 2003b; STEIN & STEIN 2006).

Die konsequenteste Umsetzung dieses Gedankens wäre allerdings die, Lernende möglichst weitgehend und zunehmend in die Gestaltung des Lernens selbst mit einzubeziehen – etwas, das in der Pädagogik bei Verhaltensstörungen schon länger als ‚Meta-Unterricht' beschrieben wird: Diskussion über Unterricht, über dessen Zielsetzungen, Planung und Umsetzung, aber auch über eigenes Lernen und Handeln im Unterricht sowie dessen Bedingungen – um Bewusstheit zu fördern. Dies bedeutet, nicht nur Projekte in den Unterricht zu integrieren, sondern Unterricht als Projekt zu verstehen (vgl. STEIN & STEIN 2006). Das lässt sich auch auf andere, nicht-unterrichtliche pädagogische Felder übertragen. Es ist einerseits mit Kindern und Jugendlichen in Kontexten der Erziehungshilfe oft keine leichte Aufgabe, aber andererseits ein wichtiger Weg im Sinne einer Förderung der Fähigkeit und Bereitschaft zu planvollem Handeln – und im Sinne einer Förderung des Erlebens von Selbstwirksamkeit. Es bedarf dazu aber auch der Fähigkeit und Bereitschaft von Pädagogen, zugunsten der Handlungskontrolle der Lernenden die eigene pädagogische Kontrolle sukzessive zurückzunehmen.

Gelingende Handlungsregulation kann jedoch nicht das alleinige Ziel sein. Ohne die Frage der mit Handlungskontrolle verbundenen Ziele bleibt sie eine Art ‚Hülse' ohne ‚Kern'. Ein diesbezüglich immer wieder, auch aus der Auseinandersetzung mit dem dargestellten Modell selbst, vernachlässigtes Moment besteht in der Förderung des normativ-empathischen Aspekts bzw. auch der Miteinbeziehung der personal-ideologischen Ebene. Unter 2.2.5 wurde das Problem von Kindern oder Jugendlichen beschrieben, die Handlungen durchaus gezielt planen und kompetent handelnd durchführen – wobei die Handlungen selbst jedoch vom moralisch-ethischen Standpunkt her problematisch sind, indem sie andere schädigen. Das Problem der Regulation liegt hier auf einer besonderen Ebene des Handelns, den persönlichen Wertvorstellungen unter Einschluss der Fähigkeit und Bereitschaft zur Empathie. Ansatzpunkte für pädagogisches Handeln bieten in diesem Bereich die Arbeiten um KOHLBERG zum moralischen Urteilen und Handeln, die unter 6.2.2 vorgestellt werden. Im Vordergrund der Bemühungen stehen hier insbesondere moralische Diskurse: Ziele wären die gemeinsame Reflexion von Kognitionen – und das Aufdecken von Denkfehlern und mangelhaft durchdachten Sachverhalten, das Aufdecken von Widersprüchen zwischen Kognitionen sowie zwischen Kognitionen und Verhalten. Umso stärker das hier beschriebene Problem des Förderbedarfs im Hinblick auf die personal-ideologische Ebene in einer Gruppe oder Einrichtung auftritt, umso wichtiger wäre eine Gestaltung der gesamten Arbeit im Sinne einer ‚Gerechten Gemeinschaft' (vgl. 6.2.2). Pädagogen müssen dafür eigene Standards des moralischen Urteilens nicht nur erarbeiten und glaubhaft vertreten, sondern es muss ihnen in pädagogischen Situationen auch der ‚Spagat' gelingen, Standpunkte einnehmen zu können, ohne zu indoktrinieren, um Kindern und Jugendlichen den Raum für die eigene Erarbeitung normativ-ethischer Standards zu lassen.

6.1.8 Systemisch orientierte Förderung bei Verhaltensstörungen

Systemische Aspekte der Erklärung von Verhaltensstörungen wurden unter 2. an zwei Stellen thematisiert: zum einen unter 2.2.7 direkt, aber unter 2.1.3 und 2.1.5 auch indirekt im Rahmen der Erörterung einer interaktionistischen und komplexen Perspektive, also im Sinne des Verständnisses von Verhaltensstörungen als ‚Störungen im Person-Umwelt-Bezug'. Hier wurde die Interaktion zwischen Person und Situation herausgestellt und noch dazu der Beobachter hinterfragt, der ein Verhalten als auffällig ‚definiert'.

Eine systemische Sicht von Verhaltensstörungen nimmt eben nicht allein ein Kind oder einen Jugendlichen mit seinen Auffälligkeiten in den Blick, sondern sieht die Person und ihr Handeln eingebettet in ein Feld von Personen, Bedingungen und wechselseitigen Einflüssen. Auch der letztgenannte Gedanke ist wichtig: Es wirken nicht einfach Einflüsse auf das Kind, sondern das Kind oder der Jugendliche wirkt mit seinem eigenen Verhalten auf das Umfeld zurück.

Erste Anfänge einer explizit systemisch-therapeutischen Arbeit finden sich seit den 1950er Jahren. Dabei ist allerdings zu bedenken, dass systemische Aspekte in fast allen Therapieansätzen erscheinen (vgl. die Beispiele bei KRIZ 1994, 237ff.). Mitte des 20. Jahrhunderts begannen Therapeuten verstärkt mit schizophrenen Patienten zu arbeiten, einer für die Psychotherapie als besonders schwierig beurteilten Klientel, welche von den Psychoanalytikern zugunsten neurotischer Patienten eher ‚links liegen gelassen' wurden. 1956 erschien der bahnbrechende Artikel „Towards a Theory of Schizophrenia" von BATESON u.a., in dem Schizophrenie im Rahmen der ‚double-bind'-Theorie auf systemischer Basis als Beziehungsstörung erklärt wurde. Zwischenzeitlich arbeitete Virginia SATIR seit 1951 mit Familien. 1959 wurde in Palo Alto das ‚Mental Research Institute' (MRI) gegründet, dessen Arbeiten für die Entwicklung der systemischen Familientherapie von großer Bedeutung sind und das einige namhafte Therapeuten hervorbrachte. Erste Ansätze familientherapeutischer Arbeit finden sich auch in Europa bereits in den 1950er Jahren (vgl. KRIZ 1994, 236ff.).

Auf Basis der systemischen Sichtweise bildete sich das grundlegende Prinzip heraus, starre Familiensysteme mit einem (schizophrenen) ‚Index-Patienten' aus ihrem starren Gleichgewicht zu bringen. Dabei entwickelten die systemischen Familientherapeuten verschiedene recht kreative Ideen:

Eine typische Methode ist die ‚Symptomverschreibung' als eine ‚paradoxe Intervention': Es wird der Familie gerade das als Auftrag mitgegeben, was eigentlich störend ist. Beispielweise erhält ein Familienvater mit zwangsneurotischen Verhaltensweisen, durch die er die gesamte Familie entnervt und tyrannisiert, folgenden Auftrag bis zur nächsten Therapiesitzung: „Versuchen Sie, noch mehr zu kontrollieren!" Ziel ist es, durch diese Überspitzung die Verhältnisse so unerträglich zu machen, dass in der Familie etwas in Bewegung gerät.

Eine weitere typische Methode ist das ‚zirkuläre Fragen': Eine Frau weint unter den Augen ihres Ehemannes und ihrer jugendlichen Tochter. Anstatt nun die Frau zu fragen: „Warum weinen Sie?", könnte man ihr die Frage stellen: „Was denken Sie, was Ihr Weinen für Ihren Mann bedeutet?" Man könnte auch die Tochter fragen: „Was denkst Du, was es bei Deinem Vater auslöst, wenn er deine Mutter weinen sieht?" Durch die Fragen sollen kommunikative Aspekte und Muster in der Familie für die Betroffenen sichtbar gemacht werden (vgl. VON SCHLIPPE & SCHWEITZER 1998). Dadurch könnten sich ihnen veränderte Sichtweisen eröffnen; sie könnten beginnen darüber nachzudenken.

Eine dritte ausgewählte Methode ist das ‚Reframing': eine Umdeutung. Ein Geschehnis wird in einen neuen ‚Rahmen' gestellt, es wird ihm eine andere Bedeutung gegeben. Dahinter steht die Annahme, dass jedes Verhalten in einem bestimmten Kontext sinnvoll ist und den Versuch einer Problemlösung darstellt. Eine typische Frage könnte lauten: „Welcher Kontext wäre denkbar, in dem das von Ihnen geschilderte problematische Verhalten sinnvoll wäre – ja, in dem es vielleicht sogar die beste Reaktion darstellen würde?"

Dies sind nur drei Beispiele für die große Fülle von besonderen Methoden, die in der systemischen Psychotherapie entwickelt wurden. Dabei kann eigentlich nur sehr bedingt von ‚der' systemischen Psychotherapie die Rede sein – es hat sich eine schier unübersehbare Fülle von Konzepten und ‚Schulen' entwickelt. KRIZ (vgl. 1994) ordnet diese Gesamtheit der Konzepte in vier Gruppen ein:

- Psychoanalytisch orientierte Familientherapie: Bekannte Vertreter sind etwa Horst-Eberhard RICHTER oder Helm STIERLIN.
- ‚Erfahrungszentrierte' Familientherapie: Diese Formen der systemischen Familientherapie kommen aus der Humanistischen Psychologie. Zu nennen ist etwa Virginia SATIR.
- Strukturelle Familientherapie: Der bekannteste Vertreter Salvador MINUCHIN stellt die ‚Struktur' einer Familie in Untersysteme in den Vordergrund.
- Strategische Familientherapie: Man könnte diese Therapieformen als die ‚systemischsten' bezeichnen, da sie sich am wenigsten für die Probleme einzelner Familienmitglieder interessieren und die Familie als ein kommunikatives System ins Auge fassen, das auf möglichst rasche und unmittelbare Weise ‚verstört' werden soll, damit es sich zu ändern beginnt. Besonders bekannt geworden ist Mara SELVINI PALAZZOLI aus Mailand.

Aktuellere Konzepte, welche man in diese vier Gruppen nicht direkt einordnen kann, sind die ‚lösungsorientierte Kurzzeittherapie' von Steve DE SHAZER (vgl. 1989) und das ‚Reflektierende Team' (reflecting team), das auf Tom ANDERSEN zurückgeht (vgl. KRIZ 1999, 124; VON SCHLIPPE & SCHWEITZER 1998, 199ff.).

Sichtweisen, Erkenntnisse und Methoden der systemischen Familientherapie werden zunehmend auch in der Pädagogik eingesetzt. Schwerpunkte sind dabei die Beratung, etwa von Eltern, aber auch von Lehrern – sowie die Supervision von Pädagogen und pädagogischen Teams.

Dabei kommt dem Reframing eine große Bedeutung zu. Reframing ist für Pädagogen, seien sie Erzieher oder Lehrer, die mit verhaltensauffälligen Kindern und Jugendlichen arbeiten, ein wichtiges ‚Instrument'. Zumeist wird bei Auftreten von Verhaltensstörungen versucht, die Person des Kindes oder Jugendlichen zu ändern, indem man auf diese einen förderlichen Einfluss nimmt. Dies ist allerdings im Grunde häufig der schwierigste Ansatzpunkt von allen: die Veränderung des verfestigten Verhaltens oder gar der Persönlichkeit der zu Erziehenden. Letztlich ist diese Veränderung selbstverständlich ein zentrales Erziehungsziel, ist jedoch zumeist nur längerfristig zu erreichen. – Viel einfacher und unmittelbarer zu verwirklichen sind Veränderungen von zwei anderen Ansatzpunkten her: die Veränderung der pädagogischen Situationen (denn diese können durch den Pädagogen gestaltet werden; er hat sie ,in der Hand') – oder die Veränderung der Wahrnehmung des Problems auf Seiten des Pädagogen. An der letztgenannten Möglichkeit setzt das Reframing ein: So könnte darüber nachgedacht werden, wie man das auffällige Verhalten eines Kindes auch positiv sehen könnte. Man könnte versuchen, es in einen anderen Kontext zu setzen, in dem es Sinn macht und hilfreich ist.

Eine Variante des Reframing ist die ,positive Konnotation': Es wird überlegt, welche positive Funktion das Problemverhalten in der problematischen Situation selbst haben könnte. So schildern MOLNAR & LINDQUIST (vgl. 1991, 113ff.) den Fall eines Schülers in der sechsten Klasse, welcher die Lehrerin durch das Herausplatzen von Antworten und exzessives Reden zur Verzweiflung trieb. Zunächst fielen ihr nur negative Funktionen dieses Verhaltens ein. Dann schildert sie folgendes: „Um positive Funktionen für Robertos ärgerliches Verhalten zu finden, musste ich zunächst genau beobachten und mir dann Gedanken über die Umstände, unter denen er mich unterbrach, machen. ... Eines Tages beim Mathematikunterricht fing Roberto an, mich zu unterbrechen. Ich blieb einen Augenblick still und bedankte mich dann bei Roberto, weil er mir half, das Klassenzimmer zu einem interessanteren Ort zu machen, da er die Routine durchbrach. Ich sagte, er ermögliche mir dadurch auch, einen Augenblick mit dem Reden aufzuhören" (ebd., 113).

Es gilt darauf zu achten, dass der neue Rahmen für das problematische Verhalten auch realistisch und für den Pädagogen glaubhaft ist. Es wäre nicht ,im Sinne des Erfinders', wenn die Umdeutung zynisch gemeint wäre. Sie muss ehrlich sein, ansonsten wirkt sie kontraproduktiv. Dies ist eine schwierige Gratwanderung, denn es handelt sich ja um problematische Verhaltensweisen, zu denen den betroffenen Pädagogen zunächst wirklich nur negative Interpretationen einfallen werden.

Auch der ,lösungsorientierte' Ansatz, der vor allen Dingen in der Beratung von Eltern und Pädagogen eingesetzt wird, stammt aus der systemischen Therapie. Er geht von dem Gedanken aus, nicht ,kausal' (und mühsam) nach Ursachen für ein Problem zu suchen, sondern eher auszuloten, wann und unter welchen Umständen das Problem nicht da war. Damit wird die Aufmerksamkeit stark auf die potentiellen Ressourcen des Systems gerichtet, seine Probleme selbst zu lösen, und man versucht, diese Ressourcen zu erkennen, zu aktivieren und zu verstärken. Wenn man also nun einige förderliche Bedingungen und Situationen herausgearbeitet hat, kann versucht werden, solche Bedingungen wieder herzustellen. Um an die Ressourcen heran zu kommen, stellen lösungsorientierte Berater eine Reihe von Fragen – beispielsweise folgende (vgl. auch SPIESS 2000):

- „Wann ist Dir das schon einmal gut gelungen?"
- „Was war anders, als es einmal geklappt hat?"
- „Woran genau merkst du, dass sich dein Verhalten seit dem letzten Mal verbessert hat?"

Das ,Reflecting team' ist eine Methode, die vor allen Dingen in der Supervision von pädagogischen Teams eingesetzt wird. Dabei diskutieren beispielsweise auffällige Jugendliche und Pädagogen miteinander – und sind ,umringt' von einer beobachtenden, systemisch geschulten Gruppe von zwei bis vier Supervisoren. Nach ungefähr einer Viertelstunde gemeinsamer Diskussion und Arbeit und nochmals 20 oder 45 Minuten später wendet sich das ‚innere Arbeitsteam' den Beobachtern zu. Diese denken nun gemeinsam laut über das Wahrgenommene nach, entwickeln Ideen und Lösungen – während sich die ‚innere Gruppe' zurückhält und nur zuhört und aufnimmt (vgl. KRIZ 1999, 124; VON SCHLIPPE & SCHWEITZER 1998, 199ff.). Dann wird die pädagogische Diskussion fortgesetzt. In der Mitte könnte auch ein kleines Arbeitsteam sitzen, welches eine Dienstbesprechung durchführt.

Auch für Konzepte systemisch orientierter Pädagogik gilt wieder: Um seriös ‚systemisch' zu arbeiten, benötigt man eine umfassende Ausbildung. Diese wird in aller Regel als Zusatzausbildung angeboten für Personen, die bereits eine pädagogische Grundausbildung erworben haben und bevorzugt auch einige Berufserfahrung mitbringen. Allerdings ist es oft hilfreich, einmal zu versuchen, Sachverhalte und Probleme ‚systemisch' zu durchdenken oder sich für die eigene Arbeit eine entsprechende, unterstützende Beratung zu holen.

6.1.9 Ansatzmöglichkeiten pädagogischen Handelns auf Basis soziologischer Erklärungsmodelle

Unter 2.3 wurden vier bedeutsame soziologische Ansätze dargestellt, aus denen heraus die Entstehung auffälligen Verhaltens und Erlebens beschrieben werden kann. Da es sich um soziologische Konzeptionen handelt, ist die direkte Ableitung von Konsequenzen für ein mögliches pädagogisches Handeln schwierig bis unmöglich. Dennoch sollen hier kurz einige Leitlinien angesprochen werden.

Es sei vorangestellt, dass im Grunde aus all diesen Ansätzen Forderungen für globale gesellschaftliche Veränderungen abgeleitet werden können – im Sinne einer Veränderung der Gesellschaftsstruktur dahingehend, dass es nicht zu problematischen Subgruppenbildungen kommen muss, dass die legitimen Mittel zur Erreichung allgemein anerkannter und erwünschter Ziele gleich verteilt sind oder dass nicht bestimmte gesellschaftliche Gruppen stigmatisiert werden. Diese Ziele befinden sich nicht im Radius der Möglichkeiten pädagogischen Wirkens – aber sie sind auch nicht pädagogisch irrelevant, wenn Pädagogen sich als Anwälte für bestimmte Problematiken sehen, auf die sie aufmerksam machen oder für deren Reduzierung sie sich auf politischer Ebene einsetzen.

Im engeren Sinne pädagogische Handlungsmöglichkeiten auf Ebene der Arbeit mit Individuen und Kleingruppen sind die Folgenden:

Problematiken der abweichenden Subkulturen und des differentiellen Lernens in diesen Gruppen

Soweit sich subkulturelle Gruppen mit problematischen Einflussstrukturen auf die beteiligten Kinder und Jugendlichen entwickelt haben, kann zum einen versucht werden, Einzelne aus diesen Gruppen herauszulösen. Dazu bedarf es allerdings attraktiver Alternativ-Angebote, und selbst dann ist dies ist oft ein schwieriger Prozess, wie sich etwa bei rechtsextremen Gruppen zeigt, die potentielle Aussteiger in erheblichem Maße bedrohen. Eine zweite Möglichkeit besteht in dem Versuch der pädagogischen Einwirkung auf Gruppennormen und Problemverhaltensweisen, eine Aufgabe, die häufig Sozialpädagogen bzw. Sozialarbeiter übernehmen. Dabei könnte auch angestrebt werden, die unter 2.3.2 erwähnten ‚Neutralisierungstechniken' durch Aufdeckung und Diskussionen mit den Gruppenmitgliedern anzugehen. Eine weniger ‚invasive' Möglichkeit ist die einfache Begleitung solcher Gruppen, die eine Überwachungsfunktion haben kann – dies geschieht beispielsweise im Rahmen von Fanprojekten für potentiell gewalttätige Gruppen von Fußballfans.

Im Hinblick auf Problemverhaltensweisen, die innerhalb der Gruppen gelernt und verstärkt werden, können Sanktionen für gewalttätiges und delinquentes Verhalten deutlich gemacht werden. Unter Umständen ist es auch möglich, Modelle mit sozial adäquatem Verhalten aufzubauen, etwa in Spiel- und Freizeitgruppen, welche Kinder oder Jugendliche parallel zu den problematischen subkulturellen Gruppen besuchen.

Problematiken des Anomie-Erlebens

Mit Risikogruppen oder -personen müsste an der Aneignung legitimer persönlicher Ziele, sozial adäquater Normen und der Anwendung legitimer Mittel gearbeitet werden. Im Hinblick auf Ziele wird dies auch die Förderung des Erkennens und Anstrebens realistischer Vorstellungen sein; im Hinblick auf die Neigung zur Anwendung illegitimer Mittel ist das Bewusstmachen drohender Sanktionen von besonderer Bedeutung. Je nach dem wird es aber auch um die Unterstützung bei der Bewältigung von (erheblichen) Ziel-Mittel-Diskrepanzen gehen, auch um die Entwicklung bestimmter Copingstrategien. Die Arbeit an diesen Ansatzpunkten ist keine einfache, zumal die Demotivierung der Kinder und Jugendlichen, die breite gesellschaftliche Attraktivität bestimmter individuell kaum erreichbarer Ziele sowie die Attraktivität und Verfügbarkeit illegitimer Mittel dem pädagogischen Bemühen ebenso entgegen stehen werden wie die Wirkung mächtiger Modelle mit problematischen Einstellungen und Verhaltensweisen in der eigenen subkulturellen Gruppe der Gleichaltrigen. Zudem gewinnt auch hier die pädagogische Arbeit zynische Akzente, wenn Ziele für nicht erreichbar erklärt werden, die weniger benachteiligte Personen der gleichen Gesellschaft problemlos anstreben können oder die für die Pädagogen selbst erreichbar sind (Wohlstand, Familiengründung, Eigentum, ein stabiler Arbeitsplatz usw.).

Problematiken der Etikettierung und Stigmatisierung

Zunächst erfordert die Perspektive der Etikettierung und Stigmatisierung, unter 2. auch als Perspektive der (Außen-) Wahrnehmung vorgestellt, eine kritische Hinterfragung der Pädagogen im Hinblick auf sich selbst: Inwiefern neigt man selbst dazu, bestimmte Kinder und Jugendlichen oder bestimmte Gruppen zu etikettieren, angesichts von Wahrnehmungen bestimmte (weitere) Eigenschaften hinzuzudeuten oder auf Basis gemachter Erfahrungen neue Beobachtungen vorschnell zu kategorisieren: „Er zeigt schon wieder ein aggressives Verhalten …"; „sie hat schon wieder Ärger erregt …"; „er ist schon wieder zu spät gekommen …". – Da Selbstdistanz eine schwierige Anforderung darstellt, empfiehlt sich hier die Hinzuziehung von Anderen, etwa über Supervision oder Beratung bezogen auf die eigenen Sichtweisen, Erklärungen und Handlungsmuster.

Im Hinblick auf die Gestaltung pädagogischer Situationen müsste darauf geachtet werden, gerade auch problematischen Kindern und Jugendlichen immer wieder ernsthafte neue Chancen zu geben. Sensible Aufmerksamkeit wäre darauf zu richten, ob in der jeweiligen Gruppe der Kinder und Jugendlichen Außenseiterpositionen entstehen, dieses Problem anzugehen und nach Lösungen zu suchen. Es bedeutet des Weiteren, auch Kollegen Beratung im Hinblick auf deren Etikettierungstendenzen zu bieten. Schließlich müsste die eigene Institution im kritischen Blick behalten werden: inwiefern sie Stigmatisierung von einzelnen oder Gruppen befördert, unterstützt oder – positiv gewendet – zu deren Abbau beitragen könnte.

Auch aus dieser Perspektive heraus ergibt sich aber die Anforderung, ein pädagogischer Anwalt der eigenen ‚Klientel' zu sein – im Sinne einer politisch verstandenen Pädagogik, die auf öffentliche Etikettierungen und Stigmatisierungen von (so bezeichneten) ‚verhaltensauffälligen' Kindern und Jugendlichen hinweist. Dies bezieht sich auf eine Arbeit im Gemeinwesen sowie darüber hinaus.

6.2 Ausgewählte Förderbereiche

Unter 6.1 wurden verschiedene Konzeptionen vorgestellt, die sich aus bestimmten theoretischen ‚Schulen' des Erklärens und Verstehens von Verhaltensstörungen ergeben. Es ist jedoch im Hinblick auf Förderansätze auch ein ganz anderes Herangehen möglich: Die pädagogische Förderung kann bezogen auf verschiedene Entwicklungs- und Funktionsbereiche von Kindern und Jugendlichen betrachtet werden – beispielsweise bezogen auf eine Förderung des Sozialverhaltens, des Arbeitsverhaltens, des Selbstbildes, der kognitiven Kompetenz, der emotionalen Regulationsfähigkeit usw. Die in Kapitel 6.1 vorgestellten, theoretisch orientierten Förderkonzepte zielen zumeist verschiedene solcher Entwicklungsbereiche oder Funktionen an. Im Folgenden sollen einige wesentliche solcher Bereiche bzw. Funktionen ausgewählt werden, deren Förderung oft im Vordergrund steht, wenn es um Verhaltensauffälligkeiten geht: der breite Bereich des Spiels, das moralische Urteilen und Handeln sowie Psychomotorik und Wahrnehmung als ein Förderbereich, der in der gesamten Heil- und Sonderpädagogik, unabhängig von der Art der Beeinträchtigung, große Popularität genießt. Abschließend wird ein Blick auf die Förderung von stabiler Identität und positivem bzw. realitätsangemessenem Selbstkonzept von Kindern und Jugendlichen geworfen.

6.2.1 Spiel

Spiel ist eine der zentralen Ausdrucksformen des Menschen. Sie dominiert den Tag von Kindern – aber auch Erwachsene spielen. Insbesondere für Kinder gilt, dass über Spiel ihre Entwicklung in zentraler Weise vorangetrieben wird. Spiel wird oft dem (beruflichen) Alltag gegenübergestellt und dann durch drei Merkmale beschrieben: Selbstzweck, Wechsel in eine ‚andere' Realität sowie Wiederholung und Ritual (vgl. OERTER 1999; OERTER 2002; NICKEL & SCHMIDT-DENTER 1995).

6.2.1.1 Funktionen von Spiel und die Frage der Spielförderung

Neben einfachem Selbstzweck (im Sinne von Freude, Spass) hat Spiel eine ganze Reihe von Funktionen – die wesentlichen sind im folgenden Kasten zusammengestellt (vgl. OERTER 2002; NICKEL & SCHMIDT-DENTER 1995):

- Aktivierung
- Abfuhr von Kraft und Energie
- Aneignung von Erfahrung und Wissen über Information, Exploration, Erkundung
- Entwicklung der Fähigkeit zur Informationsverarbeitung und Problemlösung
- Entwicklung und Verwirklichung von schöpferischen Potentialen
- Herausbildung eines Selbst, einer Identität – durch Auseinandersetzung mit ‚der Welt' und sich selbst
- Kennen lernen, Erproben und Variieren sozialer Rollen (etwa Geschlechtsrollen, familiäre Rollen, berufliche Rollen)
- soziale Auseinandersetzung und Kompetenzerweiterung über Sozialspiele und den erprobenden Einsatz von Regeln und Vereinbarungen
- Auseinandersetzung mit Problematiken: zum einen Beziehungsproblematiken (beispielsweise von der Mutter ausgeschimpft zu werden), zum anderen persönlichen Konflikten und Entwicklungsthemen (beispielsweise ein ‚braves Kind' zu sein oder ein neues Geschwister zu haben)

Dabei beschäftigen sich Kinder mit verschiedenen Spielformen, die sich über die Entwicklung hinweg verändern. Wesentliche solcher Formen sind das Funktionsspiel (Manipulation und Übung im Hinblick auf den eigenen Körper sowie Gegenstände), Phantasie- und Rollenspiele, Konstruktionsspiele und Regelspiele. Dem Spiel wohnt also eine große Fülle von Funktionen und Ausdruckformen inne. Diese haben auch pädagogische und therapeutische Bedeutung.

Zunächst einmal ist zu sagen, dass sich Verhaltensstörungen im Spiel ausdrücken können und dem Spiel damit auch eine diagnostische Funktion zukommt: Über die Beobachtung des Spiels eines Kindes kann man einiges über seinen (kognitiven, sozialen, emotionalen) Entwicklungsstand erfahren – aber auch über Probleme, mit denen es sich auseinandersetzt. Für viele Kinder und Jugendliche mit Verhaltensauffälligkeiten gilt, dass auch ihr Spielverhalten in ‚typischer' Weise auffällig ist, oft eingeschränkt, starr und unflexibel.

Damit rückt aber die Frage einer Förderung über das Spiel in den Blick. Zunächst ist allerdings zu sagen, dass vor einer Förderung Spielen sowohl in der Spieltherapie als auch in der Spielpädagogik als Kommunikationsmedium zwischen Kind und Therapeut oder Pädagoge eingesetzt wird: also als ein Medium, um miteinander in Kontakt zu kommen. Dies gilt vor allen Dingen für jüngere oder entwicklungsretardierte Kinder, bei denen eine sprachliche Kommunikation eingeschränkt oder nicht möglich ist. So versuchen also Therapeuten wie auch Pädagogen, einen Zugang zum Kind zu bekommen.

Über Zugang und Kommunikation hinaus sind drei zentrale Möglichkeiten der ‚Spiel-Förderung' denkbar:

- Es wird versucht, das Spiel selbst zu fördern, damit das Spielverhalten von Kindern oder Jugendlichen beispielsweise lebendiger, sozial kompetenter oder flexibler und vielseitiger wird.
- Das Kind wird ermutigt, im Spiel bestimmte Konflikte auszudrücken, die es beschäftigen. Diese können dann gemeinsam mit einem Therapeuten bearbeitet werden.
- Es wird angestrebt, über das Spiel eine allgemeine Förderung des Kindes zu erreichen: eine Weiterentwicklung seiner Persönlichkeit, seines Selbstbildes oder seines allgemeinen Sozialverhaltens.

Eine scharfe Trennung zwischen Spieltherapie und pädagogischer ‚Förderung durch Spiel' ist keineswegs einfach. Andererseits kommt ihr aber eine erhebliche Bedeutung zu, denn manche der Ziele lassen sich nur durch ausgebildete Kinder- und Jugendlichentherapeuten und in therapeutischen Spiel-Situationen erreichen – und im Sinne einer verantwortlichen Arbeit ist eine Klärung pädagogischer bzw. therapeutischer Aufträge unverzichtbar, auch, um keinen Schaden anzurichten.

6.2.1.2 Spieltherapie

Man kann heute spieltherapeutische Konzepte vor allen Dingen aus zweien der bekannten psychotherapeutischen Ansätze heraus unterscheiden: psychoanalytische Spieltherapie und humanistisch-psychologische Spieltherapie. Seit den 1980er Jahren sind aber auch Ansätze zu einer strukturierten oder teilstrukturierten Spieltherapie entwickelt worden.

Bereits Sigmund FREUD erkannte, dass die Methoden der klassischen Psychoanalyse für die Arbeit mit Kindern wenig geeignet sind. Er führte das Spiel als Möglichkeit des Zuganges zu den Kindern ein. Aus seinen frühen Arbeiten heraus wurden verschiedene Varianten einer psychoanalytisch orientierten Spieltherapie entwickelt. Namhafte Vertreter mit jeweils recht unterschiedlichen Ansatzpunkten sind FREUDs Tochter Anna, Melanie KLEIN und Hans ZULLIGER (vgl. GOETZE 1989b, 872f.). Dabei war und ist umstritten, inwiefern man das Spiel des Kindes psychoanalytisch deuten sollte, aber auch, ob es sinnvoll und hilfreich ist, diese Deutung an das Kind zurückzugeben, es also über die Deutung zu informieren. ZULLIGER setzte beispielsweise mehr auf die heilenden Kräfte im Spiel selbst; er ging mit den Kindern auch aus der Situation im Spielzimmer heraus, weshalb seine Therapie als ‚Spaziergangstherapie' bekannt geworden ist. ZULLIGER verstand sich mehr als Pädagoge denn als Therapeut.

Im Rahmen der Ansätze Humanistischer Psychotherapie kann man zwei Gruppen von spieltherapeutischen Konzepten unterscheiden:

- Zum einen wurde durch eine bedeutsame Arbeit von OAKLANDER (vgl. 1981) die gestalttherapeutische Arbeit mit Kindern und Jugendlichen über das Spiel beschrieben. Gestalttherapeutisches Arbeiten versucht kreativen Ausdruck und Spiel eng

- miteinander zu verbinden. Angesetzt wird über den (spielerischen, künstlerischen) Ausdruck am Kontakt des Kindes mit seinem Umfeld sowie am Widerstand der Kinder und Jugendlichen. Dabei sollen diese sich frei äußern können, ihren eigenen Weg finden und beispielsweise Bilder selbst beschreiben, ohne dass der Therapeut interpretiert. Typische gestalttherapeutische Methoden werden eingesetzt: etwa Identifikation mit einzelnen Teilen eines Bildes oder auch mit bestimmten Rollen. Die Kinder oder Jugendlichen sollen sich intensiver selbst wahrnehmen und Erkenntnisse über sich gewinnen; die Therapie soll ihnen zu größerer Offenheit und besserer Kontaktfähigkeit verhelfen.
- Eine ganze Reihe von spieltherapeutischen Vorgehensweisen ist aus dem klientenzentrierten Ansatz von ROGERS heraus entstanden. Am bekanntesten ist dabei das Konzept der Kinder-Spieltherapie im non-direktiven Verfahren von AXLINE (vgl. 1972) geworden. Weitere Konzepte haben SCHMIDTCHEN (vgl. 1974) und GOETZE & JAEDE (vgl. 1974) sowie GOETZE (vgl. 2002) vorgelegt. Typisch für diese kindzentrierten Ansätze ist, dass im Wesentlichen das spielende Kind selbst die Struktur bestimmt. Die Spieltherapeuten halten sich sehr zurück und folgen insbesondere den drei Therapeutenvariablen von ROGERS. Je nach spezieller Therapieform werden diese Variablen weiter ausdifferenziert oder auch leicht verändert. AXLINE stellt beispielsweise die folgenden Prinzipien in den Vordergrund der Arbeit des Therapeuten: vollständige Annahme des Kindes, Herstellung eines Klimas des Gewähren Lassens, Achtung vor dem Kind, Wegweisung durch das Kind, Prinzip der Nicht-Beschleunigung des therapeutischen Prozesses, Gestaltung der Beziehung, Erkennen und Reflektieren von Gefühlen, Begrenzen.

SCHMIDTCHEN (vgl. 1989) hat sich mit der Wirksamkeit unterschiedlicher Spieltherapieformen beschäftigt. Er ordnet die Strategien und Techniken der verschiedenen Schulen der Spieltherapie auf einem Kontinuum zwischen zwei Polen: geringe Lenkung gegenüber mittel-starker Lenkung. Dabei weist er diesen beiden Polen im Hinblick auf Verhaltensauffälligkeiten bestimmte Problemstellungen bzw. eine differentielle Indikation zu:

> „Von einem *mittel-starken Strukturierungsgrad* der Spieltherapie profitieren Kinder mit einer mangelhaft ausgebildeten Fähigkeit zum selbständigen Lernen und Denken (lernbehinderte und geistigbehinderte Kinder) oder Kinder mit fehler- oder mangelhaft introjizierten sozialen Normen und entsprechend gestörten oder eingeschränkten Selbstkontrollmechanismen. Des weiteren Kinder, die unter starken Selbstregulationsschwierigkeiten aufgrund von Hirnschädigungen leiden … .
>
> Ein *geringer Strukturierungsgrad*, er wird häufig als ein nichtdirektes Vorgehen bezeichnet ..., ist bei der Behandlung von Kindern mit ängstlichen und sozial gehemmten Verhaltens- und Spielweisen hilfreich. In allgemeinen sind es Kinder, die stark bewertende Kontrollmechanismen besitzen und deren Bewertungen hauptsächlich mißerfolgsorientiert sind“ (SCHMIDTCHEN 1989, 187f.).

Demzufolge ist also keineswegs jede Form der Spieltherapie für jedes Kind oder im Hinblick auf jede Verhaltensauffälligkeit bzw. Problematik empfehlenswert. Unverzichtbar ist es, jeweils die Frage der differentiellen Indikation zu stellen. SCHMIDTCHEN bezieht in seine Überlegungen auch stärker strukturierte Formen der Spieltherapie mit ein, die er für Kinder mit bestimmten Auffälligkeiten als besonders geeignet ansieht. In diese strukturiertere Spieltherapie werden eher lenkende Techniken mit einem lerntheoretischen Hindergrund mit aufgenommen. So spielt etwa das Arrangieren von Reizen in der Spielsituation durch die Therapeuten ebenso eine Rolle wie die Bekräftigung solcher Ausdrucksformen, die nach Ansicht des Therapeuten zur Weiterentwicklung für das Kind wichtig sind (vgl. SCHMIDTCHEN 1989, 190f.): Das Kind wird also im Hinblick auf bestimmte Verhaltensweisen im Spiel positiv verstärkt. Des Weiteren werden neben Gefühlen auch die Vorgänge des Denkens und Handelns berücksichtigt: So werden die Kinder beispielsweise angeregt, über ihr eigenes Problemlösungsverhalten nachzudenken und dieses zu verändern. Vor allen Dingen sollen prosoziale Verhaltensweisen der Kinder gegenüber dem Therapeuten und anderen Kindern verstärkt und unterstützt werden.

6.2.1.3 Spielpädagogik

Förderung von Spiel und Förderung durch das Spiel kann auch pädagogisch erfolgen. Dabei können natürlich nicht intensive Auseinandersetzungsprozesse stattfinden und begleitet werden, wie es therapeutisch möglich ist. Das Ziel ist insbesondere die Förderung der Spielfähigkeit selbst (vgl. EINSIEDLER 1994, 144ff.), wobei man sich oft weitere Effekte auf die Person des Kindes erhofft, die von einer solchen Förderung ausgehen.

HEIMLICH (vgl. 1993, 11) sieht Spielpädagogik folgendermaßen:

> „Spielpädagogik wird ... im Sinne einer vorläufigen Begriffsbestimmung ... verstanden als zusammenfassende Bezeichnung für Interventionen von Erwachsenen in das kindliche Spiel mit dem Ziel, die Fähigkeit des Kindes zur selbstbestimmteren Spieltätigkeit zu fördern."

Damit ist das erste der eingangs genannten drei Ziele einer Förderung durch Spiel Zentrum der spielpädagogischen Arbeit: eine Förderung des Spiels, der Spieltätigkeiten und der Spielfähigkeit selbst. – Spielpädagogik fordert dazu von den Pädagogen zwei wichtige, oft schwer zu erbringende Voraussetzungen:

- Die Pädagogen müssen sich selbst ihre Spielfähigkeit erhalten haben: die Kompetenz zum Spielen und die Freude daran.
- Die Pädagogen müssen einen schwierigen Spagat meistern zwischen Fremd- und Selbstbestimmung, zwischen der Notwendigkeit zur Leitung und Gestaltung einerseits und der ebenso großen Notwendigkeit zur möglichst weitgehenden Rücknahme von Leitung und Gestaltung andererseits. Leiten sie zu sehr, handelt es sich eigentlich nicht mehr um Spiel, denn dessen Hauptmerkmale sind ja Selbstbestimmung und Selbstzweck. Lassen sie alles laufen, handelt es sich zwar um Spiel, aber nicht mehr um Pädagogik.

Versteht man den Pädagogen im Sinne von ROGERS als ‚Facilitator', dann ist eine wichtige Aufgabe die Verbesserung der Spielmöglichkeiten von Kindern. Damit sind zum einen die Spielgelegenheiten in einer pädagogischen Einrichtung wie einem Hort oder einem Heim gemeint, aber auch die Spielmöglichkeiten im Stadtteil oder im jeweiligen Ort (vgl. HEIMLICH 1993, 112ff.). Großzügige Spieloptionen in der unmittelbaren Lebenswelt eröffnen die günstigsten Entwicklungschancen. Dann sind umso weniger pädagogische ‚Spielnischen' notwendig, die Defizite oder Störungen auffangen helfen – geschweige denn eine Spieltherapie, weil schon eine massive ‚Spiel-Störung' vorliegt.

Im Zentrum des Spiels stehen oft bestimmte Spielobjekte oder Spielgegenstände. Diese werden von den Kindern mit viel Phantasie zu etwas anderem umgedeutet: Ein simpler Bauklotz wird vielleicht zum Schiff, ein Bleistift zum medizinischen Untersuchungsgegenstand. Das ist eine Sache der Phantasie und der Aushandlung zwischen den Kindern. HEIMLICH (vgl. 1993, 21f.) weist darauf hin, dass ein Gegenstand mit festgelegter Bedeutung erst gar nicht die Bezeichnung ‚Spielzeug' verdient: „Zum Spielzeug wird ein Gegenstand erst, wenn das Kind sich für diesen Gegenstand einen neuen Verwendungszweck ausgedacht hat" (ebd., 22) (vgl. auch die Gedanken zur Beurteilung von Spielzeug bei EINSIEDLER 1994, 160ff.). Insofern sind Spielgegenstände eigentlich für die Anregung der kindlichen Phantasie förderlicher, wenn sie bedeutungsoffen sind. Die Spielzeugindustrie arbeitet dem mit sehr konkreten, wenig veränderbaren Produkten entgegen.

Im Kontakt mit spielenden Kindern stehen den Pädagogen vier Möglichkeiten offen:

- Sie können als Beobachter außerhalb bleiben;
- Sie können ein Parallelspiel beginnen, also parallel zum spielenden Kind;
- Sie können mitspielen (und sich damit dem kindlichen Spielthema ‚unterordnen'; vgl. HEIMLICH 1993, 97) –
- und sie können ‚vorspielen, wenn ein Spiel nicht anläuft oder aber die Kinder die Pädagogen bitten, ihnen Anregungen zu geben. Bevor es wirklich zum ‚Vorspielen' kommt, könnte eine Pädagogin aber einfach auch Vorschläge machen, Ideen geben oder anregende Materialien anbieten.

Die gezielte Wahl der jeweiligen Förderung ist von großer Bedeutung. Auch wenn es nicht um therapeutische Prozesse im engeren Sinne geht, ist wie für die Spieltherapie eine ‚differentielle Indikation' der ausgewählten spielpädagogischen Aktivitäten unverzichtbar. Es sollte einfließen, welche Kompetenzen und Schwierigkeiten ein Kind hat, um es nicht zu unterfordern und zu überfordern, sondern seine ‚Zone nächster Entwicklung' zu treffen. Dies gilt es zu betonen, da gerade eine pädagogische Spielförderung oft als ‚Breitbandmaßnahme' eingesetzt wird. Das ist möglich und bisweilen sinnvoll – aber das Potenzial wird oft wesentlich stärker ausgeschöpft, wenn die Problemlage und die pädagogischen Handlungsmöglichkeiten im Rahmen der Spielförderung differenziert und gezielt durchdacht werden. Schließlich sollte angestrebt werden, sich spielpädagogisch so zu verhalten, dass die größtmögliche Zurückhaltung und der schnellstmögliche Rückzug der eigenen Initiative möglich sind, um dem Spiel der Kinder selbst Raum zu geben.

6.2.2 Förderung moralischen Urteilens und Handelns

Moralisches Urteilen und moralisches Handeln stellen für die Pädagogik bei Verhaltensstörungen wichtige Zielsetzungen dar. Damit ist die Orientierung an einem Regelsystem aus bestimmten Normen und Wertvorstellungen gemeint, die überindividuell als Maßstab des Verhaltens gegenüber anderen Personen, aber auch gegenüber sich selbst gelten. Diese Moral ergibt sich aus bestimmten Regeln und Normen, welche die Gesellschaft vorgibt, ist aber ebenso auch abhängig von eigenem Nachdenken und persönlichen Zielsetzungen.

PIAGET unterscheidet im Kontext seines Konzepts kognitiver Entwicklung drei Stufen der Moralentwicklung (vgl. BENESCH 1987, 288f.):

- den moralischen Realismus und Hedonismus (‚gut' ist, was Lust bringt, was belohnt wird oder nicht bestraft wird);
- die heteronome Moral (die sich an den verinnerlichten Moralvorstellungen der Erziehungspersonen orientiert) und schließlich
- die autonome Moral als eigenständiges System von Vorstellungen zum moralischen Denken und Handeln.

Die letztgenannte Stufe stellt sich als ein reifes moralisches Urteilen dar, wie es für Erwachsene üblich sein sollte.

Der PIAGET-Schüler KOHLBERG hat die Entwicklung des moralischen Urteilens näher untersucht. Dazu hat er ‚moralische Dilemma-Situationen' entwickelt und damit Kinder und Jugendliche interviewt. Ein populäres Beispiel für solche Situationen ist das ‚Sterbehilfe-Dilemma' für einen Arzt, der mit einem todkranken Patienten konfrontiert wird, welcher ihn bittet, ihm bei der Selbsttötung zu helfen, wogegen sowohl der sokratische Eid des Arztes als auch gesetzliche Regelungen stehen. Wie sollte der Arzt sich verhalten? KOHLBERG war weniger an der Lösung der Dilemma-Situationen interessiert als vielmehr an der Argumentation der Kinder und Jugendlichen, die er mit den Dilemmata konfrontierte. In dieser Argumentation offenbart sich seiner Ansicht nach das Niveau der moralischen Urteilsfähigkeit der Befragten.

KOHLBERG hat auf Basis seiner Untersuchungen ein Phasenmodell entwickelt, in dem er drei Niveaustufen des moralischen Urteilens beschreibt, für die sich jeweils noch einmal zwei Unterstufen unterscheiden lassen (vgl. KOHLBERG 1995). Dieses Entwicklungsmodell wird im folgenden Kasten zusammengefasst:

Niveau I: ‚Vorkonventionelles' oder ‚vormoralisches' Niveau

Stufe I: Orientierung an Konsequenzen, an Strafe und Gehorsam.

Stufe II: Orientierung an eigenen Bedürfnissen und einfachen Austauschprinzipien: Auch hier bestimmen Strafe und Gehorsam das Handeln; es wird aber erkannt, dass andere auch ihre Bedürfnisse haben.

Niveau II: ‚Konventionelles' oder ‚konformistisches' Niveau

Stufe III: Erhaltung wichtiger enger Sozialbeziehungen – die moralische Loyalität orientiert sich an den engsten menschlichen Beziehungen (Familie, Peer-Group); im Vordergrund stehen Beziehungspflege und die Sorge um die anderen.

Stufe IV: Gehorsam im ‚System' bzw. gegenüber dem ‚System': Die Loyalität gegenüber dem übergeordneten System (etwa dem Staat) wird erstes Gebot; Gesetze werden in aller Regel streng befolgt.

Niveau III: ‚Postkonventionelles' Niveau

Stufe V: Verständnis von ‚Gesellschaftsverträgen': Es wird erkannt, dass gesetzliche Regelungen Vereinbarungen im Sinne eines ‚Gesellschaftsvertrages' sind und damit hinterfragt werden können. Eventuell werden hier schon die Menschenrechte als ein ‚unwandelbares' Prinzip anerkannt.

Stufe VI: Suche nach allgemeingültigen ethischen Prinzipien durch den Menschen – also Prinzipien, die eine grundsätzlichere Gültigkeit haben als gesetzliche Regelungen.

Abb. 09: Stufen des moralischen Urteilens

Dieses Modell ist viel diskutiert worden und hat auch immer wieder Veränderungen erfahren. Bei weiteren Untersuchungen hat sich gezeigt, dass längst nicht jeder Erwachsene alle diese Stufen durchläuft und die Argumentationen vieler Erwachsener der Stufe IV zugeordnet werden können (vgl. COLBY u.a. 1983). Auch ist zu bedenken, dass mit moralischem Urteilen keineswegs auch moralisches Handeln oder Verhalten parallel gehen müssen (vgl. KOHLBERG 1996, 284ff.; 373ff.). Ob das Urteilen auch in entsprechendes Verhalten umgesetzt wird, hängt von verschiedenen weiteren Bedingungen ab. Eine zusätzliche kritische Frage ist die, ob jede Person so gut reflektiert und argumentiert, wie sie könnte: Neben der *Fähigkeit* ist auch die *Bereitschaft* zu einem anspruchsvolleren moralischen Urteilen eine wichtige Voraussetzung für ein entsprechendes Handeln. YUSSEN (vgl. 1976) konnte zeigen, dass die Kompetenz, auf einer bestimmten Stufe nach KOHLBERG reflektieren und argumentieren zu können, nicht mit der Performanz gleichzusetzen ist – dies auch zu tun.

Es ist wünschenswert und wichtig, das moralische Urteilen von Kindern und Jugendlichen zu fördern. Wie könnte das am besten geschehen? Diese Frage hat auch KOHLBERG beschäftigt. Aus seinem Entwicklungsmodell ergeben sich drei wichtige Schlussfolgerungen für eine solche Förderung:

- Um gezielt fördern zu können, müsste zunächst ermittelt werden, auf welchem Niveau ein Kind oder Jugendlicher moralisch argumentiert.
- Wenn man das individuelle Argumentationsniveau kennt, kann man anhand des Entwicklungsmodells von KOHLBERG auch das nächste Zielniveau für diese Person bestimmen.
- Es ist wenig hilfreich, wenn Pädagogen auf einem Niveau argumentieren, das weit entfernt ist von dem, auf dem ein Kind oder Jugendlicher urteilt. Es bringt das Kind aber auch nicht weiter, wenn die Pädagogen auf dem gleichen Niveau wie es selbst argumentieren. Optimal ist eine Argumentation von Pädagogen ungefähr eine Stufe über derjenigen der Kinder und Jugendlichen. Dann wird die Argumentation von diesen verstanden und regt sie gleichzeitig an, den nächsten Entwicklungsschritt zu machen.

Aus der Forschergruppe um Lawrence KOHLBERG herum wurde zunächst versucht, spezielle Programme zu entwickeln, beispielsweise für den Unterricht. Es konnte gezeigt werden, dass diese Programme das moralische Urteilen von Kindern und Jugendlichen durchaus fördern. Mehr und mehr war KOHLBERG allerdings der Meinung, dass ein solches Vorgehen nicht ausreicht: Seines Erachtens muss die Arbeit einer gesamten Einrichtung vom moralischen Urteilen und Handeln ‚durchdrungen' sein. Er entwickelte das Programm der ‚Just Community', der ‚Gerechten Gemeinschaft'. Unter anderem wurde dieses Programm an einer Schule mit sehr schwieriger Schülerschaft in einem Arbeiterviertel in New York umgesetzt. Mit dem Konzept der ‚Gerechten Gemeinschaft' wird versucht, die moralische Atmosphäre einer pädagogischen Institution, beispielsweise eben einer Schule, zu fördern. Es soll eine institutionelle Umgebung geschaffen werden, in der Probleme der Fairness, der Gerechtigkeit und der Fürsorge demokratisch diskutiert und gelöst werden. Die Regeln der Gemeinschaft werden von allen besprochen und gemeinsam festgesetzt, wobei jede Person eine Stimme hat (‚one man one vote') – gleich in welcher Funktion sie steht (Lehrer, Erzieher, Schüler, Heimbewohner, Hausmeister, Sekretärin ...). Die Gemeinschaft überwacht auch die Einhaltung der aufgestellten Regeln. Dazu finden bei Regelverletzungen und Konflikten moralische Diskussionen statt, aus denen Konsequenzen gezogen werden. Ziel ist es, dass dadurch die Lernenden (aber auch die Pädagogen) ihre eigenen Werthaltungen weiterentwickeln.

Damit dieses Modell funktioniert, wurden verschiedene Maßnahmen und Einrichtungen eingeführt. So gibt es in regelmäßigen Abständen Treffen aller, bei denen über aktuelle Probleme diskutiert wird. Zusätzlich bestehen für bestimmte Teilfragen Kleingruppen. Eine besondere Bedeutung hat ein Disziplinausschuss, das ‚Fairness-Komitee'. Im konkreten Beispiel einer Schule (vgl. SCHREINER 1989) wurde dieses Komitee aus ein bis zwei Lehrern und sechs bis acht Schülern gebildet. Diese Gruppe bespricht Streitfälle und Disziplinkonflikte und verhängt Sanktionen (die durchaus auch Pädagogen betreffen können). Die Beschlüsse des Komitees müssen allerdings von der Gemeinschaftsversammlung bestätigt werden. Wichtig ist es dabei auch, dass die Betroffenen zukünftig im Hinblick auf die Regeleinhaltung Unterstützung erhalten.

KOHLBERG hat sich nicht gescheut, an den Gemeinschaftsdiskussionen auch selbst teil zu nehmen. Die Arbeit einer solchen ‚Gerechten Gemeinschaft' wird unter Umständen recht problematisch und auch chaotisch sein, vor allem in der Anfangsphase. Begleituntersuchungen haben aber ergeben, dass die beteiligten Kinder und Jugendlichen zumeist sehr zufrieden waren und sich das Niveau ihres moralischen Urteilens und Argumentierens längerfristig erhöht hat (vgl. etwa HIGGINS 1987; 1989).

Allerdings ist die Umsetzung einer solchen Idee schwierig, denn sie setzt die Bereitschaft einer gesamten Einrichtung und der in ihr Tätigen zu erheblichen Veränderungen voraus. Auch werden die Diskussionen mit den Kindern und Jugendlichen den Pädagogen einiges abverlangen. Konkreter und realisierbarer ist es oft, ‚kleinere Brötchen zu backen'. Dazu kann eine Art ‚Hierarchie der Möglichkeiten' aufgestellt werden (vgl. auch OSER 1987):

- Am einfachsten dürfte die Diskussion vorgegebener Dilemmata in Kleingruppen oder mit einzelnen Kindern und Jugendlichen sein. Dabei ist von Vorteil, dass Diskussionslinien von Pädagogen vorab durchdacht werden können, weil die zu präsentierende Problemlage vorliegt. Problematisch im Vergleich zu realen, konkreten Situationen (siehe den nächsten Punkt) ist möglicherweise die Anforderung an Kinder, sich in solche Situationen einzudenken. Auch das Anregen von Diskussionen durch von Pädagogen selbst entwickelte Dilemma-Situationen ist dabei möglich – Situationen, welche die Kinder oder Jugendlichen persönlich ansprechen.
- Des Weiteren bietet sich die gezielte Diskussion von moralischen Problemen anhand von Alltagssituationen an: im Sport, beim gemeinsamen Spielen usw. Solchen Konflikten und Diskussionen können Pädagogen kaum entgehen – KOHLBERG gibt wichtige Orientierungen, um in diesen Situationen pädagogisch gezielt zu handeln. Sie werden konkret erlebt, und Diskussionen können direkt aus den Situationen heraus erfolgen.
- Eine aufwändigere Möglichkeit besteht in der Einrichtung von speziellen Kursen zur Förderung des moralischen Urteilens.
- Am anspruchsvollsten ist der Weg zur Konstituierung einer ‚Just Community'. Er verlangt den involvierten Professionellen einiges ab, und es muss vor Einrichtung einer solchen Gemeinschaft eine Fülle organisatorischer Hindernisse bewältigt werden.

Grundsätzlich sollten Pädagogen, die individuell, also ohne die Umsetzung einer Just Community und sozusagen in ihrem pädagogischen ‚Alltag' im Sinne dieses Konzepts arbeiten wollen, zunächst versuchen, möglichst viele Informationen im Hinblick auf das Niveau zu sammeln, auf dem die Kinder oder Jugendlichen derzeit argumentieren. Dann sollten sie anstreben, die eigenen (pädagogischen) Argumentationslinien etwas ‚über' diesem Niveau anzusiedeln – und nicht zu weit entfernt von der ‚Denkwelt' der Kinder und Jugendlichen. Dies ist allerdings keine einfache Aufgabe und bedarf oft einer guten Vorbereitung. Es wird auch eine Gratwanderung notwendig sein in dem Sinne, Standpunkte zu beziehen, ohne zu indoktrinieren.

Die Förderung moralisch orientierten Urteilens und Handelns war und ist, insbesondere in der Folge der Arbeiten um KOHLBERG, eine pädagogische Fragestellung mit besonderer Relevanz für die Pädagogik bei Verhaltensstörungen (vgl. KUHMERKER u.a. 1996).

6.2.3 Fokus Psychomotorik und Wahrnehmung

Psychische und motorische Prozesse fließen stets ineinander. Dieser Gedanke steht im Vordergrund von Methoden der Bewegungsförderung, die in verschiedensten heil- bzw. sonderpädagogischen Arbeitsfeldern eingesetzt werden. Seit den 1970er Jahren hat es einen regelrechten ‚Boom' der Bewegungsförderung gegeben. Dieser ‚Boom' ist auch deswegen entstanden, weil Wahrnehmungsstörungen zunehmend als ein erhebliches Problem vieler Kinder betrachtet wurden – und man sich von bestimmten motorischen Übungen und Erfahrungen einen positiven Einfluss auf die Wahrnehmung erhoffte.

Auch hier können therapeutische und pädagogische Konzepte unterschieden werden: zum einen Motopädagogik, zum anderen Mototherapie. Die Übergänge sind aber auch und gerade in diesem Bereich sehr fließend. Psychomotorische Förderung findet sich in verschiedenen Programmen: der psychomotorischen Übungsbehandlung von KIPHARD, den FROSTIG-Verfahren, der sensorisch-integrativen Therapie von AYRES, dem Konzept von AFFOLTER sowie auch in den Materialien von Maria MONTESSORI (vgl. LEYENDECKER 1988; FISCHER 2001).

All diese Programme und Konzepte, die an der Psychomotorik ansetzen, haben die folgenden Gemeinsamkeiten (vgl. auch EGGERT u.a. 1994, 73):

- Der Entwicklung der Wahrnehmungs- und Bewegungsfertigkeiten wird ein zentraler Stellenwert für die Gesamtentwicklung von Kindern zugeschrieben.
- Es werden grob- oder feinmotorische Handlungen oder Übungen angeregt. Damit sollen grundlegende motorische Fertigkeiten und Wahrnehmungskompetenzen im Sinne einer Entwicklungsförderung trainiert werden.
- Die einzelnen Aktivitäten im Programm werden (oft sehr systematisch) organisiert.
- Es wird ein Zusammenhang gesehen zwischen perzeptuell-motorischen Programmen einerseits sowie schulischem Lernen und schulischen Leistungen andererseits.
- Die Programme sind stärker individualisiert als sportliche Förderprogramme.
- Kinder sollen im Hinblick auf die Beobachtung und Kontrolle von Körperbewegungen unterrichtet werden.

Es wird davon ausgegangen, dass bei vielen Kindern mit Verhaltensauffälligkeiten auch motorische Auffälligkeiten vorliegen. KIPHARD (vgl. 1989, 696) stellt auf Basis seiner beruflichen Erfahrungen sogar die These auf, dass diese motorischen Probleme in Verbindung mit Problemen der Aufmerksamkeit und Wahrnehmung häufig die zentrale Ursache von Verhaltensauffälligkeiten und Lernproblemen seien. Das ist allerdings eine kühne These, die er selbst ein wenig einschränkt: „Selbstverständlich kommen im Einzelfall auch andere Ursachen wie ungünstiges familiäres Milieu u.a.m. in Frage" (ebd.). Es ist zu fragen, ob nicht die Verhaltensauffälligkeiten und die motorischen Problematiken bei einem in diesem Kontext durchaus häufig vorliegenden ungünstigen Milieu miteinander hergehen und Korrelate dieses Milieus sind.

In den folgenden Darstellungen steht der bekannte Ansatz der Psychomotorischen Erziehung oder Motopädagogik (früher: ‚Psychomotorische Übungsbehandlung') von KIPHARD (vgl. 1989) im Vordergrund, der sich seit den 1970er Jahren sehr lebhaft entwickelt und verbreitet hat und in Deutschland wohl das bekannteste Umsetzungskonzept in diesem Bereich darstellt.

Am Anfang der Förderung steht eine ‚Motodiagnostik'. Dafür existieren einige – allerdings (vgl. BRÄHLER 2002) im Hinblick auf ihre Qualität durchaus umstrittene – Testverfahren: Der ‚Motoriktest für vier- bis sechsjährige Kinder' (MOT 4-6) und der ‚Körperkoordinationstest für Kinder' (KTK). Dabei wird versucht, Beeinträchtigungen der Grob- und Feinmotorik sowie der Wahrnehmung zu erfassen. Im Vordergrund des Konzepts von KIPHARD sollen allerdings die Stärken eines Kindes stehen, um auf dieser Basis ein ‚Ermutigungsprogramm' zusammen zu stellen (vgl. KIPHARD 1989, 695). Dazu kann einfach beim Sport (etwa im Unterricht) das Gesamtbewegungsverhalten eines Kindes beobachtet werden. Zur Einschätzung der Körperkoordination ist hier oft das Trampolinspringen gut geeignet. Je nachdem könnte man zusätzlich auch normierte Beobachtungsbögen und Checklisten zu einer genaueren Beurteilung heranziehen.

Bei psychomotorischem Training, mototherapeutischer Förderung und pädagogischer Mototherapie handelt es sich um eine „bewegungsorientierte Methode zur Behandlung von Auffälligkeiten, Retardierungen und Störungen im psychomotorischen Verhaltens- und Leistungsbereich" (SCHILLING 1986, 59). Damit beansprucht der Ansatz auch, die Bewegungs-, Wahrnehmungs- und Konzentrationsfähigkeit von Kindern und Jugendlichen mit Verhaltensauffälligkeiten zu fördern.

Im groben wird zwischen den beiden Hauptgruppen der psychomotorisch gehemmten und der psychomotorisch enthemmten Kinder unterschieden (vgl. MYSCHKER 2005, 272): Im ersten Fall liegt eine Verdrängung und Unterdrückung der natürlichen Impulse nach motorischem Ausdruck zugrunde. „Mototherapeutische Förderung muss den Kindern helfen, ihre Angst zu verlieren, das Selbstwertgefühl zu verbessern und die soziale Isolierung aufzuheben" (ebd.). Enthemmte Kinder können ihren übermäßigen Antrieb nicht bremsen. Es wird davon ausgegangen, dass bei ihnen das Aktivierungsniveau herabgesetzt ist und die Hyperaktivität daher eine sinnvolle Eigenstimulation darstellt: Sie stimulieren sich selbst durch eine überschießende Aktivität. Als oberstes Prinzip gilt aus diesem Grund ein Gewähren Lassen; es werden Angebote gemacht zum Ausleben und Kanalisieren der äußerlichen Überaktivität: beispielsweise Angebote zum Hüpfen, Wippen und Schaukeln.

Als eine besondere Gruppe, für die psychomotorische Förderung wichtig ist, sieht KIPHARD (vgl. 1989, 695f.) die Gruppe der Kinder mit Minimaler Cerebraler Dysfunktion (MCD), welche heute insbesondere als Kinder mit Aufmerksamkeits- und Hyperaktivitäts-Störungen betrachtet werden. Bei diesen Kindern führen aus seiner Sicht Bewegungs- und Wahrnehmungsstörungen zu Fehlanpassungen als Reaktionen des kindlichen Organismus'. Psychomotorische Erziehung kann dem entgegenwirken.

Grundsätzlich wird ausgegangen von einem gegenseitigen Anpassungsprozess zwischen einem sich psychomotorisch entwickelnden Kind und der Umwelt: Die Umweltgegebenheiten beeinflussen die Anpassungsreaktionen des Kindes, aber es ist wichtig, dass das Kind im Zuge seiner fortschreitenden Entwicklung auch die Umwelt verändern und seinen Vorstellungen und Bedürfnissen anpassen kann. Dies erfordert eine wirklich auch veränderbare Umwelt, welche die Psychomotorik über ‚Bewegungsbaustellen' oder ‚Bewegungslandschaften' zu bieten versucht. Pädagogisch kann es zweierlei bedeuten:

Motopädagogen entwickeln und bieten immer neue Anforderungssituationen – oder die Kinder tun das selbst durch Veränderungen ihrer (Lern-) Umwelt.

KIPHARD (vgl. 1989, 693f.) unterscheidet im Rahmen motopädagogischer Handlungsfelder drei Erfahrungsbereiche:

- Körper-Ich-Kompetenz: z.B. Entdecken der eigenen Körperlichkeit, der eigenen Identität über den Körper, Erreichen einer Spannungsbalance, Erproben verschiedener Positionen, Entwicklung eines positiven Selbstbildes usw.
- Materiale Handlungskompetenz: z.B. räumliche Gegebenheiten einschätzen zu lernen, Erfahrungen in verschiedenen körperlichen Tätigkeiten zu erwerben, Manipulationen und Eigenschaften verschiedener Geräte und Objekte zu erlernen, Versuch und Irrtum sowie Problemlösen bei motorischen Problemen durchzuführen usw.
- Soziale Handlungskompetenz: z.B. Körpersprache und Mimik anderer Menschen wahrzunehmen, sich in Gemeinschaften wohl zu fühlen, positive soziale Beziehungen aufzubauen, soziales Vertrauen und soziale Rollen zu entwickeln, Konflikte gewaltfrei zu lösen usw.

Dabei soll über die psychomotorischen Übungen eine Entwicklungsförderung in drei Bereichen erfolgen: wahrnehmungsbezogen (über verschiedene Sinne hinweg), motorisch (Erlernen von Bewegungsmustern und Bewegungskontrolle) sowie emotional und sozial (Förderung von Selbsterfahrung, Gefühlsausdruck, Kreativität, Kooperation sowie Wettkampf- und Leistungsverhalten).

MYSCHKER (vgl. 2005, 272f.) beschreibt unter Verweis auf KIPHARD einen fünfphasigen Verlauf der mototherapeutischen Förderung:

- Enthemmungsphase (‚primitiv-motorisch' orientiert; ausleben und abreagieren lassen);
- Experimentierphase (spielerische Ich- und Umwelterfahrungen machen);
- kathartische Phase (psychomotorisch orientiertes Ausdrücken und Ausleben von konflikthaften Gefühlen);
- Strukturierungsphase (von der Bewegungs- zur Selbstbeherrschung; über verschiedenste Verfahren werden Verbesserung von Steuerung und Kontrolle angestrebt);
- soziale Integrationsphase (Eingliederung in die Gemeinschaft über ‚soziomotorische' Übungen in der Lerngruppe).

Der ‚ganzheitliche' Charakter der mototherapeutischen Förderkonzepte führt dazu, dass für verschiedenste Methoden breitflächige Wirkungen genannt werden. Dabei kommt allerdings oft die Klärung der Frage zu kurz, *welche* Methode denn aus *welchen* Gründen in *welcher* Hinsicht förderlich wirken könnte. Im Sinne einer gezielten pädagogischen oder therapeutischen Arbeit sollte immer wieder gefragt werden, welche Problemstellungen vorliegen, um ein Förderprogramm auf diese Problemstellungen hin spezifisch zuzuschneiden. Es wirkt nicht einfach ‚alles' auf ‚alles'. Dabei können im Hinblick auf Förderziele bestimmte Probleme und Defizite oder auch Kompetenzen ins Auge geraten – oder auch ganz bestimmte Zielbereiche: die Förderung eines positiven Selbstbildes, das Aufarbeiten von Gefühlen, die Veränderung problematischer Verhaltensgewohnheiten. Gerade diese spezifische Förderung ist ein Problem, wenn behauptet wird, ein Ansatz sei ‚ganzheitlich' und setze eigentlich an allem Möglichen erfolgreich an. Vielleicht könnte man es zurückhaltend so formulieren: Wahrnehmungsstörungen und auch motorische Probleme sind vermutlich *ein* wesentlicher Faktor bei Verhaltensauffälligkeiten – und bei psychomotorischer Förderung handelt es sich um *eine* wesentliche Form heilpädagogischer Handlungskonzepte. Begrifflich scheint ‚Motopädagogik' für (sonder-) pädagogische Handlungsfelder wohl angemessener zu sein, als von ‚Mototherapie' zu sprechen. Dies wird allerdings nicht immer so streng getrennt (vgl. FISCHER 2001). Ganz im Sinne einer Motopädagogik kann auch dem Sportunterricht im Sinne einer ‚Bewegungserziehung' eine wichtige präventive Funktion auch im Hinblick auf Verhaltensauffälligkeiten zukommen. Dies setzt allerdings voraus, dass Pädagogen nicht nur motorische Leistungen im Auge haben.

6.2.4 Fokus Identität und Selbstkonzept – am Beispiel der Biografiearbeit

Eine der wichtigsten Aufgaben in der späten Kindheit, vor allem aber im Jugendalter besteht darin, eine Identität zu gewinnen. Der Entwicklungspsychologe ERIKSON nennt für verschiedene Phasen des Lebensalters jeweils einen bestimmten Konflikt, der bewältigt werden muss. Für das Jugendalter spricht er vom Konflikt „Identität versus Rollendiffusion" oder auch „Identität gegen Identitätsdiffusion" (ERIKSON 1973, 106).

In der Lebensphase der späten Kindheit und der Jugend kommen Menschen in die Lage, sich bewusst selbst zu betrachten. Sie entwickeln ein Selbstkonzept als organisierte Konfiguration des Erlebens der eigenen Person: wie sie wirklich ist, wie sie vermutlich von anderen gesehen wird – und was die eigenen Ziele sind (vgl. auch 2.2.6). Dieses Selbstkonzept konstituiert sich aus drei Facetten (vgl. STEIN 2004, 14ff.):

- einer kognitiven Facette (im Sinne des Wissens und der Annahmen im Hinblick auf die eigene Person, also der wissensbezogenen Selbstwahrnehmung von eigenen Eigenschaften, Fähigkeiten, typischen Verhaltensweisen und Aktivitäten sowie Auffassungen über bedeutsame Objekte);
- einer affektiven Facette (im Sinne von Selbstwertgefühl, Selbstvertrauen, Selbstakzeptanz, aber auch im Sinne des Kontrollerlebens bezogen auf das eigene Verhalten und die Umwelt) – dabei kann letztlich jeder Wissensbestand über die eigene Person eine affektive Bewertung erfahren;
- einer intentionalen Facette (im Sinne der Motivation, sich selbst zu bewahren und weiterzuentwickeln) – auch im Sinne der Selbstaktualisierungstendenz, wie sie ROGERS (vgl. 1996) beschreibt (siehe 2.2.6).

ERIKSON (vgl. 1973) sieht die Anforderung nun darin, dass Jugendliche verschiedenste Aspekte in ein durchgängiges, stimmiges Selbstbild integrieren müssen, in ihre Identität: Aspekte wie Geschlecht, Familienherkunft, Religion, Werte, berufliche Bestrebungen, verschiedenste Fähigkeiten, politische Haltungen, Zugehörigkeit zu einer Gemeinschaft usw. Das Versagen hinsichtlich dieser Aufgabe führt zu verschiedenartigster Diffusion, also zu Unklarheit und Verschwimmen der Identität. Die betroffenen jungen Menschen vermögen sich selbst, die eigene Person und ihre Ziele, nicht recht zu erfassen – und können von der Umgebung demzufolge ebenso wenig klar erfasst werden.

In diesem Sinne kann man zwei Aspekte der Identitätsentwicklung unterscheiden: sich selbst zu *erkennen* – sowie die eigene Identität zu *gestalten*. Insbesondere der Fähigkeit zur Selbstgestaltung kommt für unsere Gesellschaft eine besondere Bedeutung zu, denn gesellschaftliche Bedingungen heute lassen in der Regel viel Offenheit; eine solche Selbst-Gestaltung wird daher von Jugendlichen und Erwachsenen erwartet. So weist auch MARCIA (vgl. 1989, zit.n. RESCH 1996, 168) darauf hin, dass in der Jugend die Aufgabe darin besteht, sowohl eine Exploration von Identitäten durchzuführen, also verschiedene Möglichkeiten zu erwägen und zu erproben – als auch irgendwann eine Entscheidung für sich zu treffen – im Sinne einer verbindlichen Übernahme. Das Ziel besteht in einer pluralen Gesellschaft also in einer erworbenen Identität – im Sinne einer aktiven, eigenständigen und autonomen Erarbeitung.

Kinder und Jugendliche, welche Verhaltensauffälligkeiten zeigen, haben oft eine schwierige Biographie. Sie sind unter ungünstigen Bedingungen aufgewachsen. Was die Entwicklung einer Identität angeht, so sind durch den Wechsel von Bezugspersonen und durch Vernachlässigungen oft wichtige Erinnerungen verloren gegangen. Hinzu kommt zumeist noch das Stigma, ‚auffällig' oder ‚schwierig' zu sein – ein Stigma, welches betroffene Kinder mit zunehmendem Alter auch mehr und mehr bewusst erkennen. Das Stigma gehört in gewisser Weise zur Identität.

Hier setzt die in den vergangenen Jahren populär gewordene Methode der ‚Biografiearbeit' an: Gemeinsam in der Arbeit mit einem Pädagogen soll ein Kind oder Jugendlicher die Gelegenheit erhalten, wichtige Aspekte seiner Vergangenheit zusammenzutragen. „Darin sehen wir die Aktualität pädagogischer Biographienforschung heute: daß sie die vom Leben und der Erziehung in den unterschiedlichen Systemen betroffenen und ‚gebildeten' Subjekte aufsucht und sie ermuntert, sich zu artikulieren, sich mit anderen Subjekten, die ähnliches und doch anderes erlebt und erfahren haben, zu ‚verständigen'" (BITTNER 1994, 9).

Diese aufsuchende Arbeit soll dazu verhelfen, die eigene Vergangenheit anzunehmen und mit dieser Basis weiter in die Zukunft zu gehen. Die Methode der Biografiearbeit will dazu eine Struktur bieten – dies fordern RYAN & WALKER (vgl. 1997, 13) und legen einen entsprechenden Handlungsleitfaden vor.

Eine solche Methode scheint insbesondere geeignet für Kinder und Jugendliche in schwierigen Lebenssituationen: erstens Adoptiv- und Pflegekinder sowie Kinder in Einrichtungen und Maßnahmen der Jugendhilfe, zweitens Kinder und Jugendliche in akuten, erheblichen Lebenskrisen – und drittens Kinder und Jugendliche mit anderer nationaler oder ethnischer Herkunft, welche dadurch aus ihrer gegenwärtigen Bezugsgruppe ‚herausfallen' oder wenig über ihre Vergangenheit wissen (vgl. LATTSCHAR 2002; LATTSCHAR & WIEMANN 2007).

Biografiearbeit richtet sich auf drei Aspekte:

- die Vergangenheit – bestehend aus „Orten, signifikanten Daten und Zeiten, Personen, Veränderungen, Verlusten oder Trennungen und anderen Ereignissen, die sowohl glücklich als auch traurig sind" (RYAN & WALKER 1997, 17);
- die Gegenwart – „bestehend aus Selbstbildnissen, Reaktionen auf die Vergangenheit und Antworten auf Fragen wie ‚Was tue ich hier?', ‚Wo gehöre ich hin?', ‚Wie sehen mich andere?'" (ebd.) – sowie

- die Zukunft – in Form von Themen und Aspekten wie etwa „'Wie werde ich sein?', ‚Wo werde ich leben?', ‚Welche Chancen habe ich?', ‚Welche Veränderungen werden kommen?'" (ebd).

Eine solche Biografiearbeit kann RYAN & WALKER zufolge (vgl. ebd., 18) von jedem verständnisvollen und einfühlsamen Erwachsenen durchgeführt werden. Häufig, aber nicht immer wird der Prozess der Biografiearbeit als Ergebnis aufgezeichnet: in einem Buch, einer Reihe von Bildern oder Collagen, auf einem Video, in Audio-Form oder in Form von Protokollen der gemeinsamen Gespräche.

Biografiearbeit kann auch einen Wechsel der Lebenssituation ‚überbrücken' helfen (vgl. LATTSCHAR 2002): etwa den Wechsel von einem Heim in eine Pflegefamilie, um sowohl den Abschied als auch den Neuanfang zu erleichtern.

Gerade in der Erarbeitung der Biografie von Heimkindern und Kindern und Jugendlichen aus schwierigen sozialen Kontexten ist dabei allerdings auch einige Vorsicht geboten: Es können sich beispielsweise im Rahmen der gemeinsamen Arbeit Hinweise auf Misshandlungen oder sexuellen Missbrauch ergeben, mit denen der erwachsene Gesprächspartner dann angemessen umgehen muss. Problematische, schmerzhafte, traumatische Erinnerungen könnten mit gutem Grund verdrängt worden sein. Entgegen den Empfehlungen von RYAN & WALKER erscheint es bei einer Arbeit mit solchen Kindern und Jugendlichen, die eine erkennbar problematische Biografie haben, doch eher geraten, dass nicht *irgend eine* erwachsene Person, sondern konkreter *professionelle Pädagogen* diese Arbeit übernehmen – beispielsweise ein Sonderpädagoge. Falls dies nicht realisierbar ist, sollte die erwachsene Person, die sich an die Biografiearbeit wagt, zumindest professionelle Beratung und Supervision abrufen können.

Dann kann Biografiearbeit ein wichtiges Hilfsmittel für ein Kind oder einen Jugendlichen sein, um seine Identität weiterzuentwickeln und zu einem positiven, integrierten Selbstkonzept zu kommen. Dazu wird häufig ein längerer Prozess notwendig sein, in dessen Rahmen sich eine Pädagogenperson intensiv mit der Biographie eines anderen Menschen auseinandersetzt in gemeinsamer Interaktion.

7. Ausgewählte Phänomene und Problemstellungen

Es gibt ein sehr großes Spektrum auffälligen Verhaltens und Erlebens. In diesem letzten Hauptkapitel sollen diejenigen Phänomenkomplexe etwas differenzierter erörtert werden, die besonders häufig zu finden sind (vgl. 1.6): Gewalt und Aggressivität, Aufmerksamkeitsstörungen und Hyperaktivität sowie Ängstlichkeit und soziale Unsicherheit. Im Hinblick auf diese drei Phänomene ist ein bedeutsamer Unterschied festzustellen: Während die beiden erstgenannten Themen immer wieder im Vordergrund der öffentlichen und fachwissenschaftlichen Diskussion stehen, gilt für Ängstlichkeit, dass sie, wie unter 1. gezeigt wurde, aus epidemiologischer Sicht ein besonders drängendes pädagogisches Problem darstellt – das aber erst nach und nach in den Fokus der breiten Aufmerksamkeit gerät.

7.1 Gewalt und Aggressivität

Die Begriffe ‚Gewalt' und ‚Aggression' werden oft gleichbedeutend verwendet. Unter Aggressivität soll hier nicht ein Verhalten (eine Aggression oder ein aggressiver Akt), sondern die momentane oder überdauernde Neigung einer Person zu bestimmten (aggressiven) Verhaltensweisen verstanden werden: Eine Person ist (jetzt oder dauernd) aggressiv. Ein Problemfeld ist die überdauernde Aggressivität. Die ICD-10 (vgl. 1.5.2.2) macht Aggressivität als Störung hingegen stärker am Verhalten fest und spricht von dissozialen, aggressiven oder aufsässigen Verhaltensmustern, die bei einem Kind oder Jugendlichen überdauernd, häufig und stark auftreten. – Der Begriff ‚Gewalt' bezeichnet, ähnlich wie ‚Aggression', eher einzelne (schwerwiegendere) Akte, die sich allerdings durchaus über eine längere Zeit ziehen können, aber eben nicht als Merkmal einer Person gesehen werden (allerdings kann diesbezüglich von ‚gewalttätigen Menschen' die Rede sein).

Aggressives Verhalten kann als ein „gerichtetes Austeilen schädigender Reize" definiert werden (vgl. SELG, MEES & BERG 1997, 7). Dieses Verhalten richtet sich gegen einen Organismus oder ein Objekt. Eine Aggression kann „offen (körperlich, verbal) oder verdeckt (phantasiert), sie kann positiv (von der Kultur gebilligt) oder negativ (mißbilligt) sein ...*‚Gewalt'* wird ... auf ausgeübte oder glaubwürdig angedrohte physische Aggressionen eingeschränkt, mit denen einem angezielten Objekt etwas gegen dessen Bedürfnisse, gegen dessen Willen geschieht; und nur jene Aggressionen, die mit relativer Macht einhergehen, sollen als Gewalt gelten. Gewalt setzt also keine Normverletzung voraus; es gibt Gewalt, die rechtmäßig ist" (SCHWIND 1990, 10). Damit kann sowohl eine Aggression als auch Gewalt gesellschaftlich gebilligt oder sogar gewünscht sein: etwa ein ‚gezieltes Austeilen schädigender Reize' wie die Schüsse aus der Pistole eines Polizisten auf einen flüchtenden Mörder oder das Kanonenfeuer einer Artillerieeinheit im Krieg.

Es ist in der Tat verbreitet, unter ‚Gewalt' vor allen Dingen körperliche Aggressionen zu verstehen, die mit Macht einhergehen. „Wenn ein kleiner Junge wütend nach seinem Vater schlägt, werden wir kaum von Gewalt sprechen, wohl aber im umgekehrten Fall"

(SELG, MEES & BERG 1997, 8). Allerdings stellen gerade diese Autoren nicht die körperlichen Aggressionen, sondern die Macht ins Zentrum ihres Gewaltverständnisses – und sie beschreiben auch eine ‚psychische', also ‚seelische' Gewalt: „Als psychische Gewalt können dann sowohl alle ernstgemeinten Drohungen als auch jene verbalen Aggressionen gelten, die mit relativer Macht einhergehen. Auch hierzu ein Beispiel: Wenn sich zwei gleichstarke Kinder beschimpfen, gilt das kaum als Gewalt, wohl aber wenn eine sozial mächtige Person eine schwache Person beschimpft und bedroht" (ebd.). Neben Drohungen und verbalen Aggressionen können auch ständige Schikanen zur psychischen Gewalt gezählt werden, bei denen eine Person ihre Macht ausspielt, um eine andere zu quälen. Für physische wie für psychische Gewalt gilt, dass dabei der Versuch erfolgt, andere Menschen einzuschränken.

Dieser Aspekt der Macht ist wichtig für das Verständnis von Gewalt. Er wird im politischen Begriff der ‚Gewaltenteilung' sehr deutlich, denn hier geht es ja gerade um die Teilung der (legitimen) ‚Macht' im Staat (vgl. MELZER u.a. 2004, 53). Gewalt als gesellschaftliches Problem kann in einem solchen Verständnis als problematischer Missbrauch eines Machtverhältnisses gegenüber einer Person oder Gruppe verstanden werden.

Akte der Gewalt und Aggressivität können in allen gesellschaftlichen Bereichen beobachtet werden. Sie reichen von spektakulären terroristischen Aktionen über jugendliche Einzeltäter, die auf ihre Lehrer schießen, bis zu alltäglichen Schikanen zwischen Kindern und Jugendlichen. Sie können in Schulen, Kindergärten, Heimen, Fußballstadien, auf Plätzen, in U- oder S-Bahnen oder auch zuhause in der Familie auftreten.

Zur Erklärung von Gewalt und Aggressivität gibt es eine Fülle von Theorien. Dabei stehen vor allen Dingen psychologische Theorien und soziologische Ansätze im Vordergrund (vgl. SCHUBARTH 2000; 2010; NOLTING 1997). Besondere Bedeutung für die Erklärung von Aggressivität wird zum einen lernpsychologischen Konzepten zugewiesen, insbesondere dem operanten Konditionieren (Verstärkung aggressiver Handlungen durch Erfolg oder andere Faktoren) sowie dem Modelllernen. Von ebensolcher Bedeutung für die Erklärung ist aber auch die so genannte Frustrations-Aggressions-Theorie, die im Ursprung davon ausging, dass aus jeder Frustration (als dem Nichterreichen eines Ziels) eine Aggression resultiere. Dieser Ansatz wurde erheblich weiterentwickelt und betrachtet heute zwischen Frustrationen einerseits und dem Entstehen von Aggressionen andererseits verschiedene moderierende Faktoren (vgl. NOLTING 1997, 86ff.): insbesondere, dass Frustrationen zu Ärger führen und dann eine Möglichkeit darin besteht, auf diesen mit aggressivem Verhalten zu reagieren – und, dass Frustrationen einen erhöhten Antrieb nach sich ziehen, wobei wiederum eine Möglichkeit diejenige ist, dass dieser Antrieb in Aggression umgewandelt wird.

Aggression ist nicht gleich Aggression – es ist wichtig, genauer zu untersuchen, welche Form von Aggression vorliegt, um das pädagogische Handeln gezielt auf deren Spezifika hin ausrichten zu können. Folgende wesentliche Formen von Aggression lassen sich unterscheiden (vgl. KORNADT 1982; SELG, MEES & BERG 1997):

- Pesudoaggressionen wirken aggressiv, sind aber nicht beabsichtigt – etwa ein Rempler aus Unaufmerksamkeit heraus.
- Bei instrumentellen Aggressionen ist der aggressive Akt lediglich ein Mittel, ein ‚Instrument', um etwas anderes anzuzielen: So verhält sich ein Schüler vielleicht

aggressiv gegenüber der Lehrerin, um die Aufmerksamkeit und Anerkennung der anderen Schüler zu erlangen.

- Aggressionen, die sich aus einem aktuellen Ärger heraus ergeben, beinhalten beabsichtigte Schädigungen: beispielsweise einen Mitschüler zu schlagen, weil die eigene Fußballmannschaft verloren hat.
- Spontane Aggression ergibt sich aus dem Durchbrechen von Spannungen, die sich innerhalb der Person angestaut haben. Eine Schülerin ‚klinkt' vielleicht völlig aus ohne ernsthaften erkennbaren Anlass, weil sie innerlich unter Druck steht. Die Zielrichtung, also das jeweilige Opfer, wird eher zufällig zu einem solchen.
- Am problematischsten sind Aggressionen, ‚hinter' denen wirklich eine überdauernde Bestrebung steht, ein Motiv: Aggressionen, mit denen Dominanz und Macht gegenüber anderen ausgelebt werden soll, entsprechen dem Kriterium der Gewalt. Sie werden gespeist aus der problematischen Motivationslage, sich überlegen fühlen zu wollen.
- Lustvolle Aggression ergibt sich aus einem positiven Anreiz. Beispielsweise könnte ein Schüler seinen Spaß dabei haben, den Lehrer zur Weißglut zu treiben – ohne dass er etwas gegen den Lehrer hat.
- Und im Falle der feindseligen Aggression (‚hostility') haben sich Ärger oder Frustrationen über längere Zeit aufgestaut und führen zu aggressiven Handlungen. Möglicherweise hat die betreffende Person sich schon länger vorgenommen, sich zu rächen oder ihre Frustration abzureagieren.

Die in den 1990er Jahren ‚boomende' Gewaltforschung hat eine gewisse Ernüchterung erbracht, wenn man sie mit der teilweise sehr aufgeregten öffentlichen Debatte vergleicht. Die verbreitete These des Anstiegs von Aggression und Gewalt wird in Frage gestellt (vgl. SCHUBARTH 2000, 75; 2010, 62ff.). Am ehesten können Tendenzen zu qualitativen Veränderungen angenommen werden: eine Zunahme der verbalen Gewalt (Beschimpfungen und Drohungen) sowie von psychischer Gewalt und Brutalität – und auch das Absinken der Hemmschwelle für aggressive Handlungen. Es stellt sich jedoch die kritische Frage, inwiefern entsprechende Befunde zumindest teilweise darauf zurückzuführen sind, dass durch eine lebhafte öffentliche Diskussion die Sensibilität für Gewalt und Aggressivität gestiegen ist – denn in den Untersuchungen werden zumeist Pädagoginnen und Pädagogen befragt oder auch die Kinder und Jugendlichen selbst. So könnte es einen Zirkel dergestalt geben, dass Gewalt und Aggressivität verstärkt wahrgenommen werden, weil sie in der öffentlichen Aufmerksamkeit weit vorne stehen – und es dann wiederum verstärkt zu Berichten darüber kommt. Im Hinblick auf qualitative Veränderungen verweist SCHUBARTH (vgl. ebd., 63f.) ergänzend auf die vor allem in den letzten Jahren auftretenden Amokläufe an Schulen sowie Gewaltformen mittels neuer Medien wie etwa ‚Cyberbullying' und ‚Happy-Slapping'.

Dabei gibt es Hinweise darauf, dass von der Zunahme von Gewalt in Schulen Hauptschulen und auch Förderschulen stärker als andere Schulformen betroffen sind (vgl. SCHUBARTH 2000, 73ff.). Eine wichtige Erkenntnis der Forschung betrifft den ‚harten Kern':

> „Häufigere und härtere Gewalthandlungen werden ... nur von einer kleinen Minderheit begangen. Der Anteil dieses ‚harten Kerns' beträgt ca. 5 bis 10 %, in manchen

Studien auch etwas darüber. Daneben gibt es aber ein Kontinuum, das größere Anteile von Schülergruppen aufweist, die verschiedene, meist weniger harte Gewalthandlungen gelegentlich begehen bzw. der Gewalt gegenüber billigend oder indifferent sind“ (ebd., 81).

Bestimmte Gruppen wie ‚Täter‘ und ‚Opfer‘ können in der Regel recht gut unterschieden werden. Es gibt aber auch die Gruppe der ‚Täter-Opfer‘ (also Kinder und Jugendliche, die wechselweise auf der einen oder anderen Seite stehen) – und zwischen Tätern und Opfern lassen sich oft enge Wechselbeziehungen feststellen. Die kleinere Gruppe derer, die immer wieder ‚Täter‘ sind, wird auch als ‚Bullies‘ bezeichnet. „’Bullies‘ sind etwas älter als die unauffälligen Jugendlichen, haben ein wesentlich stärker belastetes Herkunftsmilieu ..., weisen eine größere Antisozialität und schlechtere Schulleistungen auf. Sie sind sozial eher dominant, impulsiv, unaufmerksam, aber nicht ängstlich oder isoliert“ (ebd., 90). Es gibt genügend Hinweise darauf, dass ‚Bullies‘ eher männlichen Geschlechts sind – aber dabei ist Vorsicht geboten: Durch Mädchen ausgeübte Gewalt ist oft schwerer zu entdecken, äußert sich versteckter (vgl. OLWEUS 1996, 65). Es sei nicht verschwiegen, dass das Konzept der ‚Bullies‘ zwiespältig ist: Zum einen dient es der klaren Bestimmung von Kindern und Jugendlichen mit erheblichem Problemverhalten und häufig beträchtlichem aggressivem Potential – zum anderen birgt es die Gefahr der Stigmatisierung der so Bezeichneten.

Als spezifische Problemgruppen lassen sich also eher Jungen als Mädchen bezeichnen; gewalttätig oder gewaltbereit sind auch eher Kinder und Jugendliche mit einem niedrigeren Bildungsniveau sowie Berufsschüler und junge Migranten. Die Alterspanne zwischen 14 und 18 Jahren gilt als besonders problematisch (vgl. SCHUBARTH 2000, 87ff.).

Was kann nun gegen Gewalt und Aggressivität getan werden? Es gibt eine Fülle von Möglichkeiten. Zunächst kann man zwischen vorbeugenden (präventiven) Maßnahmen unterscheiden und einer Intervention dann, wenn bereits Gewalttätigkeit vorliegt. Des Weiteren kann man an verschiedenen Punkten ansetzen: an den betroffenen oder mittelbar beteiligten Kindern und Jugendlichen, an den Pädagogen, an der Gestaltung pädagogischer Situationen und am gesamten System der betroffenen Einrichtung – oder auch an den Eltern. Manche Programme orientieren sich auf einen dieser Bereiche hin, manche auf mehrere. In Tab. 07 auf der nachfolgenden Seite wird eine grobe Systematik dieser Maßnahmen sowie beispielhafter Programme mit jeweiligem Fokus zusammengestellt.

Manche der zugeordneten Programme orientieren sich auf mehrere Bereiche hin; sie wurden hier dem primär angezielten Aspekt zugeordnet. Auch wenn die aufgeführten Konzepte nicht erschöpfend sind, ergibt sich aus Tab. 07 ein annähernd repräsentatives Bild, was die Gewichtung der vier Bereiche in der Literatur anbelangt: Nach wie vor liegt der Schwerpunkt der Aufmerksamkeit bei der Arbeit an den Kindern und Jugendlichen. Es ist zu bezweifeln, ob ein solcher erheblicher Schwerpunkt gerechtfertigt und effektiv ist. Die Kompetenz der involvierten Pädagogen, die funktionsfähige Kooperation und Konsequenz einer Einrichtung und die pädagogische Gestaltung auf verschiedenen institutionellen Ebenen oder auch die in jüngerer Zeit zunehmend in die Aufmerksamkeit geratene Stärkung der Erziehungskompetenz der Eltern stellen mindestens ebenso bedeutsame Ansatzpunkte dar.

Tab. 07: Maßnahmen zur Prävention und Intervention bei Gewalt und Aggressionen

Ansatzpunkt Kinder und Jugendliche	Ansatzpunkt Pädagogen	Ansatzpunkt Institution	Ansatzpunkt Eltern und Erziehungsberechtigte
Ziele: Stärkung der (potentiellen) ‚Opfer' (etwa: sozial unsichere und ängstliche Kinder) Arbeit mit den (potentiellen) Tätern Aktivierung der ‚bystanders' (der potentiellen Zuschauer) Einführung eines Systems der Konfliktbearbeitung Ebenen: Wahrnehmung, Selbstkonzept, (Sozial-) Verhalten	Ziele: ‚Schärfung' der Wahrnehmung Ausweitung der Kompetenz zum Umgang mit schwierigen Situationen und Aggressionen Reduzierung der Erregung, des Stresses und der längerfristigen psychophysischen Belastung	Ziele: Hinterfragung und Überprüfung der Arbeit der eigenen Einrichtung Einführung von (gemeinsamen, abgestimmten) Maßnahmen zur Vorbeugung von Gewalt und zum direkten Umgang mit Gewalt Zusammenarbeit zwischen verschiedenen Einrichtungen, beispielsweise zwischen Schule und Jugendhilfe	Ziele: Diagnostik zuhause Information der Eltern und Erziehungsberechtigten Einbeziehung in Programme Schulung bzw. Training, Stärkung der Erziehungskompetenz
Konzepte: Trainings zu sozialer Kompetenz (vgl. CIERPKA 2001; KRANNICH u.a. 1997; PETERMANN u.a. 1997; PETERMANN & PETERMANN 2001; WALKER 1995a; 19995b; AUGUST u.a. 2001) Konfrontative Ansätze (vgl. COLLA u.a. 2001; WEIDNER u.a. 2000; WEIDNER u.a. 2003) Mediation und Streitschlichterprogramme (vgl. JEFFERYS & NOACK 1995; FALLER 1996; GEISSLER 2004)	Konzepte: Konstanzer Trainingsmodell (TENNSTÄDT u.a. 1987; HUMPERT & DANN 2001) ABPro (DUTSCHMANN 2003a; 2003b; 2001)	Konzepte: OLWEUS (1996) GUGGENBÜHL (1995)	Konzepte: Triple P (SANDERS 1999; SANDERS & BOR 2000) Fast Track (CONDUCT PROBLEMS PREVENTION RESEARCH GROUP 1999a; 1999b) LIFT (EDDY u.a. 2000)

Einen Überblick konkreter Programme zur Prävention und Intervention bieten beispielsweise SCHUBARTH (vgl. 2000) sowie MELZER, SCHUBARTH & EHNINGER (vgl. 2004) (siehe für die Arbeit im Elementarbereich auch PFEFFER 2002).

Es gilt zu bedenken, dass gerade der Begriff ‚Gewalt' mittlerweile zu einem ‚Modebegriff' geworden ist. In vielen Schulen finden sich in Foyers und Fluren ‚Regeln zur Gewaltprävention'. Es sollte sorgfältig bedacht werden, ob dieser Begriff das Gemeinte jeweils trifft. Die Bezeichnung ‚Gewalt' sollte reserviert werden für gravierendere Fälle von Aggressivität, bei denen es zum Missbrauch eines Machtgefälles kommt. Nicht jedes auffällige und auch nicht jedes aggressive Verhalten eines Kindes oder Jugendlichen muss gleich als ‚Gewalt' bezeichnet werden – damit wird eher zur inflationären Verwendung des Begriffes beigetragen, ‚Täter' werden stigmatisiert – und der Begriff selbst zunehmend entwertet. Auch und gerade mit Begriffen muss in der pädagogischen Praxis verantwortungsvoll umgegangen werden. Dies gilt für die hier betrachteten Termini ebenso wie für die im nachfolgenden Kapitel betrachteten.

7.2 Aufmerksamkeits- und Hyperaktivitäts-Störungen

Seit etlichen Jahren ist um Kinder, die sich in besonderem Maße unruhig und unaufmerksam verhalten, eine zunehmend lebhafte Diskussion in der Öffentlichkeit zu beobachten. Forscht man in der wissenschaftlichen Diskussion in den letzten drei Jahrzehnten, dann trifft man auf verschiedene Begriffe und Kürzel dafür: von HKS (‚Hyperkinetisches Syndrom') über MCD (‚Minimale Cerebrale Dysfunktion'), ‚Hirnorganisches Psychosyndrom' bis hin zu den heute im Vordergrund stehenden Kürzeln und Begriffen ADS (‚attention deficit syndrom'; ‚Aufmerksamkeits-Defizit-Syndrom') sowie ADHS (‚attention deficit / hyperactivity syndrom'; ‚Aufmerksamkeits-Defizit / Hyperaktivitäts-Syndrom') oder auch ADHD (‚attention deficit / hyperactivity disorder'; ‚Aufmerksamkeits-Defizit / Hyperaktivitäts-Störung').

Gemeint ist ein Komplex von bestimmten problematischen Verhaltensweisen: dem Einhergehen von ‚hyperaktivem' Verhalten und deutlichen Störungen der Aufmerksamkeit (ADHS). Dabei werden auch Aufmerksamkeitsstörungen *ohne* eine solche Hyperaktivität beschrieben (eben ADS). In der ICD-10 sind diese Auffälligkeiten in der Gruppe der ‚hyperkinetischen Störungen' zu finden. Es wird davon ausgegangen, dass beide Problematiken gemeinsam auftauchen müssen, um die Diagnose vorzunehmen (vgl. DILLING u.a. 1993, 294). Hyperkinetische Störungen sind durch drei Hauptsymptome gekennzeichnet (vgl. QUASCHNER 2000):

- Motorische Unruhe und Überaktivität meint ein überschießendes, überaktives, wenig kontrolliertes Verhalten: exzessive Ruhelosigkeit, auch Herumlaufen und Herumspringen, kaum begrenzter Redefluss, Lärmen, Wackeln und Zappeln.
- Konzentrationsstörungen implizieren einen deutlichen Mangel an Aufmerksamkeit, erhebliche Unaufmerksamkeit und sehr geringe Ausdauer bei Aufgabenstellungen.
- Impulsivität bezeichnet die Neigung zu vorschnellem, oft auch unüberlegtem Handeln in verschiedenen Situationen.

Dabei werden wesentliche Aspekte der komplexen Phänomene Aufmerksamkeit und Konzentration oft zu wenig differenziert: So handelt es sich bei Aufmerksamkeit um einen Prozess mit den Aspekten der Aktivierung, der Selektion, der Integration und der Kontrolle (vgl. LIEBRAND 2002, 231) – Probleme könnten im Hinblick auf verschiedene dieser Aspekte auftreten. Wichtig ist zudem immer der Vergleich mit einer Alters- und Intelligenznorm: Fällt das Kind im Hinblick auf sein Aktivitätsniveau und seine Aufmerksamkeit deutlich heraus, wenn man es mit anderen Kindern seiner Altersklasse oder mit kognitiv ähnlich entwickelten Kindern vergleicht?

> „Die charakteristischen Verhaltensprobleme sollen früh (vor dem 6. Lebensjahr) begonnen haben und von längerer Dauer sein. Wegen der breiten Variation der Norm

ist Hyperaktivität vor dem Schulalter schwierig zu erkennen. Bei Vorschulkindern soll nur ein extremes Ausmaß zu dieser Diagnose führen" (DILLING u.a. 1993, 295).

Es ist davon auszugehen, dass ungefähr 3 bis 5 % der Kinder von dieser Störung betroffen sind; Jungen deutlich häufiger (vgl. ROLLETT 2002, 727f.; siehe auch 1.6). Die Rate der medizinischen Diagnose von Aufmerksamkeits- und Hyperaktivitätsstörungen nimmt ebenso zu wie die damit häufig verbundene medikamentöse Therapie (vgl. LIEBRAND 2002). Damit wird hierzulande eine Entwicklung nachvollzogen, die sich in den USA schon früher gezeigt hat. Das Auftreten und Auffallen von Hyperaktivität und Aufmerksamkeitsstörungen ist aber keineswegs unabhängig von bestimmten Situationen (vgl. 2.1.2; 2.1.3): In der strukturierten und organisierten Situation Schule fallen viele Kinder mit solchen Störungen auf. In der Folge erhalten sie die Diagnose ‚hyperkinetische Störung' durch Ärzte, insbesondere durch Kinder- und Jugendpsychiater.

Von besonderem Interesse muss die Frage der Erklärung solcher Auffälligkeiten sein, denn aus der Erklärung heraus ergeben sich Hinweise für eine Erfolg versprechende Therapie. Es besteht eine Fülle von Erklärungsansätzen, welche man grob in zwei Gruppen einteilen kann:

- Medizinisch-organische Erklärungen: Es werden verschiedene organische Ursachen für die auffälligen Verhaltensweisen angenommen. Eine Zeitlang wurde davon ausgegangen, dass es sich um ‚allergische' Reaktionen auf bestimmte Stoffe handele, die aus der Umwelt aufgenommen werden – beispielsweise durch die Nahrung. Seit längerem steht nun die Erklärung im Vordergrund, dass es sich um eine Störung der Funktion bestimmter biochemischer Prozesse handele (Dopaminmangel), welche zu neurologischen Verarbeitungsproblemen führe und dadurch die Verhaltensauffälligkeiten hervorrufe.
- Psychologische Erklärungskonzepte: Hier wird davon ausgegangen, dass das überaktive Verhalten und auch die Aufmerksamkeitsstörungen in irgendeiner Form ‚gelernt' worden sind. Das Verhalten könnte dabei auch eine ‚Funktion' erfüllen: beispielsweise die Aufmerksamkeit erregen oder dem Kind helfen, Leistungen und Anforderungen zu vermeiden. Es gibt einfache lernpsychologische Erklärungen, aber auch komplexere Ansätze dazu, beispielsweise familiensystemische Konzepte.

In neueren ‚multifaktoriellen' Erklärungsansätzen wird von einer Aufeinanderlagerung verschiedener Störungsebenen ausgegangen; beide Erklärungsansätze erscheinen hier als integriert. Dabei werden allerdings verbreitet neurobiologische Störungen als Basis gesehen, wobei jedoch deren Auswirkungshorizont umstritten ist (vgl. etwa LAUTH & NAUMANN 2008; BREITENBACH 2005).

Zur Diagnose ist nach wie vor ein eher schwaches Verfahren recht verbreitet, der sogenannte ‚Conners-Fragebogen' (vgl. CONNERS 1996). Er richtet sich an Eltern, Lehrer und andere Erziehungspersonen. Sowohl Items als auch Antwortmöglichkeiten dieses sehr knappen Erhebungsinstruments fallen recht unscharf aus, so dass fast jedes halbwegs lebhafte Kind bei der Auswertung des Fragebogens als auffällig bezeichnet werden könnte. – Unverzichtbar zur diagnostischen Bestimmung ist hier wie bei anderen ernst zu nehmenden Störungen eine sorgfältige, inhaltlich differenzierte Untersuchung und Urteilsbildung.

Je nach der Annahme von Ursachen müsste ja auch die Therapie und Förderung der Kinder ausfallen. Also sind folgende grundsätzlichen Möglichkeiten denkbar:

- Medizinische Therapie: Wenn die Auffälligkeiten organisch zu erklären sind, ist die Verabreichung eines Medikaments Erfolg versprechend, welches die biochemische Störung ausgleicht – oder aber die Verordnung einer Diät, um die Aufnahme bestimmter Stoffe zu verhindern, die eine mögliche Allergie auslösen.
- Psychologische und pädagogische Förderung: Wenn hyperaktives Verhalten und Aufmerksamkeitsstörungen erlernt sind, können sie auch wieder ‚verlernt' oder ‚umgelernt' werden. Es können andere, angemessenere Verhaltensweisen des Kindes aufgebaut werden, oder es kann lernen, sich selbst zu kontrollieren.

Da im Vordergrund zurzeit die Annahme eines biochemischen Problems im Bereich der Reizübertragung durch Neurotransmitter (Dopamin und Noradrenalin) steht, wäre aus dieser Perspektive heraus eine medikamentöse Therapie die logische Konsequenz – und dies geschieht, wie bereits angesprochen wurde, auch mit einer zunehmenden Zahl von Kindern: Sie erhalten den Wirkstoff Methylphenidat (‚Ritalin®' oder ähnliche Medikamente). Methylphenidat hat einen ‚paradoxen' Effekt, denn bei Erwachsenen wirkt es anregend, bei Kindern eher beruhigend. Es ist nicht unumstritten im Hinblick auf Nebenwirkungen und eine mögliche Suchtgefährdung. Allerdings muss festgestellt werden, dass in der Diskussion um hyperkinetische Störungen in Forschung, Diagnostik und Therapie die Mediziner ‚das Heft in der Hand haben'. Aber es besteht ein Streit zwischen medizinischen Auffassungen einerseits und psychologischen sowie pädagogischen Sichtweisen andererseits (vgl. etwa STIEHLER 2007a).

Auch wenn man konzediert, dass die einschlägigen Medikamente in vielen Fällen einen Effekt zeigen mögen, so fehlen doch noch seriöse Studien über längere Zeit, und es gibt Forschungsbefunde, die deutlich zeigen, dass diese organische Therapie in der Regel nur ein Zeitfenster für weitere Maßnahmen öffnet – welche allerdings gezielt erfolgen müssten (vgl. WALTER 2001). Wird eine solche Chance der ‚Kombinationsbehandlung' nicht wahrgenommen, schließt sich das Fenster der Möglichkeiten, und der Effekt verpufft. Ein solches kombiniertes Vorgehen wird aber häufig nicht praktiziert; das gesamte Spektrum der Zusammenarbeit unterschiedlicher Disziplinen lässt in Forschung, Diagnostik und konkreter Förderung nach wie vor erheblich zu wünschen übrig. Insbesondere die Zusammenarbeit zwischen Ärzten und Pädagogen findet oft nicht statt, wobei ‚dazwischen' noch die Zustimmung der Eltern zum Informationsaustausch Medizin < > Erziehung stünde. Wenn Zusammenarbeit umgesetzt wird, dann häufig als ‚Kombinations*therapie*' mit medikamentöser Behandlung unter Einschluss eines psychologischen Verhaltenstrainings. Völlig unüblich ist eine ‚Kombinations*förderung*' mit Berücksichtigung gezielter und potenziell nachhaltigerer *pädagogischer* Bemühungen.

Immerhin ist es denkbar, dass beide oben vorgestellten Erklärungsansätze tragfähig sein könnten. Dies könnte bedeuten, dass sich die Auffälligkeiten bei einem Kind auf medizinische Weise erklären lassen, bei einem anderen auf psychologischem Wege. Es könnte aber auch bedeuten, dass bei einem Kind beide Ursachen zusammenkommen: Es liegt eine bestimmte organische Anfälligkeit vor, aus der sich aber nur unter bestimmten ungünstigen Erziehungs- und Lern-Bedingungen eine wirkliche Störung ergibt. Dies ist eine gar nicht so unwahrscheinliche Vorstellung, denn ein Kind entwickelt sich ja über längere Zeit in Interaktion mit seinen Erziehungspersonen und anderen Menschen; die Basis dieser Entwicklung ist natürlich seine organische ‚Grundausstattung'. – Es könnte aber auch möglich sein, dass zwar durchaus ein organisches Problem besteht, das Kind die Folgen aber mit Hilfe von psychologischen und pädagogischen Maßnahmen in den Griff zu bekommen vermag. Die angesprochenen ‚multifaktoriellen' Erklärungsmodelle gehen von einer solchen Komplexität aus.

Aber ganz gegenteilig ist beobachtbar, dass pädagogische Bemühungen, sobald erst einmal eine medikamentöse Therapie eingesetzt hat, oft auch durch Automatismen im Alltag bedroht sind – verbreitet sind dann Situationen wie die folgende: Ein Schüler läuft wild und umgebremst im Klassenzimmer herum. Die Lehrerin stoppt ihn und fragt gestresst: „Hast Du deine Tabletten schon genommen?" Seine Antwort lautet: „Oh, die hab ich vergessen!" Überlegungen und Fragen dahingehend, ob der Schüler zuhause einen schwierigen Abend hatte oder im Unterricht nicht zurechtkommt und damit sein auffälliges Verhalten erklärt werden könnte, werden zurückgestellt.

Aus diesen Überlegungen heraus ist es bedauerlich, dass es nach wie vor zumeist bei der medikamentösen Therapie bleibt und sie über längere Zeit ohne weitere Maßnahmen durchgeführt wird. Die Förderung bei Feststellung von problematischen Auffälligkeiten der Aktivität und der Aufmerksamkeit würde vielleicht weiter gebracht durch eine Berücksichtigung der beiden folgenden Aspekte:

- Dringend wünschenswert ist ein zurückhaltender, kritischer Umgang mit Medikamenten, damit nicht ein großer Teil der Kinder im Grundschulalter über längere Zeit Stoffe mit beträchtlichen Nebenwirkungen erhält.
- Dringend wünschenswert ist auch, dass eine medikamentöse Therapie, wenn sie schon für notwendig gehalten wird, unmittelbar mit weiteren gezielten Maßnahmen verbunden ist: insbesondere einer gut durchdachten pädagogischen Förderung, aber auch, wenn notwendig, besonderen psychotherapeutischen Maßnahmen.

Eine pädagogische Disziplin wie die Pädagogik bei Verhaltensstörungen muss sich mit der Diskussion um Aufmerksamkeits- und Hyperaktivitätsstörungen auseinandersetzen; sie darf die Suche nach Lösungen nicht allein der Medizin (und evtl. ergänzend der Psychologie) überlassen. Dies muss nicht bedeuten, dass eine medikamentöse oder sonstige organische Therapie keinen Nutzen und keine Bedeutung hat – aber die Pädagogik muss einen eigenen Beitrag zu einer so wichtigen Fragestellung leisten, die in erheblichem Maße im Licht der Öffentlichkeit steht. Daher ist es unverzichtbar, dass spezialisierte Fachleute wie Sonderpädagogen kritisch mit den Phänomenen der ‚hyperkinetischen Störungen' und der Aufmerksamkeitsproblematiken umgehen (vgl. STIEHLER 2007a; 2007b; www.ritalin-kritik.de; www.ads-hyperaktivitaet.de; www.adhs.ch).

7.3 Ängstlichkeit und soziale Unsicherheit

Ängstlichkeit und Ängste stellen, neben Aggressivität und Gewalt sowie Aufmerksamkeitsstörungen und Hyperaktivität, den dritten zentralen Komplex auffälligen Verhaltens und Erlebens dar. Wie unter 1.6 deutlich wurde, ist davon auszugehen, dass sich bei immerhin etwa 10 % der Kinder und Jugendlichen eine beträchtliche Ängstlichkeit im Sinne einer ‚psychischen Störung' zeigt (vgl. IHLE & ESSER 2002). Allerdings handelt es sich hier, im Unterschied zu den beiden anderen Phänomenkomplexen, gerade nicht um ein Thema, das bisher in der öffentlichen Diskussion allzu sehr beachtet wird. Dies hat seine Gründe: Die von Ängstlichkeit betroffenen Kinder und Jugendlichen stehen häufig im Abseits, weil sie in aller Regel nur sich selbst stören, kaum jedoch andere oder das öffentliche Leben – und eben auch kaum die Pädagogen. Im Hinblick auf die Prävalenzraten sowie die Problematiken auf Seiten der betroffenen Kinder und Jugendlichen hätte dieses Thema jedoch deutlich mehr Aufmerksamkeit verdient. Darüber hinaus ließen sich durchaus Zusammenhänge zwischen Aggression und Gewalt auf der einen Seite und Ängsten auf der anderen Seite herausarbeiten – wobei Ängste oft genug eine der zentralen Ursachen für das zu Tage treten von (scheinbaren) Aggressionen sind.

Angst ist eines der zentralen Gefühle des Menschen. Es handelt sich um die Reaktion auf eine Gefahrensituation oder auf die Erwartung einer Situation der Gefahr und Bedrohung (vgl. FRÖHLICH 1994, 56). Angst ist ein durch Abneigung und Unbehagen zu kennzeichnendes Gefühl (vgl. MAYRING 1992, 137f.), das HACKFORT & SCHWENKMEZGER (1985, 19) wie folgt definieren:

> „Angst ist eine kognitive, emotionale und körperliche Reaktion auf eine Gefahrensituation bzw. auf die Erwartung einer Gefahren- oder Bedrohungssituation. Als kognitive Merkmale sind subjektive Bewertungsprozesse und auf die eigene Person bezogene Gedanken anzuführen ... Emotionales Merkmal ist die als unangenehm erlebte Erregung, die sich auch in physiologischen Veränderungen manifestieren und mit Verhaltensänderungen einhergehen kann."

Angst ist ein grundsätzlich als unangenehm erlebter Zustand. Angstreaktionen treten in verschiedenen Bereichen auf: emotional, kognitiv und körperlich. Eine akut auftretende Angst kann sich folgendermaßen zeigen:

- physiologisch (z.B. Schweißausbrüche, Zittern, Erhöhung der Pulsfrequenz);
- im Bereich von motorischen Reaktionen und Verhalten (Fliehen aus der Situation, jemanden ansprechen usw.);
- im Ausdruck (Einnehmen einer Schutzhaltung, das Gesicht verziehen, mit leiser Stimme sprechen);
- im sprachlichen Ausdruck (mehr oder weniger direkt aussagen, man habe Angst);
- subjektiv-emotional (im ganz persönlichen Empfinden, Angst zu haben).

Aus bestimmten Anzeichen, die oben beschrieben wurden, wird auf das Vorliegen von Angst geschlossen. Wirklich zu erfassen sind nur die Anzeichen, nicht jedoch das dahinter angenommene Gefühl bzw. Erleben ‚Angst'. Daher ist Angst ein ‚Konstrukt'.

Besonders kennzeichnend sind zwei Erlebniskomponenten: zum einen die Aufgeregtheit (‚emotionality') im Sinne einer physiologischen Erregung, zum anderen die Besorgnis (‚worry') im Sinne von belastenden, insbesondere zukunftsgerichteten Gedanken. Im Hinblick auf das Auftreten kann man drei große Gruppen von Ängsten unterscheiden (vgl. SCHWARZER 1993):

- Soziale Angst: Angst im Kontakt mit anderen Menschen, die vor allem eine Angst vor Bewertung oder eine Angst vor der eigenen mangelnden sozialen Kompetenz ist.
- Leistungsangst: Diese Ängste entstehen angesichts von Leistungsanforderungen, bei denen die Person zu versagen fürchtet. Sie sind zumeist verbunden mit einer Bedrohung des Selbstwerts (inkompetent, dumm, ein Versager zu sein).

- Existenzangst: Existenzängste entstehen in Situationen, in denen die eigene körperliche Unversehrtheit bedroht ist – als Todesdrohung, drohende Verletzung, aber auch in einfach unheimlichen Situationen.

Pädagogisch relevante Ängste können verschiedenen dieser Bereiche zugeordnet sein, auch zweien parallel oder sogar allen dreien. Gerade soziale und Leistungsängste gehen häufig miteinander einher und sind gerade in schulischen Situationen kaum zu trennen.

Bei Angst als solcher handelt es sich um einen Zustand. Von Angst als Zustand kann man Ängstlichkeit unterscheiden: Damit ist ein Wesenszug gemeint, also eine überdauernde Eigenheit der Person, die sich in verschiedenen Situationen immer wieder zeigt. Ängstlichkeit ist demzufolge dann gegeben, wenn der Zustand der Angst bei einem Menschen besonders häufig, in unterschiedlichsten Situationen und besonders stark auftritt. Dies kann noch einmal abgegrenzt werden von der extremen Ausprägung, die als Angststörung bezeichnet wird. Solche extremen Formen werden zu Problemstellungen für klinische Psychologie und Psychiatrie; sie werden auch in psychiatrischen Diagnosesystemen beschrieben und definiert.

‚normale' Angstreaktionen	< >	Ängstlichkeit	< >	Angststörung

Die ICD-10 unterscheidet im Hinblick auf Angst vier Störungsgruppen sowie zwei Restkategorien, wobei letztere hier nicht näher betrachtet werden sollen (vgl. DILLING u.a. 1993, 304ff.):

- emotionale Störung mit Trennungsangst als „eine fokussierte, übermäßig ausgeprägte Angst vor der Trennung von solchen Personen, an die das Kind gebunden ist" (ebd., 305);
- phobische emotionale Störung, womit enorme Angstreaktionen auf eigentlich entwicklungsphasen-typische Anlässe hin gemeint sind, beispielsweise die extreme Furcht vor Tieren bei einem Kind im Vorschulalter;
- Störung mit sozialer Ängstlichkeit im Sinne einer durchgängigen oder wiederkehrenden Furcht vor erwachsenen und/oder gleichaltrigen Fremden, auch mit Meidungstendenzen – bei gleichzeitig normal ausgeprägter Bindung an die primären Bezugspersonen;
- emotionale Störung mit Geschwisterrivalität einschließlich Eifersucht und emotionalen Störungen, beginnend in den Monaten nach der Geburt eines Geschwisters.

Eine ausführlichere Darstellung findet sich bei ESSAU (vgl. 2003). Es sei ergänzend darauf hingewiesen, dass auch viele andere Störungen, welche die ICD-10 beschreibt, zumindest mit Ängstlichkeit einhergehen, unter Umständen auch aus Ängstlichkeit heraus entstehen: so etwa Mutismus, Bindungsstörungen, Tics, Einnässen und Einkoten, Fütterstörungen, Stereotypien, Stottern, Stammeln und Poltern. Auch hier zeigt sich die sehr breite Relevanz des Themas Angst und Ängstlichkeit für auffälliges Verhalten und Erleben.

Von grundsätzlich besonderer Bedeutung ist die Einschätzung, ob bei einem Kind oder Jugendlichen eine ‚normale', situations- oder entwicklungsgemäße Angst vorliegt, ob es sich eher um ‚Ängstlichkeit' als Persönlichkeitszug handelt – oder ob von einer ernsthaften Angststörung ausgegangen werden muss. Gerade im Hinblick auf Kinder ist immer zu bedenken, dass es entwicklungsphasentypische Ängste gibt, die sich Erwachsene aus ihrer Perspektive heraus erst vor Augen führen und bewusst machen müssen (vgl. STEIN 2005c, 71ff.).

Im Falle einer wirklichen Störung ist die Hinzuziehung kompetenter therapeutischer Hilfe in Form eines Psychologen oder Psychiaters notwendig. Dazu ist zu sagen, dass eine Angststörung zwar in der Regel – per definitionem – gravierender und für die betroffene Person belastender ist als das Persönlichkeitscharakteristikum der Ängstlichkeit – andererseits aber, wie etwa bei einer phobischen emotionalen Störung, eine Angststörung nicht unbedingt die gesamte Persönlichkeit betreffen muss, sondern sich durchaus auf einen umschriebenen Bereich beschränken kann.

Unter Bezug auf KROHNE (vgl. 1996, 291ff.) kann Ängstlichkeit durch die folgenden fünf Kennzeichen näher charakterisiert werden – Kennzeichen, die einzeln, aber auch in unterschiedlichen Kombinationen bei einem Kind oder Jugendlichen auftreten mögen:

- starke und häufige, automatisiert erscheinende Angstreaktionen in unterschiedlichen oder auch bestimmten Situationen (gelernte Angstreaktionen);
- verstärkte Erwartungen, dass bestimmte situative Ereignisse unangenehme und negative (‚aversive') Folgen haben; im Zuge solcher Erwartungen vermehrte Wahrnehmung von subjektiv bedrohlichen Hinweisreizen (Bedrohungserwartungen);
- die Erwartung, dass das eigene Verhalten wenig zur Kontrolle der Konsequenzen einer Situation beitragen kann (‚externale Kontroll-Überzeugung');
- die Selbsteinschätzung, dass es an Fähigkeiten fehlt, ein möglicherweise erfolgreiches Kontrollverhalten überhaupt auszuüben – und auch die Selbsteinschätzung, die in bedrohlichen Situationen ausgelösten Gefühle nicht ausreichend regulieren zu können (geringe Kompetenz-Erwartung) – sowie häufig (aber keineswegs immer)
- eine *tatsächlich* geringere Kompetenz zur Ausführung eines effektiven Bewältigungsverhaltens – und zwar sowohl im Hinblick auf die eigenen Reaktionen nach außen hin als auch im Hinblick auf die Regulierung der eigenen Emotionen.

KROHNE verweist ergänzend auch auf die besondere Rolle von individuellen *Werten*: Es wird in solchen Situationen besonders stark Angst auftreten, die der Person besonders wertvoll, also subjektiv wichtig erscheinen – in denen also besonders viel auf dem Spiel steht. Dies könnten Leistungssituationen – auch bestimmte Schulfächer – sein, soziale Situationen oder anderes.

Ängstlichkeit betrifft häufig auch das Selbstkonzept und führt dann in einen ‚circulus vitiosus', wie es bereits anhand der oben genannten Erwartungen deutlich wird: Die eigene Person und ihre Bezüge zur Umwelt werden immer wieder so gesehen, dass Angstreaktionen verstärkt auftreten. „So neigen ängstliche Personen z.B. dazu, Dinge und Situationen überhäuft und intensiver als bedrohlich zu interpretieren als nicht-ängstliche" (LAZARUS-MAINKA & SIEBENEICK 1997, 6).

‚Soziale Unsicherheit' ist ein Begriff im Umfeld von Ängstlichkeit. Die Bezeichnung kommt aus der kognitiv-behavioristischen Lerntheorie heraus. ‚Angst' wird hier als eher unklares Konzept betrachtet, bei dem aus bestimmten äußeren Anzeichen auf den inneren Zustand einer Person geschlossen werden muss. Im Sinne einer Beschränkung auf das, was tatsächlich offen zu Tage tritt und beobachtbar ist, wird das Konzept ‚sozialer

Unsicherheit' eines Kindes oder Jugendlichen bevorzugt. Hinter einer solchen Unsicherheit stehen PETERMANN & PETERMANN (vgl. 1996) zufolge vor allen Dingen Defizite im Sozialverhalten, also in der Kompetenz, sich in verschiedenen sozialen Situationen angemessen verhalten zu können. Aus diesen Defiziten heraus neigen sozial unsichere Kinder und Jugendliche dazu, soziale Situationen und soziale Herausforderungen zu vermeiden. Ein solches sozial unsicheres Verhalten geht mit einem als unangenehm erlebten Anstieg der Erregung einher.

Damit sind auch schon die möglichen Ursachen von Angst und Ängstlichkeit angesprochen – hier am besonderen Beispiel der sozialen Unsicherheit. Zur Erklärung von Angst und auch von Ängstlichkeit lassen sich insbesondere drei Gruppen psychologischer Theorien heranziehen: psychoanalytische, lernpsychologische sowie kognitionspsychologische Erklärungskonzepte (vgl. KROHNE 1996). Im Hinblick auf Entstehungsbedingungen treten vor allen Dingen drei Faktoren in den Vordergrund:

- Erstens scheint es so, dass die psychophysiologische Erregbarkeit von Kindern von Geburt an bereits unterschiedlich ausfällt. Die schneller und heftiger erregbaren Kinder bringen auch ein höheres ‚Potenzial' für Ängstlichkeit mit.
- Der zweite Faktor ist eine ‚misserfolgsorientierte' Sozialisation: Im Rahmen der Erziehung wird das Kind immer wieder auf seine Misserfolge aufmerksam gemacht, und diese werden in den Vordergrund gestellt. In der Folge wird das Kind häufig in allen Anforderungssituationen (sozial, leistungsbezogen usw.) unsicher und zunehmend ängstlich reagieren. Aber auch eine ‚verwöhnende' Sozialisation ist zu erwähnen, denn hier werden von Seiten der Eltern oft wenige Handlungsstrategien vermittelt, die dem Kind später helfen, sich in verschiedenen Lebenssituationen kompetent, selbstständig und an die Anforderungen angepasst zu verhalten.
- Drittens können häufige negative Erfahrungen in Person-Umwelt-Interaktionen in der Lerngeschichte eines Individuums dazu führen, dass es in zukünftigen Situationen unsicher und ängstlich reagiert: Es erwartet ja wieder eine negative Erfahrung. Damit ist also der Fall gemeint, dass ein Kind zwar durch seine Erziehungspersonen nicht ‚misserfolgsorientiert' sozialisiert wird, aber einfach viel Pech und Unglück oder Traumatisierungen im Leben erfährt. Auf diesem Wege kann sich auch noch später, bei zunächst nicht ängstlichen Erwachsenen, eine ängstliche Persönlichkeit entwickeln: etwa im Falle von erheblichen Erkrankungen, Erfahrungen von Krieg und Terror usw.

Bei den genannten Bedingungen handelt es sich um Risikofaktoren, unter deren Einfluss sich ein Kind eher zu einem ängstlichen Kind entwickeln kann. Für die weitere Entwicklung der Ängstlichkeit ist auch von großer Bedeutung, wie das Kind oder der Jugendliche selbst mit späteren Situationen umgeht: Wie werden beispielsweise Erfolge und Misserfolge erklärt? Wenn jeder Erfolg durch günstige Umstände oder Glück erklärt wird, jeder Misserfolg aber mit der eigenen mangelnden Fähigkeit oder dem eigenen Ungeschick, dann geht ein Kind auch umso ängstlicher und unsicherer in nachfolgende Anforderungssituationen hinein.

Im Hinblick auf die pädagogische Förderung können zwei grundsätzlich unterschiedliche Wege gegangen werden: Man könnte – personorientiert – versuchen, konkret bestimmte Kinder und Jugendliche zu fördern, also ‚an der Person arbeiten'; man könnte aber auch – situationsorientiert – versuchen, die Bedingungen und Umstände, die Situationen, in denen Ängste aufkommen, zu verändern. Welcher dieser Wege beschritten wird (wenn nicht gar beide), hängt von der Einschätzung des Problems ab. Im Folgenden werden für beide Ausrichtungen verschiedene Möglichkeiten zusammengestellt und erörtert:

Ansatzpunkte einer situationsbezogenen Prävention und Intervention

Es gibt eine Fülle von Situationsqualitäten, die zumindest zum Entstehen von Angst beitragen. Wenn die Situation ‚stark' genug ist, wird sie bei vielen oder fast allen Kindern und Jugendlichen zu Angstreaktionen führen. Dies gilt grundsätzlich für das Spektrum ‚belastender' Situationsqualitäten (vgl. 2.1.2). Bei Kindern und Jugendlichen, die eine erhöhte Bereitschaft zu Angstreaktionen aufweisen, also ‚ängstlich' sind, wird es angesichts solcher Situationen leichter, schneller und stärker zu Angst kommen. Besondere Situationen dieser Art haben für schulische Kontexte STRITTMATTER (vgl. 1997) sowie SÖRENSEN (vgl. 1994) zusammengetragen. Nicht alle, aber verschiedene dieser Situationen gelten in ähnlicher Weise auch für außerschulische Kontexte, etwa die Arbeit in der Heimerziehung:

Ein bedeutsamer situationsbezogener Faktor sind Persönlichkeit und Verhalten von Pädagogen: Schaffen sie eine bedrohungsfreie, vertrauensvolle und akzeptierende Atmosphäre? Belasten sie Kinder und Jugendliche nicht allzu stark mit eigener Ängstlichkeit, bleiben sie authentisch, verhalten sie sich verlässlich, konstant und vorhersehbar?

Von ähnlich großer Relevanz ist die Atmosphäre in der Gruppe der Kinder oder Jugendlichen: Ziele sind die Förderung von Gemeinschaft und gegenseitiger Unterstützung – und die Vermeidung allzu starker Rivalitäten, Feindseligkeiten, offener und subtiler Aggressivität, Bildung sich abschottender Subgruppen und Stigmatisierung von Außenseitern. Einen Ansatz zur Einbindung sozial ausgeschlossener Kinder und Jugendlichen haben BARRETT & RANDALL (vgl. 2004) mit der ‚Circle of Friends'-Methode entwickelt, bei der eine Gruppe von Kindern einen (potentiellen) Außenseiter gezielt unterstützt.

Auch die Eltern können für die Prävention und Intervention bei Ängstlichkeit eine beträchtliche Rolle spielen: Problematische Faktoren des Elternverhaltens sind starke Einengung und Reglementierung, übermäßige Strenge, aber auch Überbehütung und mangelnde Konsequenz und (analog zum Pädagogenverhalten) geringe Einschätzbarkeit – sowie starke eigene Ängste.

Spezifisch für schulische Situationen sind folgende situative Faktoren zu nennen: die durchsichtige, beeinflussbare Vermittlung von Inhalten bzw. Lernstoff und die Vermeidung von Überforderungen, die Transparenz und subjektive Kontrollierbarkeit der Notengebung und der Prüfungssituationen.

Ansatzpunkte einer personbezogenen Prävention und Intervention

Im Hinblick auf die Frage pädagogischer Förderung von der Prävention zur Intervention sollen nun einige zentrale Gedanken für einen förderlichen Umgang mit ‚ängstlichen' Kindern und Jugendlichen zusammengestellt werden:

Ängstliche und unsichere Kinder fallen oft nicht auf. Sie halten sich ja gerade sehr zurück. Die Umwelt leidet weniger unter ihnen – dafür sie selbst unter Umständen umso mehr. Eine besondere Aufmerksamkeit für mögliche entsprechende Problematiken ist daher unverzichtbar. Auf dieser Basis sollte versucht werden, die Ängstlichkeit näher zu bestimmen: Zeigt sie sich in bestimmten Situationen, welche Reaktionen genau treten auf, wie lassen sich die auftretenden Ängste und die Reaktionen des Kindes vielleicht erklären? Welche der Ängste des Kindes könnten vielleicht gelernt worden sein – daraus mögen sich Hinweise ergeben, wie das Kind oder der Jugendliche die entsprechenden Ängste wieder ‚verlernen' könnte. Dabei ist natürlich die Entscheidung wichtig, ob dieses ‚Verlernen' vielleicht nur auf einem therapeutischen Weg erreicht werden kann – oder ob ein (sonder-) pädagogischer Förderbeitrag dazu möglich ist. Handelt es sich um soziale Ängste, dann ist eine behutsame Förderung der sozialen Kompetenz des Kindes wichtig: Es müsste dabei unterstützt werden, ein breiteres Verhaltensrepertoire aufzubauen, um in verschiedenen Situationen und gegenüber unterschiedlichen Kommunikationspartnern angemessen zu reagieren. Handelt es sich um die Angst vor bestimmten Objekten oder Situationen, dann kann es gut sein, wenn dem Kind geholfen wird, sich allmählich solchen Objekten oder Situationen anzunähern. Dabei sollten die Bemühungen auch dahin gehen, dem Kind einen Rückhalt zu geben: seine Hand zu halten, ihm zu helfen, sich zu entspannen usw.

Viele Ängste sind im Selbstbild des Kindes verankert. Bei ängstlichen Kindern ist es daher oft von Bedeutung, eine längerfristige Arbeit an ihrem Selbstkonzept durchzuführen, denn sie haben unter Umständen das Bild von sich, nichts zu können, in allen Situationen zu versagen, anderen immer unterlegen zu sein usw. Dieses Bild ist oft sehr verfestigt und generalisiert: Es wird auf alle neuen Erfahrungen übertragen. Pädagogisch möglich ist eine grundlegende Ermutigung des Kindes oder Jugendlichen. So könnte angestrebt werden, über verschiedene Methoden herauszustellen, welche positiven Eigenschaften und Kompetenzen das Kind hat. Dabei können auch Rückmeldungen von anderen Kindern in der Gruppe hilfreich sein. Des Weiteren wäre es vielleicht machbar, gezielt Situationen herzustellen oder zu nutzen, in denen das Kind (kleine) Erfolge erreicht, um auf diese Erfolge hinzuweisen. Ein besonderes Augenmerk muss den ‚Versuchen' des Kindes gelten, möglicherweise die Erfolge innerlich zunichte zu machen, indem es diese umdeutet: „Glück gehabt", „Hilfe bekommen", „war nicht so wichtig" ... Dem Kind sollten solche Umdeutungen nach Möglichkeit bewusst gemacht werden, oder es könnte mit den positiven Deutungen von anderen Kindern konfrontiert werden („toll gemacht" ... „kannst du viel besser als ich" ...).

Konzepte und Trainings zur Prävention und Intervention im Hinblick auf Ängstlichkeit setzen in der Regel auf verschiedenen dieser ‚personbezogenen' Ebenen an, so etwa das in Australien entwickelte FREUNDE-Programm (vgl. ESSAU 2003, 228ff.).

Falls ein Kind oder ein Jugendlicher unter seinen Ängsten in erheblichem Maße leidet und es Pädagogen nicht möglich ist, an diese Ängste wirklich heranzukommen, falls sie nicht einfach gelernt wurden oder im Selbstkonzept verankert sind, sondern die Ursachen und die Gesamtproblematik tiefer liegen, könnte unter Umständen die Einschaltung eines Therapeuten sinnvoll sein, der mit dem Kind in geschütztem Rahmen intensiver an seinen Ängsten arbeitet. Wichtig ist es, die Grenzen der Möglichkeiten pädagogischer Arbeit zu erkennen, aber auch die ernsthaften Ängste von Kindern und Jugendlichen, die oft bei Weitem nicht so deutlich nach außen hin zutage treten wie Aggressionen oder Hyperaktivität.

8. Fazit und Ausblick

Am Ende eines Überblickes zum Themenbereich Pädagogik bei Verhaltensstörungen soll versucht werden, zu dem Dargestellten eine gewisse Distanz einzunehmen. Diese richtet sich auf die Anforderungen an Professionelle in der Praxis, aber auch an die Disziplin als Ganze.

„Wie die pädagogische Praxis müssen sich auch die religiöse, politische, sittliche, ästhetische und ökonomische Praxis davor schützen, zu bloßen Erfüllungsgehilfen gesellschaftlicher Anforderungen zu pervertieren, und die Aufgaben, mit denen sie konfrontiert werden, einer religiösen, politischen, sittlichen, ästhetischen und dem Begriff menschlicher Arbeit verpflichteten Gesellschaftskritik unterwerfen" (BENNER 1991, 105). Den Pädagogen kommt demzufolge die bereits unter 5.1 beschriebene Doppelaufgabe zu, „gesellschaftliche Anforderungen an das Erziehungs- und Bildungssystem zu erfüllen und diese zugleich einer pädagogischen Gesellschaftskritik zu unterziehen" (ebd.).

Damit wohnt pädagogischer Praxis und Theorie, aber gerade auch einer Pädagogik bei Verhaltensstörungen ein zentraler politischer Auftrag inne: diese – immer wieder notwendige – Überprüfung der eigenen gesellschaftlichen Rolle, der eigenen gesellschaftsbezogenen Aufgaben, einschließlich des Ziehens möglicher Konsequenzen im Sinne eines emanzipierten, professionell-pädagogischen Handelns.

Insbesondere die Pädagogik bei Verhaltensstörungen und ihr Aufgabenbereich haben diesbezüglich eine durchaus problematische Funktion: Es geht sehr häufig um Kinder und Jugendliche, die aus den regulären soziokulturellen Standards, den üblichen angelegten Normen herausfallen. Es scheint dann das Ziel nahe zu liegen, sie (wieder) an diese Normen heranzuführen, im Sinne einer Eingliederung in den gesellschaftlichen ‚Mainstream' des Verhaltens und Erlebens. Es scheinen sich dann selbstverständlich Ziele der ‚Förderung' zu ergeben, die nicht weiter hinterfragt werden.

Durchaus kann und wird es oft sinnvoll sein, solche Ziele zu verfolgen: etwa im Falle massiver (drohender) Fremdschädigung, aber auch bei erheblicher Selbstschädigungsgefahr – im Sinne der Gemeinschaft (Soziohygiene), aber auch im Sinne des fokussierten Einzelnen (Psychohygiene).

Besonders deutlich wird die Tendenz der unhinterfragten Zugrundelegung standardisierter gesellschaftlicher Erwartungen im Rahmen verschiedener lernpsychologisch-kognitiv geprägter Trainingsprogramme. Hier ist ein sozial angepasstes Verhalten (und Erleben) die Maßgabe des pädagogischen und ‚pädagogisch-therapeutischen' Handelns, wobei die angelegten Standards im Rahmen mancher Konzeptionen auch nicht annäherungsweise beleuchtet werden. Hier drohen Pädagogen Erfüllungsgehilfen im Rahmen eines gesellschaftlichen Systems zu sein, im schlimmsten Falle Disziplinierer, In-Schach-Halter, Ruhigsteller, Wärter.

Es scheint aber bisweilen, als fielen die Positionen innerhalb der Fachdisziplin in zwei Extreme auseinander: Auf der einen Seite steht das erörterte unkritisch-affirmative Übernehmen von Zielen und Anwenden von Programmen – und auf der anderen Seite eine bedingungslose Parteinahme für Kinder und Jugendliche, häufig im Kontext etikettierungstheoretischer oder auch konstruktivistischer Konzeptionen, ohne kritisches Ansehen der Problematik kindlicher und jugendlicher Handlungen. Letzteres ist ebenso problematisch wie ersteres; massive Antisozialität und ähnliche Problemverhaltensweisen müssen angesprochen und angegangen werden. Auch dies gehört zur pädagogischen und gesellschaftlichen Verantwortlichkeit (vgl. etwa HEISIG 2010).

Diese pädagogische Verantwortlichkeit, die sowohl für die gesamte Disziplin als auch für die in ihrem Rahmen in Praxisfeldern professionell Handelnden gilt, richtet sich auf zwei Anwaltschaften: eine Anwaltschaft für die Kinder und Jugendlichen – und eine Anwaltschaft für die Gesellschaft (sowie für das Leben an sich; vgl. KLEBER & STEIN 2001). Im Rahmen dieser Anwaltschaften gilt es, den eigenen Auftrag, konkrete auferlegte oder selbst gewählte Aufgaben sowie das eigene pädagogische Handeln immer wieder aufs Neue kritisch zu hinterfragen: gesellschaftskritisch und auch selbstkritisch. In diesem Sinne kann eine professionelle, reflexive, distanzierte und zugleich involvierte Anwaltschaft für das eigene Arbeitsfeld übernommen werden.

Einige abschließende Überlegungen sollen der Frage zukünftiger Erwartungen an die Disziplin gewidmet werden.

Es wird oft behauptet, dass Verhaltensauffälligkeiten zunehmen, dass Kinder und Jugendliche immer schwieriger werden. Blickt man zurück in die Geschichte, so stellt man fest, dass dies eine Klage ist, welche die Älteren, Erwachsenen, eigentlich immer geführt haben. Vielleicht liegt es daran, dass die nachwachsenden Generationen einfach ‚anders' sind und dies die Älteren befremdet. Aber: Kinder und Jugendliche entwickeln sich in Auseinandersetzung mit den Gegebenheiten, in die sie hineinwachsen. Und diese Gegebenheiten verändern sich in einer Gesellschaft wie der unseren recht schnell.

Tatsache ist, dass ein beträchtlicher Anteil von Kindern und Jugendlichen Anpassungsschwierigkeiten zeigt, die als Verhaltensauffälligkeiten beschrieben werden können. Das betrifft bei Weitem nicht nur die Gruppe der Kinder und Jugendlichen, die in besonderen Einrichtungen oder besonderen Maßnahmen zu finden ist. Es sind daher für die ganze Breite verschiedener pädagogischer Handlungsfelder dringend Konzepte und Modelle notwendig, um diese Anpassungsschwierigkeiten zu verstehen und mit ihnen pädagogisch-erzieherisch kompetent umzugehen. Die Arbeit von Pädagogen wird daher gesellschaftlich von großer Bedeutung sein, auch wenn sie oft als nicht entsprechend honoriert erscheint, was das Ansehen (und die Bezahlung) anbelangt. Verhaltensauffälligkeiten werden in verschiedenen gesellschaftlichen Bereichen ein drängendes Problem sein; es ist auch zu vermuten, dass sie in diverser Hinsicht stärker in den Vordergrund (der Aufmerksamkeit) treten dürften. Oft stellt sich diese Aufmerksamkeit erst bei besonders spektakulären Vorfällen ein: beispielsweise bei brutalen Gewalttaten von Jugendlichen in Schulen. Die dann erregte Aufmerksamkeit der Öffentlichkeit führt zu verschiedenen Ankündigungen und schnellen Maßnahmen der Politik – und lässt oft ebenso rasch wieder nach, wie sie aufgekommen ist.

Eine bedeutsame zukünftige Anforderung für die Pädagogik bei Verhaltensstörungen wird die Entwicklung bzw. Weiterentwicklung tragfähiger, theoretisch-konzeptionell unterfütterter sowie auch evaluierter Förderkonzepte sein. Dabei wird sie sich von ihren Bezugswissenschaften emanzipieren müssen, insbesondere von den mächtigsten unter diesen, der Psychologie und der Medizin. Sie muss hier sowohl der Versuchung widerstehen, Konzeptionen unhinterfragt zu übernehmen – als auch, aus dem Impuls der Abgrenzung heraus, wertvolle Impulse zu ignorieren oder zu verwerfen. Zielsetzung muss eine eigenständige, in engerem Sinne pädagogisch orientierte Förderung sein.

Auch das Verhältnis zur allgemeinen Pädagogik bedarf weiterer Klärung. Dabei wird es darum gehen, den spezifischen Beitrag einer Pädagogik bei Verhaltensstörungen herauszuarbeiten, der etwas Besonderes, Bereicherndes bedeutet – ohne Gräben zu ziehen.

Eine weitere Zukunftsaufgabe der Pädagogik bei Verhaltensstörungen wird darin bestehen, Konzepte für eine Optimierung der Zusammenarbeit zwischen den Institutionen (weiter-) zu entwickeln. Dazu müsste zunächst einmal der Informationsaustausch verbessert werden. Zentrale Probleme stellen die unterschiedliche Sprache dar, die unterschiedlichen Begriffe – aber auch die unterschiedlichen Konzepte der Erklärung von Störungen und die differierenden Vorstellungen einer adäquaten, greifenden Förderung. Dabei neigen die unterschiedlichen Seiten dazu, an dem festzuhalten, was sie gelernt haben und was ihren Bereich auszeichnet. Dies hängt mit Gewohnheiten zusammen, mit Denkstrukturen – aber natürlich auch und oft vor allem mit der gesellschaftlichen Verteilung von Ressourcen, von Macht und von Anerkennung.

Im Zentrum steht nicht immer das Wohl der Kinder und Jugendlichen.

Das sollte es aber.

Literatur

- A -

ADAM, E. (1999): August Aichhorn. In: Colla u.a. (Hrsg.): Handbuch Heimerziehung und Pflegekinderwesen in Europa. Neuwied. 265-273.

ADLER, A. (1972): Der Sinn des Lebens. Frankfurt a.M.

ADLER, A. (1973): Individualpsychologie in der Schule. Frankfurt a.M.

ADLER, A. (1974): Praxis und Theorie der Individualpsychologie. Frankfurt a.M.

ADLER, A. (1976): Kindererziehung. Frankfurt a.M.

AHRBECK, B. (2005): Entwicklungslinien und Zukunftsperspektiven im Fach Verhaltensgestörtenpädagogik. In: Sonderpädagogische Förderung 50 (1), 4-12.

AHRBECK, B. & WILLMANN, M. (Hrsg.) (2010): Pädagogik bei Verhaltensstörungen. Ein Handbuch. Stuttgart.

AICHHORN, A. (1987): Verwahrloste Jugend. Bern: Huber.

ALBERTO, P.A. & TROUTMAN, A.C. (2006[7]): Applied Behavior Analysis for Teachers. Upper Saddle River: Pearson Education, Inc.

AUGUST, G.J., REALMUTO, G.M., HEKTNER, J.M. & BLOOMQUIST, M.L. (2001): An Integrated Components Preventive Intervention for Aggressive Elementary School Children: The Early Risers Program. In: Journal of Consulting and Clinical Psychology 69 (4), 614-626.

ASENDORPF, J. (1996): Psychologie der Persönlichkeit. Berlin.

AXLINE, V. (1972): Spieltherapie im nicht-direktiven Verfahren. München.

- B -

BACH, H. (1989): Verhaltensstörungen und ihr Umfeld. In: Goetze, H. & Neukäter, H. (Hrsg.): Handbuch der Sonderpädagogik – Band 6. Pädagogik bei Verhaltensstörungen. Berlin. 3-35.

BACHMAIR, S., FABER, J., HENNIG, C., KOLB, R. & WILLIG, W. (1989): Beraten will gelernt sein. Weinheim.

BANDURA, A. (1992): Exercise of Personal Agency Through the Self-Efficacy Mechanism. In: Schwarzer, Ralf (Ed.): Self-Efficacy. Thought Control of Action. Bristol/USA. Taylor & Francis, 4-38.

BARKMANN, K. (2004). Psychische Auffälligkeit bei Kindern und Jugendlichen in Deutschland. Ein epidemiologisches Screening. Hamburg.

BARRETT, W. & RANDALL, L. (2004): Investigating the Circle of Friends approach: adaptations and implications for practice. In: Educational Psychology in Practice 20 (4), 353-368.

BATESON, G., JACKSON, D.D., HALEY, J. & WEAKLAND, J. (1956): Towards a theory of schizophrenia. In: Behavioral Science 1, 251-264.

BAUER, J. (2004). Gene sind keine Autisten. In: Psychologie heute 31 (3), 50-53.

BAULIG, V. (1982): Auffälliges Schülerverhalten. Weinheim.

BAYSTMUK (BAYERISCHES STAATSMINISTERIUM FÜR UNTERRICHT UND KULTUS) (2007): Bayerisches Gesetz über das Erziehungs- und Untetrrichtswesen (BayEUG) – in der Fassung der Bekanntmachung vom 31. Mai 2000. Unter: www.km.bayern.de/km/schule/recht/gesetze/ [Abrufdatum 05.09.2007]

BECKER, U. (2001): Zur Integration und sonderpädagogischen Förderung von Schülern mit dem Förderschwerpunkt „emotionale und soziale Entwicklung". In: Zeitschrift für Heilpädagogik 52 (1), 13-21.

BELLAK, L. & BELLAK, S.S. (1955): Handanweisung für den Kinder-Apperzeptions-Test (The Children's Apperception Test, C.A.T). Göttingen.

BELLAK, L. & BELLAK, S.S (1984[7]): C.A.T.-H. Children's Apperception Test (Human Figures). Larchmont, N.Y.: C.P.S.

BELLAK, L. & HURVICH, M. (1966): A human modification of the Children's Apperception Test (CAT-H). Journal of Projective Techniques, 30, 228-242.

BELSCHNER, W., HOFFMANN, M., SCHOTT, F. & SCHULZE, C. (1973): Verhaltenstherapie in Erziehung und Unterricht. Stuttgart.

BENKMANN, K. H. (1989): Pädagogische Erklärungs- und Handlungsansätze bei Verhaltensstörungen in der Schule. In: Goetze, H. & Neukäter, H. (Hrsg.): Handbuch der Sonderpädagogik – Band 6. Pädagogik bei Verhaltensstörungen. Berlin. 71-119.

BENNER, D. (1991²): Allgemeine Pädagogik. Eine systematisch-problemgeschichtliche Einführung in die Grundstruktur pädagogischen Denkens und Handelns. Weinheim.

BENNER, S.M. (1987). Using effective teaching practices in the special education classroom. European Journal of Special Needs Education, 2, 191-201.

BERGSSON, M. (1995): Ein entwicklungstherapeutisches Modell für Schüler mit Verhaltensauffälligkeiten. – Organisation einer Schule. – Essen.

BERGSSON, M. (1999): Von Drachen, Igeln und Schnecken – Entwicklungsförderung von Kindern mit Verhaltensauffälligkeiten in der Grundschule. Studienbrief der FernUniversität – Gesamthochschule Hagen. Hagen.

BETTELHEIM, B. (1990²): Der Weg aus dem Labyrinth. Leben lernen als Therapie. München.

BFA (BUNDESANSTALT FÜR ARBEIT) (Hrsg.): Teilhabe durch berufliche Rehabilitation. Nürnberg.

BITTNER, G. (1994): Biographien im Umbruch. Lebenslaufforschung und Vergleichende Erziehungswissenschaft. Würzburg.

BITTNER, G. (1996²): Problemkinder. Zur Psychoanalyse kindlicher und jugendlicher Verhaltensauffälligkeiten. Göttingen.

BLEIDICK, U. (1989): Individualpsychologische Zugänge zur schulischen Arbeit bei Kindern und Jugendlichen mit Verhaltensstörungen. In: Goetze, H. & Neukäter, H. (Hrsg.): Pädagogik bei Verhaltensstörungen (Handbuch der Sonderpädagogik, Band 6). Berlin. 823-835.

BLEIDICK, U. (1999): Kann die Integration von Grundschulkindern mit Behinderungen im Lernen, mit Sprachproblemen und mit Verhaltensauffälligkeiten gelingen? In: Die Neue Sonderschule 44 (2), 124-137.

BMBF (BUNDESMINISTERIUM FÜR BILDUNG UND FORSCHUNG) (Hrsg.) (2005a): Berufsbildungsgesetz (BBiG) vom 23. März 2005 (BGBl I S. 931). Nicht-amtliche Veröffentlichung. Bonn und Berlin.

BMBF (BUNDESMINISTERIUM FÜR BILDUNG UND FORSCHUNG) (Hrsg.) (2005b): Berufliche Qualifizierung Jugendlicher mit besonderem Förderbedarf. Bonn und Berlin.

BMFSFJ (BUNDESMINISTERIUM FÜR FAMILIE, SENIOREN, FRAUEN UND JUGEND) (Hrsg.) (2002): Effekte erzieherischer Hilfen und ihre Hintergründe. Stuttgart.

BMFSFJ (BUNDESMINISTERIUM FÜR FAMILIE, SENIOREN, FRAUEN UND JUGEND) (Hrsg.) (2005): Kinder- und Jugendhilfe (Achtes Buch Sozialgesetzbuch). Broschüre. Berlin. Unter: http://www.bmfsfj.de/bmfsfj/generator/Kategorien/gesetze,did=31222.html (Abrufdatum 13.09.2007).

BÖHM, W. (2005¹⁶): Wörterbuch der Pädagogik. Stuttgart.

BÖHNISCH, L. (1999): Abweichendes Verhalten. Eine pädagogisch-soziologische Einführung. Weinheim.

BRÄHLER, E. (Hrsg.) (2002³): Brickenkamp Handbuch psychologischer und pädagogischer Tests. Band 1 und 2. Göttingen.

BREITENBACH, E. (2003): Förderdiagnostik. Theoretische Grundlagen und Konsequenzen für die Praxis. Würzburg.

BREITENBACH, E. (2005): Aufmerksamkeitsstörungen – therapeutische und pädagogische Maßnahmen. In: Ellinger, S. & Wittrock, M. (Hrsg.): Sonderpädagogik in der Regelschule. Stuttgart. 109-120.

BREM-GRÄSER, L. (1995⁷): Familie in Tieren. Die Familiensituation im Spiegel der Kinderzeichnung. München.

BREZINKA, W. (1990⁵): Grundbegriffe der Erziehungswissenschaft. München.

BRÖCHER, J. (1997): Lebenswelt und Didaktik. Unterricht mit verhaltensauffälligen Jugendlichen auf der Basis ihrer (alltags-) ästhetischen Produktionen. Heidelberg.

BRÖCHER, J.(1999a): Bilder einer zerrissenen Welt. Kunsttherapeutisches Verstehen und Intervenieren bei auffälligem Verhalten an Grund- und Sonderschulen. Heidelberg.

BRÖCHER, J. (1999b): Kunsttherapie als Chance. Das Ästhetische in der Grund- und Sonderschuldidaktik bei auffälligem Verhalten. Heidelberg.

Brockhaus (1990): dtv-Lexikon in 20 Bänden. Band 8. München.

BUGGLE, F. & BAUMGÄRTEL, F. (1975²): Hamburger Neurotizismus- und Extraversionsskala für Kinder und Jugendliche (HANES-KJ). Göttingen.

BUNDESMINISTERIUM FÜR FAMILIE, SENIOREN, FRAUEN UND JUGEND (Hrsg.) (2000¹⁰): Kinder- und Jugendhilfe (Achtes Buch Sozialgesetzbuch). Bonn.

BUNDSCHUH, K. (1995²): Heilpädagogische Psychologie. München.

BUNDSCHUH, K., HEIMLICH, U. & KRAWITZ, R. (2007³): Integration/Inklusion. In: Bundschuh, K., Heimlich, U. & Krawitz, R. (Hrsg.): Wörterbuch Heilpädagogik. Bad Heilbrunn. 136-139.

BURGESS, A. (2003): Clockwork Orange. München.

BURNARD, S. & YAXLEY, H. (2000): Children with behavioural and emotional difficulties: Complex children, complex training for teachers. In: Emotional and Behavioural Difficulties 5 (2), 25-34.

- C -

CHILIAN, W. (1995): Jugendstrafrecht und Jugendstrafverfahrensrecht. In: Bienemann. G., Hasebrink, M. & Nikles, B.W. (Hrsg.): Handbuch des Kinder- und Jugendschutzes. Münster. 128-132.

CIERPKA, M. (Hrsg.) (2001): Faustlos. Ein Curriculum zur Prävention von aggressivem und gewaltbereitem Verhalten bei Kindern der Klassen 1 bis 3. Göttingen.

COHN, R.C. (1975): Von der Psychoanalyse zur Themenzentrierten Interaktion.

COLBY, A., KOHLBERG, L., GIBBS, J. & LIEBERMAN, M. (1983): A longitudal study of moral judgement. Monograph of the Society for Research in Child Development, vol. 48, no. 4.

COLLA, H.E., SCHOLZ, C., & WEIDNER, J. (Hrsg.): (2001): Konfrontative Pädagogik. Das Glen Mills Experiment. Mönchengladbach.

CONDUCT PROBLEMS PREVENTION RESEARCH GROUP (1999a): Initial Impact of the Fast Track Prevention Trial for Conduct Problems: I. The High Risk Sample. In: Journal of Consulting and Clinical Psychology 67 (5), 631-647.

CONDUCT PROBLEMS PREVENTION RESEARCH GROUP (1999b): Initial Impact of the Fast Track Prevention Trial for Conduct Problems: II. Classroom Effects. In: Journal of Consulting and Clinical Psychology 67 (5), 648-657.

CONNERS, C.K. (1996): Conners' Rating Scales – Revised. Göttingen.

CRUICKSHANK, W.M. (¹1973): Schwierige Kinder in Schule und Elternhaus. Förderung verhaltensgestörter, hirngeschädigter Kinder. Berlin.

CRUICKSHANK, W.M. (²1981): Schwierige Kinder in Schule und Elternhaus. Förderung lern- und wahrnehmungsgestörter Kinder und Jugendlicher. Berlin.

- D -

DEPPE-WOLFINGER, H. (2006): PISA und IGLU – Bildungspolitische Dimensionen aus der Sicht der Sonder- und Integrationspädagogik. In: von Stechow, E. & Hofmann, C. (Hrsg.): Sonderpädagogik und Pisa. Bad Heilbrunn. 35-52.

DE SHAZER, S. (1989) : Der Dreh. Heidelberg.

DEUTSCHER BUNDESTAG (2009): Entwurf eines Gesetzes zu dem Übereinkommen der Vereinten Nationen vom 13. Dezember 2006 über die Rechte von Menschen mit Behinderungen sowie zu dem Fakultativprotokoll vom 13. Dezember 2006 zum Übereinkommen der Vereinten Nationen über die Rechte von Menschen mit Behinderungen. Beschlossen am 04.12.2008. Drucksache 16/10808. Berlin.

DGVT (DEUTSCHE GESELLSCHAFT FÜR VERHALTENSTHERAPIE) (Hrsg.) (1986): Verhaltenstherapie. – Theorien und Methoden. Tübingen.

DILLING, H., MOMBOUR, W. & SCHMIDT, M.H. (Hrsg.) (1993²): Internationale Klassifikation psychischer Störungen. ICD-10 Kapitel V (F). Klinisch-diagnostische Leitlinien. Bern: Huber.

DIMDI (DEUTSCHES INSTITUT FÜR MEDIZINISCHE DOKUMENTATION UND INFORMATION) (2004): Internationale Klassifikation der Funktionsfähigkeit, Behinderung und Gesundheit. Final Draft. Köln.

DÖPFNER, M., BERNER, W. & LEHMKUHL, G. (1997): Verhaltensauffälligkeiten von Schülern im Urteil der Lehrer. Reliabilität und faktorielle Validität der Teacher's Report Form der Child Behavior Check List. In: Zeitschrift für differentielle und diagnostische Psychologie 18, 199-214.

DOLLINGER, B. & RAITHEL, J. (2006): Einführung in die Theorien abweichenden Verhaltens. Weinheim.

DORNES, M. (2000): Die emotionale Welt des Kindes. Frankfurt a.M.

DORSCH, F. (1994[12]): Psychologisches Wörterbuch (hrsgg. von F. Dorsch, H. Häcker & K.H. Stapf). Bern: Huber.

DREIKURS, R. (1969): Grundbegriffe der Individualpsychologie. Stuttgart.

DUDEN – Fremdwörterbuch (1990[5]). Mannheim.

DÜNKEL, F. (1990): Freiheitsentzug für junge Rechtsbrecher – Situation und Reform von Jugendstrafe, Jugendstrafvollzug, Jugendarrest und Untersuchungshaft in der Bundesrepublik Deutschland und im internationalen Vergleich. Bonn.

DUHM, E. & HANSEN, J. (1957): Der Rosenzweig P-F Test. Deutsche Bearbeitung der ‚Rosenzweig Picture Frustration Study'. Form für Kinder. Göttingen.

DURKHEIM, E. (1966): Über die Anomie. In: Mills, C.W. (Hrsg.): Klassik der Soziologie. Eine polemische Auslese. Frankfurt a. M. 394-436.

DURKHEIM, E. (1974[2]): Kriminalität als normales Phänomen. In: Sack, F. & König, R. (Hrsg.): Kriminalsoziologie. Frankfurt a. M. 3-8.

DURKHEIM, E. (1997[6]): Der Selbstmord. Frankfurt a.M. (Original: Le suicide, 1897).

DUTSCHMANN, A. (2003[2]a): Verhaltenssteuerung bei aggressiven Kindern und Jugendlichen. Manual zum Typ A des ABPro. Tübingen: Deutsche Gesellschaft für Verhaltenstherapie e.V.

DUTSCHMANN, A. (2003[2]b): Aggressionen und Konflikte unter emotionaler Erregung. Manual zum Typ B des ABPro. Tübingen: Deutsche Gesellschaft für Verhaltenstherapie e.V.

DUTSCHMANN, A. (2001[2]): Aggressivität und Gewalt bei Kindern und Jugendlichen. Manual zum Typ C des ABPro. Tübingen: Deutsche Gesellschaft für Verhaltenstherapie e.V.

- E -

EDDY, J.M., REID, J.B. & FETROW, R.A. (2000): An Elementary School-Based Prevention Program Targeting Modifiable Antecedents of Youth Delinquency and Violence: Linking the Interests of Families and Teachers (LIFT). In: Journal of Emotional & Behavioral Disorders 8 (3), 165-176.

EGGERT, D. u.a. (1994): Theorie und Praxis der psychomotorischen Förderung. Textband. Dortmund.

EINSIEDLER, W. (1994[2]): Das Spiel der Kinder. Zur Pädagogik und Psychologie des Kinderspiels. Bad Heilbrunn.

ERIKSON, E.H. (1973): Identität und Lebenszyklus. Frankfurt a.M.

ERMERT, C. (1997): Scenotest Handbuch. Bern: Hans Huber.

ESSAU, C. A. (2003): Angst bei Kindern und Jugendlichen. München.

EVANGELISCHER ERZIEHUNGSVERBAND E.V., VPK BUNDESVERBAND PRIVATER TRÄGER DER FREIEN KINDER-, JUGEND- UND SOZIALHILFE E.V. u.a. (2003): Themenschwerpunkt: Geschlossene Unterbringung (mit 6 Einzelbeiträgen). In: Unsere Jugend 55 (7-8), 291-332.

- F -

FALLER, K. (1996): Konflikte selber lösen. Mediation für Schule und Jugendarbeit. Mülheim.

FATKE, R. (1999): Erziehung im therapeutischen Milieu – der Beitrag Fritz Redls. In: Colla u.a. (Hrsg.): Handbuch Heimerziehung und Pflegekinderwesen in Europa. Neuwied. 243-254.

FATKE, R. & SCARBATH, H. (Hrsg.) (1995): Pioniere psychoanalytischer Pädagogik. Frankfurt a. M.

FIEDLER, P. (2001[5]): Persönlichkeitsstörungen. Weinheim.

FIESELER, G. & HERBORTH, R. (1996[4]): Recht der Familie und Jugendhilfe. Neuwied.

FISCHER, K. (2001): Einführung in die Psychomotorik. München.

FREIGANG, W. & WOLF, K. (2001): Heimerziehungsprofile. Sozialpädagogische Porträts. Weinheim.

FRIED, L. (2003): Pädagogische Programme und subjektive Orientierungen. In: Fried, L., Dippelhofer-Stiem, B., Honig, M.-S. & Liegle, L.: Einführung in die Pädagogik der frühen Kindheit. Weinhein.

FRISCH, M. (1978[9]): Andorra. Frankfurt a.M.

FRÖHLICH, W.D. (1994[20]): dtv-Wörterbuch zur Psychologie. München.

FUCHS, A. (1930): Erziehungsklassen (E-Klassen) für schwererziehbare Kinder der Volksschule. Halle.

- G -

GAGNÉ, R.M. (1985[4]): The Conditions of Learning and Theory of Instruction. Fort Worth.

GAGNÉ, R.M. & MERRILL, M.D. (1990): Integrative Goals for Instructional Design. In: Educational Technology Research & Development. 38 (1), 23–30.

GASTEIGER-KLICPERA, B., JULIUS, H. & KLICPERA, C. (Hrsg.) (2008): Sonderpädagogik der sozialen und emotionalen Entwicklung. Göttingen.

GEHRMANN, P. (2003): Die Allgemeine Schule als Lernort für alle Kinder und Jugendlichen. In: Leonhardt, A. & Wember, F.B. (Hrsg.): Grundfragen der Sonderpädagogik. Weinheim. 711-742.

GEISSLER, P. (2004): Mediation – Theorie und Praxis. Neue Beiträge zur Konfliktregelung. Gießen.

GEUTER, U. (2001): Bindungsfähigkeit: Gut gerüstet für die Zukunft. In: Psychologie heute 28 (6), 64-69.

GÖPPEL, R. (1989): „Der Friederich, der Friederich ..." Das Bild des „schwierigen Kindes" in der Pädagogik des 19. und 20. Jahrhunderts. Würzburg.

GÖPPEL, R. (2000): Der Lehrer als Therapeut? Zum Verhältnis von Erziehung und Therapie im Bereich der Verhaltensgestörtenpädagogik. In: Zeitschrift für Pädagogik 46 (2), 215-234.

GOETZE, H. (1989a): Offenes Unterrichten bei Schülern mit Verhaltensstörungen. In: Goetze, H. & Neukäter, H. (Hrsg.): Handbuch der Sonderpädagogik – Band 6. Pädagogik bei Verhaltensstörungen. Berlin, 567-584.

GOETZE, H. (1989b): Spieltherapie bei Kindern mit Verhaltensstörungen. In: Goetze, H. & Neukäter, H. (Hrsg.): Pädagogik bei Verhaltensstörungen (Handbuch der Sonderpädagogik, Bd. 6). Berlin. 871-883.

GOETZE, H. (1990): Verhaltensgestörte in Integrationsklassen. In: Zeitschrift für Heilpädagogik 41 (12), 832-840.

Goetze, H. (1991): Konzepte zur integrierten Unterrichtung von Schülern mit Verhaltensstörungen – dargestellt an Ergebnissen der amerikanischen Mainstreamforschung. In: Vierteljahresschrift für Heilpädagogik und ihre Nachbargebiete 60, 6-17.

GOETZE, H. (1994): „Wenn freie Arbeit schwierig wird ..." – Stolpersteine auf dem Weg zum Offenen Unterricht. In: Reiß, G. & Eberle, G. (Hrsg.): Offener Unterricht – Freie Arbeit mit lernschwachen Schülerinnen und Schülern. Weinheim, 255-273.

GOETZE, H. (1996[2]): Einführung in die Pädagogik bei Verhaltensstörungen. Teil I: Grundfragen. Potsdam (Eigendruck Universität).

GOETZE, H. (2001): Grundriß der Verhaltensgestörtenpädagogik. Berlin.

GOETZE, H. (2002): Handbuch der personenzentrierten Spieltherapie. Göttingen.

GOETZE, H. & JAEDE, W. (1974): Die nicht-direktive Spieltherapie. München.

GOETZE, H. & JÄGER, W. (1991): Offenes Unterrichten von Schülern mit Verhaltensstörungen. Unterrichtsversuch in einer 6. Klasse der Schule für Verhaltensgestörte. In: Sonderpädagogik 21 (1), 28-38.

GOETZE, H. & NEUKÄTER, H. (1989): Strukturierter Unterricht. In: Goetze, H. & Neukäter, H. (Hrsg.): Handbuch der Sonderpädagogik – Band 6. Pädagogik bei Verhaltensstörungen. Berlin, 520-545.

GORDON, T. (1977): Lehrer-Schüler-Konferenz. München.

GRABSKI, S. u.a. (1978): Strukturierter Unterricht mit verhaltensgestörten Schülern. Rheinstetten.

GROB, A. & SMOLENSKI, C. (2005): Fragebogen zur Erhebung der Emotionsregulation bei Kindern und Jugendlichen (FEEL-KJ). Göttingen.

GROTLOH-AMBERG, H. (1995[3]): Verhaltenstherapie mit Kindern. In: Petzold, H. / Ramin, G. (Hrsg.): Schulen der Kinderpsychotherapie. Paderborn. 171-204.

GRÜNKE, M., KETZINGER, W. & HINTZ, A.-M. (2009): Außerbetriebliche Einrichtungen: Berufsbildungswerke und Berufsförderungswerke. In: Stein, R. & Orthmann, D. (Hrsg.): Integration in Arbeit und Beruf bei Behinderungen und Benachteiligungen. Basiswissen Sonderpädagogik, Band 4. Baltmannsweiler. 58-87.

GUDJONS, H. (1994[2]): Pädagogisches Grundwissen. Bad Heilbrunn.

GUGGENBÜHL, A. (1995): Die unheimliche Faszination der Gewalt. München.

GÜNDER, R. (2003[2]): Praxis und Methoden der Heimerziehung. Freiburg.

GUSTEDT, C. & BODENBURG, W. (2003): Geschlossene Unterbringung von Kindern und Jugendlichen. Polizeiliche Position unter Berücksichtigung der tatsächlichen Gegebenheiten und Anforderungen. In: Kriminalistik 57 (10), 579-589.

- H -

HACKFORT, D. & SCHWENKMEZGER, P. (1985): Angst und Angstkontrolle im Sport: Sportrelevante Ansätze und Ergebnisse theoretischer und empirischer Angstforschung. Köln.

HAEBERLIN, U. (1996): Heilpädagogik als wertgeleitete Wissenschaft. Ein propädeutisches Einführungsbuch in Grundfragen einer Pädagogik für Benachteiligte und Ausgegrenzte. Bern: Haupt.

HALL, C.S. & LINDZEY, G. (1978): Theorien der Persönlichkeit. Band 1. München.

HALL, C.S. & LINDZEY, G. (1979): Theorien der Persönlichkeit. Band 2. München.

HAMANN, B. (1998[3]): Pädagogische Anthropologie. Bad Heilbrunn.

HAMPEL, P. & PETERMANN, F. (2005): Screening psychischer Störungen im Jugendalter (SPS-J). Göttingen.

HANSEN, G. (1991): Diagnostik und Behandlung von Verhaltensstörungen. In: Hansen, G. & Seitz, W.: Entstehung und Behandlung von Verhaltensstörungen im Kindes- und Jugendalter. Pfaffenweiler. 47-96.

HANSEN, G. (1994): Die Persönlichkeitsentwicklung von Kindern in Erziehungsheimen. Ein empirischer Beitrag zur Sozialisation durch Institutionen der öffentlichen Erziehungshilfe. Weinheim.

HANSEN, G. (1997[2]): Beratung. In: Hansen, G. & Stein, R. (Hrsg.): Sonderpädagogik konkret. Ein Handbuch in Schlüsselbegriffen. Bad Heilbrunn. 34-38.

HARTKE, B. (2002): Offener Unterricht – ein überbewertetes Konzept? In: Sonderpädagogik 32 (3/4), 127-139.

HARTMANN, B., MUTZECK, W. & FINGERLE, M. (2003): Die Prävalenz von Verhaltensauffälligkeiten. In: Sonderpädagogik 33 (4), 191-197.

HAVERS, N. (1978[1]; 1981[2]): Erziehungsschwierigkeiten in der Schule. Weinheim.

HECKHAUSEN, H. (1989[2]): Motivation und Handeln. Berlin.

HECKMAIR, B. & MICHL, W. (1993): Erleben und Lernen: Einstieg in die Erlebnispädagogik. Neuwied.

HEIMLICH, U. (1993): Einführung in die Spielpädagogik. Eine Orientierungshilfe für sozial-, schul- und behindertenpädagogische Handlungsfelder. Bad Heilbrunn.

HEINEMANN, E. & HOPF, H. (2006): AD(H)S. Symptome – Psychodiagnostik – Fallbeispiele – psychoanalytische Theorie und Therapie. Stuttgart.

HEINEMANN, E., RAUCHFLEISCH, U. & GRÜTTNER, T. (1992): Gewalttätige Kinder. Psychoanalyse und Pädagogik in Schule, Heim und Therapie. Frankfurt a.M.

HEISIG, K. (2010): Das Ende der Geduld. Konsequent gegen jugendliche Gewalttäter. Freiburg i.Br.

HELLER, K.A., KRATZMEIER, H. & LENGFELDER, A. (1998): Matrizen-Test-Manual, Band 1. Ein Handbuch mit deutschen Normen zu den Standard Progressive Matrices von J.C. Raven. Weinheim.

HENSLE, U. & VERNOOIJ, M.A. (2002[7]): Einführung in die Arbeit mit behinderten Menschen I. Psychologische, pädagogische und medizinische Aspekte. Wiebelsheim.

HERKNER, W. (1991[5]): Lehrbuch Sozialpsychologie. Bern: Hans Huber.

HESSE, E. (1999): The adult attachment interview: Historical and current perspectives. In: Cassidy, J. & Shaver, P. (Eds.): Handbook of Attachment: Theory, Research, and Clinical Applications. New York, London: Guilford Press. 395-433.

HEWETT, F.M. (1968): The emotionally disturbed child in the classroom. Boston: Allyn and Bacon.

HIGGINS, A. (1987): Moralische Erziehung in der Gerechte Gemeinschaft-Schule – Über schulpraktische Erfahrungen in den USA. In: Lind, G. & Raschert, J. (Hrsg.): Moralische Urteilsfähigkeit. Weinheim, 54-72.

HIGGINS, A. (1989): Das Erziehungsprogramm der Gerechten Gemeinschaft: Die Entwicklung moralischer Sensibilität als Ausdruck von Gerechtigkeit und Fürsorge. In: Lind, G. & Pollitt-Gerlach, G. (Hrsg.): Moral in „unmoralischer" Zeit. Heidelberg, 101-127.

HILLENBRAND, C. (1999a): Didaktik bei Unterrichts- und Verhaltensstörungen. München.

HILLENBRAND, C. (1999b[1]; 2006[3]): Einführung in die Pädagogik bei Verhaltensstörungen. München.

HILLENBRAND, C. (2006b): Prävention von Verhaltensstörungen im Vorschulalter. In: von Stechow, E. & Hofmann, C. (Hrsg.): Sonderpädagogik und Pisa. Bad Heilbrunn. 355-366.

HIRSCH, S. (2009): Werkstätten für behinderte Menschen. In: Stein, R. & Orthmann, D. (Hrsg.): Integration in Arbeit und Beruf bei Behinderungen und Benachteiligungen. Basiswissen Sonderpädagogik, Band 4. Baltmannsweiler. 31-57.

HÖLLING, H., ERHART, M., RAVENS-SIEBERER, U. & SCHLACK, R. (2007): Verhaltensauffälligkeiten bei Kindern und Jugendlichen. Erste Ergebnisse aus dem Kinder- und Jugendgesundheitssurvey (KiGGS). Bundesgesundheitsblatt – Gesundheitsforschung – Gesundheitsschutz 5/6, 784-793.

HOLLENWEGER, J. & LIENHARD, P. (2009): Das „Standardisierte Abklärungsverfahren" – Konzeption und nächste Schritte. In: Schweizerische Zeitschrift für Heilpädagogik 15 (10), 6-14.

HOLTZ, K.L. & KRETSCHMANN, R. (1989): Psychologische Grundlagen der Pädagogik bei Verhaltensstörungen. In: Goetze, H. & Neukäter, H. (Hrsg.): Handbuch der Sonderpädagogik – Band 6. Pädagogik bei Verhaltensstörungen. Berlin. 908-966.

HUFENUS, H. (1993): Erlebnispädagogik – Grundlagen. In: Herzog, F. (Hrsg.): Erlebnispädagogik: Schlagwort oder Konzept? Schweizerische Zentralstelle für Heilpädagogik (SHZ), Luzern. 85-99.

HUFENUS, H. (1994): Grundlagen der Erlebnispädagogik. In: Wildnisschule (Hrgs.): Life Training. Dokumentation. St. Gallen. 17-35.

HUMPERT, W. & DANN, H.-D. (2001): KTM kompakt. Basistraining zur Störungsreduktion und Gewaltprävention. Bern: Huber.

HUSSLEIN, E. (1978): Der Schulangst-Test (SAT). Göttingen.

HUSSLEIN, E. (1989): Unterrichtsgestaltung in der Schule für Verhaltensgestörte. In: Goetze, H. & Neukäter, H. (Hrsg.): Handbuch der Sonderpädagogik – Band 6. Pädagogik bei Verhaltensstörungen. Berlin 1989, 473-491.

- I -

IHLE, W. & ESSER, G. (2002): Epidemiologie psychischer Störungen im Kindes- und Jugendalter: Prävalenz, Verlauf, Komorbidität und Geschlechtsunterschiede. In: Psychologische Rundschau 53 (4), 159-169.

IHLE, W. & ESSER, G. (2008): Epidemiologie psychischer Störungen des Kindes- und Jugendalters. In: Gasteiger-Klicpera, B., Julius, H. & Klicpera, C. (Hrsg.): Sonderpädagogik der sozialen und emotionalen Entwicklung. Göttingen. 49-62.

- J -

JANOWSKI, A., FITTKAU, B. & RAUER, W. (1981): Beurteilungshilfen für Lehrer. Göttingen.

JEFFERYS, K. & NOACK, U. (1995): Streiten, Vermitteln, Lösen. Das Schüler-Streit-Schlichter-Programm für die Klassen 5-10. Lichtenau.

JORDAN, E. (2005[2]): Kinder- und Jugendhilfe. Einführung in Geschichte und Handlungsfelder, Organisationsformen und gesellschaftliche Problemlagen. Weinheim.

JUGENDRECHT (1997[21]; 2007[28]). Beck-Texte. München.

JULIUS, H. (2001): Die Bindungsorganisation von Kindern, die an Erziehungshilfeschulen unterrichtet werden. In: Sonderpädagogik 31 (2), 74-93.

- K -

KANT, I. (1997): Über die Erziehung. (Vorlesung WS 1776/77). München.

KELLER, J.A. & NOVAK, F. (1993): Kleines Pädagogisches Wörterbuch. Freiburg i.Br.

KEUPP, H. (1983): Abweichendes Verhalten. In: Seitz, W. (Hrsg.): Kriminal- und Rechtspsychologie. München. 4-11.

KIPHARD, E.J. (1989): Psychomotorische Erziehung (Motopädagogik). In: Goetze, H. & Neukäter, H. (Hrsg.): Pädagogik bei Verhaltensstörungen (Handbuch der Sonderpädagogik, Bd. 6). Berlin. 690-702.

KLAFKI, W. (1995[8]): Die bildungstheoretische Didaktik im Rahmen kritisch-konstruktiver Erziehungswissenschaft. In: Gudjons, H., Teske, R. & Winkel, R. (Hrsg.): Didaktische Theorien. Hamburg, 11-26.

KLEBER, E.W. (1989): Beratung in der Schule (und ihre Probleme). In: Goetze, H. & Neukäter, H. (Hrsg.): Handbuch der Sonderpädagogik, Bd. 6 – Pädagogik bei Verhaltensstörungen. Berlin. 390-419.

KLEBER, E.W. (1992): Diagnostik in pädagogischen Handlungsfeldern. Weinheim.

KLEBER, E.W. (1997[2]): Diagnostik. In: Hansen, G. & Stein, R. (Hrsg.): Sonderpädagogik konkret. Bad Heilbrunn. 57-65.

KLEBER, E.W. & STEIN, R. (2001): Lernkultur am Ausgang der Moderne. Baltmannsweiler.

KLUGE, K.J. (1975): Sie prügeln sich und leisten wenig. Neuburgweier.

KNAFO, A. & PLOMIN, R. (2006): Parental Discipline and Affection and Children's Prosocial Behavior: Genetic and Environmental Links. Personality Processes and Individual Differences. In: Journal of Personality and Social Psychology, 90 (1), 147-164.

KOBI, E.E. (1993[5]): Grundfragen der Heilpädagogik. Eine Einführung in heilpädagogisches Denken. Bern: Haupt.

KOBI, E.E. (2000): Verhaltensstörungen im gesellschaftlichen Umfeld. In: Schweizerische Zeitschrift für Heilpädagogik 11, 9-19.

KOBI, E.E. (2004, 6. Aufl.): Grundfragen der Heilpädagogik. Berlin.

KOBI, E.E. (2006): Sprachmatt!? In: Gruntz-Stoll, J. (Hrsg.): Verwahrlost, beziehungsgestört, verhaltensoriginell. Zum Sprachwandel in der Heil- und Sonderpädagogik. Bern: Haupt. 123-153.

KOCH, J.-J. (1972): Lehrer – Studium und Beruf. Ulm.

KÖNIG, E. (1997): Systemtheorie als wissenschaftstheoretische Grundlegung der Heilpädagogik? In: Amrein, C. & Bless, G. (Hrsg.): Heilpädagogik und ihre Nachbargebiete im wissenschaftstheoretischen Diskurs. Versuch zur Verknüpfung von parteinehmenden Sichtweisen mit strukturierten Erkenntnisprozessen. Bern: Haupt.

KÖSEL, E. (1993): Die Modellierung von Lernwelten. Ein Handbuch zur Subjektiven Didaktik. Elztal-Dallau.

KOHLBERG, L. (1995): Die Psychologie der Moralentwicklung. Frankfurt a.M.

KORNADT, H.-J. (1982): Aggressionsmotiv und Aggressionshemmung - Bd. 2. Aggressions-TAT und andere aggressionsrelevante Verfahren. Bern u.a.: Hans Huber.

KRANNICH, S., SANDERS, M., RATZKE, K., DIEPOLD, B. & CIERPKA, M. (1997): Faustlos - Ein Curriculum zur Förderung sozialer Kompetenzen und zur Prävention von aggressivem und gewaltbereitem Verhalten bei Kindern. In: Praxis der Kinderpsychologie und Kinderpsychiatrie 46 (3), 236-247.

KRIEGER, D.J. (1996): Einführung in die allgemeine Systemtheorie. München.

KRIZ, J. (1994[4]): Grundkonzepte der Psychotherapie. München.

KRIZ, J. (1999): Systemtheorie für Psychotherapeuten, Psychologen und Mediziner. Wien: Facultas.

KROHNE, H.W. (1996): Angst und Angstbewältigung. Stuttgart.

KRON, F.W. (1993). Grundwissen Didaktik. München.

KRUMENACKER, F.-J. (1998): Bruno Bettelheim. München.

KUHMERKER, L., GIELEN, U. & HAYES, R.L. (1996): Lawrence Kohlberg. Seine Bedeutung für die pädagogische und psychologische Praxis. München.

KUHNEKATH, K.D. (1989): Soziologische Aspekte der Verhaltensstörung. In: Goetze, H. & Neukäter, H. (Hrsg.): Handbuch der Sonderpädagogik, Bd. 6 – Pädagogik bei Verhaltensstörungen. Berlin. 967-1006.

KULTUSMINISTERKONFERENZ (1994): Empfehlungen zur sonderpädagogischen Förderung in den Schulen der Bundesrepublik Deutschland. Bonn: KMK.

KULTUSMINISTERKONFERENZ (1997): Die Sonderschulen in der bundeseinheitlichen Schulstatistik 1987 bis 1996. Statistische Veröffentlichungen der Kultusministerkonferenz, Dokumentation Nr. 144. Bonn.

KULTUSMINISTERKONFERENZ (2000): Empfehlungen zum Förderschwerpunkt emotionale und soziale Entwicklung. Bonn: KMK.

KULTUSMINISTERKONFERENZ (2003): Sonderpädagogische Förderung in Schulen 1993 bis 2002. Bonn: KMK.

KULTUSMINISTERKONFERENZ (2010): Sonderpädagogische Förderung in Schulen 1999 bis 2008. Bonn: KMK.

- L -

LACHWITZ, K., SCHELLHORN, W. & WELTI, F. (2001): SGB IX – Rehabilitation. Neuwied.

LAMNEK, S. (1979^1; 1988^3; 1996^6): Theorien abweichenden Verhaltens. München.

LAMNEK, S. (1997^2): Neue Theorien abweichenden Verhaltens. München.

LATTSCHAR, B. (2002): Biografiearbeit mit Kindern und Jugendlichen. In: Unsere Jugend 2002 (5). 207-213.

LATTSCHAR, B. (2007^2): Heimerziehung. In: Pousset, R. (Hrsg.): Handwörterbuch für Erzieherinnen und Erzieher. Weinheim. 161-164.

LATTSCHAR, B. & WIEMANN, I. (2007): Mädchen und Jungen entdecken ihre Geschichte. Grundlagen und Praxis der Biografiearbeit. Weinheim.

LAUTH, G. (1983): Verhaltensstörungen im Kindesalter. Stuttgart.

LAUTH, G. (1988): Trainingsmanual zur Vermittlung kognitiver Fertigkeiten bei retardierten Kindern. Oldenburg.

LAUTH, G. (1989): Strategien der kognitiven Verhaltensmodifikation. In: Goetze, H. & Neukäter, H. (Hrsg.): Pädagogik bei Verhaltensstörungen (Handbuch der Sonderpädagogik, Bd. 6). Berlin. 852-870.

LAUTH, G. & NAUMANN, K. (2008): Aufmerksamkeitsdefizit-/Hyperaktivitätsstörungen. In: Gasteiger-Klicpera, B., Julius, H. & Klicpera, C. (Hrsg.): Sonderpädagogik der sozialen und emotionalen Entwicklung. Göttingen. 207-218.

LAUTH, G. & SCHLOTTKE, P. (1997^3): Training mit aufmerksamkeitsgestörten Kindern. Weinheim.

LAZARUS-MAINKA, G. & SIEBENEICK, S. (1997): Ängstlichkeit als Selbstkonzept. Göttingen.

LEE, A.M. (2010): Using the ICF CY to organise characteristics of children's functioning. In: Disability and Rehabilitation. 1 12.

LELGEMANN, R. (2006): Pädagogik bei Krankheit. In: Hansen, G. & Stein, R. (Hrsg.): Kompendium Sonderpädagogik. Bad Heilbrunn. 291-304.

LEWIS, T.J., POWERS, L.J., KELK, M.J. & NEWCOMER, L.L. (2002): Reducing problem behaviors on the playground: An investigation of the application of schoolwide positive behavior supports. In: Psychology in the Schools 39 (2), 181-190.

LEYENDECKER, C. (1988): Wahrnehmungsstörungen. Tübingen: Fernuniversität (Studienbrief).

LIEBRAND, M. (2002): Aufmerksamkeitsstörungen und Hyperaktivität. Eine Analyse neurophysiologischer, neuropsychologischer und kulturhistorischer Forschungen aus pädagogisch-psychologischer Sicht. In: Zeitschrift für Heilpädagogik 53 (6), 228-235.

LINDMEIER, B. (1998): Die Pädagogik des Rauhen Hauses. Zu den Anfängen der Erziehung schwieriger Kinder bei Johann Hinrich Wichern. Bad Heilbrunn.

LUDER, R. (2002): Kooperatives Verfassen phantastischer Geschichten – Ein Ansatz zum Umgang mit aggressivem und gewalttätigem Verhalten im Klassenunterricht. In: Vierteljahresschrift für Heilpädagogik und ihre Nachbargebiete 71 (1), 43-58.

LUKESCH, H. (2005): Fragebogen zur Erfassung von Empathie, Prosozialität, Aggressionsbereitschaft und aggressivem Verhalten (FEPAA). Göttingen.

- M -

MACSENAERE, M., KLEIN, W. & SCHEIWE, N. (2003): Jugendhilfe-Effekte-Studie: Was leistet die Jugendhilfe? In: Unsere Jugend 55(11), 484-491.

MAND, J. (1999): Gutachten zur Integration von lernbehinderten und verhaltensgestörten Schülern in den Schulen der Sekundarstufe I. Kempen.

MARGALIT, M. (1989): Academic competence and social adjustment of boys with behavior disorders. Journal of Learning Disabilities, 22, 41-45.

MAYRING, P. (1992): Klassifikation und Beschreibung einzelner Emotionen. In: Ulich, D. & Mayring, P.: Psychologie der Emotionen. Stuttgart, 131-181.

MBWW (MINISTERIUM FÜR BILDUNG, WISSENSCHAFT UND WEITERBILDUNG RHEINLAND-PFALZ) (1999): Zur Kooperation von Sonderschullehrkräften, Pädagogischen Fachkräften und Grundschullehrkräften in integrierenden Maßnahmen. Mainz: Eigendruck.

MEICHENBAUM, D.H. (1979): Kognitive Verhaltensmodifikation. München.

MELCHERS, P. & PREUSS, U. (2001[6]): Kaufman Assessment Battery for Children (Deutsche Version). Göttingen.

MELZER, W., SCHUBARTH, W. & EHNINGER, F. (2004): Gewaltprävention und Schulentwicklung. Analysen und Handlungskonzepte. Bad Heilbrunn.

MERTON, R.M. (1974[2]): Sozialstruktur und Anomie. In: Sack, F. & König, R. (Hrsg.): Kriminalsoziologie. Frankfurt a.M. 283-313.

MERTON, R.K. (1995): Sozialstruktur und Anomie. In: Merton, R.K. (Hrsg.): Soziologische Theorie und soziale Struktur. Berlin, New York 1995. 127-154.

MERZ-ATALIK, K. (2006): Integration und Inklusion. In: Hansen, G. & Stein, R. (Hrsg.): Kompendium Sonderpädagogik. Bad Heilbrunn. 248-260.

MEYER, H. (1997a): Schulpädagogik - Band I: Für Anfänger. Berlin.

MEYER, H. (1997b): Schulpädagogik - Band II: Für Fortgeschrittene. Berlin.

MILGRAM, S. (1974): Das Milgram-Experiment: Zur Gehorsamsbereitschaft gegenüber Autorität. Reinbek.

MISCHEL, W. (1968): Personality and assessment. New York: Wiley.

MISCHEL, W. (1976[2]): Introduction to personality. New York: Holt, Rinehart & Winston.

MOLNAR, A. & LINDQUIST, B. (1991[2]): Verhaltensprobleme in der Schule. Lösungsstrategien für die Praxis. Dortmund.

MORENO, J.L. (1954): Die Grundlagen der Soziometrie. Köln.

MÜNCHMEIER, R. / V. WOLFFERSDORFF, C. (1995[2]): Lebensweltorientierte Jugendhilfe und Erlebnispädagogik. In: Homfeldt, H.G. (Hrsg.): Erlebnispädagogik.. Geschichtliches, Räume und Adressat(inn)en, erziehungswissenschaftliche Facetten, Kritisches. Baltmannsweiler. 167-180.

MUTZECK, W. (1999): Kooperative Beratung. Weinheim.

MUTZECK, W. (2000): Verhaltensgestörtenpädagogik und Erziehungshilfe. Bad Heilbrunn.

MUTEZCK, W., HARTMANN, B. & MELZER, C. (2006): Bedingungen für das Gelingen schulischer und außerschulischer Kooperation in der Erziehungshilfe. In: Sonderpädagogik 36 (1), 3-15.

MYSCHKER, N. (1999): Integrative Pädagogik bei Kindern und Jugendlichen mit Verhaltensstörungen. In: Myschker, N. & Ortmann, M. (Hrsg.): Integrative Schulpädagogik. Grundlagen, Theorie und Praxis. Stuttgart. 238-284.

MYSCHKER, N. (1993[1]; 2005[5]; 2009[6]): Verhaltensstörungen bei Kindern und Jugendlichen. Erscheinungsformen - Ursachen – Hilfreiche Maßnahmen. Stuttgart.

- N -

NEIDHARDT, W. (1989): Die Bedeutung der Psychoanalyse für das pädagogische Handeln des Erziehers und Lehrers. In: Goetze, H. & Neukäter, H. (Hrsg.): Pädagogik bei Verhaltensstörungen (Handbuch der Sonderpädagogik, Bd. 6). Berlin. 804-822.

NICKEL, H. & SCHMIDT-DENTER, U. (1995): Vom Kleinkind zum Schulkind. München.

NELSON, C.M. (2000): Educating students with emotional and behavioral disabilities in the 21st century: Looking through windows, opening doors. In: Education and Treatment of Children 23 (3), 204-222.

NELSON, C.M. & RUTHERFORD, R.B. (1988): Behavioral interventions with behaviourally disordered students. In Wang, M.C, Reynolds, M.C. & Walberg, H.J. (Eds.): Handbook of special education: Research and practice, Vol. 2. Oxford: Pergamon Press.

NEUKÄTER, H. (1980): Projektorientiertes Lernen in der schulischen Arbeit mit verhaltensgestörten Schülern. Sonderpädagogik 10 (4), 151-158.

NEUKÄTER, H. (1989): Projektunterricht. In: Goetze, H. & Neukäter, H. (Hrsg.): Handbuch der Sonderpädagogik – Band 6. Pädagogik bei Verhaltensstörungen. Berlin. 613-622.

NEUKÄTER, H. & GOETZE, H. (1978): Hyperaktives Verhalten im Unterricht. München.

NOHL, H. (1935²): Die pädagogische Bewegung in Deutschland und ihre Theorie. Frankfurt/M.

NOLTING, H.-P. (1997³): Lernfall Aggression. Reinbek.

NUSSBECK, S. (2006): Einführung in die Beratungspsychologie. München.

- O -

OAKLANDER, V. (1981): Gestalttherapie mit Kindern und Jugendlichen. Stuttgart.

OERTER, R. (1999): Psychologie des Spiels. Weinheim.

OERTER, R. (2002⁵): Kindheit. In: Oerter, R. & Montada, L. (Hrsg.): Entwicklungspsychologie. Weinheim. 209-257.

OLWEUS, D. (1996²): Gewalt in der Schule. Was Lehrer und Eltern wissen sollten – und tun können. Bern: Huber.

OPP, G. & UNGER, N. (2006): Kinder stärken Kinder. Positive Peer Culture in der Praxis. Hamburg.

ORTNER, A. & ORTNER, R. (1997⁴): Handbuch Verhaltens- und Lernschwierigkeiten. Weinheim.

OSER, F. (1987): Möglichkeiten und Grenzen der Anwendung des Kohlberg´schen Konzepts der moralischen Erziehung in unseren Schulen. In: Lind, G. & Raschert, J. (Hrsg.) (1987): Moralische Urteilsfähigkeit. Weinheim. 44-53.

- P -

PETERMANN, F., JUGERT, G., TÄNZER, U. & VERBEEK, D. (1997): Sozialtraining in der Schule. Weinheim.

PETERMANN, F., KUSCH, M. & NIEBANK, K. (1998): Entwicklungspsychopathologie. Weinheim.

PETERMANN, F. & PETERMANN, U. (2000⁴): Erfassungsbogen für aggressives Verhalten in konkreten Situationen (EAS). Göttingen.

PETERMANN, F. & PETERMANN, U. (2001¹⁰): Training mit aggressiven Kindern. Weinheim.

PETERMANN, U. & PETERMANN, F. (1996⁶): Training mit sozial unsicheren Kindern. Einzeltraining, Kindergruppen, Elternberatung. Weinheim.

PETERSON, D.R., QUAY, H.C. & TIFFANY, T.C. (1961): Personality Factors related to juvenile delinquency. In: Child Development 32, 355–372.

PFEFFER, S. (2002): Emotionales Lernen. Ein Praxisbuch für den Kindergarten. Weinheim.

POST, W. (2002²): Erziehung im Heim. Perspektiven der Heimerziehung im System der Jugendhilfe. Weinheim.

PREUSS-LAUSITZ, U. (Hrsg.) (2004): Schwierige Kinder – Schwierige Schule. Weinheim.

PREUSS-LAUSITZ, U. (Hrsg.) (2005): Verhaltensauffällige Kinder integrieren. Weinheim.

PREUSS-LAUSITZ, U. & TEXTOR, A. (2006): Verhaltensauffällige Kinder sinnvoll integrieren – eine Alternative zur Schule für Erziehungshilfe. In: Zeitschrift für Heilpädagogik 57 (1), 2-8.

PREUSS LAUSITZ, U. & KLEMM, K. (2008): Auszüge aus dem Gutachten zum Stand und zu den Perspektiven der sonderpädagogischen Förderung in den Schulen der Stadtgemeinde Bremen. In: Sonderpädagogische Förderung in NRW: Mitteilungen 46 (4), 6-17.

- Q -

QUAY, H.C. , MORSE, W. & CUTLER, R.L. (1966): Personality Patterns of Pupils in Special Classes for the Emotionally Disturbed. In: Exceptional Children 32, 297–301.

QUAY, H.C. & WERRY, J.S. (Hrsg.) (1972): Psychopathological Disorders of Childhood. New York 1972.

QUASCHNER, K. (2000[3]): Hyperkinetische Störungen. In: Remschmidt, H. (Hrsg.): Kinder- und Jugendpsychiatrie. Stuttgart. 144-147.

- R -

RABE-KLEBERG, U. (1995): Öffentliche Kindererziehung: Kinderkrippe, Kindergarten, Hort. In: Krüger, H.-H. & Rauschenbach, T. (Hrsg.): Einführung in die Arbeitsfelder der Erziehungswissenschaft. Opladen. 89-105.

RAHM, D. (1986[4]): Gestaltberatung. Paderborn.

RAUER, W. & SCHUCK, K.-D. (2004): Fragebogen zur Erfassung emotionaler und sozialer Schulerfahrungen von Grundschulkindern erster und zweiter Klassen (FEESS 1-2). Göttingen.

RAUH, H. (2002[5]): Vorgeburtliche Entwicklung und Frühe Kindheit. In: Oerter, R. & Montada, L. (Hrsg.): Entwicklungspsychologie. Weinheim. 131-208.

REDL, F. & WINEMAN, D. (1970): Kinder, die hassen. Freiburg i.Br.

REDL, F. & WINEMAN, D. (1976): Steuerung des aggressiven Verhaltens beim Kind. München.

REDLICH, A. & SCHLEY, W. (1981[2]): Kooperative Verhaltensmodifikation im Unterricht. München.

REINECKER, H. (1993[5]): Methoden der Verhaltenstherapie. In: Deutsche Gesellschaft für Verhaltenstherapie (Hrsg.): Verhaltenstherapie. – Theorien und Methoden. – Tübingen. 64-178.

REISER, H. (1996): Arbeitsplatzbeschreibungen – Veränderungen der sonderpädagogischen Berufsrolle. In: Zeitschrift für Heilpädagogik 47 (5), 178-186.

REISER, H. (1997a): Das Lehramt an Sonderschulen und seine Ausbildung in Zukunft. In: Wittrock, M. (Hrsg.): Sonderpädagogischer Förderbedarf und sonderpädagogische Förderung in der Zukunft. Beiträge zur zukünftigen Entwicklung des sonderpädagogischen Förderbedarfs, der sonderpädagogischen Arbeit und universitären Ausbildung. Neuwied. 62-68.

REISER, H. (1997b): Lern- und Verhaltensstörungen als gemeinsame Aufgabe von Grundschul- und Sonderpädagogik unter dem Aspekt der pädagogischen Selektion. In: Zeitschrift für Heilpädagogik 48 (7), 266-275.

REISER, H. (2006): Psychoanalytisch-systemische Pädagogik. Erziehung auf der Grundlage der Themenzentrierten Interaktion. Stuttgart.

REISER, H. & LOEKEN, H. (1993): Das Zentrum für Erziehungshilfe der Stadt Frankfurt am Main. Solms.

REISER, H., WILLMANN, M. & URBAN, M. (2007): Sonderpädagogische Unterstützungssysteme bei Verhaltensproblemen in der Schule. Bad Heilbrunn.

REMSCHMIDT, H. (2000[3]) (Hrsg.): Kinder- und Jugendpsychiatrie. Stuttgart.

REMSCHMIDT, H. & WALTER, R. (1990): Psychische Auffälligkeiten bei Schulkindern. Göttingen.

RESCH, F. (1996): Entwicklungspsychopathologie des Kindes- und Jugendalters. Weinheim.

REVERS, W.J. (1979): Der thematische Apperzeptionstest (TAT). Bern u.a.: Hans Huber.

ROGERS, C.R. (1959): A theory of therapy, personality, and interpersonal relationships, as developed in the client-centered framework. In: Koch, S. (Ed.): Psychology: A study of a science, Vol. 3. New York: McGraw-Hill.

ROGERS, C.R. (1983): Die klientenzentrierte Gesprächspsychotherapie. Frankfurt a.M.

ROGERS, C.R. (1988): Lernen in Freiheit. Frankfurt a.M.

ROGERS, C.R. (1996[11]): Entwicklung der Persönlichkeit. Psychotherapie aus Sicht eines Therapeuten. Stuttgart.

ROLLETT, B. (2002[5]): Frühe Kindheit, Störungen, Entwicklungsrisiken, Förderungsmöglichkeiten. In: Oerter, R. & Montada, L. (Hrsg.): Entwicklungspsychologie. Weinheim. 713-739.

RUDNICK, M. & GOETZE, H. (1996): Förderung für Grundschulkinder mit emotionalen Störungen / Verhaltensauffälligkeiten in Brandenburg. In: Sonderpädagogik 26 (2), 104-109.

RYAN, T. & WALKER, R. (1997): Wo gehöre ich hin? Biografiearbeit mit Kindern und Jugendlichen. Weinheim.

- S -

SANDERS, M.R. (1999): Triple P-Positive Parenting Program: Towards an Empirically Validated Multilevel Parenting and Family Support Strategy for the Prevention of Behavior and Emotional Problems in Children. In: Clinical Child and Family Psychology Review 2 (2), 71-90.

SANDERS, M.R. / BOR, W. (2000): The Triple P-Positive Parenting Program: A Comparison of Enhanced, Standard, and Self-Directed Behavioral Family Intervention for Parents of Children With Early Onset Conduct Problems. In: Journal of Consulting and Clinical Psychology 68 (4), 624-640.

SCHERMER, F.J. (2006[4]): Lernen und Gedächtnis. Stuttgart.

SCHILLING, F. (1986): Ansätze zu einer Konzeption der Mototherapie. In: Motorik 9 (2), 59-64.

SCHLEE, J. (1989): Zur Problematik der Terminologie in der Pädagogik bei Verhaltensstörungen. In: Goetze, H. & Neukäter, H. (Hrsg.): Handbuch der Sonderpädagogik – Band 6. Pädagogik bei Verhaltensstörungen. Berlin. 36-49.

SCHLEIFFER, R. (2001): Der heimliche Wunsch nach Nähe. Bindungstheorie und Heimerziehung. Münster.

SCHLEY, W. (1989): Kooperative Verhaltensmodifikation. In: Goetze, H. & Neukäter, H. (Hrsg.): Handbuch der Sonderpädagogik – Band 6. Pädagogik bei Verhaltensstörungen. Berlin. 546-568.

SCHLIPPE, A. von & SCHWEITZER, J. (1998[5]): Lehrbuch der systemischen Therapie und Beratung. Göttingen.

SCHMIDTCHEN, S. (1974): Klientenzentrierte Spieltherapie. Weinheim.

SCHMIDTCHEN, S. (1989): Kinderpsychotherapie. Stuttgart.

SCHMITT, F. (2000): Förderschwerpunkt Unterricht kranker Schülerinnen und Schuler. In: Drawe, W., Rumpler, F. & Wachtel, P. (Hrsg.): Empfehlungen zur sonderpädagogischen Förderung. Würzburg. 165-175.

SCHNOOR, H. (Hrsg.) (2006): Psychosoziale Beratung in der Sozial- und Rehabilitationspädagogik. Stuttgart.

SCHOR, B. (2002): Mobile sonderpädagogische Dienste. Ein Integrationsmodell mit Zukunft. Donauwörth.

SCHREINER, G. (1989): Demokratische Erziehung muß über den Horizont der Kleingruppe hinausgehen! Zu einem Vergleich des Team-Kleingruppen-Modells mit der Gerechten Schulgemeinschaft. In: Lind, G. & Pollitt-Gerlach, G. (Hrsg.): Moral in „unmoralischer" Zeit. Heidelberg, 129-152.

SCHUBARTH, W. (2000): Gewaltprävention in Schule und Jugendhilfe. Neuwied.

SCHUBARTH, W. (2010): Gewalt und Mobbing an Schulen. Möglichkeiten der Prävention und Intervention. Stuttgart.

SCHULZ, W. (1995[8]): Die lehrtheoretische Didaktik. In: Gudjons, H., Teske, R. & Winkel, R. (Hrsg.): Didaktische Theorien. Hamburg. 29-45.

SCHUMACHER, G. (1979[2]): Neues Lernen mit Verhaltensgestörten und Lernbehinderten. Der durchstrukturierte Klassenraum. Berlin.

SCHWARZER (1993[3]): Streß, Angst und Handlungsregulation. Stuttgart.

SCHWIND, H.-D. (Hrsg.) (1990): Ursachen, Prävention und Kontrolle von Gewalt: Analysen und Vorschläge der Unabhängigen Regierungskommission zur Verhinderung und Bekämpfung von Gewalt (Gewaltkommission). Band I: Endgutachten und Zwischengutachten der Arbeitsgruppen. Band II: Erstgutachten der Unterkommissionen. Band III: Sondergutachten (Auslandsgutachten, Inlandsgutachten). Band IV: Bevölkerungsumfragen. Berlin.

SEEBACH, B. (2004): Förderschwerpunkt Unterricht kranker Schülerinnen und Schüler. In: Zeitschrift für Heilpädagogik 55 (3), 95-100.

SEITZ, W. (1977): Persönlichkeitsbeurteilung durch Fragebogen. Braunschweig.

SEITZ, W. (1981): Verhaltensstörungen von Kindern und elterliche Erziehung. In: Gösslbauer, J.P. u.a. (Hrsg.): Brennpunkte der Psychologie. Sonderheft 4/1981 der Zeitschrift Politische Studien. München. 31-51.

SEITZ, W. (1982): Verhaltensstörungen und Erziehungsschwierigkeiten im Schulalter. In: Rost, H.D. (Hrsg.): Erziehungspsychologie für die Grundschule. Bad Heilbrunn. 11-43.

SEITZ, W. (1991): Erscheinungsweise und Prozesse der Entwicklung von Verhaltensstörungen. In: Hansen, G. & Seitz, W.: Entstehung und Behandlung von Verhaltensstörungen im Kindes- und Jugendalter. Pfaffenweiler. 7-46.

SEITZ, W. (1992): Problemlage und Vorgehensweise der Diagnostik im Rahmen der Pädagogik bei Verhaltensstörungen. In: Hansen, G. (Hrsg.): Sonderpädagogische Diagnostik. Pfaffenweiler. 107-139.

SEITZ, W. (1998a): Verhaltensstörungen. In: Rost, D.H. (Hrsg.): Handwörterbuch Pädagogische Psychologie. Weinheim. 547-551.

SEITZ, W. (1998b): Delinquenz von Kindern und Jugendlichen als Folge mangelnder Selbst- und Handlungskontrolle. In: Knab, E. & Macsenaere, M. (Hrsg.): Heimerziehung als Lebenshilfe. Festschrift zum 70. Geburtstag von Dr. Peter Flosdorf. Mainz: Eigenverlag des Institutes für Kinder- und Jugendhilfe. 121-150.

SEITZ, W. (2003): Diagnostik bei Störungen des Erlebens und Verhaltens. In: Leonhardt, A. & Wember, F.B. (Hrsg.): Grundfragen der Sonderpädagogik. Weinheim. 218-243.

SEITZ, W. & RAUSCHE, A. (2004[4]): Persönlichkeitsfragebogen für Kinder zwischen 9 und 14 Jahren (PFK 9-14). Göttingen.

SEITZ, W. & STEIN, R. (2010[4]): Verhaltensstörungen. In: Rost, D.H. (Hrsg.): Handwörterbuch Pädagogische Psychologie. Weinheim. 919-927.

SELG, H., MEES, U. & BERG, D. (1997[2]): Psychologie der Aggressivität. Göttingen.

SELIGMAN, M.E.P. (1995[5]): Erlernte Hilflosigkeit. Weinheim.

SEMMER, N. & FRESE, M. (1979): Handlungstheoretische Implikationen für kognitive Therapie. In: Hoffmann, N. (Hrsg.): Grundlagen kognitiver Therapie. Theoretische Modelle und praktische Anwendung. Bern. 115-153.

SGB II · Grundsicherung für Arbeitssuchende / SGB XII · Sozialhilfe. (2005). München.

SGB III · Arbeitsförderung (2001[6]). München.

SIGRELL, B. (1971): Problemkinder in der Schule. Weinheim.

SKIBA, R.J., CASEY, A. & CENTER, B.A. (1986): Nonaversive procedures in the treatment of classroom behavior problems. In: Journal of Special Education, 19, 459-481.

SÖRENSEN, M. (1994[3]): Einführung in die Angstpsychologie. Weinheim.

SOHNS, A. (2009): Pädagogische Konzepte in Kindertagesstätten. In: Stein, R. & Orthmann, D. (Hrsg.): Frühe Hilfen bei Behinderungen und Benachteiligungen. Basiswissen Sonderpädagogik, Band 1. Baltmannsweiler. 94-124.

SPALDING, B. & KASTIRKE, N. (2002): Umgang mit „auffälligem Verhalten". In: Zeitschrift für Heilpädagogik 53 (9), 378-382.

SPANGLER, G. & ZIMMERMANN, P. (1999): Bindung und Anpassung im Lebenslauf: Erklärungsansätze und empirische Grundlagen für Entwicklungsprognosen. In: Oerter, R., von Hagen, C., Röper, G. & Noam, G. (Hrsg.): Klinische Entwicklungspsychologie. Weinheim. 170-194.

SPECK, O. (1979): Verhaltensstörungen, Psychopathologie und Erziehung. Grundlagen zu einer Verhaltensgestörtenpädagogik. Berlin.

SPECK, O. (1991a[2]; 2003[5]): System Heilpädagogik. Eine ökologisch reflexive Grundlegung. München.

SPECK, O. (1991b): Chaos und Autonomie in der Erziehung. München.

SPIESS, W. (Hrsg.) (2000[2]): Die Logik des Gelingens. Lösungs- und entwicklungsorientierte Beratung im Kontext von Pädagogik. Dortmund.

SCHLEY, W. (1989): Kooperative Verhaltensmodifikation. In: Goetze, H. & Neukäter, H. (Hrsg.): Pädagogik bei Verhaltensstörungen (Handbuch der Sonderpädagogik, Bd. 6). Berlin. 546-568.

SPRAU-KUHLEN, V. (1989): Verhaltensmodifikation für verhaltensgestörte Schüler. In: Goetze, H. & Neukäter, H. (Hrsg.): Pädagogik bei Verhaltensstörungen (Handbuch der Sonderpädagogik, Bd. 6). Berlin. 836-851.

STAABS, G. von (1992[8]): Der Scenotest. Bern: Huber.

STEIN, A. & STEIN, R. (2001): Konstruktionen von Unterricht bei Verhaltensstörungen und das „Modell integrativer Didaktik". In: Verband Deutscher Sonderschulen (Hrsg.): Entwicklung fördern – Impulse für Didaktik und Therapie. Würzburg. 146-153.

STEIN, R. (1999): Erziehungshilfe: Lehrer als Psychotherapeuten? In: Rolus-Borgward, S. & Tänzer, U. (Hrsg.): Erziehungshilfe bei Verhaltensstörungen. Oldenburg: Universität. 81-93.

STEIN R. (2003a): Gestaltung ökologischer Übergänge im Übergang Schule – Beruf. In: Lauth, G.W., Grünke, M. & Brunstein, J. (Hrsg.): Interventionen bei Lernstörungen. Göttingen. 446-455.

STEIN R. (2003b): Komplexe Unternehmungen in der beruflichen Bildung bei Lernbeeinträchtigungen. In: Zeitschrift für Heilpädagogik 54 (6), 224-233.

STEIN, R. (2004): Zum Selbstkonzept im Lebensbereich Beruf bei Lehrern für Sonderpädagogik – am Beispiel von Lehrern für Sonderpädagogik in Rheinland-Pfalz. Hamburg.

STEIN, R. (2005a): Einführung in die pädagogische Gestaltarbeit – und ihre Sicht von Störungen. Baltmannsweiler.

STEIN, R. (2005b): Pädagogik bei Verhaltensstörungen. Studienbrief im Rahmen des Fernstudienganges Heilpädagogik der Katholischen Erwachsenenbildung Rheinland-Pfalz. Mainz.

STEIN, R. (2005c): Ängstlichkeit als pädagogisches Problem. In: Ellinger, S. & Wittrock, M. (Hrsg.): Sonderpädagogik in der Regelschule. Stuttgart. 59-85.

STEIN R. (2010): Die sonderpädagogische Förderung von Schülern mit psychischen Störungen. In: Spuren – Sonderpädagogik in Bayern (3), 6-16.

STEIN, R. & STEIN, A. (2006): Unterricht bei Verhaltensstörungen. Ein integratives didaktisches Modell. (Neuausgabe.) Bad Heilbrunn.

STEIN, R. u.a. (1999): Gewaltprävention in der Grundschule. Bericht über ein Training zur Förderung sozialer Kompetenz an einer Schule für Erziehungshilfe. In: Sonderpädagogik in Rheinland-Pfalz 29 (1), 25-37.

STEINER, G. (2001^{4}): Lernen und Wissenserwerb. In: Krapp, A. & Weidenmann, B. (Hrsg.): Pädagogische Psychologie. Weinheim. 137-205.

STIEHLER, M. (2007a): Konzentrationserziehung statt AD(H)S-Therapie. Ein Modell nach Paul Moor. Bad Heilbrunn.

STIEHLER, M. (2007b): AD(H)S – Erziehen statt behandeln. Göttingen.

STIMMER, F. (1994): Lexikon der Sozialpädagogik und der Sozialarbeit. München.

STRITTMATTER, P. (1997^{2}): Schulangstreduktion. Abbau von Angst in schulischen Leistungssituationen. Neuwied.

STUMM, G. & PRITZ, A. (Hrsg.) (2000): Wörterbuch der Psychotherapie. Frankfurt a.M.

SUTHERLAND, K.S: & WEHBY, J.H. (2001): The effect of self-evaluation of teaching behavior in classrooms for students with emotional and behavioural disorders. In. Journal of Special Education 35 (3), 161-171.

- T -

TAUSCH, R. & TAUSCH, A.-M. (1991^{10}): Erziehungspsychologie. Begegnung von Person zu Person. Göttingen.

TAYLOR, R. & STERNBERG, L. (1989): Exceptional children: Integrating research and teaching. Vol. 8: Teaching students with behavioral or emotional problems. New York: Springer.

TENNSTÄDT, K.-C., KRAUSE, F., HUMPERT, W. & DANN, H.D. (1987): Das Konstanzer Trainingsmodell (KTM). Ein integratives Selbsthilfeprogramm für Lehrkräfte zur Bewältigung von Aggression und Störung im Unterricht auf der Basis subjektiver Theorien. Trainingshandbuch. Konstanz.

TEWES, U., ROSSMANN, P. & SCHALLBERGER, U. (2000): Der Hamburg-Wechsler-Intelligenztest für Kinder III (HAWIK-III). Göttingen.

TEXTOR, A. (2004): Integrativer Unterricht mit Kindern mit dem Förderschwerpunkt emotionale und soziale Entwicklung. In: Esslinger-Hinz, I. & Hahn, H. (Hrsg.): Kompetenzen entwickeln – Unterrichtsqualität in der Grundschule steigern. Baltmannsweiler. 180-188.

THALMANN, H.-C. (1971): Verhaltensstörungen bei Kindern im Grundschulalter. Stuttgart.

THURNER, F. & TEWES, U. (2000): Kinder-Angst-Test-II (KAT-II). Drei Fragebogen zur Erfassung der Ängstlichkeit und von Zustandsängsten bei Kindern ab 9 Jahren. Göttingen.

TREDE, W. (2003): Geschlossene Unterbringung in Heimen der Jugendhilfe. Eine alte Debatte mit neuen Akzenten. In: Recht & Psychiatrie 21 (3), 120-124.

- V -

VERNOOIJ, M.A. (1991): Individualpsychologie in der Schule. In: Neukäter, H. (Hrsg.): Verhaltensstörungen verhindern. Oldenburg. 425-430.

VERNOOIJ, M.A. (1994a): Unterricht in der Schule für Erziehungshilfe nach dem Prinzip TOS. In: Die Sonderschule 39 (1), 42-49.

VERNOOIJ, M.A. (1994b): Unterricht in der Schule für Erziehungshilfe nach dem Prinzip TOS – exemplarisch dargestellt an der (sonder-) pädagogischen Nutzung der Transaktionsanalyse. In: Goetze, H. (Hrsg.): Pädagogik bei Verhaltensstörungen – Innovationen. Bad Heilbrunn. 104-126.

VERNOOIJ, M.A. (2005): Erziehung und Bildung beeinträchtigter Kinder und Jugendlicher. Paderborn.

VOSS, R. (Hrsg.) (2000): Verhaltensauffällige Kinder und Schule und Familie. Neue Lösungen oder alte Rezepte? Neuwied.

- W -

WAGNER, A.C. (1987): Schülerzentrierter Unterricht. In: GwG (Hrsg.): Gesellschaft für wissenschaftliche Gesprächspsychotherapie: Rogers und die Pädagogik. Weinheim. 13-78.

WALKER, J. (1995a): Gewaltfreier Umgang mit Konflikten in der Grundschule. Berlin.

WALKER, J. (1995b): Gewaltfreier Umgang mit Konflikten in der Sekundarstufe I. Berlin.

WALTER, J. (2001): Ritalin und Schulleistungen bei HKS: Befunde bei Langfrist- und Kombinationsbehandlungen. In: Sonderpädagogik 31 (4), 191-210.

WARZECHA, B. (1998): „Verhaltensstörungen" im Spannungsfeld von Prävention und Segregation. In: Behindertenpädagogik 37 (1), 2-11.

WATZLAWICK, P. (1999): Vom Unsinn des Sinns oder vom Sinn des Unsinns. München.

WATZLAWICK, P., BEAVIN, J.H. & JACKSON; D.D. (1990[8]): Menschliche Kommunikation. Formen, Störungen, Paradoxien. Bern: Huber.

WEIDNER, J., KILB, R. & KREFT, D. (Hrsg.) (2000[2]): Gewalt im Griff. Band 1: Neue Formen des Anti-Aggressivitäts-Trainings. Weinheim.

WEIDNER, J., KILB, R. & JEHN, O. (Hrsg.) (2003): Gewalt im Griff. Band 3: Weiterentwicklung des Anti-Aggressivitäts- und Coolness-Trainings. Weinheim.

WERBIK, H. (1983): Perspektiven handlungstheoretischer Erklärungen von Straftaten. In: Lösel, F. (Hrsg.): Kriminal-Psychologie. Grundlagen und Anwendungsbereiche. Weinheim. 85–95.

WERNING, R. (1998): Kooperative Lernbegleitung – ein Konzept zur integrativen Förderung von SchülerInnen mit Lern-, Leistungs- und Verhaltensauffälligkeiten im gemeinsamen Unterricht. In: Mutzeck, W. (Hrsg.): Förderdiagnostik bei Lern- und Verhaltensstörungen. Konzepte und Methoden. Weinheim. 93-106.

WESTWOOD, P. (2007[5]): Commonsense Methods for Children with Special Educational Needs. London & New York: Routledge.

WIECZERKOWSKI, W. u.a. (1980[6]): Angstfragebogen für Schüler (AFS). Göttingen.

WILBRAND, I. & UNBEHEND, D. (1995): Praxisleitfaden für die Jugendgerichtshilfe. München.

WILLMANN. M. (2005): Schulen für Erziehungshilfe – Survey 2004/05. Eine bundesweite Totalerhebung der Schulen für Erziehungshilfe in Deutschland: Vergleich von Bundes- und Ländererergebnissen. In: Zeitschrift für Heilpädagogik 56 (11), 442-455.

WILLMANN, M. (2006): Pädagogisch-therapeutische Unterrichtsmodelle im Förderschwerpunkt Emotionale und Soziale Entwicklung – eine Literaturübersicht zu didaktischen Konzepten der Pädagogik bei Verhaltensstörungen. In: Heilpädagogische Forschung 32 (2), 76-90.

WINKEL, R. (1995[8]): Die kritisch-kommunikative Didaktik. In: Gudjons, H., Teske, R. & Winkel, R. (Hrsg.): Didaktische Theorien. Hamburg. 79-93.

WOOD, M.M. (Ed.) (1975): Developmental therapy: A textbook for teachers as therapists for emotionally disturbed young children. Austin (USA): Pro-Ed.

- Y -

YUSSEN, S.R. (1976): Moral reasoning from the perspective of others. In: Child Development 47, 551-555.

- Z -

ZAUDIG, M., WITTCHEN, H.-U. & SASS, H. (2000): DSM-IV und ICD-10 Fallbuch. Göttingen.

ZIEGENSPECK, J. (1992[4]): Erlebnispädagogik: Rückblick – Bestandsaufnahme – Ausblick. Bericht über den gegenwärtigen Entwicklungsstand der Erlebnispädagogik in der BRD unter besonderer Berücksichtigung der Lüneburger Anstöße und Projekte. Lüneburg.

ZIMBARDO, P.G. (1995[6]): Psychologie. Berlin.

Verzeichnis der Internetseiten

http://www.adhs.ch vom 13.09.2010

http://www.ads-hyperaktivitaet.de vom 15.09.2010

http://www.auswaertiges-amt.de/diplo/de/Aussenpolitik/Themen/Menschenrechte/Download/Behinderten-konvention.pdf vom 17.09.2010

http://www.bmfsfj.de/bmfsfj/generator/Kategorien/Publikationen/Publikationen,did=3578.html vom 13.09.2007

www.bmfsfj (2007): http://www.bmfsfj.de/bmfsfj/generator/Kategorien/gesetze,did=31222.html vom 13.09.2007

http://www.dimdi.de/static/de/klassi/icf/icf-projekte.html vom 17.09.2010

http://www.erlebnispaedagogik.de vom 10.09.2010

http://www.orthogenicschool.uchicago.edu/ vom 15.01.2007

http://www.prisonexp.org vom 19.06.2006

http://www.ritalin-kritik.de vom 15.09.2010